VALERIO ROSSO

psiq
SALUTE MENTALE
ISTRUZIONI PER L'USO

www.psiq.it

Copyright © 2023 Valerio Rosso

Tutti i diritti riservati.

Codice ISBN: 9798774894918

DEDICA

Il progetto **psiq** è dedicato a tutte le persone che, in questi ultimi anni, hanno apprezzato il mio lavoro di divulgazione e che mi hanno sostenuto sui miei vari canali digitali (YouTube, Instagram, Facebook, il mio blog valeriorosso.com ed il mio podcast).

E` solo grazie al sostegno di tutte queste persone che ho trovato l'energia e la motivazione per costruire il progetto **psiq** e spero, con tutto il cuore, di portare a tutti loro supporto, conoscenza, motivazione e speranza.

Segui il progetto **psiq** (usa il QR code):

RINGRAZIAMENTI

Se sono riuscito ad avere le competenze, il valore e la determinazione per diventare un medico ed uno psichiatra che ha aiutato (ed aiuta) molte persone, lo devo semplicemente ad una serie di fortunate coincidenze.
Nel mio caso la componente biologica e quella ambientale hanno spinto fortemente verso la generazione, all'interno della mia mente, di una forte passione ed interesse verso gli altri esseri umani.
Ma per decidere di diventare uno psichiatra questo non è sufficiente, ma è necessaria anche quella che gli anglosassoni chiamano "Fixing Reaction", ovvero la tendenza a "mettere a posto le cose", il riflesso a riparare quello che non funziona più bene.
È opinione diffusa e, devo ammettere, piuttosto corretta, che coloro i quali si dedicano attivamente alle professioni di aiuto abbiano avuto esperienze di vita che li abbiano, in qualche modo, spinti in quella direzione.
Effettivamente qualche cosa del genere è capitata anche a me anche se, per fortuna, non ha avuto esiti drammatici sulla mia salute mentale.
In ogni caso l'esperienza di perdita del benessere mentale lascia sempre una consapevolezza assoluta dentro di noi: le cose non possono andare bene sino a che la nostra mente non ritorna "a posto".
Per questo devo ringraziare tutte le persone che hanno contribuito a mettere a posto la mia mente e, guarda caso, nessuna di queste è uno psichiatra.
Ringrazio quindi la mia famiglia, i miei amici, i miei insegnanti, molti scrittori, alcuni poeti, artisti, filosofi e scienziati e tutte le altre persone che, ognuna a modo loro,

mi hanno fatto dono di un "pezzo" per ricomporre il puzzle della serenità e della passione per la vita.

La mia tendenza a "mettere a posto le cose" deriva dalla consapevolezza di aver fatto tesoro della mia esperienza personale e dalla determinazione di aver imparato tutto quello che potevo sulla neurobiologia e la psicologia della mente.

Grazie anche a tutti voi lettori di **psiq** che, da alcuni anni, sostenete il mio lavoro di divulgazione e di psicoeducazione on line e off line: sono sicuro che tra voi saranno davvero numerosi coloro che mi hanno scoperto tramite il mio blog, il mio canale YouTube, TikTok, Instagram oppure il mio podcast "Lo Psiconauta".... ma sono anche certo che molti di voi saranno amici, colleghi, pazienti o famigliari di pazienti conosciuti nel buon vecchio "Mondo Reale" che è a me ancora molto caro.

Il Canale YouTube del Dr. Valerio Rosso (usa il QR code):

Indice del Libro

1.0 Introduzione — pag. 008
   1.1 Il progetto psiq — pag. 018
   1.2 La Psichiatria e i suoi problemi — pag. 032
   1.3 La Psichiatria ai piedi delle Montagne — pag. 044
2.0 La Sofferenza Mentale — pag. 051
   2.1 Depressione — pag. 073
   2.2 Ciclotimia e Disturbo Bipolare — pag. 092
   2.3 Disturbi di Personalità — pag. 110
   2.4 Psicosi e Schizofrenia — pag. 122
   2.5 Disturbi d'Ansia — pag. 139
   2.6 Disturbo Ossessivo-Compulsivo — pag. 154
   2.7 Disturbi dell'Adattamento e PTSD — pag. 163
   2.8 Le Dipendenze — pag. 180
   2.9 La Neurodiversità: ADHD e Autismo — pag. 191
   2.10 Anoressia, Bulimia e Binge Eating — pag. 209
3.0 Interventi di Aiuto in Salute Mentale — pag. 231
   3.1 Dove e Come chiedere aiuto? — pag. 239
   3.2 Terapie in Salute Mentale — pag. 247
   3.3 La Psicofarmacologia — pag. 253
   3.4 Le Psicoterapie — pag. 282
   3.5 La Riabilitazione Psichiatrica — pag. 296
   3.6 Lavorare sullo Stile di Vita — pag. 301
4.0 La Lifestyle Psychiatry — pag. 309
   4.1 Attività Fisica — pag. 324

4.2 Alimentazione	pag. 342
4.3 Igiene del Sonno	pag. 363
4.4 Eliminazione delle Dipendenze	pag. 380
4.5 Regolarizzazione dello Stress	pag. 410
5.0 Il Futuro della Psichiatria	pag. 434
5.1 La Rivoluzione Digitale	pag. 443
5.2 La Psichiatria Psichedelica	pag. 461
5.3 La Psicobiotica	pag. 466
6.0 Bibliografia	pag. 477
psiq EXTRA	pag. 554

DISCLAIMER:

L'informazione medico-scientifica fornita su **psiq** è di natura generale ed ha uno scopo puramente divulgativo e non può sostituire il consiglio o la visita di un *medico professionista*, ovvero un operatore certificato della salute (medico, psicologo, fisiatra, infermiere, farmacista o simili).

Le nozioni medico-scientifiche e le eventuali informazioni su procedure mediche o medico-alternative e/o descrizioni di farmaci, integratori nutraceutici o prodotti d'uso indicati nei capitoli di questo libro hanno **unicamente un fine illustrativo** e non consentono da soli di acquisire la manualità e l'esperienza indispensabili per un loro utilizzo in ambito medico.

L'autore si manleva da qualsiasi utilizzo proprio ed improprio delle informazioni presenti in **psiq** che dovessero arrecare danno al lettore o ad altri o a cose, nel presente e nel futuro.

L'autore non fornisce alcuna garanzia sulla completezza, veridicità o rilevanza scientifica delle informazioni presenti nel libro, pur avendo fatto tutto il possibile per selezionare informazioni complete e scientificamente rilevanti.

L'autore è a disposizione per attuare modifiche, per implementare notizie o per cancellare parti del libro se verranno fornite adeguate spiegazioni ed indicazioni.

psiq è un progetto *di evoluzione personale e di formazione nel campo della salute mentale*, rivolto sia a chi desidera dedicarsi alla prevenzione o al mantenimento di un buon livello di benessere psicofisico e sia a chi vuole provare a migliorare i risultati ottenuti con gli interventi psichiatrici "classici" tramite l'integrazione delle conoscenze specifiche di una nuova area emergente della psichiatria che si chiama *Lifestyle Psychiatry*.

Per tutte queste ragioni il mio consiglio e di procedere nella lettura dei vari capitoli "in sequenza", come sono stati concepiti, per riuscire ad ottenere il massimo da questo libero che è, a tutti gli effetti, un corso.

SCUSE E PROBLEMI

Questo libro è stato scritto, editato ed impaginato tutto per mio conto, senza l'aiuto di nessuno: **vi chiedo scusa, sin da subito, per gli errori, le imprecisioni e per eventuali difetti.**

Spero che ognuno di voi lettori vorrà aiutarmi a migliorare **psiq** contattandomi direttamente (**valerio.rosso@icloud.com**) | Ultima Revisione (REV2) eseguita con l'aiuto di: Andrea Giovanelli, Elisa Superti, Jacopo Tartaglia, Luca Marutti, Alessandro Corea.

Un caro saluto a tutti e buona lettura!

Il sito web del Dr. Valerio Rosso (usa il QR code):

1.0 Introduzione

La **salute** è il tesoro più prezioso che tutti noi possediamo e, come afferma lo stesso OMS ("Organizzazione Mondiale della Sanità"), ***non può esserci salute senza salute mentale***. Sulla base di questa premessa è scontato ricordare come ***la perdita del benessere mentale** sia un problema di rilevanza non solo personale ma anche sociale* perché riguarda milioni di persone in tutto il Mondo (1).

La medicina, sia occidentale che orientale, sostiene da secoli che **una mente sana e un corpo sano** siano due concetti impossibili da separare: resta però il fatto che si tratta spesso di una *verità acquisita*, e che la maggior parte delle persone rimane lontana da una consapevolezza reale di questa stretta **relazione tra mente e corpo** (2)(3).

Troppo spesso osserviamo degli approcci alla salute mentale stigmatizzanti e poco efficaci, in relazione ad ***un atteggiamento poco olistico*** da parte degli operatori della salute che, al di là dei buoni propositi espressi ai convegni e in sedi istituzionali, operano ancora una pesante **scissione della psichiatria** dal resto della medicina.

La **psichiatria** è stata per lungo tempo relegata in luoghi misteriosi e paurosi e, anche dopo la rivoluzione operata in Italia da **Franco Basaglia** (4), non abbiamo assistito ad una reale ricomposizione della frattura mente-corpo all'interno della **medicina basata sulle evidenze**.

In definitiva l'osservazione di chi, come me, opera *"sul campo"*, al di fuori degli ambiti accademici *"classici"*, è quella di un'amara ammissione di come le persone che soffrono di un **disturbo mentale** siano semplicemente disorientate una volta che necessitino di un aiuto psichiatrico.

La psichiatria sembra essere ancora una *"terra di stregoni"* se la si osserva dalla prospettiva del *"mondo reale"*.

Molti di questi approcci alla psicopatologia presenti sul territorio della nostra nazione sembrano alle volte *essere in conflitto l'uno con l'altro*: un paziente che consulta un terapeuta potrebbe poi sentirsi dare un parere completamente diverso da quello di un altro clinico che, ad esempio, si stia riferendo ad un'altra **scuola teorica**.

Ricordo ancora una ragazza che venne a chiedermi aiuto e conforto dopo aver consultato nel corso di un anno **sei psichiatri diversi** i quali avevano suggerito, in totale, cinque diagnosi diverse, tutti una diversa terapia psicofarmacologica e due di loro un approccio integrato con psicoterapie non ben definite; il punto è che, purtroppo, nessuno di questi medici aveva alzato il telefono per sentire il collega precedente.

Infine sembra essere ancora presente nella testa della popolazione e, purtroppo, anche in quella di *molti operatori della salute,* la contrapposizione tra un **approccio biologico** ed un altro **psicoterapeutico** mentre nessuno porta minimamente attenzione alle dimensioni dello **stile di vita** di un dato paziente, che spesso rappresentano variabili critiche nello sviluppo e nel mantenimento di un **disturbo mentale**.

Un approccio alla patologia mentale moderno e basato sulle evidenze, che includa anche la **Lifestyle Psychiatry** (*"La Psichiatria dello Stile di Vita"*) e la **Divulgazione Digitale**, potrebbe essere utilizzato anche e soprattutto per attuare interventi di **prevenzione** sia *primaria* che *secondaria*, avvicinando le persone all'incontro con la psichiatria e gli psichiatri (5).

Quello che le maggior parte delle persone non sa è che, *se tutti possedessero buone conoscenze e se fossero in grado di utilizzare alcune strategie*, il rischio di sviluppare una qualche forma di disagio mentale potrebbe essere notevolmente ridotto: alcune **patologie psichiatriche** potrebbero non diventare così gravi ed invalidanti ed altre potrebbero addirittura non svilupparsi mai.

Le premesse del progetto **psiq**, il libro che avete adesso tra le mani, sono proprio queste: *favorire maggiori conoscenze sulla salute mentale, promuovere un maggiore coinvolgimento attivo delle persone nel processo di prevenzione, recupero e mantenimento dell'equilibrio psichico e consapevolezza di come il nostro* **stile di vita** *possa influenzare la nostra salute psico-fisica* ("**Lifestyle Psychiatry**", ovvero "*Psichiatria dello Stile di Vita*") (6).

L'interesse presente sul web verso le classiche tematiche della **psichiatria** (*depressione, disturbo bipolare, disturbi d'ansia, schizofrenia, ecc.*) è sempre più rilevante, non solo per quello che concerne i canali di informazione dedicati agli addetti ai lavori ma anche, e soprattutto, in quelli che sono rivolti alla **popolazione in generale**.

In questo delicato ambito della medicina, però, molte sono le *fake news, i pregiudizi, lo stigma e le false convinzioni* che vengono propagandate come scienza, inclusi i timori (alle volte addirittura comprensibili) di una dilagante "*psichiatrizzazione generale*" di tutti gli esseri umani.

A causa di questi motivi molti individui, che soffrono di **disturbi psichici** o le persone che si prendono cura di loro, ***si rivolgono agli psichiatri con una certa diffidenza*** e, spesso, senza sapere che cosa li aspetterà; una conseguenza molto grave di *questo problema di relazione tra le persone e la* *psichiatria* è che sono in molti a far passare molto tempo prima di incontrare lo specialista giusto che si prenda cura dei loro disturbi, favorendo la resistenza ai trattamenti e la **cronicizzazione della malattia mentale**.

Le persone devono sapere che di fronte a **disturbi mentali cronicizzati**, o comunque trascurati per mesi o anni, le possibilità di applicare **cure efficaci e definitive** diminuiscono, e questa evidenza, purtroppo, contribuisce a radicare l'opinione che le malattie mentali siano incurabili.

Questo libro nasce evidentemente dalla necessità di far conoscere, in forma chiara e comprensibile a tutti, i progressi più recenti della psichiatria, inclusa la **Lifestyle Psychiatry** (*"Psichiatria dello Stile di Vita"*) e tutti gli **strumenti terapeutici** che abbiamo oggi a disposizione (*psicofarmaci, psicoterapie, interventi biologici, strumenti digitali e riabilitazione*) per riuscire a trattare efficacemente molte malattie mentali e di poter anche guarire alcune di queste.

D'altra parte quello che osservo sempre più frequentemente nel mio **lavoro clinico quotidiano** è che molte persone affette da un **disturbo psichiatrico** arrivano ad un *Centro di Salute Mentale* (oppure prenotano una visita da uno psichiatra privato) solo dopo lunghe peregrinazioni, in ambiti *underground* e fuori dal dominio della scienza e della medicina basata sulle evidenze: *guru, santoni, iridologi, omeopati, naturopati, esorcisti, igienisti, e chi più ne ha più ne metta* (7).

Vengo spesso in contatto con persone che, senza aver mai ricevuto una **diagnosi** ed una **terapia** basata sulle più moderne evidenze scientifiche, ricorrono a rimedi bislacchi ed improbabili che non servono a nulla ma, anzi, favoriscono una **cronicizzazione dei sintomi**.

Ma tutto questo, mi secca e mi rammarica ammetterlo, è spesso dovuto ad **una parte di noi psichiatri** che, rinchiusi nelle roccaforti dei **Centri di Salute Mentale**, degli **SPDC** o dei nostri **Studi Privati**, non mostrano alcun interesse a svolgere un adeguato lavoro di divulgazione e di incontro con le persone.

Come si direbbe nel campo del marketing gli psichiatri non fanno nulla per cercare di **pre-riscaldare** e preparare i pazienti all'incontro con loro, inconsapevoli di come la **comunicazione** sia ormai uno dei nostri compiti al pari della *clinica*, della *ricerca* e della *formazione continua* (8)(9).

Su di un versante opposto abbiamo poi una parte della popolazione che è volontariamente alla ricerca della **iper-psichiatrizzazione**, presente soprattutto nella mente di alcune tipologie di pazienti (ad esempio alcuni disturbi di personalità, i gravi nevrotici o i fobici), ovvero persone che sono alla costante ricerca di *infinite terapie psicofarmacologiche o psicoterapeutiche*, e spingono il parere del medico in tal senso.

L'opinione pubblica spesso ignora che sono in molti ad arrivare nell'**ambulatorio dello psichiatra** con dei preconcetti formati tramite *informazioni errate* divulgate quasi mai da medici; ad esempio abbiamo i pazienti "NO psicofarmaci", quelli "NO psicoterapia", quelli "SOLO farmaci" e, soprattutto, quelli che io definisco "FACCIA LEI QUELLO CHE VUOLE" a patto che non mi chieda di cambiare nulla del mio **stile di vita**.

Anche in questi casi, se non viene posta una diagnosi precisa ed una corretta strategia di counseling, il paziente tenderà a girovagare, a soffrire, e a spendere soldi per niente, **diventando dipendente dai farmaci** (10)(11) **o dagli psicoterapeuti** (12); sono questi i casi in cui la psichiatria e gli psichiatri (ma anche molti altri orientamenti psicologici) possono fare più danni che altro.

Vedremo presto nel corso del libro che le **regole di base** per risolvere un *problema di salute mentale* sono, in realtà, piuttosto semplici: attuare una buona diagnosi psichiatrica, prendere consapevolezza delle diverse variabili di salute della persona, valutare le dimensioni di lifestyle coinvolte e poi miscelare accuratamente **psicofarmacologia, psicoterapia** e **modifiche dello stile di vita** sulla base delle caratteristiche specifiche della persona che abbiamo davanti.

Tutto questo, chiaramente, passa da un **lavoro complesso** che molto raramente potrà essere affidato ad un *singolo operatore* ma che piuttosto potrà essere attuato da un'**equipe multidisciplinare** che includerà psichiatra, psicologo, educatore, terapista della riabilitazione ed infermieri *in proporzione variabile a seconda dei casi*.

È per questa ragione che io spesso trovo difficile da digerire l'atteggiamento di chi governa i **Dipartimenti di Salute Mentale** della nostra nazione che, quasi sempre, portano poca attenzione al reperimento ed alla costituzione delle **reali risorse** che sono necessarie per gestire, in particolare, i casi più gravi, ovvero le **equipe di lavoro multidisciplinari**.

Senza un'ottima equipe attorno anche il migliore dei medici o degli psicologi non potrà ottenere i risultati sperati, specialmente quando si parla di **psicopatologia complessa e grave** (13).

Sui miei canali social (***YouTube, Instagram, Facebook*** *e **TikTok***) ricevo tutti i giorni decine di lamentele rispetto al fatto che il Servizio Sanitario Nazionale nel campo della salute mentale sia, di fatto, un semplice dispensatore di psicofarmaci (che nel 5-10% dei casi affrontati potrebbe "quasi" andar bene ma in moltissime altre situazioni purtroppo no…. assolutamente no….).

State tranquilli che in ogni Centro di Salute Mentale troverete ***la disponibilità di tutti gli ultimi psicofarmaci*** *prodotti* ma, molto spesso, non avrete delle equipe multidisciplinari formate e competenti **in numero sufficiente a soddisfare i bisogni della popolazione.**

Con questo non voglio dire che non sia utile avere a disposizione tutte le ultime molecole prodotte dalle aziende farmaceutiche, ma senza la possibilità di "ritagliare" il miglior intervento terapeutico possibile (*ovvero la migliore miscela di farmaci, psicoterapia, lifestyle e riabilitazione*) per quel dato paziente non si arriverà ad alcun risultato soddisfacente.

Io spesso faccio il paragone con la **chirurgia**: se un'equipe chirurgica non è al completo e se ogni suo membro non possiede le adeguate competenze nessuno si sognerebbe mai di far iniziare **un intervento chirurgico.**

Se io non ho a disposizione il chirurgo, l'anestesista, il ferrista, gli infermieri specializzati e l'ambiente di lavoro adeguato nessuno autorizzerà mai l'inizio anche del più banale intervento di appendicectomia.

Questo atteggiamento serio, rigoroso e rispettoso dell'incolumità del paziente non lo si ritrova quasi mai **in psichiatria** dove, al contrario, equipe di lavoro incomplete, spesso sguarnite o addirittura formate da una sola persona (il famoso **medico** "tuttofare") si dedicano al trattamento di casi complessi e gravi.

Ma tutto questo la maggior parte delle persone non lo sa e, di conseguenza, non lo richiede; spesso si sentono delle generiche lamentele di inefficienza, qualche inutile insulto anti-psichiatrico oppure cupi segnali di un dilagante sconforto che non approda a nulla e non riesce a smuovere l'inerzia dei decisori.

Vedo spesso **genitori disperati** alla ricerca del "*luminare*" in ambito privato che, nella maggior parte dei casi, non risolverà nulla.

Tutta questa **stagnante immobilità** deriva anche e soprattutto dal fatto che di **psichiatria** alla gente non ne parla nessuno **psichiatra** e, di conseguenza, le persone si formano delle opinioni falsate e poco realistiche che non possono favorire alcun cambiamento concreto.

Semplicemente le persone (e spesso anche molti operatori della sanità) non conoscono quali siano i **corretti strumenti di lavoro** di una **psichiatria efficace**.

Quello che ormai sostengo da anni nel mio lavoro online (sul mio **blog**, sul mio canale **YouTube** e sui miei altri canali social) è che **la migliore terapia ai problemi di salute mentale sia un'informazione precisa e corretta che porti luce sulla psichiatria**, per far sì che la gente possa capire cosa chiedere alle ASL e agli Ospedali d'Italia.

Ma non solo questo.

Io mi riferisco anche ad un'informazione che favorisca non solo la comprensione delle varie malattie e di quali siano realmente le migliori terapie, ma che promuova anche *l'importanza della prevenzione e del mantenimento di una buona salute mentale mediante un corretto stile di vita.*

Non so se avete notato che si parla di **prevenzione** in ogni specialità medica ad esclusione della **psichiatria**; questo è semplicemente sbagliato, alla luce di tantissime evidenze che emergono dalle **moderne neuroscienze**.

Ma non basta, tutto questo deve avvenire mediante il **coinvolgimento attivo e consapevole** dei pazienti, dei famigliari e anche della popolazione diciamo **"sana" da un punto di vista psichico**, che potrà anch'essa prendere parte ad un **cambiamento della psichiatria** che sarà utile, se non a loro direttamente, ad amici, lontani parenti e, sicuramente, alle *generazioni future*.

Anche perché è molto importante ricordare che la **salute mentale** non ha a che vedere solamente con le gravi patologie psichiatriche, così come noi non andiamo dal **medico di medicina generale** solamente se sospettiamo di avere un tumore o un infarto.

Noi medici, strano a dirsi, avremmo una missione *"ufficiale"* molto chiara e sancita anche dall'**OMS**, ovvero favorire il **benessere bio-psico-sociale** delle persone e quindi il nostro lavoro **non** dovrebbe iniziare solamente quando la salute di una persona si altera in maniera grave o irreversibile.

In realtà, in un Mondo ideale, il primo compito dei medici sarebbe proprio quello di evitare che il **disastro avvenga**, anche perchè, spesso, si tratta di un obiettivo possibile.

La psichiatria (ma in realtà tutta la medicina), come vi ho accennato prima, si deve occupare anche del semplice **benessere mentale** e dell'importantissimo campo della **prevenzione**, sia *primaria* (ovvero modificare lo ***stile di vita*** che genera disagio e malattie) che *secondaria (*ovvero la cosiddetta "***diagnosi precoce***", che in psichiatria è il fattore che più di tutti predice l'efficacia delle cure) (14).

Ricordiamoci bene che la **ricerca del benessere** rappresenta un *processo continuo* e che dura tutta una vita, basato sulla costante revisione dei nostri comportamenti, del nostro stile di vita, del modo in cui ci relazioniamo agli altri, portando attenzione e cura verso l'ambiente in cui siamo immersi.

In ragione di tutte queste premesse, la domanda che dovrebbe farsi chiunque inizi a leggere **psiq** è la seguente: **"Sto facendo tutto il possibile per stare bene?"**.

Per concludere questa introduzione vorrei dirvi con franchezza che tutta la mia opera di divulgazione di questi ultimi anni si basa, certamente, **sul mio personale lavoro di studio e di ricerca e sulla mia intensa attività clinica**, ma non solo.

Grazie alla mia costante attività on line, ho avuto modo di confrontarmi e di *"dialogare"*, spesso anche a distanza, con un numero elevatissimo di **colleghi, operatori sanitari, pazienti** e **famigliari** direttamente coinvolti nelle complesse dimensioni del disagio mentale; ho inoltre capito molto meglio quali sono le oggettive difficoltà che affliggono la psichiatria nel nostro paese, in particolar modo in alcune aree geografiche.

Comunicare sul web tramite i social, **YouTube** ed il mio blog (**www.valeriorosso.com**) ha fortemente accelerato e potenziato la possibilità di capitalizzare al meglio la mia esperienza come **medico** e professionista della salute mentale che da 20 anni vive a contatto diretto con il disagio mentale delle persone.

Tutta questa mia *"esperienza digitale"* calata nel **contesto reale della psichiatria** ha contribuito a mettere in crisi molte delle mie iniziali convinzioni sul piano sia scientifico sia etico, e di questo non posso che essere grato a tutti voi che mi seguite sul web e sui miei canali digitali e che mi avete onorato della **vostra attenzione**, delle vostre parole, dei consigli, delle critiche e della vostra stima.

Questo libro è dedicato a tutti voi.

1.1 Il progetto psiq

Mi chiamo **Valerio Rosso**, sono uno psichiatra, ed il mio lavoro negli ultimi anni è stato quello di *aiutare le persone a migliorare la loro* ***Salute Mentale*** *evitando di perdere tempo, qui e la sul web e nella vita off line, con notizie poco chiare o semplicemente sbagliate.*

Infatti, nonostante il fatto che tutti noi ci troviamo a vivere nell'era dell'**informazione digitale**, del web e dei social media, non sembra essere per nulla semplice, per la maggior parte degli esseri umani, **riuscire a reperire e selezionare delle informazioni sulla nostra salute che siano affidabili, comprensibili e realmente utili** con il fine di migliorare il livello generale del benessere psico-fisico.

Inoltre la **psichiatria** e la **salute mentale** sono ambiti della medicina che, da sempre, risultano essere controversi e oggetto di accese discussioni per cui la quantità di *fake news, opinioni arbitrarie e posizioni ideologiche* è molto superiore rispetto ad altre aree della medicina.

Quello che ho fatto sin dall'inizio del mio lavoro di divulgazione sul web, e che sto ancora facendo, è stato di tentare di **raccogliere** e **divulgare** le migliori informazioni che le neuroscienze ci mettono a disposizione per far si che le persone possano *scegliere consapevolmente* il meglio per mantenere o recuperare il loro **benessere mentale**.

Qual è, quindi, il significato di tutto questo mio lavoro?

Sono in molti ad essersi chiesti come mai **Valerio Rosso**, questo psichiatra che lavora da anni presso il **Servizio Sanitario Nazionale** e completamente sconosciuto sino a poco tempo fa, abbia iniziato a produrre contenuti sul suo blog, su **YouTube**, su di un podcast e su molti altri social media.

Le ragioni sono varie e, vedrete, emergeranno molto **naturalmente** man mano che leggerete questo libro o percorrerete il futuro percorso digitale di "**psiq**" (https://www.psiq.it).

Ma per fornirvi una risposta semplice e diretta vi posso dire che, semplicemente, non ne potevo più di vedere che una pletora infinita di *guru, esperti, pseudo-sanitari e fuffaroli vari* stavano (e stanno ancora!) diffondendo notizie ambigue, imprecise o completamente sbagliate sulla salute mentale **mentre noi medici, noi psichiatri, stavamo semplicemente a guardare.**

Il grosso problema è che, a causa di tutto questo **rumore di fondo** costituito da notizie fuorvianti e vere e proprie bugie, molte persone, *molti pazienti e famigliari o caregiver* si ritrovano sempre più disorientati, soli e strattonati in direzioni parecchio improduttive (e pericolose) rispetto alla possibilità di trovare **una soluzione adeguata** ai diversi, impellenti, bisogni nel campo della **salute mentale**.

È ormai **ben noto** che, in Italia come in gran parte del Mondo, quando una persona inizia a sviluppare problematiche di **salute mentale** è molto probabile che sia destinata a trascorrere un più o meno lungo periodo di difficoltà e frustrazione prima di riuscire ad ottenere un aiuto adeguato ed una stabile presa in cura da parte di un terapeuta (15).

Ci sono varie ragioni per cui le persone bisognose entrano in questo *limbo della salute mentale*.

Infatti, molto frequentemente, non si riesce a comprendere **la natura della propria sofferenza** e, altrettanto spesso, non si sa a chi rivolgersi e come fare per chiedere aiuto; inoltre non è trascurabile il fatto che non tutti i terapeuti presenti nel Mondo possiedano attitudine, conoscenze, strumenti di cura e impostazione etica adeguate ad affrontare un dato problema.

Banalmente sono anche questi **i problemi della psichiatria**, nonostante le grandi possibilità che questa nostra era ci sta dando in campo medico-sanitario.

Questa difficoltà ad **orientarsi**, forse meno presente in altre aree della medicina, rappresenta ancora **un bisogno insoddisfatto della psichiatria** molto sentito nella nostra Società contemporanea che dipende, tra le altre cose, da alcune caratteristiche intrinseche della **malattia mentale**.

Il primo punto che è necessario sottolineare è che, ancora ai giorni nostri, qualsiasi forma di **disagio mentale** resta ampiamente oggetto di notevoli incomprensioni e di stigmatizzazioni profonde.

È **demoralizzante** per me affermare questa cosa ma, purtroppo, è cosí.

Lo **stigma** è un concetto complesso e multiforme che include problematiche di **conoscenza** ("ignoranza", "cattiva informazione" o "fake news"), di **attitudine** ("pregiudizio") e di **comportamento** ("discriminazione").

Sono moltissime le **aberrazioni culturali** che ci portano a considerare "diverse", "colpevoli", "pericolose" o semplicemente fastidiosamente estranee al concetto di normalità, tutte quelle persone che hanno sviluppato **disturbi mentali** più o meno gravi.

D'altra parte lo stigma in psichiatria non è poi cosí diverso da altre forme di discriminazioni ancora presenti ai giorni nostri come quelle legate al **Genere** ("maschile" e "femminile"), all'orientamento sessuale (*"Minority Stress"* e **LGBTQI+**) o di appartenenza razziale, che rappresentano altri tristi esempi di emarginazione tutt'altro che rari.

Se è vero che, fortunatamente, il peso delle discriminazioni dovute al disagio psichico, sperimentate nelle **aree sociali "pubbliche"** (ad esempio ricerca e mantenimento del lavoro) risulta in corso di attenuazione, permane ancora molto elevato quello relativo alle **aree "relazionali" quotidiane** come ad esempio le relazioni amicali, le relazioni familiari e quelle di comunità.

Ma **i problemi della psichiatria contemporanea** non sono solo una questione di stigma.

Purtroppo la **salute mentale**, al pari di molte altre aree del benessere umano, generalmente attira l'interesse e l'empatia delle persone soltanto quando si manifestano delle avvisaglie di malattia o, peggio ancora, quando si manifestano dei **crolli improvvisi**.

E questa caratteristica della patologia psichiatrica, ovvero il suo essere misteriosa e per lo più sconosciuta, comporta il permanere di *un maggiore periodo di disorientamento* del paziente e dei suoi famigliari prima di riuscire a mettere in atto un'efficace richiesta di aiuto.

È anche curioso osservare come in molti casi, anche quando sia ormai manifesta una **malattia mentale**, le persone mostrino delle evidenti resistenze ad accettare questo fatto, ad informarsi e a chiedere aiuto in maniera efficace.

Tutto questo dipende da vari fattori che si sommano al più generale **problema dello stigma**.

In primo luogo questo atteggiamento controproducente e pericoloso è legato al fatto che, nonostante viviamo nell'era della comunicazione digitale, *non è per nulla facile reperire informazioni corrette, chiare ed affidabili sul piano scientifico, relative alla salute mentale.*

Inoltre sono in molti a **non credere** che sia possibile tentare di prendersi cura della nostra mente con ***gli strumenti terapeutici della psichiatria***, che risultano essere, agli occhi della gente, piuttosto astratti, misteriosi e, alle volte, angoscianti come le **psicoterapie** o gli **psicofarmaci**.

Stiamo parlando infatti di interventi di aiuto che risultano molto diversi dalle altre forme di "terapia" della medicina generale con le quali abbiamo tutti maggiore confidenza: *un antibiotico è una medicina più familiare e comprensibile rispetto ad un neurolettico, oppure la visita da un dietologo viene considerata meno angosciante e preoccupante di quella che si può attuare con uno psicoterapeuta o uno psichiatra.*

Infine tra le persone, ma anche tra molti operatori sanitari, è presente l'opinione che in psichiatria (al contrario che nel resto della Medicina) non sia possibile attuare degli **efficaci interventi di prevenzione** per tentare di mantenere un buon livello di salute mentale oppure, come per fortuna spesso accade, opporsi ad una genetica e ad una famigliarità sfavorevole.

Più spesso assistiamo ad una narrazione dominante in cui l'essere vittima di una malattia psichiatrica è una strada a senso unico verso ***un'esistenza drammatica e disonorevole***.

Tenendo conto di questa premessa piuttosto cupa e scoraggiante è mia intenzione esplicita quella di **riuscire a farvi cambiare idea** non solo sulla psichiatria ma anche su molti preconcetti che governano le speranze ed i comportamenti di molte persone quando si tratta di compiere scelte che riguardano sia la salute in generale che il **benessere mentale** in particolare.

"**psiq**" ha l'ambizione di essere un *percorso di crescita personale* completamente rivolto a rendere consapevoli e ad informare le persone sulle più moderne strategie per tentare di **prevenire il disagio mentale** e, nel caso si sia già manifestato, quale possa essere il ruolo del paziente (e che cosa possa fare concretamente) per ripristinare e mantenere **un buon livello di salute psicofisica**.

In questo libro si darà risposta a molte domande, tra cui: *Che cosa sono i disturbi psichiatrici? Quali strumenti efficaci abbiamo oggi a disposizione per combatterli? In che modo una persona può cercare (e trovare!) il migliore aiuto possibile nel luogo in cui vive? Come fare a diventare un soggetto "attivo" nel percorso di mantenimento o di ripristino del migliore possibile livello di salute bio-psico-sociale? In che modo sono collegati tra loro "Stile di Vita" e "Salute Mentale"?*

Per riuscire a raggiungere questo ambizioso obiettivo e per non escludere nessuno da questa ricerca del benessere mentale ho creato un percorso di lettura che sarà semplice, chiaro e comprensibile per tutti, pur non trascurando il necessario rigore scientifico e cercando di fornire il più possibile spunti di approfondimento che si potrà decidere o meno di seguire.

Due sono le parole chiave che ho tenuto a mente in questi mesi in cui ho scritto "**psiq**" per tutti voi che mi state leggendo: **PSICOEDUCAZIONE** e **LIFESTYLE PSYCHIATRY**.

Stiamo quindi parlando di *consapevolezza e conoscenza* divulgate nella maniera il più possibile chiara ed efficace e, soprattutto, diffusione del modernissimo concetto di "psichiatria dello stile di vita" ovvero dell'innovativa prospettiva medico-scientifica che ci suggerisce che *il modo in cui viviamo e stiamo nel Mondo influenza in maniera importante la nostra salute mentale*, al pari di quello che accade nelle altre discipline mediche, in cui la salute di uno specifico organo dipende in gran parte dal **lifestyle**.

Ormai è chiaro che, come osserviamo in Cardiologia, in Pneumologia o in altre specialità mediche, *il nostro stile di vita può influenzare l'esordio di una malattia mentale, la sua gravità, la possibilità di essere curata efficacemente e, quindi, di avere una buona prognosi oppure un destino di cronicità.*

In fin dei conti dobbiamo velocemente entrare tutti nell'ottica che anche in psichiatria il risultato migliore possibile in termini di benessere passa sempre dalla regola delle **Tre "C"**, ovvero *Consapevolezza, Conoscenza e Cambiamento.*

Quindi l'obiettivo primario di questo libro, e del progetto digitale "**psiq**", è quello di favorire e di sostenere l'idea che, per prendersi cura efficacemente della propria **salute mentale**, ogni persona del Mondo deve immergersi in *un percorso di crescita personale attivo, consapevole e responsabile.*

Alla luce di tutte queste premesse sono sicuro che tra le pagine di **psiq** troverete innumerevoli informazioni utili ed affidabili e, spero, anche l'ispirazione per iniziare al meglio un percorso *di prevenzione, di miglioramento personale e di guarigione.*

Quello di **psiq** sarà uno strumento che potrete aggiungere ed integrare a qualsiasi altro percorso di cura che state già percorrendo dato che sia una maggiore conoscenza del vostro disturbo, sia un miglioramento specifico del vostro stile di vita potranno potenziare gli interventi terapeutici già in corso.

Un altro mio auspicio è anche quello di fare in modo che, tra le pagine di **psiq**, possiate trovare la conferma dell'efficacia di quanto state già facendo per mantenere o recuperare il vostro benessere mentale oppure, al contrario, possiate rendervi conto se vi state muovendo su di un *"binario morto"* che necessita di qualche cambiamento per ritornare ad essere un percorso di cura efficace.

Non so che cosa ne pensiate di tutto il **lavoro di divulgazione** che ho fatto in questi anni ma, vi assicuro, non è stato per nulla facile in termini *di sforzi intellettuali, di tempo investito e di resistenze che ho dovuto affrontare.*
Credetemi, da quando mi sono messo a **parlare di psichiatria sul web** ho ricevuto un gran numero di critiche e di commenti minatori, non solo da generici *haters* ma anche da colleghi medici, psichiatri o altri operatori della sanità.
Il mio **canale YouTube** ha dato seguito non solo a tantissime manifestazioni di entusiasmo e di supporto da parte delle persone che mi seguono, pazienti, famigliari e colleghi, ma anche ad una certa quantità di commenti negativi accompagnati alle volte da insulti.

Tutto questo movimento di opinioni fortemente polarizzate può significare almeno due cose: **(1)** il lavoro di condivisione che sto conducendo sul web sta spingendo verso **un cambio di paradigma nel campo della salute mentale**, ovvero che le persone non vanno "guidate" ma piuttosto "coinvolte attivamente" nel loro processo di prevenzione e di cura, e **(2)** che la condivisione delle conoscenze favorisce la continua ricerca della verità scientifica (basata sulle evidenze) contrapposta a quelle che sono le "abitudini", le "posizioni ideologiche" e gli "automatismi" di gran parte delle persone che si occupano di salute mentale.

La frase *"si è sempre fatto così"* rappresenta un grosso problema in psichiatria.

Inoltre aggiungerei anche un "**Terzo Punto**" che sta spiazzando molti miei colleghi, ovvero che, modernamente, ***psichiatria non significa psicofarmaci per tutti*** ma piuttosto un percorso di integrazione ottimale di tutti gli strumenti di aiuto a nostra disposizione per dare vita ad un progetto di cura che si dedichi in maniera **olistica** al benessere della persona che abbiamo davanti.

Quindi **psichiatria**, secondo una prospettiva moderna, significa valorizzare l'importanza della psicoterapia, dell'utilizzo degli psicofarmaci basato su solide evidenze scientifiche, della riabilitazione, del coinvolgimento attivo delle persone, della divulgazione delle conoscenze più moderne e, certamente, dell'importanza dello stile di vita.

psiq si dedica agli ultimi tre punti di questa lista: *coinvolgimento delle persone, divulgazione delle conoscenze e stile di vita (la cosiddetta "***Lifestyle Psychiatry***")*.

C'è una famosissima frase attribuita ad **Aristotele** che recita: *"C'è un solo modo per evitare le critiche: non fare nulla, non dire nulla e non essere nulla"*.

Quindi voglio ribadire il concetto: la grossa moltitudine delle persone che amano il mio lavoro di divulgazione, appaiate alla piccola minoranza di coloro che lo disprezzano e lo denigrano, mi hanno spinto a pensare che la strada che sto percorrendo **sia quella giusta**.

Per arrivare velocemente al punto, questo libro spiega come fare a migliorare e a mantenere stabile la propria salute mentale mediante la conoscenza dei principi che regolano la nostra mente ed imparando una serie di strategie di cambiamento che tutti possono mettere in pratica, lavorando sulla gestione di *uno stile di vita specificatamente orientato al benessere mentale*.

Inoltre, opportunità non da poco, permetterà alle persone che lo leggeranno di *orientarsi nella conoscenza del sistema sanitario nazionale italiano* per riuscire ad usarlo in maniera efficace per richiedere il migliore aiuto specialistico possibile qualora ce ne fosse il bisogno.

Tempo fa ebbi un'idea: mostrare alle persone, in maniera chiara e comprensibile, **la verità sul problema della salute mentale** per favorire la speranza e dare a tutti alcuni strumenti necessari per migliorare questa fondamentale variabile del nostro benessere; è importante sapere che, come dice l'Organizzazione Mondiale della Sanità, "*Non c'è salute senza Salute Mentale*".

Vorrei anche sottolineare che tutto quello che leggerete in questo libro è stato direttamente sperimentato nella mia vita professionale e nei percorsi di cura che abitualmente utilizzo con i miei pazienti, nella mia pratica clinica quotidiana.

Certamente non voglio presentare una visione troppo idealizzata della psichiatria, le cose alle volte possono davvero prendere una piega molto difficile e senza speranza.

È chiaro che mantenere o recuperare un buon livello di salute mentale non è, in realtà, cosí semplice ma è *quasi sempre possibile* se si possiedono le giuste informazioni e le si utilizza in maniera strategica, cercando di *rimanere parte attiva nel proprio percorso di cura*.

La verità è che la maggior parte delle persone non conoscono a sufficienza il funzionamento del loro corpo, della loro mente e del loro spazio interiore.

Inoltre quasi tutti hanno scarsa consapevolezza dei loro **meccanismi psicologici disfunzionali**, non sanno riconoscere e dare un nome al loro disagio e, soprattutto, non hanno idea di come fare per riuscire a stare meglio.

Probabilmente molti di voi che state leggendo **psiq** saprete che negli ultimi anni, per entrare in contatto con i problemi e le difficoltà che molti pazienti trovano nel loro rapporto con le istituzioni e con i professionisti che si occupano di salute mentale, ho ideato **un canale YouTube** in cui spiego *le patologie psichiatriche, i trattamenti ed i miei punti di vista su alcuni temi "caldi" delle neuroscienze.*

Devo dire che tramite questo canale digitale, gli altri social media su cui sono attivo (Facebook, Instagram) ed il mio blog valeriorosso.com ho avuto molti riscontri positivi rispetto a questa mia attività di divulgazione.

In moltissimi mi hanno detto che tramite le informazioni che ho condivisio con loro sono stati meglio, e *molti follower mi hanno chiesto a gran voce di scrivere questo libro e di dar vita al progetto* **psiq**.

Il programma di conoscenza ed il percorso di strategie racchiuse in **psiq** hanno avuto successo con i miei pazienti e con le persone che ho aiutato in questi anni non perché abbia scoperto dei segreti che nessuno sa: *non c'è nessun trucco e non farò delle rivelazioni che nessun altro psichiatra ha mai fatto.*

Non sono un guru!

Questo libro ed il **percorso digitale** che ne seguirà, molto semplicemente, spero che aiuteranno molte persone perché permetteranno di passare, per quel che riguarda il mantenimento ed il recupero del benessere mentale, ***da una posizione passiva ad un'altra attiva o meglio pro-attiva***, iniziando ad agire direttamente su se stessi.

Per smettere di soffrire di disagio mentale, sia che si parli di ansia, di depressione, bipolarismo od altro, bisogna iniziare ad imparare ad ***essere artefici del proprio destino*** usando tutte le armi che le moderne neuroscienze ci mettono a

disposizione e non solo essere oggetto di attenzione, di supporto, di cure e di aiuto specialistico.
Sto parlando di ***un cambiamento di prospettiva*** in cui ogni paziente possa, per una parte più o meno grande, diventare un fautore indipendente della propria salute o, quantomeno, *un efficace collaboratore di uno specialista della salute mentale qualora ce ne fosse il bisogno.*
Sia che si riesca a farcela da soli o aiutati da altri, tutto quello che imparerete in questo libro spero renderà questo **cambiamento** *più semplice ed efficace*, infatti leggerete un metodo pratico, un programma testato per essere vincente e, sono certo, troverete queste informazioni e queste strategie molto semplici e motivanti.
Molti di questi "**principi**" non sono miei, e quello che ho fatto è stato di raccoglierli ed organizzarli in modo tale che il lettore *possa evitare di perdere mesi o anni vagando sul web o di specialista in specialista* prima di approdare al miglior metodo possibile per tornare a galla o per mantenere un buon livello di benessere psico-fisico.
Qualcuno potrebbe dire che ho fatto il DJ della salute mentale: *ho selezionato e remixato le migliori conoscenze "basate sulle evidenze" per evitare di farvi perdere tempo, qui e là sul web, con informazioni poco chiare, sbagliate o fake news.*

Per terminare questa ***introduzione a psiq***, vi voglio dire che questo libro non parla solo di benessere mentale, ma in realtà spero che vi spingerà verso una prospettiva olistica che mette sullo stesso piano la mente ed il corpo e che, anzi, non pone per nulla un limite tra queste dimensioni che attanagliano gran parte della **cultura medica occidentale**.
Secondo **una visione moderna del benessere** non esiste nessuna mente e non esiste nessun corpo, infatti è possibile

perseguire il vero benessere quando veniamo considerati, e noi stessi ci consideriamo, delle entità psicosomatiche (o meglio bio-psico-sociali), costantemente in relazione gli uni con gli altri, nel contesto di una società che ci può fornire sia opportunità che disagi.

Ve lo ripeto che **psiq**, questo programma di potenziamento del proprio benessere, è frutto di *una costante e scrupolosa raccolta di informazioni basate sulle migliori evidenze scientifiche* e poi tradotta in un linguaggio che possa essere comprensibile a tutti.

L'ho creato semplicemente studiando centinaia di casi clinici seguiti direttamente da me in ambulatorio e facendo mie le migliori linee guida basate sulle evidenze, ma anche provando ad aggiungere, come *ingrediente segreto*, anche alcune imminenti rivoluzioni che presto cambieranno lo scenario delle neuroscienze come l'importanza dello stile di vita, l'attenzione al microbiota intestinale e l'importanza di tecniche meditative come la mindfulness.

In poche parole il progetto **psiq** rappresenta la sintesi ed il riferimento assoluto di tutto il lavoro che, negli ultimi anni, ho portato avanti sul web nel campo della psichiatria, delle neuroscienze e della salute mentale: **psiq** è un percorso di consapevolezza, conoscenza e cambiamento nel campo della *salute mentale*, rivolto a chiunque voglia aggiornarsi su alcune delle più moderne conoscenze della psichiatria e voglia dedicarsi in maniera attiva sia alla prevenzione del disagio mentale che al ripristino ed al mantenimento di un buon livello di benessere psichico.

psiq rappresenta e definisce un percorso di **crescita personale "terapeutica"** rivolto a tutti: pazienti, famigliari, operatori sanitari e, in generale, a chiunque desideri informarsi su che cosa signifihi stare bene sul piano bio-psico-sociale.

I concetti di base su cui è costruito il progetto **psiq** sono *psicoeducazione, consapevolezza delle cure* e *Lifestyle Psychiatry* (**"Psichiatria dello Stile di Vita"**), tre "parole chiave" che rimandano ad una posizione attiva e consapevole delle persone nei confronti del loro benessere mentale.

La cosa maggiormente originale e innovativa di questo **cammino di crescita personale**, che io definisco *"terapeutico"*, è che potrà essere integrato ad *ogni altro intervento di aiuto che state già ricevendo* e, in aggiunta, vi fornirà gli strumenti per valutare direttamente se quello che state facendo è scientificamente corretto e se vi sta fornendo i risultati migliori possibili per voi.
Inoltre, nel caso stiate bene e vogliate restare in salute oppure che vi stiate accorgendo di iniziare a soffrire di un qualche disagio mentale e desideriate reperire il miglior aiuto possibile, di sicuro **psiq** servirà anche a questo scopo.
Sono davvero convinto che il libro che avete tra le mani potrà cambiare il modo in cui vi prenderete cura della vostra **salute mentale** e porterà del valore aggiunto a qualsiasi "classico" percorso di aiuto che state già percorrendo (*psicofarmaci, psicoterapia e riabilitazione*) magari aiutandovi anche ad uscire da una fase di stallo, sia che si parli di psicofarmacologia oppure di una qualche forma di psicoterapia.
Vi posso ribadire con orgoglio che, identificando e raccogliendo alcune conoscenze basilari della psichiatria e delle neuroscienze, divulgandole ed applicando anche una certa dose di prudenza e di buon senso (che non guastano mai!), ho già aiutato centinaia di persone a stare meglio e a non ammalarsi più di disagio mentale.
Mi auguro che leggendo questo libro sarete voi le prossime persone che riuscirò ad aiutare.

1.2 La psichiatria e i suoi problemi

Ricordo molto bene il giorno in cui mi specializzai in **psichiatria**: *pioveva molto forte, ma ero davvero felice.*
Ricordo perfettamente la determinazione, l'energia e la sicurezza in me stesso che provai una volta raggiunto quell'obiettivo, quel traguardo molto importante per la mia **evoluzione professionale**.
Quello di cui ero completamente all'oscuro il giorno della mia specializzazione era che da lì a qualche anno *avrei dovuto rimettere in discussione gran parte delle cose che avevo imparato durante gli anni di medicina e della specialità.*
Dicendo questo non voglio minimamente alludere al fatto che a noi medici insegnino **cose sbagliate** durante la nostra formazione, ma semplicemente vorrei sottolineare che le teorie, gli orientamenti e le interpretazioni della malattia in medicina, e in particolare in psichiatria, cambiano e si evolvono con **una velocità notevole**.
Al contrario la tendenza di noi esseri umani è quella di **resistere al cambiamento**, di opporci con forza al fatto che le nostre conoscenze debbano passare sempre al vaglio della verifica scientifica, alle volte per essere rafforzate, altre volte per essere disconfermate.
Questa tendenza a *"resistere"* sulle proprie posizioni accade, purtroppo, anche ai medici, ai **professori universitari**, ai ricercatori.

Inoltre, e spero mi scuserete per l'ovvietà di questa mia affermazione, c'è sempre una sottile differenza tra *"teoria"* e *"pratica"* e in campo psichiatrico non sempre chi attua studi e protocolli di ricerca in ambito accademico vive a contatto con il *"**mondo reale**"* della clinica.
Infine, ma su questo ci torneremo dopo, in ambito medico-psichiatrico ci si ritrova spesso a fare i conti con la pesante influenza delle **multinazionali del farmaco** (*"**Big Pharma**"* come la chiamano gli americani) che spostano costantemente l'attenzione della **ricerca scientifica** dalla prevenzione alla cura, ma anche dalla psicoterapia alla psicofarmacologia, e pure da una *visione complessa ed olistica dell'essere umano* ad una maggiormente semplificata, a misura di *"singolo farmaco"*.

E in psichiatria, ve lo ripeterò ancora molte volte, non esiste alcuna forma di disagio mentale che si possa risolvere con **un singolo farmaco**.

In realtà **il lavoro dello psichiatra**, a meno che tu non sia un egocentrico megalomane, rappresenta sicuramente una palestra spietata per le persone che, come me, hanno commesso l'iniziale errore di pensare che per essere dei bravi medici fosse sufficiente conoscere bene le linee guida, la psicofarmacologia, la psicoanalisi e le varie teorie della psicopatologia.
Non è così purtroppo: l'*aggiornamento costante*, lo *spirito critico*, una grossa quota *etica* ed un'enorme dose di *buon senso* (non saprei come chiamarlo diversamente) fanno sicuramente parte del bagaglio "di minima" dello psichiatra moderno che ambisce ad essere efficace con i suoi pazienti.
Senza contare poi il fatto che, come vi ho accennato prima, una visione esclusivamente basata sulla **psiche** o sul

cervello porta gli psichiatri a dimenticare che è tutto il nostro corpo ad essere coinvolto sempre *in qualsiasi processo patologico, sia psichiatrico che medico generale.*
È l'integrazione delle conoscenze la vera rivoluzione in psichiatria.
Ad oggi ***un approccio olistico all'essere umano***, purtroppo, non viene ancora esplicitamente insegnato in ambito universitario dove prosegue ***una visione frammentata e compartimentata delle patologie*** che riguardano gli esseri umani.
Sono ormai decenni che *la ricerca biologica di base* ci dice che non esiste divisione tra **mente e corpo**, ma neppure tra polmoni ed intestino oppure tra sistema immunitario ed ormonale.
E come vedremo presto la **psichiatria**, in questo senso, non è diversa dalla cardiologia, dall'ematologia o dalla dermatologia: *non c'è nulla che accada nella nostra mente che non accada anche nel corpo e viceversa.*

E poi, in psichiatria come in tutta la medicina, c'è l'annosa questione dell'**esperienza professionale**, delle "ore di volo" per cosí dire.
L'**esperienza** è, però, una ***variabile insidiosa*** da considerare in un professionista, qualsiasi sia il suo campo di lavoro.
Ogni tanto senti dire "*Sono trent'anni che faccio questo lavoro, quindi....*" e con questa frase, solitamente, si intende dire "che nessuno metta in dubbio le mie competenze, io sono un vero esperto!".
Bene, in realtà non sempre è cosí; anzi, spesso non è per nulla cosí....
Come dico sempre, l'aver lavorato trenta o più anni in un certo ambito professionale non è mai stato garanzia di

competenza e di efficacia; personalmente conosco molte persone **nel campo della sanità** di cui posso tranquillamente affermare che *"sono trent'anni che fanno scemenze"* ovvero sono trent'anni (o anche di più!) che, semplicemente, lavorano male.

Spesso sono **medici, psicologi** o **infermieri** che non studiano più, che hanno perso la curiosità di andare a fondo nelle cose e che hanno, addirittura, perso la voglia e la passione di aiutare la gente che si rivolge a loro.

Quando sento parlare di persone che *"sono trent'anni"* o più che lavorano, io porto un esempio su cui ragionare: *se io vengo messo sullo Space Shuttle per imparare a pilotarlo, potrò rimanerci sopra anche cinquant'anni ma se non leggerò dei libri, il "manuale d'istruzioni" per così dire, e se non capirò alla perfezione le leggi fisiche del volo e della gravitazione non decollerò mai.*

Potrò starci sopra anche cento anni ma il risultato non cambierà.

Certamente questo è un esempio estremo ma, in realtà, in **psichiatria** le cose non vanno poi molto diversamente.

Infatti, nel contesto del plotone degli operatori della **salute mentale**, in ambito pubblico e privato, abbiamo molte persone che, purtroppo, non hanno ancora raggiunto la preparazione per "far decollare lo shuttle".

Purtroppo questa **inadeguatezza professionale**, che andrebbe riconosciuta e sfuggita da chi necessita di aiuto, spesso non viene colta per via di un particolare molto importante *che differenzia la psichiatria da altre aree della Medicina in rapporto all'esempio che vi ho fatto prima dello* **Space Shuttle**.

La differenza molto importante che spesso sfugge sia ai medici che ai pazienti, tra la psichiatria e le altre discipline mediche, è questa: se io faccio un danno oppure opero un intervento terapeutico sbagliato, nel campo della **salute**

mentale le conseguenze negative di questa *mal pratica* tenderanno a manifestarsi in tutta la loro gravità solo **dopo diverso tempo**, alle volte dopo molto tempo.

Anzi alle volte, nell'immediato, alcuni **errori madornali** *sembrano addirittura dei* **successi**.

Al contrario in altre discipline mediche l'**Orizzonte delle conseguenze** è molto più vicino, addirittura immediato.

Vi faccio un **esempio pratico**: un giovane paziente che manifesta dei sintomi di **insonnia** potrà ricevere immediato giovamento da una terapia con un **ipnotico** ma, se prolungata troppo nel tempo e se non si arriverà a comprendere le reali cause del suo disagio, questa stessa terapia potrà generare **un grave fenomeno di dipendenza** che magari durerà per tutta la vita.

Con questo non voglio dire che le **benzodiazepine** non vadano usate, tutt'altro, voglio solo sottolineare che in psichiatria è spesso il *"come"* e non il *"cosa"* a fare la differenza.

Quindi voglio ribadire che in **psichiatria**, al contrario che in *altre discipline mediche*, è più facile restare incompetenti anche dopo molti anni che si svolge una professione (medico, psicologo, infermiere, TerP o educatore) dato che spesso **i risultati ottenuti vengono misurati male** (o per nulla….) e che il danno generato dalla malpratica tenderà molto spesso *a manifestarsi dopo mesi o anni*, facendo perdere il nesso causale con l'azione che lo ha generato.

Quindi, come iniziate a capire, è molto difficile che un medico urgentista o un anestesista non si rendano conto di aver sbagliato o di non essere efficaci nel loro lavoro perchè il risultato del loro agire è immediatamente osservabile, al contrario in psichiatria possiamo ritrovare **molti professionisti egocentrici e poco inclini al metodo scientifico** che sono convinti di essere molto efficaci nel loro lavoro pur avendo, in realtà, generato molti pochi risultati positivi.

La realtà è che, lo ripeto a malincuore, una certa quota di **narcisismo patologico** è spesso rappresentata nelle persone che si laureano in medicina e, certamente, devi avere un ottimo livello di consapevolezza sia per poterti *autovalutare* che per ascoltare *i segnali provenienti dalle altre persone* per riuscire a percorrere giornalmente l'infinito lavoro di **crescita umana e professionale** a cui siamo chiamati noi medici.

Queste mie osservazioni derivano sicuramente da una mia *"mania"*, una specie di ossessione professionale, che ho coltivato nel corso degli anni, dopo aver capito che spesso commettevo errori, e cioè *la curiosità di osservare per lunghi periodi di tempo i risultati e le "trasformazioni" che i miei pazienti hanno presentato in conseguenza del mio lavoro terapeutico*, o supposto tale, fatto su di loro.

Proprio per via del fatto che, dopo qualche anno, ho iniziato a comprendere che la **psichiatria**, purtroppo, non è poi così efficace nel mettere velocemente a tacere la velleità di **onnipotenza** e gli ideali di **grandezza** dei giovani (e meno giovani) psichiatri per quella caratteristica specifica a cui vi ho accennato prima: *il ritardo nella possibilità di valutare i risultati di un intervento terapeutico.*

Ma mi voglio spiegare ancora meglio e ribadire il concetto che deve stare alla base della ***valutazione di un intervento di aiuto in salute mentale***.

Come vi ho detto poco fa, quando i miei colleghi *urgentisti*, *anestesisti*, *chirurghi* o simili mettono in atto un intervento terapeutico di qualche tipo, ad esempio praticano una cardioversione in un paziente con fibrillazione atriale oppure asportano un'appendice infiammata, hanno **un immediato riscontro in termini di efficacia del loro intervento** e, di conseguenza, dell'ipotesi diagnostica attuata.

Quello che intendo dire è che in molte specialità mediche si ha modo di **testare molto velocemente** il livello di efficacia del professionista che lavora: *molti medici sono obbligati ad attuare velocemente una diagnosi e ad impostare una terapia i cui esiti saranno valutabili nell'arco di* **pochi minuti, ore o, al massimo, giorni**.

Certamente poi ci saranno anche delle azioni che potranno avere **conseguenze sul lungo periodo** ma, anche in quel caso, la documentazione del lavoro svolto e la sequenza degli interventi messi in campo, **al di fuori della salute mentale**, sono più facilmente codificati e codificabili.

In psichiatria non sempre le cose stanno cosí e vi voglio fare un altro esempio "*classico*" di quello che intendo.

Una classica **urgenza psichiatrica** che si presenta ad un medico, psichiatra o meno, è quella del **panico** o dell'**ansia acuta**.

In questo genere di situazioni abbiamo degli strumenti che ci permettono di essere molto **efficaci e veloci**, portando i pazienti a pensare che siamo dotati di *ottime capacità mediche*.

Sto parlando ancora delle **benzodiazepine**.

Se tu stai provando ansia, angoscia o panico, la somministrazione di un **composto benzodiazepinico** ti rimetterà velocemente a posto con il Mondo intero, e quindi quello che accade nei pronto soccorso di mezzo Mondo e negli studi di migliaia di medici in tutte le nazioni è proprio questo: **fornire subito una benzodiazepina a chi porta sintomi di ansia o panico.**

Questo genere di **intervento sintomatico** può avere senso a patto che si attuino poi degli ulteriori passi:

- Valutare che ansia e panico non siano di *origine organica*.
- Valutare quali sono le *origini bio-psico-sociali dei sintomi* e quali sono le possibili *sorgenti di stress* coinvolte nella loro genesi.
- Valutare di affiancare alla benzodiazepina un'altra molecola a minor potenziale di dipendenza e a *miglior efficacia nel medio-lungo termine*.
- Programmare una serie di *valutazioni medico-psichiatriche di controllo* per proseguire o meno l'intervento psicofarmacologico.
- Valutare se sia necessaria una *terapia psicoterapeutica* e, se sì, di che tipo.
- Valutare l'inserimento di un protocollo specifico di **Lifestyle Psychiatry** per *modificare stili di vita e comportamenti disfunzionali* che spesso sono alla base, o sostengono almeno in parte, molti disturbi mentali.

Come potete capire da questo esempio, **la complessità di un efficiente ed efficace intervento di aiuto in salute mentale è piuttosto elevata** e necessita di *molte caratteristiche e competenze nel medico-psichiatra*, oltre alla banale possibilità di attuare la prescrizione di un farmaco.
Certo tutti noi **operatori sanitari** abbiamo in testa parole chiave come "empatia", "prudenza", "etica", "umanità", "aggiornamento", "studio", "relazione" e "comunicazione" ma, purtroppo, nessun operatore viene valutato efficacemente in tal senso e, cosa ancora più preoccupante, le persone non sono a conoscenza di tutte queste *dimensioni nascoste e controverse della professione dello psichiatra*.
Per molti pazienti, ad oggi, è sufficiente essere a conoscenza che il tal professionista sia realmente laureato in medicina e specializzato in psichiatria.

Quando noi psichiatri, per ignoranza o colpevolmente, prescriviamo **una pillola** dopo pochi minuti che una persona ci narra un brandello del suo **disagio mentale** (*cosa che accade molto spesso, in verità*) spesso suscitiamo una paradossale sensazione di soddisfazione, rispetto ed autorevolezza proprio in quel paziente che sta subendo, di fatto, una **malpratica sanitaria**.

Quindi **il grande problema della psichiatria** è rappresentato dalla presa di coscienza che il disagio mentale è **un evento complesso di natura bio-psico-sociale** che raramente potrà essere risolto da *un singolo professionista*, in un tempo breve o, addirittura, con una semplice terapia psicofarmacologica o anche con una più o meno lunga psicoterapia.

Non esistono *"Guru"*, *"Professori"* o *"Esperti"* in psichiatria che possano risolvere con un intervento singolo un problema di **salute mentale**.
Il concetto di *"One size fits all"* ("Una taglia che calza a tutti") non funziona quasi mai in psichiatria.
Quello che può concretamente e positivamente modificare il futuro di una persona che è affetta da un **disturbo mentale**, quale esso sia, sarà una **miscela** (*"Blend"* in inglese), ovvero una composizione personalizzata di **diversi interventi** che, per competenze e per possibilità di tempo, quasi mai potranno essere a carico di un solo professionista.

Gli interventi che, *sulla base di studi scientifici e su metanalisi*, posono essere combinati tra loro per generare **il programma terapeutico perfetto** per una data persona sono i seguenti:

- Psicoterapia.
- Psicofarmacologia e altri interventi biologici come ad esempio TMS ("Stimolazione Magnetica Transcranica"), Terapia Elettroconvulsivante ed altri.
- Riabilitazione (Cognitiva, Lavorativa, Social Skills Training ed altre forme).
- Lifestyle Psychiatry ("Psichiatria dello Stile di Vita").

La perfetta combinazione di queste **variabili terapeutiche** rappresenta una sfida davvero importante per uno psichiatra che, per prima cosa, dovrà *avere a disposizione un gruppo di professionisti di valore con cui coordinarsi*.
Oppure, nel prossimo futuro, una combinazione di interventi professionali "umani" miscelati ad **applicazioni digitali** (PSP, "Patient Support Program" o DTx, "Terapie Digitali").

In ogni caso, sia che si tratti di **ansia** o di **schizofrenia**, il gioco non cambia: servirà quasi sempre un gruppo, più o meno ampio, di persone (*magari con l'aiuto di una o più applicazioni digitali*) in grado di comunicare tra loro e che sappiano agire negli ambiti specifici del loro ruolo.
Chi non gradisce questo gioco, può tranquillamente andare a giocare altrove dato che la **psichiatria**, molto probabilmente, non fa per lui.
E quindi quale sarà **il vero ruolo dello psichiatra?**
Non certo quello di *prescrivere semplicemente un farmaco* ma, piuttosto, quello di valutare **la miscela terapeutica perfetta** per un dato paziente e coordinare gli interventi necessari.
Alle volte (non cosí poche in verità....) potrà essere sufficiente un intervento sullo **stile di vita** ("*Lifestyle*

Psychiatry"), altre volte si potrà associare alla **Lifestyle Psychiatry** un percorso psicoterapeutico oppure un farmaco, in alcuni casi (non cosí tanti per fortuna....) si dovranno **combinare tutti gli interventi** che vi ho citato poco fa, inclusa una qualche forma di riabilitazione.

Secondo questa **moderna prospettiva di lavoro** bisogna mettersi in testa che spesso non è possibile uscire da un problema di salute mentale (specialmente se grave e complesso) appoggiandosi all'aiuto di una sola persona, psicologo o psichiatra che sia, ma piuttosto sarà indispensabile arrivare ad una **ipotesi diagnostica sensata** e razionale a cui farà seguito un'analisi delle necessità terapeutiche necessarie (*psicofarmacologia, psicoterapia, lifesyle psychiatry, riabilitazione*) e, infine, stabilire il numero dei professionisti da tirare in gioco per attuare il piano terapeutico ritenuto più utile (da 1 a 4 o più persone). È chiaro che questa visione **bio-psico-sociale** della psichiatria è molto onerosa in termini di tempo e denaro, infatti andando avanti nella lettura, capirete perché le strategie per avviare questo processo di cura necessiteranno o di molto denaro oppure, cosa che io da sempre spingo con determinazione, affidarsi ad un **Dipartimento di Salute Mentale** in cui sia presente un'equipe di lavoro completa e a cui potremo accedere con l'aiuto del **Servizio Sanitario Nazionale**.

A questo punto **una breve anticipazione** di quello che leggerete nei prossimi capitoli di **psiq**, ovvero quali saranno le domande a cui darò risposta:

- Che cosa è e quanto è diffusa la **malattia mentale**?

- In che modo si può uscire da un problema di salute mentale?
- Che cosa è la **Lifestyle Psychiatry** ("Psichiatria dello Stile di Vita") e perchè è cosí importante?
- **Psichiatria del Futuro**: quali saranno i futuri sviluppi delle Neuroscienze applicate alla Salute Mentale?

1.2 La psichiatria ai piedi delle montagne

La **Bisalta** è un monte bello e misterioso, che si trova proprio alle spalle di **Boves**, un piccolo paese a pochi chilometri da Cuneo.
La sua sommità sdoppiata in due punte sembra abbia preso quella forma grazie ad *un intervento diabolico*, per lo meno secondo le *leggende locali*.
Ad alimentare ulteriormente il suo fascino c'è anche il resoconto che, negli anni '50 del secolo scorso, furono fatte molte **ricerche geologiche** intorno alla Bisalta in ragione del fatto che nelle sue viscere si troverebbero grossi quantitativi di *uranio*.
Demoni ed Uranio.... si potrebbe dire che non c'è da stare troppo tranquilli quando ci si reca a Boves, anche se il paese sembra più simile ad un vilaggio **Hobbit** che ad uno scenario di un videogame dark come *The Last of Us*.
Ci sono leggende locali che ammoniscono gli stranieri che giungono a Boves di stare molto attenti alle persone nate e cresciute li, dato che *le presenze demoniache e l'uranio renderebbero folli le persone*.
Tutto questo, come psichiatra e come appassionato di film fantasy e Sci-Fi, lo trovai molto pittoresco quando giunsi per la prima volta a **Boves**.

Dentro di me ho anche più volte pensato che, forse, le leggende che si sentono raccontare dalle persone che vivono qui hanno anche il compito di tenere un pochino alla larga gli stranieri, *vissuti come invasori*, da questi luoghi fantastici dove la montagna è realmente fonte di gioia e di soddisfazione per gli occhi e per il cuore, e **persone estranee** potrebbero rompere questa magia.

Confesso che questo pensiero, *sfumatamente paranoicale*, come straniero proveniente dal mare della Liguria, devo averlo avuto per via del fatto che anche noi liguri, spesso, viviamo i piemontesi ed i lombardi che vengono in vacanza da noi come **invasori della nostra terra**.

Insomma, pareva proprio che adesso sarebbe toccato a me essere visto come un invasore che doveva farsi accettare per riuscire a diventare un amico.

Per non parlare del fatto che, per circa sette anni, ho vissuto in una baita a **Rore**, in *Val Varaita*, a circa un'oretta di automobile da Boves, dove l'accoglienza verso gli "stranieri" non pareva essere molto migliore.

In realtà questi miei timori iniziali (....lo ripeto, un pochino paranoici come spesso noi liguri siamo....) si trasformarono presto in *una sensazione di calda accoglienza e di stima*.

Sono ormai molti anni che lavoro come psichiatra nel **Centro di Salute Mentale** di Boves e qui ho avuto il privilegio e la soddisfazione di aiutare davvero **molte persone** che abitano in questo paese, sulle montagne intorno e nelle valli limitrofe, e che nel corso degli anni hanno sofferto di un qualche problema di **salute mentale**.

Alla fine, dopo tutti questi anni, credo di non essere più uno *straniero "invasore"* per la gente che vive da queste parti e di aver addirittura coltivato molti affetti in questi luoghi.

Ricordo ancora molto bene i primi giorni in cui mi trasferii a lavorare qui da **Genova**, la città dove sono nato, cresciuto e dove ho studiato medicina: *ero assolutamente convinto che, al di là delle leggende locali, in un posto così delizioso, ai piedi di montagne bellissime, non avrei incontrato molta sofferenza mentale.*
Mi sbagliavo.
Evidentemente **la bellezza e la tranquillità** che, oggi come allora, questo luogo mi trasmette, mi avevano fatto transitoriamente dimenticare quello che i **dati epidemiologici** ci dicono delle **malattie mentali** e della sofferenza psichica in generale.
In Italia abbiamo un sistema informatico chiamato **SISM** ("*Sistema Informatico Salute Mentale*") che ci permette di capire molte cose sulla salute mentale della nostra nazione.
Ad esempio sappiamo, dall'ultimo suo rapporto riferito al 2019, che circa **850.000 persone** vengono seguite presso i **Dipartimenti di Salute Mentale** presenti in Italia per patologie mentali come la depressione, il disturbo bipolare, la schizofrenia, i disturbi d'ansia e molto altro (*se non sapete bene che cosa siano questi disturbi non preoccupatevi, alla fine di questo libro sarete dei veri esperti*).
Le patologie psichiatriche più frequenti tra gli utenti che si rivolgono ai Dipartimenti di Salute Mentale sono la **depressione** con un tasso del 37,7 per 10.000 abitanti, la **schizofrenia** e le altre psicosi funzionali (32,0 per 10.000 abitanti), le **sindromi nevrotiche e somatoformi** (21,7 per 10.000 abitanti), la mania e i **disturbi affettivi bipolari** (13,1 per 10.000 abitanti), i **disturbi della personalità** e del comportamento (11,8 per 10.000 abitanti).

I tassi riferiti alla schizofrenia, ai disturbi della personalità, ai disturbi da abuso di sostanze e al ritardo mentale sono maggiori nel **sesso maschile** rispetto a quello femminile, mentre l'opposto avviene per i disturbi affettivi (depressione e disturbo bipolare), nevrotici e depressivi.

In particolare *per la depressione il tasso degli utenti di sesso femminile è quasi doppio rispetto a quello del sesso maschile* (28,7 per 10.000 abitanti nei maschi e 48,6 per 10.000 abitanti nelle femmine).

Tra gli utenti più giovani che accedono ai servizi territoriali sembrano predominare quelle che vengono definite **sindromi nevrotiche e somatoformi**; la prevalenza degli utenti con psicosi schizofreniche è massima intorno ai 50 anni, mentre i disturbi affettivi, in particolare la depressione, aumentano progressivamente attraverso le classi di età fino ai 64 anni: è una patologia che tipicamente diventa *più frequente al crescere dell'età* raggiungendo un picco a 55-64 anni in entrambi i sessi.

Ogni anno il numero complessivo di accessi ai **DEA** italiani ("***Pronto Soccorso***") per patologie psichiatriche, escludendo l'enorme bacino delle alterazioni del comportamento in relazione alle **dipendenze** (alcol, cocaina ed altro), ammonta a più di 620.000 persone, che rappresentano il 3,0% circa del numero totale di accessi a tutti i DEA del *Servizio Sanitario Nazionale*.

Che cosa dire degli **psicofarmaci** che le persone usano? Per la categoria degli Antidepressivi la spesa lorda complessiva è di oltre 372 milioni di euro con un numero di confezioni superiore a 36 milioni. Per la categoria degli Antipsicotici la spesa lorda complessiva è superiore a 77 milioni di euro con un numero di confezioni che supera i 5,5 milioni. Per la categoria Litio la spesa lorda complessiva è di circa 3,4 milioni di euro con un numero di confezioni pari a 843.953 (*anche in questo caso, se non aveste le idee chiare su che cosa stiamo parlando, alla fine del libro guarderete a questi dati con maggiore consapevolezza*).

Sicuramente, rispetto alla media dei paesi europei, ***in Italia la depressione è meno diffusa tra le persone di età compresa tra i 15 ed i 44 anni*** (1,7% contro il 5,2% della media europea), ma questo non toglie che sia un problema molto impattante, anche perchè la depressione è spesso associata all'ansia cronica grave, secondo le più recenti statistiche dell'**ISTAT**.

Si stima, infatti, che il 7% della popolazione oltre i 14 anni (3,7 milioni di persone) siano affetti dai cosiddetti "***disturbi ansioso-depressivi***" i quali rappresentano anche una delle diagnosi più frequentemente riportate su anamnesi e cartelle di dimissione dagli ospedali.

Con riferimento alle dipendenze, vediamo che i ricoveri per diagnosi droga-correlata sono più di 100 ogni milione di residenti, in aumento soprattutto tra i giovani cittadini di età compresa tra i 15 ed i 34 anni.

Questi sono alcuni fatti e numeri sulla Salute Mentale in Italia (risalenti alle ultime grandi analisi epidemiologiche nazionali attuate da **ISTAT**, **ISS** e **SISM** tra il 2015 ed il 2019) su cui ritorneremo ancora in alcuni capitoli successivi.

Ma il disagio mentale della popolazione italiana, **inclusi ovviamente gli abitanti di Boves e delle Valli Cuneesi**, non si esaurisce certo in questi numeri.

Tutta questa **esperienza clinica** che ho accumulato nel corso degli anni, appaiata alla passione per la **letteratura medico-scientifica**, mi ha permesso di capire molte cose sui bisogni, sulle speranze, sulle difficoltà e sulle delusioni di chi chiede aiuto ad un'**equipe di lavoro** che si dedica in maniera specialistica ai **disturbi psichiatrici**.

Ma appena arrivai al **Centro di Salute Mentale** di Boves non ero per nulla esperto in *"psichiatria nel Mondo reale"* dato che avevo lavorato per lo piú in cliniche private, in un paio di comunità terapeutiche e (soprattutto....) fatto la gradevole "vita dello specializzando" all'**Università di Genova**.

Mi ci volle diverso tempo per capire bene che cosa fosse un **Dipartimento di Salute Mentale**, come potesse funzionare in tutte le sue parti e come potesse essere ottimizzato per fare gli interessi dei cittadini che ne hanno bisogno; mi sono reso conto fin troppo bene che, allo stesso modo, la maggior parte della gente non conosce *come funziona la psichiatria in Italia.*

Ma non solo....

Come spiegherò meglio in seguito non mi era neppure troppo chiaro il valore del significato di alcune diagnosi ingiustamente definite "minori", come il **Disturbo dell'Adattamento** oppure il **Disturbo da Stress post-traumatico**, oppure l'efficacia reale, le indicazioni e gli effetti collaterali degli **psicofarmaci** ed il potere straordinario della **Lifestyle Psychiatry**, ovvero della qualità preventive e curative di uno **stile di vita** appropriato e salutare.

In realtà non avevo neppure capito bene che cosa fosse questo tanto decantato ma anche dimenticato **stile di vita** e di come fosse possibile lavorare su di esso per ottenere notevoli miglioramenti e, addirittura, guarigioni in situazioni clinche complesse, spesso giudicate *"disperate"* o *"non ulteriormente migliorabili"*.

Insomma, come state iniziando a capire, all'epoca (era il 2005) ero un medico laureato da pochi anni, appena specializzato, che stava tentando di capire **come fare per aiutare le persone nella maniera migliore possibile**.

Ci tengo davvero a dirvi che il luogo dove ho maturato la maggior parte delle idee racchiuse in questo libro e dove ho applicato in concreto le nozioni che ho studiato in tutti questi anni è questo: il **Centro di Salute Mentale di Boves**, a pochi chilometri da **Cuneo**, ai piedi delle **Alpi marittime**.

In questo Servizio che è parte di un piccolo **Ospedale di Comunità**, ho potuto confermare alcune delle nozioni teoriche imparate nel corso dello studio universitario *ma ne ho messe in crisi moltissime altre.*

Tra pochissimo, inizierò a vuotare il sacco con tutti voi che state leggendo e proverò a spiegarvi che cosa ho capito in tutti questi anni della **Psichiatria**, della **Salute Mentale** e delle **Neuroscienze**.

2.0 La Sofferenza Mentale

È impossibile capire in maniera adeguata **la sofferenza psichica e le varie patologie mentali** senza avere un'idea abbastanza chiara del luogo in cui queste manifestazioni di sofferenza hanno luogo, ovvero la **mente umana**.
Secondo questa prospettiva (e ragionando in termini scientifici) risulta ormai chiaro da diverse centinaia di anni che **la mente degli esseri umani origina e dimora nel cervello**, la struttura biologica responsabile di tutti i fenomeni psichici, normali o patologici che siano.
È altrettanto chiaro ad ogni neuroscienziato che ogni cervello presente sul pianeta non è una "isola" a se stante ma è piuttosto un nodo di una immensa rete di relazioni che sono, in ultima analisi, rapporti tra menti che dialogano tra loro mediante *"strumenti di ricezione"* (vista, udito, tatto, odorato) e *"strumenti di trasmissione"* (linguaggio verbale, non verbale e segnali chimici di varia natura).
Il **cervello** è, ad oggi, l'oggetto biologico più misterioso e complesso che conosciamo e, anche se i neuroscienziati stanno capendo molte cose sul suo funzionamento, resta l'organo del corpo umano che possiede una lunghissima serie di caratteristiche quasi impossibili da comprendere sino in fondo (quanto meno non sarà possibile entro i prossimi 50-100 anni, salvo imprevisti e repentini miglioramenti delle nostre conoscenze).

Le origini del nostro cervello possono essere fatte risalire a circa *un miliardo di anni fa* con la comparsa dei primi organismi multicellulari.

Le cellule di questi esseri primordiali avevano bisogno di comunicare l'una con l'altra, e così tramite i meccanismi dell'*Evoluzione* hanno sviluppato le prime **reti neurali**, una sorta di proto-cervello diffuso e non troppo specializzato che si trova ancora oggi *in alcune semplici creature, come le **meduse***.

Eventi geologici e climatici successivi hanno poi fornito nuovi ambienti e nuove sfide che hanno stimolato un'ulteriore evoluzione di questi primi esempi di **cellule nervose**, come ad esempio l'emergere di gruppi di neuroni specializzati per compiti specifici come la vista, l'odorato o la motricità.

È difficile stabilire quando questi **primordiali centri neuronali** si sono collegati insieme per andare effettivamente a formare il primo cervello, ma sappiamo che circa *mezzo miliardo di anni fa* gli antenati dei vertebrati moderni, simili a pesci, possedevano già strutture simili al nostro cervello.

Guardando il regno animale oggi, possiamo vedere come le pressioni evolutive hanno modellato l'emergere di ***diversi tipi di cervello*** e quindi diverse manifestazioni e capacità mentali, per così dire, che prendono il nome di **Neurodiversità**.

È molto importante sottolineare come noi esseri umani abbiamo, *in maniera totalmente antropocentrica*, supposto che il nostro cervello (e quindi la nostra mente) potesse essere in qualche modo **superiore** a quella degli altri esseri viventi presenti sul pianeta.

Questa supposizione è, ad oggi, ancora tutta da dimostrare *sebbene il cervello umano possieda caratteristiche di complessità oggettivamente più elevate.*

Il **moscerino della frutta**, per esempio, non ha una corteccia cerebrale come noi ma ha grandi lobi dedicati alle antenne e "corpi a fungo" dedicati all'elaborazione degli odori, per cui la sua visione del Mondo sarà incomprensibile per noi.

Allo stesso modo il **coniglio** ha grandi aree di corteccia dedicate all'elaborazione delle informazioni provenienti dai suoi baffi che sono strumenti molto importanti per lui o ancora i **pesci** hanno un cervelletto molto sviluppato, in ragione del fatto che è una struttura coinvolta nel complesso movimento acquatico.

Ci sono molte teorie su cosa abbia causato *la massiccia espansione e complessità del cervello umano*, tra cui il fatto di essere bipedi ed aver quindi liberato le mani per l'uso degli strumenti, ma anche la necessità di vivere *in gruppi sociali più grandi e complessi* e, di conseguenza, l'emergere del **linguaggio** che è una funzione davvero molto raffinata ed intimamente connessa a quella del **ragionamento astratto**.

Di una cosa siamo ormai certi: **il cervello è un motore neurobiochimico** ed i pensieri, le emozioni, le relazioni con gli altri ed i sogni (tutto quello che chiamiamo "Mente" o "Psiche") sono *il risultato della complessa interazione dei processi biochimici all'interno dei neuroni e del loro organizzarsi in sistemi complessi.*

Solo negli ultimi cento anni abbiamo compreso che gruppi di **neuroni super-specializzati** definiscono molte aree del cervello adibite a funzioni specifiche (memoria, visione, movimento, emozioni, logica, etc.) e che il cervello, per quello che riguarda queste sue capacità psichiche superiori, ha un funzionamento prevalentemente in *"parallelo"*, come si dice.

Abbiamo però anche delle *funzioni che procedono in automatico*, nel backstage della nostra coscienza per cosí dire, che spesso sono fuori dal nostro controllo volontario e che definiscono le aree del **preconscio** e dell'**inconscio** per utilizzare una terminologia psicoanalitica.

Ad esempio, mentre leggete queste righe di testo, avrete delle funzioni automatiche (vocabolario e sintassi) a cui si affiancano altre funzioni che controllate voi stessi, momento per momento, che hanno a che vedere con la vostra capacità di dirigere e mantenere l'attenzione, la motivazione a leggere, il significato profondo che deciderete di dare a quello che leggerete.

Infine, sempre mentre state leggendo **psiq**, una parte nuovamente misteriosa e autonoma deciderà quale significato emotivo/emozionale, la vostra psiche attribuirà al risultato della vostra lettura (e qui le cose si complicheranno ulteriormente).

Se, mentre state leggendo **psiq**, foste messi dentro una **PET** (*"Tomografia ad emissione di positroni"*) o una **fNMR** (*"Risonanza Magnetica Nucleare Funzionale"*), potreste vedere molto più chiaramente che la lettura attiverebbe alcune aree specifiche della parte posteriore del cervello, connesse alla rilevazione visiva del linguaggio scritto, e poi altre che sono in relazione alla grammatica ed al significato delle parole, e poi il tutto verrà inviato a livello dei lobi frontali per ricomporre il tutto.

Infine alcune aree super-specifiche legate alle emozioni ed all'affettività attribuiranno significati emotivi e profondi tramite strutture nervose altamente specializzate localizzate nel **Sistema Limbico**, come l'ippocampo e l'amigdala.

A questo punto permettetemi di sottolineare come *questa visione neurobiochimica ed anatomica della nostra psiche* sia, per molte persone, angosciante, poco poetica, poco spirituale e, spesso, considerata poco interessante.

D'altra parte, avendo deciso di leggere **psiq** e conoscendo il mio approccio alla **salute mentale**, io penso che sarete interessati a comprendere il **disagio psichico** secondo una **prospettiva scientifica**, anche se vi consiglio di tenere sempre a mente che *un approccio scientifico al mondo non esclude assolutamente la possibilità di mantenere interesse e passione per la spiritualità.*

In ogni caso, nonostante quello che si sente alle volte dire in giro, *il cervello umano non è un microprocessore e la mente, per quello che ne sappiamo oggi, non è simile ad un programma di un computer.*

Il funzionamento della nostra **mente**, e quindi del nostro **cervello**, è un esempio di processo diffuso e ridondante altamente complesso che coinvolge un numero elevatissimo di cluster di neuroni che operano mediante **logiche non lineari**: nel concreto il funzionamento del nostro cervello non è ancora per nulla compreso nei suoi elementi di base.

Certo abbiamo delle metodiche di osservazione del cervello come ad esempio la **fNMR**, la **PET**, la **SPECT** che sembrano (e in realtà sono) molto avanzate ma si tratta, in ogni caso, di osservazioni prevalentemente statiche o, nel caso abbiano la capacità di s*eguire un processo nel tempo*, dotate di una frequenza di campionamento non adeguata alla dinamicità temporale dei processi nervosi.

Per così dire è come se volessimo *capire la trama di un film guardando un fotogramma alla volta*, preso a casaccio qui e là, oppure, nel migliore dei casi, riuscendo a guardare brevi sequenze di qualche fotogramma con un audio intoppato e poco chiaro.

Ci vorranno ancora molti anni per avere la tecnologia e la potenza di calcolo utili ad *un'osservazione dinamica del nostro cervello, adeguatamente declinata nel tempo e per tutta la durata di un* **processo mentale**.

In conseguenza di tutte queste difficoltà, allo stato attuale, non conosciamo il funzionamento dell'**hardware** e neppure quello del **software** (posto che questa analogia con l'informatica possa reggere) ma abbiamo semplicemente dei modelli teorici che tentano di mettere in relazione quello che *"entra"* nel nostro spazio interno (*sensazioni, immagini, odori, parole, relazioni, alimenti, stimoli fisici, suoni*) con quello che *"esce"* (*comportamenti, emozioni, stati d'animo, altre parole*).

Ma veniamo adesso alla complessa questione dei **disturbi mentali**.

Che cosa accade, dunque, quando una persona manifesta del **disagio psichico**?

Per rispondere in maniera chiara a questa domanda dobbiamo inanzitutto chiarire il concetto di **Contesto Socio-Ambientale** (leggi "Sistema di Riferimento"), di **Caratteristiche Specifiche** di una data persona e di **Stimoli Negativi** psicologici e biologici.

Infatti, parlando di **malattia mentale**, ci riferiamo sempre ad una *data psicopatologia*, in una *data persona* in un *dato contesto*.

Questo approccio, in realtà, non è così semplice da capire e io personalmente l'ho iniziato a comprendere in profondità conoscendo *molte persone, in molti contesti diversi*.

Per questa ragione vi voglio raccontare **un caso** che ho avuto modo di conoscere alcuni anni fa che, a mio parere, esemplifica perfettamente quest'**approccio olistico** (*"globale"*) al concetto di **malattia mentale**.

Una volta mi chiamarono degli amici a valutare la situazione di una persona di mezza età che abitava in **una** *piccola borgata di una valle del cuneese*, un luogo molto carino anche se piuttosto isolato.

Si trattava di *una piccola comunità* di circa un centinaio di persone e tra queste c'era **quest'uomo di 48 anni** che aveva sempre vissuto con la madre, vedova da più di vent'anni.

Quest'uomo mi era stato descritto come essere *molto schivo, ritirato e bizzarro*; lo si vedeva spesso girare di notte per la borgata con la zappa in mano ma senza dare fastidio a nessuno.

Tutti lo conoscevano e nessuno ne aveva paura nonostante **molte sue stranezze**, e sembrava essere una specie di *mascotte* della borgata; inoltre quando non lavorava nella sua stalla, era molto propenso ad aiutare chi ne aveva bisogno.

Parlava pochissimo ma era utile alla comunità.

Mi raccontarono anche che qualche sera, specialmente d'estate quando arrivavano i turisti, si ritirava nella stalla e lo sentivano urlare ed imprecare frasi tipo "*Maledetti!*", "*Bastardi!*" o cose simili.

Nonostante tutte queste **stranezze** ed i **misteri** che aleggiavano su di lui, tutto era sempre andato abbastanza bene e madre e figlio erano sempre stati considerati come brave persone e anche **piuttosto serene**.

Purtroppo da qualche mese l'autonomia di *questa strana coppia madre-figlio* era stata messa in crisi dal peggiorare delle condizioni di salute della madre a cui era stato proposto di entrare in casa di riposo.

Or bene, in questo contesto io mi recai a far visita, insieme ad un amico comune, a questa persona così atipica che sembrava iniziare a manifestare **maggiore rabbia ed aggressività**, entrando sempre più in crisi con il progredire della malattia della madre.

Quello che potei osservare entrando in contatto con lui era una condizione psicopatologica di franca schizofrenia in cui erano presenti deliri paranoicali ("*la borgata è minacciata da essseri infernali che vogliono rubare gli animali e le donne, forse sono alieni?*") e allucinazioni uditive ("*li sento mettersi d'accordo la notte perchè parlano via radio e io riesco a captare le trasmissioni*") in un contesto apparente di **normale funzionamento cognitivo**, nonostante secondo molti quest'uomo avrebbe potuto essere stato affetto da un **ritardo mentale**.

Come potete capire, in questa specifica situazione, è stato possibile osservare ***una condizione di patologia certamente molto grave*** ma calata *in una persona verosimilmente mite e poco impulsiva, piuttosto in grado di adattarsi ai suoi disturbi, e soprattutto in un contesto ambientale e sociale accogliente, poco stigmatizzante e protettivo.*

In poche parole, *in questa specifica persona e in questo specifico contesto*, una **malattia mentale** si era trasformata in una neurodiversità che era stata integrata perfettamente nel contesto di una comunità, grazie anche ad una madre che aveva funzionato da **elemento "facilitatore"** tra lui e gli altri.

A questo punto provate ad immaginare la medesima persona inserita in un **caotico contesto cittadino**, magari *in una grande metropoli, dove i margini di tolleranza, di vicinanza e di comprensione sono spesso ridotti a zero:* probabilmente il minimo che poteva capitare a quell'uomo sarebbe stato un velocissimo **TSO** con conseguente immediato inserimento *a vita* in una struttura comunitaria psichiatrica.

Certamente lungi da me l'idealizzazione della **montagna** e della **natura** come soluzione a tutti i mali del mondo, tutt'altro.

Ma per questo disturbo di cui vi ho raccontato, *in quella certa persona e in quel determinato contesto non si poteva chiedere di meglio*

e per molti anni un **buon equilibrio** tra psicopatologia di base, persona *"in sé"* e contesto si era certamente manifestato.
Quello che successe dopo l'inevitabile inserimento della madre in casa di riposo, purtroppo, fu ***la rottura di questo equilibrio*** con l'inizio di molte traversie, ricoveri ed interventi di aiuto, sanitari e sociali; io francamente persi traccia di quell'uomo anche se credo che, ad oggi, dovrebbe essere in cura presso il **Centro di Salute Mentale** di riferimento avendo ricostituito una nuova forma di equilibrio.
Vi garantisco che avrei *moltissimi esempi di questo tipo* da portarvi, certamente meno eclatanti ed estremi, in cui molto evidentemente alcune caratteristiche di patologia cambiano moltissimo in relazione alle **caratteristiche di base dell'individuo**, al suo **stile di vita** ed al **contesto socio-ambientale** di riferimento.

Per questa ragione (e anche per molte altre che vedremo in seguito) il concetto di **malattia mentale** meriterebbe sempre un **punto di vista olistico** sulla persona che la manifesta, sia per inquadrare il problema in generale che per immaginare una soluzione, un intervento terapeutico.
Ma quindi? Che cosa è, secondo questa prospettiva olistica, una *"malattia mentale"*? E, di conseguenza che cosa dovrebbe essere *"normale"*?

A questo punto, per comodità, vorrei iniziare a parlarvi del **concetto di normalità in psichiatria e medicina.**
In effetti il termine *"normale"* nell'ambito della salute ha spesso un significato doppio ed ambiguo in particolar modo nel campo della **salute mentale**.

In generale si potrebbe decidere di definire "normale" tutto ciò che **funziona bene** ma poi vediamo che molti ricercatori hanno deciso di riferirsi alla **normalità** parlando di tutto ciò che è più frequente nella popolazione, ovvero indicando principalmente un criterio statistico.
E qui, cari miei, scatta l'inghippo….
Infatti i concetti di **"maggiormente frequente tra le persone"** e "ben funzionante" spesso non hanno molto a che fare tra loro, per varie ragioni.
Ad esempio il fatto che *la maggior parte di noi trascorra molte ore al giorno sullo schermo di uno smartphone* è una condizione statisticamente "normale" nella popolazione italiana, ma probabilmente rappresenta un **elemento di vulnerabilità psichica**, in termini di dipendenza e di disturbo dell'attenzione.
Oppure, al contrario, potremmo valutare che una condizione mentale rara nella popolazione, che ne so avere il **QI maggiore o uguale a 160**, quindi "genialità", possa addirittura essere un pregio e non un difetto, no?
Un'altra condizione molto frequente, che si trova al confine tra psichiatria e medicina generale, ovvero l'**obesità**, è di fatto una condizione normale dei paesi occidentali ma non rappresenta chiaramente una manifestazione di buon funzionamento psicofisico.
Restando nella psichiatria "pura" vediamo che il concetto stesso di *normalità* è stato ampiamente criticato da una corrente di pensiero definita *"antipsichiatria"*, nel corso degli anni '60.
In questo senso l'antipsichiatria sosteneva (e sostiene ancora) la tesi che **la diagnosi di malattia mentale**, come massimo esempio di cosa non sia normale, possa essere solo un etichetta arbitraria che viene applicata, col fine di **controllo sociale**, a tutte quelle persone che non sono

conformi alle regole ed alle usanze dettate dall'*ordine sociale costituito*.

Ovviamente io, come molti altri, ritengo che questa tesi estrema **non abbia alcun fondamento scientifico e neppure etico**, anche se è opportuno non dimenticare mai che l'utilizzo strumentale della diagnosi psichiatrica è stata, nel recente passato, una triste e tragica realtà in molti paesi con **regime totalitario**.

Inoltre va anche ricordato che *alcuni comportamenti e varianti*, normalmente presenti nella natura umana, come tutta l'area **LGBTQI+** sono ancora tristemente oggetto di dibattito e di scarsa accettazione in molte parti del mondo definito civile o moderno.

Ma per arrivare al nucleo del concetto di cosa sia normale o meno in psichiatria, vediamo che recentemente si fa affidamento al **concetto di "disfunzione"**, ovvero parliamo del fatto che una condizione mentale per essere considerata anormale e, quindi, patologica, deve comportare uno scarso funzionamento in varie aree normalmente connesse con il buon funzionamento della persona rispetto a se stesso, agli altri ed alla società in cui vive.

Se provate a ripensare **al racconto che vi ho fatto poco fa**, tutto dovrebbe risultare più chiaro, no?

Di fatto io penso che questa definizione possa rimandare anche alla vecchia e semplice definizione di **Sigmund Freud** che definiva **normale** semplicemente *"chi non soffre e non fa soffrire"* o al contrario, che poi è la stessa cosa, "chi è sereno e genera serenità intorno a lui".

In conseguenza di questo si parla di *"**disfunzione**"* come di *una diminuzione della funzionalità di una persona in diversi ambiti della sua vita: il lavoro, la scuola, l'integrazione sociale, la presenza di* condotte autolesive, le relazioni affettive, il funzionamento sessuale ed altro.

Vediamo che l'ultima versione del **DSM**, la versione 5-TR (uscita nel **Marzo 2022**), enfatizza molto questo criterio, ponendolo come basamento per tutti gli altri, e stabilendo una relazione con il concetto biologico di efficienza funzionale e quindi non tanto con la definizione statistica di normalità, che ricordavamo all'inizio, ma con il più generale concetto di *"**buon funzionamento**" in relazione a se stessi ed al contesto di riferimento.*

Non sapete che cosa sia il **DSM 5-TR**? Si tratta del *"Manuale Diagnostico e Statistico dei Disturbi Mentali"* ed è la guida di riferimento che gli psichiatri utilizzano per diagnosticare i vari disturbi mentali; l'ultima versione, la quinta, è stata pubblicata nel **maggio 2013** ma l'ultima revisione, la **TR** appunto (*"Text Revision"*), è del 2022.

Ecco che, a questo punto, dovremmo aver descritto cosa intendiamo con **"disturbo mentale"**.

"Psicopatologia", *"Malattia Psichiatrica"*, *"Malattia mentale"* sono tutti termini generici che si riferiscono ad **un gruppo di malattie**, quelle psichiatriche, esattamente come il termine **"cardiopatie"** si riferisce ad un gruppo di malattie e di disturbi che colpiscono il cuore come organo.

Una **malattia mentale** è a tutti gli effetti un problema di **salute globale** con effetti importanti sul modo in cui una persona si sente, pensa, si comporta e interagisce con le altre persone intorno. Una **malattia mentale**, alla luce di quanto detto prima, deve essere diagnosticata secondo dei criteri standardizzati che ormai sono diffusi in tutto il mondo e che sono riassunti in un libro che si chiama (ormai lo sappiamo!) **DSM-5-TR**.

Abbiamo poi anche il più vago concetto di "**disagio mentale**", cioè *non una vera e propria malattia definibile da criteri definiti* ma un problema meno chiaro ed evidente, spesso riconoscibile solo dalla persona che lo sperimenta, che intacca comunque il suo **benessere mentale** e che, allo stesso modo, interferisce con il modo in cui una persona pensa, si sente e si comporta, anche se in misura minore rispetto ad una vera e propria malattia mentale.

Spesso il **disagio mentale** può essere *il preambolo di una vera e propria malattia mentale* e richiede, in qualche modo, di essere valutato e monitorato.

I problemi di salute mentale legati al generico concetto di **disagio mentale** sono molto comuni, difficile dire quante persone ne soffrano, ed includono la perdita transitoria del benessere psicologico come elemento poco definibile e di cui si può soffrire temporaneamente, spesso *come reazione agli stress ed ai traumi della vita* (i cosiddetti "**Disturbi dell'Adattamento**" di cui parlo molto frequentemente).

Lo ripeto: questi problemi che intaccano il benessere mentale di moltissime persone sono meno gravi delle malattie mentali, ma possono diventare malattie mentali se non sono trattati in modo efficace, per cui si parla in questi casi di attuare **Interventi di Prevenzione in Salute Mentale**.

A breve vedremo che **le malattie mentali propriamente dette** sono di diverse specie e gravità. Alcune delle forme principali sono: *la depressione, i disturbi d'ansia, la schizofrenia, il disturbo bipolare dell'umore, i disturbi di personalità, i disturbi dell'alimentazione, le dipendenze e molte altre.*

Per concludere voglio ricordare che la **psichiatria** deve avvicinarsi *con prudenza e buon senso* al problema di cosa sia normale e cosa no, mantenendo forte consapevolezza di quanto le **differenze individuali** siano importanti nel comportamento umano, ricordando che il mondo è stato cambiato in meglio da persone che potrebbero essere oggi definite come *"neurodiverse"* o addirittura anormali, e che la storia di noi psichiatri è stata purtroppo costellata di episodi di **medicalizzazione impropria della normalità**, nel senso che dicevamo prima.

D'altra parte questo non ci deve neppure allontanare dalla realtà che **molte persone necessitano di aiuto specialistico per recuperare il controllo della propria vita** e che è *un dovere ed un obbligo morale* per noi psichiatri dedicarci a questo delicato lavoro.

Per concludere questa **introduzione generale** sul concetto di malattia mentale vorrei portare alla vostra attenzione *i veri "numeri" della psichiatria,* ovvero i **dati epidemiologici delle patologie mentali,** aggiornati agli ultimi anni: quanto sono diffusi i disturbi mentali? Che impatto hanno sulle varie fasce di popolazione?

A queste domande proverò a rispondervi in maniera rapida ed il più chiara possibile, facendo uso dei dati ufficiali dell'**Organizzazione Mondiale della Sanità ("OMS")**, dell'**ISTAT** e di altri osservatori ufficiali, in modo da darvi un idea dei **problemi di salute mentali** presenti in Italia e nel Mondo in questo momento.

L'OMS è piuttosto severa e netta al riguardo segnalando che **le patologie psichiatriche rappresentano una delle maggiori sfide per la sanità pubblica** in Europa in termini di prevalenza, carico sociale del problema e disabilità, poiché colpiscono, a vari livelli di gravità, oltre un terzo della popolazione europea ogni anno.

L'**ISTAT** ci dice che in Italia circa il 30% delle persone che si rivolgono al medico di medicina generale soffrono di una qualche forma di disagio mentale codificato.

Iniziando a parlare delle fasce di età giovanili vediamo che in tutta Europa **il fenomeno dell'autolesionismo** riguarda circa un adolescente su cinque, tra i 10 ed i 19 anni, con un netto incremento nel post COVID-19 e che un adolescente su sette, tra i 10 ed i 19 anni, manifesta una qualche forma di **disagio mentale**.

Sempre l'**ISTAT,** riguardo al panorama italiano, rileva che i cittadini disoccupati e non in formazione, i cosiddetti *"neet"*, tra i 25-64 anni riferiscono più spesso disturbi di depressione o ansia cronica grave (10,8% e 8,9%) rispetto ai coetanei occupati (3,5%); sempre parlando di lavoro vediamo che il numero medio di giornate di assenza è tre volte superiore tra quei lavoratori affetti da depressione o ansia, ovvero **18 giorni** contro i 5 giorni all'anno di chi non ha problematiche di salute mentale.

A livello mondiale vediamo che quello che segnala l'**OMS**, in accordo con le maggiori società scientifiche, è *piuttosto preoccupante*.

La **Schizofrenia**, forse la più grave ed invalidante psicopatologia di cui si occupa la psichiatria, è rappresentata nella popolazione generale per una percentuale che varia dallo 0,5 all'1% nel mondo, la depressione invece riguarda il 3-5% circa della popolazione, per il **Disturbo Bipolare** parliamo invece di un 4% della popolazione, per il **Disturbo Ossessivo-Compulsivo** parliamo del 2-3%, mentre l'**Alcolismo**, inteso come cronica intossicazione da alcol, riguarda il 10-20% della popolazione a seconda delle zone del pianeta (*l'alcolismo, come vedremo dopo, è una vera e propria piaga mondiale che genera innumerevoli sofferenze e morti*).

Una qualche forma di **Demenza** affligge il 5-10% della popolazione mondiale ultra 65enne, ed è questo *un dato in forte aumento* che nel prossimo futuro genererà una vera e propria piaga sociale, *un'epidemia*, in relazione all'aumento dell'età media delle persone e *al peggiorare di stili di vita che ne stanno favorendo lo sviluppo*.

Un altro dato importante poi riguarda l'**ADHD** nella popolazione adulta che in Europa dovrebbe riguardare almeno il 3% della popolazione generale mentre ben più alta è questa percentuale nella sotto popolazione specifica che presenta dipendenza da sostanze, come chi lavora nei **Ser.T.** (*"Servizio per le Tossicodipendenze"*) sa molto bene.

Rispetto ai **Disturbi di Personalità** pare proprio che essi riguardino circa il 15% della popolazione, un dato sicuramente da verificare e *probabilmente da valutare per difetto* in ragione del fatto che si tratta di disturbi di non facile intercettazione e definizione, che male si prestano ad essere imbrigliati in stime e statistiche.

Infine vale la pena ricordare che tutti questi dati acquisiscono ancora più rilevanza se ci ricordiamo che **il 70% dei disturbi mentali esordisce tra i 16 e i 25 anni di età**: il vero lavoro della psichiatria dovrebbe essere quello di *identificare i segnali precoci del disagio mentale e favorire un percorso di prevenzione primaria e secondaria*.

In questo rapido excursus di dati epidemiologici sulla salute mentale è sicuramente importantissimo portare qualche dato sul **Suicidio**.

Bene, ricordiamoci che *il suicidio è sicuramente tra le prime 20 cause di morte a livello globale per tutte le fasce di età*, infatti ogni anno sul pianeta terra si hanno circa 800.000 decessi per questa ragione ovvero un suicidio ogni 40 secondi.

Vi ricordo che il suicidio rappresenta **la seconda causa di morte tra i 15 ed i 29 anni**, dopo gli incidenti stradali, ma durante e dopo la **pandemia da COVID-19** probabilmente ha raggiunto il primo posto.

Per l'**Italia** il tasso standardizzato di mortalità legato al suicidio è mediamente di **7 soggetti ogni 100.000 abitanti**, più elevato tra i maschi rispetto alle femmine.

Gli over 70 rappresentano più di un quarto di tutte le morti per suicidio mentre **i giovani tra i 15 e i 29 anni sono circa l'8% dei decessi totali da suicidio.**

A questo punto potete capire chiaramente come **le patologie psichiatriche** siano tutt'altro che poco frequenti nel **Mondo** e ovviamente anche in **Europa** ed in **Italia**, di conseguenza le risorse che dovrebbero essere stanziate per la lotta alla malattia mentale non dovrebbero essere messe mai in discussione, ma assolutamente aumentate e meglio gestite.

Di conseguenza, per dare un senso a questo inquietante **riassunto epidemiologico**, vorrei sottolineare con forza come in Italia *le risorse economiche e di personale siano tutt'altro che sufficienti e tutt'altro che ben gestite*: questo aspetto della **sanità pubblica** richiederebbe una rapida riflessione a livello ministeriale.

Ma insieme a questi dati sulla **sofferenza mentale** e le sue manifestazioni c'è **una grande verità** che non viene pronunciata molto spesso, quando si parla di salute mentale e del conseguente stigma a cui queste persone sono sottoposte.

Sto parlando di alcune importanti **iniquità sanitarie** che le persone che soffrono di malattie mentali spesso subiscono con conseguenze molto gravi sulla loro salute, e che peggiorano ulteriormente *questi poco confortanti dati epidemiologici*.

Una **verità nascosta** che ha come conseguenza quella di peggiorare ulteriormente il destino di tutti coloro che diventano parte di **questi dati epidemiologici così drammatici.**

Vi voglio raccontare una breve storia al riguardo.

Immaginate due persone, ad esempio **Valerio** e **Diego**, e provate a pensare che questi due individui si rechino in un **Pronto Soccorso** italiano oppure da un **Medico di Medicina Generale** lamentando un forte dolore alla testa.

Potrebbe accadere, e in realtà accade più di quanto non si pensi, che Valerio verrà mandato a casa con una sommaria valutazione, mentre Diego verrà trattenuto molto più a lungo e a lui verranno eseguiti maggiori esami ed accertamenti.

Sapete qual è, molto frequentemente, la differenza tra Valerio e Diego? Diego non soffre di una malattia mentale, mentre Valerio si.

Poco importa che si tratti di panico, disturbi d'ansia ricorrenti, schizofrenia o dipendenze, i dati ci dicono che **chi soffre di una malattia mentale riceve mediamente cure più sommarie e meno attenzioni da parte degli operatori sanitari.**

Ma non solo, spesso si tende anche a portare meno attenzione agli aspetti disfunzionali dello **stile di vita**, ritenendo che sia inutile, e si investe molto meno tempo nella prevenzione di molte condizioni di salute ampiamente prevenibili *come il diabete, il tabagismo, l'obesità, le malattie sessualmente trasmissibili ed altro.*

Tutto questo peggiorerà **il disagio mentale** che a sua volta *influenzerà ancora di più l'espulsività ed il rifiuto degli operatori sanitari.*

La differenza nella **qualità dell'assistenza medica** che ricevono le persone con disturbi mentali è uno dei motivi per i quali **vivono meno** rispetto alle persone senza disturbi mentali.

Anche nei paesi più ricchi ed avanzati del mondo **la loro aspettativa di vita è inferiore anche di 20 anni** se confrontata con coloro che non presentano patologie mentali e, nei paesi in via di sviluppo, questa differenza è anche maggiore.

Ma naturalmente il **disagio psichico** può uccidere in molti altri modi.

Come vi ho anticipato prima *quasi 450 milioni di persone sono affette da gravi malattie mentali in tutto il mondo:* vorrei che ve lo ricordaste bene, sia che ne soffriate anche voi oppure che vi occupiate di chi ne sta soffrendo.

Probabilmente **il numero reale è molto più elevato** se includiamo tutti quelli che non si sono mai rivolti ad un centro di salute mentale o ad un ospedale per chiedere aiuto.

Pensate che, nei Paesi ricchi, **solo la metà di loro riceve cure adeguate** dai *Servizi di Salute Mentale*, ma nei Paesi in via di sviluppo va molto peggio, dato che *quasi il 90 per cento non viene curato* perché non ci sono psichiatri e la conoscenza su questi disturbi è davvero bassissima e **lo stigma ancora più elevato**.

Pensiamo nuovamente al **fenomeno del suicidio**, che di per sé non è una malattia, ma è uno stato mentale, una situazione psicologica conseguente ad altri disturbi psichiatrici che porta molto spesso alla morte.

Voglio ritornare sul **Suicidio** e ribadire alcuni **dati epidemiologici**, perché quello che probabilmente la gente non riesce a cogliere è quanto sia impattante questa piaga nel Mondo, **in tutto il Mondo**.

L'eventualità che **una persona si tolga la vita** spesso non viene presa in considerazione dalla popolazione laica e, molto spesso, viene allontanata dalle coscienze per via del suo fortissimo impatto emotivo.

Ci sono **38 000 suicidi** ogni anno negli Stati Uniti. *Ossia uno ogni 15 minuti.*

Ma anche l'Europa è una regione del mondo dove avvengono moltissimi suicidi, e in **Italia** ci sono **5,5 suicidi ogni 100.000 abitanti all'anno**, il che vuole dire un totale di circa 3300 persone all'anno, ovvero 9 al giorno.
Lituania, Slovenia, Ungheria, ma anche Germania e Francia sono tutte Nazioni con molti più suicidi che in Italia, molto più simili agli **Stati Uniti**.
Di sicuro, lo voglio ribadire, **il suicidio è nel post COVID-19 la causa di morte più comune tra persone tra i 15 e i 25 anni.**
È qualcosa di incredibile se si pensa che **è due volte più comune dell'omicidio** e in quanto causa di morte, *più comune degli incidenti stradali mortali in paesi come gli USA o molti paesi dell'est europeo o del Nord Europa.*
Quando si parla di suicidio, bisogna considerare il fatto che **il 90 percento dei suicidi è collegato a malattie mentali**; malattie oppure condizioni acutissime di stress o trauma, il che è spesso la stessa cosa.
Quali malattie? *Depressione, Disturbo Bipolare, Schizofrenia, Anoressia e Disturbo Borderline di personalità, per lo più, ma non solo.*
C'è **una lunga lista di disturbi** che concorrono e, come ho detto prima, spesso in giovane età.
Quindi **le malattie mentali uccidono** per varie ragioni: predispongono maggiormente al suicidio, all'utilizzo di sostanze d'abuso, in particolare l'alcol e, infine, allontanano le persone che ne soffrono dalle migliori cure per eventuali **patologie concomitanti**, che in realtà non dovrebbero c'entrare con le malattie mentali.
Ma più di una volta abbiamo parlato della giovane età in cui le malattie mentali esordiscono.
Infatti l'età è un altro punto importante, i dati ci indicano che **il 50 percento dei disturbi mentali si manifesta**

entro i 14 anni, ed *il 75 percento entro i 24 anni*, una situazione molto diversa da quella riscontrabile, ad esempio, per il **cancro** o le cardiopatie, il diabete o l'ipertensione, ovvero per quelle malattie che crediamo siano causa di grave morbilità e mortalità.

In effetti, per molte persone il **cancro** sembra decisamente più serio delle malattie psichiatriche; anche le cardiopatie sembrano decisamente più gravi o preoccupanti.

Ma come forse saprete si trovano in fondo alla lista delle malattie che generano maggiormente disabilità, proprio perché *non si manifestano precocemente nei giovani*.

Se osserviamo la disabilità, misurata dall'**Organizzazione mondiale della sanità**, con uno strumento chiamato *"Disability Adjusted Life Year"*, vediamo che praticamente **il 30 percento di tutte le disabilità causate da problemi medici possono essere attribuite a disturbi mentali**.

Impressionante, no?

Questi dati non sono così diffusi tra le persone, e ignorare **i dati sul potenziale di mortalità e di disabilità delle malattie mentali** impedisce di sensibilizzare l'opinione pubblica ad esigere maggiori risorse per la **prevenzione**, la **diagnosi precoce** e la **cura** dei disturbi mentali.

Infine c'è un ultimo grosso fatto da considerare, **una prospettiva difficile da ridurre in dati** ma chiunque si occupi attivamente di **salute mentale** sa cosa voglio dire.

Mi riferisco al cosiddetto *"danno esistenziale"* di una malattia mentale, ovvero alle conseguenze che un disturbo di questo genere ha sulla possibilità di avere **relazioni appaganti** e stabili, **di ottenere e di mantenere un lavoro** che ci permetta di vivere dignitosamente e, non ultima, la possibilità di **contribuire allo sviluppo della società** e di essere parte attiva delle decisioni che l'umanità dovrà prendere.

Il *"danno esistenziale"* è forse quello che più di tutto genera tristezza e rassegnazione nelle persone che non hanno un buon livello di salute mentale, e nei loro famigliari o in chi vuole loro bene, provate a pensarci se potete.
Inoltre il *"danno esistenziale"* è molto difficilmente misurabile e riducibile in dati epidemiologici precisi, quindi nessuno lo prende in considerazione e, come vi ho detto, tutto questo riguarda ogni paese del Mondo, dal più povero al più ricco.

Spero che dopo questa breve introduzione ai disturbi mentali, prima di entrare nel vivo delle varie psicopatologie, starete iniziando a capire che, come dico sempre, **comunicare è curare** proprio perchè **trasmettere il sapere agli altri è curare**.
Questo è l'obiettivo di **psiq**, ormai l'avete capito.
Quindi la prossima volta che sentirete l'espressione *"malattia mentale"*, non pensate solo ad un "pazzo", ad uno "strano" ma pensate a tutti i **milioni di persone** inconsapevoli che non riescono ad accedere alle **migliori informazioni**, alle migliori cure e che vivono con voi o vicino a voi, o che lavorano insieme a voi e che potrebbero giovarsi di un vostro atteggiamento diverso o addirittura di un vostro aiuto diretto *che potrebbe rappresentare un ponte con gli interventi di aiuto forniti dagli psichiatri e dagli psicologi.*
Ma perchè tutto questo avvenga è indispensabile che **le migliori informazioni sulla salute mentale** siano diffuse a tutti.

2.1 Depressione

Dopo la precedente introduzione al concetto generale di **sofferenza mentale**, ho pensato che potesse essere una buona idea quella di parlare di **depressione** come primo argomento specifico.

Mi è parsa una buona idea perché, nonostante la parola *"depressione"* sia sulla bocca di tutti, poche persone hanno le idee chiare a questo proposito.

In realtà non parlerò solo di depressione ma anche (e soprattutto) di **sintomi depressivi,** ovvero di quelle manifestazioni di disagio che sono associate al concetto di **Disturbo Depressivo Maggiore** (quella che noi psichiatri definiamo la vera e propria depressione monopolare) ma che non lo definiscono completamente.

"Essere giù di morale" non significa automaticamente essere depressi e **la questione non risiede solo nell'intensità di questo disagio.**

In questo capitolo vorrei che tutti voi che mi state leggendo riusciste ad avere chiari i concetti di **Depressione Maggiore** (o *Disturbo Depressivo Maggiore* che dir si voglia....) e **Sintomi Depressivi** i quali possono essere presenti, a vario titolo, *in molti altri contesti psicopatologici e non sono per nulla sinonimo di depressione maggiore* (16).

Certamente durante la mia attività clinica valuto molto frequentemente dei pazienti che mi portano, in prima battuta, dei *sintomi depressivi*, ovvero dei vissuti di disagio che si possono assimilare a **tristezza** e **demoralizzazione**; frequentemente a questa forma specifica di tristezza si aggiungono altre sensazioni spiacevoli: *difficoltà a provare piacere, appiattimento emotivo, sensazione di vuoto e assenza di speranza*.

Ma quali sono i possibili significati di questi sintomi depressivi e come possono essere correttamente inquadrati? In poche parole: quali e quanti diversi significati clinici possono avere i "sintomi depressivi"?

Il discorso, in realtà, sarebbe davvero lungo, perchè quasi ogni **disturbo mentale** può presentare più o meno eclatanti *sintomi affettivi di varia natura*, ma per adesso vi voglio raccontare quali sono le possibilità che più frequentemente si ritrovano nella pratica clinica.

Quindi i disturbi che, più frequentemente, mostrano sintomi depressivi sono certamente la **Depressione maggiore** ("Disturbo Depressivo Maggiore"), ma anche la **Depressione Bipolare** e, già in questi primi due casi, abbiamo subito un bel passaggio di prospettiva sia in termini di prognosi, di approccio al paziente e di terapia.

La stessa depressione maggiore (**"monopolare"**), a sua volta, può presentare molteplici varianti: *stagionale, distimia, post partum, atipica ed altre*.

Andando avanti ad esplorare quei disturbi che possono presentare sintomi depressivi, abbiamo anche il "famoso" (per lo meno per chi mi segue, visto che ne parlo spesso) **Disturbo dell'Adattamento**, e poi ancora molti **Disturbi di Personalità**, quasi tutte le **Dipendenze** e, come vi dicevo prima, molti altri disturbi che richiedono maggiore attenzione e tempo per essere correttamente diagnosticati come il **PTSD** ("Disturbo da Stress Post-Traumatico"), il **DOC** ("Disturbo Ossessivo-Compulsivo), e l'**ADHD**

("Disturbo da Deficit di Attenzione con Iperattività") specialmente nelle loro varianti cliniche magari meno gravi e non così "pure" e manifeste.

Quello che intendo dire è che tutti questi disturbi possono avere al loro interno **manifestazioni depressive** pur non presentando una reale *depressione maggiore come diagnosi aggiuntiva* (cosa che, indubbiamente, può anche accadere).

Sono sicuro che nei prossimi capitoli capirete meglio le **caratteristiche specifiche** di tutti questi disturbi di cui vi ho iniziato ad accennare ora.

In poche parole quello che vi voglio comunicare, come preambolo a questo capitolo sulla **depressione**, è che *sintomi di umore depresso* o *sintomi di disagio affettivo ed emotivo* non sono per nulla sinonimo di **Depressione Maggiore** ma, in realtà, possono essere manifestazioni di diverse psicopatologie, inclusa la depressione maggiore ma non solo.

Anche perché, ricordiamocelo sempre, in psichiatria le diagnosi, per essere realistiche ed utili, devono essere **"longitudinali"** come si dice, ovvero sarà solo l'osservazione del paziente per un periodo di tempo di mesi (o addirittura anni) che ci porterà ad avere tutte le informazioni necessarie per confermare una diagnosi con ragionevole certezza.

Inoltre dovrebbe essere considerato indispensabile integrare il quadro clinico che osserviamo **con le notizie della storia clinica** (la cosiddetta "anamnesi") ottenute da fonti attendibili come *il paziente stesso, i suoi famigliari ed i vari operatori sanitari che sono già entrati in contatto con quella data persona*.

Ecco anche spiegato, quindi, il perché, per voler essere molto pratici, quando noi psichiatri vediamo un paziente che non conosciamo ma che è stato seguito da qualcun altro, la prima cosa che dovremmo fare dovrebbe essere quello di **contattare il collega**, psicologo o psichiatra, **per avere informazioni** temporalmente più estese di quelle che possiamo avere noi all'inizio.

Ma tutte queste prime informazioni sono solo il basamento del complesso spettro dei **disturbi depressivi**.

Per andare un pochino più sul tecnico, vediamo che i Disturbi Depressivi secondo il DSM-V sono rappresentati dal **Disturbo Dirompente dell'Umore**, il **Disturbo Depressivo Maggiore**, la **Distimia** e anche il **Disturbo Disforico Premestruale**, chiamato anche da molti "sindrome premestruale", un classico esempio di *psichiatria di genere* rivolta alle donne.

Gli studi, a questo punto è importante essere chiari, ci dicono che **il 12% delle donne e l'8% degli uomini** vanno incontro ad almeno un episodio depressivo nel corso della vita e sappiamo che i disturbi depressivi rappresentano la patologia psichiatrica più diffusa nella popolazione generale mondiale con una frequenza compresa **tra il 3 ed il 5%**, secondo l'OMS; è anche importante ricordare che le femmine hanno un rischio maggiore di sviluppare la depressione con un rapporto di 2 a 1 (17).

Ma quali sono, dunque, gli aspetti clinici da prendere in considerazione per porre una buona diagnosi di **Disturbo Depressivo Maggiore**?

Gli aspetti da indagare sono almeno cinque:

1. Sintomi psichici connessi al **Tono dell'Umore**
2. Sintomi **Psicomotori**
3. Sintomi **Somatovegetativi**
4. Sintomi **Cognitivi**
5. Sintomi **Psicotici**

Certamente, come dicevamo poco prima, gli **aspetti psicologici** sono quelli che più di frequente possono balzare all'occhio anche ad un operatore non specialista: *tono dell'umore abbattuto, tristezza, impossibilità a provare piacere, assenza di interessi, mancanza di speranza, difficoltà ad entrare in relazione con gli altri e ritiro.*

La loro gravità è certamente un punto importante ma **non sempre è sufficiente**: il vero disturbo depressivo maggiore diventa spesso **un disturbo del corpo**, non solo della mente, con numerose *caratteristiche neurologiche e mediche generali.*

Ad esempio gli **aspetti psicomotori** sono molto importanti; prevalentemente sono il rallentamento, la faticabilità, la diminuita forza muscolare, l'andatura caratteristica "trascinata", tendenza alle cadute, tremori, tensione muscolare e difficoltà alla motilità fine.

Poi ci sono le **dimensioni somatovegetative**, ovvero manifestazioni che includono anche *altre funzioni del corpo*, che sono molto complesse, fini da osservare e spesso sottovalutate come ad esempio **alterazioni del peso** (sia diminuzione che aumento), alterazioni dell'appetito, compromissione dell'alvo con stitichezza o diarrea, xerostomia ("secchezza della bocca"), **sonno disturbato**, ipersonnia od insonnia, tachicardia episodica, blefarospasmo, fotofobia ed altro.

Infine abbiamo le **alterazioni cognitive**, che sono uno degli aspetti caratteristici della *"grave" depressione* e che sono sotto *la lente di ingrandimento della ricerca più contemporanea* per via del loro potenziale invalidante e per **il valore prognostico negativo.**

Quindi è possibile osservare **alterazioni della memoria**, difficoltà a mantenere l'attenzione, *diminuzione della performance lavorativa o dello studio*, alterazioni delle capacità di elaborazione e di pensiero complesso con un certo **rallentamento cognitivo** generale.

Infine, parlando della presenza di **sintomi psicotici**, è molto importante ricordare che in corso di depressione possiamo avere contenuti di pensiero deliranti o simil-deliranti ma, come si dice, caratterizzati da una certa congruità con il tono dell'umore, ovvero il cosiddetto "**delirio depressivo**".

Parliamo quindi classicamente del **delirio di rovina**, di **delirio ipocondriaco**, di **delirio di abbandono** e alle volte contenuti più bizzarri come quelli connessi alla trasformazione corporea ("non mi sento più il cuore") o di trasformazione cosmica ("il mondo sta per finire").

Vediamo che un aspetto tipico della **depressione maggiore** è il suo frequente insorgere con gradualità, magari con *sintomi di abulia, anedonia, perdita della libido e progressiva deflessione del tono dell'umore*, e molto frequentemente questi sintomi sono accompagnati da **ansia**.

Spesso sono persone che iniziano anche ad avere **disturbi del sonno** e che quindi ricevono magari dei farmaci per questa ragione, classicamente delle *benzodiazepine*.

A questo punto, come potete facilmente notare, non si tratta assolutamente di sola "**tristezza**", e anzi **la demoralizzazione ed il pianto** sono spesso sintomi che possono passare quasi in secondo piano o non essere così evidenti **essendo la depressione un disturbo che coinvolge tutto il complesso somatopsichico del paziente.**

Poi sulla **tristezza**, sul sintomo di abbassamento del tono dell'umore, c'è da fare sicuramente un'ulteriore valutazione secondo quelle che sono le dimensioni della "**proporzionalità**" e della "**comprensibilità**", ovvero nella depressione la tristezza è spesso **sproporzionata** rispetto ad un eventuale elemento scatenante o di **stress** e, parallelamente, *non è comprensibile*, ovvero la narrazione che il paziente fa delle motivazioni del suo essere triste sono *poco condivisibili o addirittura bizzarre.*

Un altro punto di cui vi ho accennato prima è la fondamentale necessità di **approfondire il quadro clinico mediante l'integrazione con l'anamnesi famigliare** per verificare se tra i parenti ci sono casi di *depressione maggiore* oppure di *bipolarità*, proprio per il fine di escludere un eventuale **episodio depressivo in corso di disturbo bipolare** che richiede assolutamente interventi terapeutici specifici.

Infatti il **disturbo bipolare** esordisce nei 3/4 dei casi proprio con un episodio depressivo, piuttosto che con la mania.

In questo senso vale anche sempre la pena indagare la presenza o meno di episodi maniacali, simil-maniacali o di tratti di personalità cosiddetta **ipertimica** (*persone super energiche e performanti "oltre i limiti"*), tutti elementi che devono porre il dubbio di una **depressione bipolare**.

Infine la **depressione bipolare** spesso emerge con *maggiore rapidità* ed in maniera meno subdola.

Nel processo di inquadramento di un **disturbo depressivo** bisogna anche portare molta attenzione a quello che il paziente ci chiede in termini di aiuto e che ci propone di se stesso considerando il fatto che *il termine "depressione" è sicuramente molto abusato dalle persone.*

Ricordiamoci che al giorno d'oggi la parola "**depressione**" ha completamente giustiziato il termine "tristezza" che è ormai lasciato a pochi soggetti romantici, infatti la maggior parte di noi utilizza costantemente **l'iperbole della depressione** per descrivere qualsiasi deflessione, anche minima, del proprio *tono dell'umore*, e questo è **un problema non da poco** sul piano fenomenologico.

Per fare qualche esempio, vediamo che alcuni soggetti affermano di sentirsi depressi ma in realtà per lo più nel senso di **"giù fisicamente"** (questo è sicuramente frequente nei disturbi affettivi ma non è esclusivo di uno stato depressivo); alcune persone non fanno una chiara distinzione ad esempio tra depressione e ansia; altri, ancora, identificano la depressione con quello stato **di demoralizzazione e di avvilimento che si manifesta per qualche circostanza di vita** ("mi sento depresso perché devo pagare le tasse"), entrando quindi nel vasto campo dei **disturbi dell'adattamento** e del trauma, di cui si parlerà più avanti e che noi psichiatri consideriamo sempre troppo poco.

Questo accade principalmente per via del fatto che, in questi casi, dovremmo smettere di fare gli **psicofarmacologi** e diventare quello che eravamo prevalentemente un tempo, cioè **psicoterapeuti** e, lasciatemi dire, spesso anche **coach** e **motivatori** rispetto a *stili di vita assurdi e disfunzionali*.

Ma di **stile di vita e salute mentale** ne parleremo molto approfonditamente tra qualche capitolo.

Per restare nello sterminato campo della depressione è importante sapere che questo **orientamento clinico-descrittivo** che vi sto presentando, e che accomuna molti psichiatri, può essere fatto risalire al sistema di classificazione di **Emil Kraepelin**, uno psicopatologo tedesco che ha scritto un **Compendio** da tutti considerato ancora oggi un riferimento al riguardo (18).

Nella descrizione di Kraepelin sarebbero **tre i fattori essenziali della sindrome depressiva**: *umore depresso, rallentamento psicomotorio, inibizione e rallentamento ideativo.*

In seguito **Kurt Schneider**, un altro importante psichiatra, ha certamente ridefinito la centralità dell'umore depresso tramite una caratteristica peculiare che non si riscontra in condizioni normali o "reattive": la cosiddetta **tristezza vitale**, quella che i nostri maestri ci hanno insegnato a chiamare "**depressione vitalizzata**", o anche **melanconica**.

Inoltre altri autori del '900 hanno sviscerato i temi caratteristici di questa **depressione vitalizzata** identificandone alcuni molto caratteristici, in particolare le **idee di colpa** e di **autoaccusa**.

Vediamo che, più recentemente, il tema della "colpa" nei nuovi pazienti si è trasformato in qualcos'altro più affine al tema del **sentirsi "incapaci" e "non all'altezza"**, una sorta di **depressione prestazionale**, in particolare nei soggetti più giovani, molto in linea con i valori moderni della ricerca esasperata dell'efficienza.

In effetti **i temi della colpa e dell'autoaccusa**, certamente ancora presenti sono, probabilmente più di altri, soggetti a variabili culturali: sarebbero infatti più presenti in quelle società fondate sulla **colpa morale e religiosa**, come quella italiana, e in tutte quelle che valorizzano il senso del dovere e del sacrificio come anche quelle anglosassoni e nord europee.

Invece, quando ad essere in primo piano sono **i valori materiali, l'individualismo, il benessere fisico ed il valore della performance**, si manifestano più frequentemente idee di rovina, ipocondriache e di incapacità ("**Depressioni Prestazionali**").

Ma sul piano psicopatologico e anche fenomenologico, c'è poi da valutare anche **l'esperienza soggettiva della sindrome depressiva**, ovvero il vissuto dello stesso paziente che è di importanza fondamentale.

Vediamo infatti che **l'esperienza depressiva** si accompagna a sofferenze così intense e totalizzanti che difficilmente sono comprese da chi non le ha mai provate, e che richiedono un notevole sforzo per **mettersi nei panni dell'altro** e per ascoltarlo con empatia e capacità di immaginazione.

Infatti l'impossibilità ad essere compreso nella profondità del proprio dolore accentua molto la sofferenza di chi è ammalato di depressione: abbiamo quindi, non solo dai famigliari o dai conoscenti ma spesso anche da alcuni operatori sanitari, **i "famosi" consigli, incoraggiamenti e, soprattutto, inviti a reagire, a farsi forza**, che chiaramente non producono altro effetto che quello di **aumentare il senso di colpa e la solitudine del paziente**, che si sente responsabile della sua malattia.

Ed è proprio in questo stato d'animo, caratterizzato dalla "**Hopelessness**" ("mancanza di speranza"), che si fa strada, quasi come una liberazione, **l'idea del suicidio**.

E questo è un tema ci cui vi ho già accennato ma su cui *vale sempre la pena di tornare.*

In ogni caso, a parte queste considerazioni, che chi mi segue conosce già molto bene, ci tengo a ribadire con forza il fatto che il **Disturbo Depressivo Maggiore** non è sempre presente ogni qualvolta sono presenti sintomi depressivi.

E con questo non voglio dire che non ci siano, in ogni caso, dei **problemi complessi** da affrontare ma piuttosto voglio affermare chiaramente che per aiutare una data persona è davvero importante *capire bene quale problema stia alla base della sua sofferenza.*

Ma che cosa genera **il complesso fenomeno patologico della depressione maggiore?** Ad oggi le ipotesi sono diverse e probabilmente la realtà è che la depressione sia *un fenomeno neuropatologico complesso e multifattoriale*.

Gli studi ci dicono che la **depressione** è sicuramente un fenomeno geneticamente determinato dato che è presente da 1,5 a 3 volte più frequentemente in quelle persone che hanno famigliari a loro volta affetti.

Eventi di vita e fattori di stress, come dicevamo prima, possono peggiorare il quadro ma non sono sempre sufficienti a generarlo, infatti abbiamo delle teorie che indicano come la depressione derivi da alterazioni profonde dei **sistemi monoaminergici**, dell'**acetilcolina**, del **GABA** (molto importante) e del **Glutammato**, ovvero del recettore glutammatergico **NMDA**, che ad oggi suscita molto interesse nei neuroscienziati che studiano la depressione.

Inoltre si sono evidenziate nette associazioni con alterazioni del *fattore neurotrofico di derivazione cerebrale* "**BDNF**", alterazioni del "*secondo messaggero*" e quindi anche con fattori intra cellulari; poi con la **neuroplasticità** e, molto importante, con alterazioni delle citochine e dei **sistemi che regolano l'infiammazione del nostro organismo** (pensate che alcuni studi hanno rilevato che alcuni **farmaci antiinfiammatori** hanno anche un effetto antidepressivo).

È proprio a questo punto che vi vorrei parlare di ***depressione, stress, sistema immunitario ed infiammazione*** per iniziare ad introdurre l'argomento dello **stile di vita**.

Infatti è ormai noto e dimostrato che l'attenzione allo stile di vita ("**Lifestyle Psychiatry**") è un elemento terapeutico molto utile nel ripristinare l'equilibrio delle persone, in senso olistico, ovvero **abbattendo le barriere tra la mente ed il corpo** secondo le teorie della **psico-neuro-endocrino-immunologia** ("**PNEI**").

Nel corso degli ultimi anni si stanno accumulando sempre più **prove scientifiche** a favore del fatto che uno dei possibili fattori di rischio per sviluppare un **disturbo depressivo** e, addirittura, una depressione severa o resistente al trattamento, sia il nostro livello di **infiammazione cronica di basso grado**.

Badate bene che quando parliamo di infiammazione ci riferiamo sostanzialmente alla stessa infiammazione presente in altri disturbi fisici e che è modulata dal nostro **sistema immunitario**, infatti i biomarcatori di infiammazione che vengono studiati dai neuroscienziati sono di fatto gli stessi che valutiamo in altre forme di malattia come, ad esempio, la **proteina C-Reattiva** ma anche l'**IL-3**, l'**IL-6**, il **TNF alfa** e diversi altri.

Quindi **la depressione**, modernamente intesa, non è soltanto una malattia della mente o del cervello ma, molto probabilmente, **è una malattia di tutto il corpo** e questo rappresenta un notevole cambio di prospettiva.

Questo *straordinario filone di ricerca* ci indica, ad esempio, che l'esposizione ad eventi di vita particolarmente stressanti nei primi anni del nostro sviluppo o, addirittura, a **stress prenatale** ancora all'interno dell'utero materno favoriranno lo sviluppo di depressione.

Droghe, **alcol** o altri fattori di infiammazione provenienti dallo **stress vissuto dalla madre** e poi passati al feto, potrebbero essere sufficienti ad attivare patologicamente quella *cascata infiammatoria* del sistema immunitario che renderebbe il cervello del nascituro **più vulnerabile alla depressione**.

L'ipotesi dell'origine infiammatoria della depressione sarà sicuramente una delle varie possibili strade alternative al trattamento del disturbo oltre, ad esempio, a quella della via del glutammato e dei recettori NMDA oppure alle

molecole psichedeliche come la **psilocibina**, tutte alternative che sono attualmente oggetto di attenzione da parte di molti ricercatori sparsi per il Mondo ("**Rivoluzione Psichedelica della Psichiatria**").

E quindi tutti questi studi sulla **genesi infiammatoria della malattia depressiva** potrebbero addirittura aprire una strada per nuovi trattamenti di *alcuni casi di depressione particolarmente cronicizzata o resistente ai comuni antidepressivi*, in cui siano anche presenti biomarcatori di infiammazione; in questi casi ci potrebbe essere la possibilità che molti pazienti depressi con **alti livelli di infiammazione** possano rispondere ad un trattamento combinato con antidepressivi ed un antiinfiammatorio.

Questi studi sul *ruolo del **sistema immunitario** nella malattia depressiva* avranno indubbiamente anche un forte impatto culturale sulla psichiatria in quanto è evidente che l'approccio olistico al paziente è quello vincente e che **per prendersi cura della mente dobbiamo prenderci anche cura del corpo e viceversa.**

Infatti per abbattere i livelli di infiammazione del nostro organismo non sarà sempre necessario assumere dei farmaci studiati a quello scopo, ma sarà anche possibile impostare **uno stile di vita "anti-infiammatorio"** che includerà, ad esempio, una **dieta particolare**, una **adeguata attività fisica**, un **miglioramento del sonno** e delle efficaci **strategie di gestione dello stress**, tramite quell'area delle neuroscienze che si chiama appunto "**Lifestyle Psychiatry**", cioè psichiatria dello stile di vita, che sempre di più si integrerà con la psicofarmacologia e la psicoterapia, quando necessarie.

In **psiq** troverete molti riferimenti per iniziare ad utilizzare la **Lifestyle Psychiatry** come elemento integrativo degli altri "classici" interventi terapeutici (*psicofarmacologia, psicoterapie e riabilitazione*).

Quindi l'attenzione per lo **stile di vita** diventerà sempre di più un elemento di **reale "prescrizione"** da parte dello psichiatra, che dovrà favorire certi comportamenti quotidiani piuttosto che altri, anche perchè è sempre più evidente che, ad oggi, **non esistono geni che collegano direttamente depressione, stress e sistema immunitario**, cioè questo destino di sofferenza psicologica non sembra essere codificato chiaramente nel nostro DNA come accade, ad esempio, con alcune malattie autoimmunitarie.

Per tutte queste ragioni **l'influenza del nostro comportamento e dell'ambiente in cui viviamo potrebbero essere la chiave di volta per mantenere, recuperare e preservare il nostro benessere mentale** evitando tutti quei comportamenti che favoriscono ed aumentano l'infiammazione.

Fumo, droghe, alcol, sovrappeso, sedentarietà, alimentazione sbagliata, inquinanti, riposo notturno disturbato o insufficiente, infezioni, stress e molte altre eventualità sono tutte responsabili di **disequilibrio infiammatorio del nostro sistema immunitario**.

Di tutto questo ne sentirete parlare abbondantemente in **psiq**.

Per finire è importante ricordare che la **depressione maggiore** classicamente intesa ha, in assenza di trattamento, una sua **risoluzione naturale** tipicamente nell'arco di **4-6 mesi**, ma anche di più a seconda della gravità del quadro clinico d'esordio, per poi rientrare anche spontaneamente ma con **la tendenza ad essere ricorrente**.

Certamente è fondamentale sapere (ed essere convinti) che l'utilizzo di una **terapia psicofarmacologica** o di una **psicoterapia** sono, ad oggi, ancora gli strumenti principali per affrontare la depressione, ma purtroppo **non sempre questi interventi "classici" sono efficaci e risolutivi.**

Si sente spesso parlare nei forum e sui siti di contatto tra medici e pazienti di "**depressione resistente**" e di "**depressione non completamente risolta**" e devo dire che, per mia esperienza clinica personale, sono davvero molte le persone che chiedono un aiuto per **quadri depressivi che non migliorano** oppure che lasciano, dopo anche molto tempo e molte cure diverse, degli **strascichi fastidiosi** e difficili da accettare, che non fanno vivere bene.

Abbiamo anche disturbi depressivi che presentano **un elevato tasso di ricorrenza**, cioè guariscono ma hanno la **tendenza a ritornare**, ancora ed ancora, nonostante le cure.

Insomma stiamo parlando, in poche parole, di **fasi depressive che stentano a guarire** ed improntano negativamente *lunghi periodi di vita.*

Ma vorrei, innanzitutto, portarvi qualche dato più preciso sulla "**depressione resistente**".

La depressione, per sua natura, è un disturbo che tende ad avere un'elevata ricorrenza, ed i dati ci dicono che **oltre 2/3 dei pazienti possono presentare ricadute**, e alle volte questo accade anche se le cure vengono proseguite con precisione e costanza.

Per scendere ancora più nel particolare dell'**andamento della depressione**, vediamo che dopo un **primo episodio**, la probabilità che si manifesti una ricaduta risulta pari al 50%, mentre dopo un **secondo episodio** la probabilità di

un terzo episodio purtroppo supera il 90% in assenza di una terapia di mantenimento.
Certamente questi dati, piuttosto impressionanti, *possono essere migliorati* se si mantengono delle cure non solo farmacologiche ma anche psicoterapeutiche e, soprattutto, delle *modifiche specifiche dello* **stile di vita**, di cui vi parlerò in maniera estesa in **psiq**.
Ma proseguendo con i dati è molto importante sapere, e qui entriamo nel contesto specifico della depressione resistente, che una percentuale variabile **dal 30% al 50%** dei casi di **Disturbo Depressivo Maggiore** non risponde in maniera soddisfacente al primo intervento con antidepressivi, e con questo intendo dire che molte persone o non rispondono per nulla oppure manifestano un contenimento parziale del disturbo con presenza di **sintomi residui**.
Infine, e con questo spero di non essere troppo catastrofico ma purtroppo sono i dati, vediamo anche che, anche dopo diversi **interventi terapeutici "classici"**, fino al **10%** delle persone affette da depressione continueranno a manifestare del disagio mentale, in particolar modo *apatia, disturbi del sonno ed ansia*.
Quali sono le persone affette da depressione che risultano essere più a rischio di non rispondere completamente o addirittura quasi nulla agli psicofarmaci e alle psicoterapie?
Vediamo che le donne e gli anziani, ad esempio, sembrano essere colpiti maggiormente dalla **Depressione Resistente** o **Recidivante**, per ragioni che sono probabilmente sia biologiche che psicologiche.
Anche la **salute complessiva** di una persona può avere un ruolo importante, infatti coloro che soffrono *di malattie della tiroide, di dolore cronico, di abuso di sostanze, disturbi alimentari e alterazioni del sonno, hanno un rischio aumentato di essere resistenti al trattamento con gli antidepressivi.*

Quindi potete iniziare a capire che questa forma di depressione, intendo **quella "resistente"**, non è rara: fino a **un terzo degli adulti** che soffre di depressione grave combatte poi per gran parte della vita con sintomi persistenti quali una sensazione continua di tristezza, disturbi del sonno, mancanza di energia e pensieri di morte o di suicidio, che non rispondono ai trattamenti.
O per lo meno ai trattamenti "classici", intendo **psicofarmacologia** e **psicoterapia**.
Ma qual è la reale definizione di **Depressione Resistente**? Quando si può definire un paziente come *"resistente"*?
Anche se c'è del disaccordo su come definire precisamente la "**depressione resistente al trattamento**", un paziente è generalmente considerato affetto da una **forma affettiva "resistente"** quando *non ha risposto a dosi adeguate di due differenti antidepressivi assunti per un periodo di tempo sufficiente, di solito sei settimane.*
Certamente poi c'è anche il problema che molti pazienti, pur avendo un netto miglioramento, in realtà **non rientrano completamente**, come dicevamo prima, continuando a manifestare sintomi anche molto invalidanti come quelli di natura sessuale oppure di abulia; anche in questo caso possiamo parlare di **una forma "allargata" di resistenza** o, forse meglio, di non completa risposta.
Bisogna però dire che, negli ultimi anni, sono state sollevate almeno **due obiezioni di natura metodologica** nei confronti di questa definizione: la prima è relativa alla questione dell'importanza di **cambiare classe di antidepressivi** nel *"secondo tentativo"* di intervento, dato che non ci sono studi che confermino con certezza questa ipotesi.
Il secondo punto, in realtà quello più importante, riguarda il fatto che le definizioni di "**depressione resistente**" finora

proposte si basano esclusivamente su ***interventi di natura farmacologica***, escludendo qualsiasi riferimento a eventuali interventi psicoterapeutici effettuati dal paziente e, cosa fondamentale, per lo meno per me, escludendo anche qualsiasi intervento sullo **stile di vita** del paziente, ovvero ignorando la **Lifestyle Psychiatry**, come strumento di cura fondamentale per ***un corretto progetto terapeutico***.

Certamente, anche se abbiamo ancora molto da imparare, negli ultimi anni abbiamo assistito a **nuove ricerche** che stanno accendendo una nuova luce su come comprendere e gestire al meglio la **depressione resistente**.

Da molti anni sto cercando di costruire **un corpo di evidenze**, sul mio blog e sugli altri miei canali digitali, rispetto al fatto che uno dei passaggi chiave sarà quello di introdurre nei *programmi terapeutici* anche la **Lifestyle Psychiatry**, per poter dare una nuova speranza a tutte quelle persone obbligate a convivere con questo disturbo.

Tutto questo in accordo con la moderna ipotesi che la depressione sia connessa ad un'**infiammazione nel cervello**, o, viceversa, che fenomeni infiammatori sistemici e locali nel cervello possano provocare **la depressione**, e questo spiega come mai alcuni interventi **sullo stile di vita** come l'attività fisica o alcune modifiche di alimentazione possano favorire il miglioramento di alcune forme resistenti.

Sicuramente quello che ormai è chiaro è che **non esiste ancora un unico rimedio garantito per tutti**, come, peraltro, accade anche in altre branche della medicina.

Ma che fare, quindi, quando dobbiamo stabilire *un trattamento* rivolto alla **depressione resistente** in un dato paziente?

Certamente abbiamo **diverse strategie** come terapie di ottimizzazione del dosaggio, di cambiamento di classe, di combinazione di farmaci, di "**augmentation**" (ad esempio con litio, ormoni tiroidei, alcuni antipsicotici atipici o altro), ma anche dedicarsi a momenti di ridefinizione della diagnosi, oppure contemplare l'utilizzo di alcune terapie somatiche come la **TMS** ("*Stimolazione Magnetica Transcranica*") o l'**Elettroshock** ("*Terapia Elettroconvulsivante*"), che è da considerarsi, al momento, l'intervento di scelta in forme depressive gravi e resistenti (19).

Esiste anche l'opportunità del trattamento con **Ketamina** o *Esketamina* (da poco introdotta in Italia).

In ogni caso, in questo scenario, è evidente che uno sguardo privilegiato da parte di molti ricercatori si stia rivolgendo, come vi dicevo prima, alla grande area della **Lifestyle Psychiatry** (3).

Anche perché **la cura della depressione** non è solo quella del momento acuto ma anche, e soprattutto, la prevenzione di nuovi episodi, il mantenimento dei risultati e il miglioramento dei sintomi residui ed è proprio in questo ambito che gli interventi sullo stile di vita (attività fisica, alimentazione, igiene del sonno, eliminazione delle sostanze d'abuso e regolarizzazione dello stress) hanno maggiore successo appaiati agli **psicofarmaci**, alla **psicoeducazione** ed alle **psicoterapie**.

2.2 Ciclotimia e Disturbo Bipolare

Le **oscillazioni patologiche dell'umore** sono un capitolo molto importante dei disturbi mentali non solo per via della loro **elevata frequenza nella popolazione generale** ma anche per l'impatto devastante che possono avere sull'esistenza delle persone che le manifestano (20).
Quando parliamo di un umore *patologicamente* oscillante ci riferiamo sostanzialmente al **Disturbo Ciclotimico** (chiamato anche "ciclotimia") ed al **Disturbo Bipolare**, che sono due disturbi tutt'altro che semplici da diagnosticare e da riconoscere, in particolare le forme attenuate e atipiche.
Ma prima di entrare nel vivo della psichiatria ci terrei ad illustrarvi il concetto più generale dell'**oscillazione dell'umore** che riguarda, in realtà, tutti noi esseri umani; in psichiatria è estremamente utile mettere a fuoco come alcune caratteristiche patologiche della nostra psiche gettino le loro radici in aspetti tutto sommato normali della nostra **vita interiore**.
Ad esempio vi siete mai chiesti: *"Perché, ogni tanto, la mia vita è così difficile?"*
Posso confidarvi che anche io, di tanto in tanto, mi pongo questa domanda.
Poco importa che, rispetto alla stragrande maggioranza dei miliardi di persone che popolano il pianeta, io abbia avuto

una vita piuttosto facile: *buoni genitori, nessuna malattia veramente grave fino ad ora, abbondanza di cibo, una bella casa, una moglie amorevole e degli amici affettuosi, perfino una carriera interessante.*

Eppure, nonostante tutte queste cose positive, non passa giorno senza che la mia mente si diverta a **produrre degli intoppi e delle insoddisfazioni**, non so se capita anche a voi.

Ci sono frasi nella mia mente che, teoricamente, non dovrebbero esserci: "*se soltanto potessi*", "*se soltanto avessi*", "*ah, devo invecchiare*", "*ah, dovrò morire*".

Ma che significato hanno questi **pensieri disturbanti** in un contesto esistenziale, tutto sommato, buono?

Accade anche a voi di crearvi da soli **intoppi**, **distrazioni** e **sabotaggi** vari?

Certamente la **sofferenza psicologica** può presentarsi purtroppo con modalità in apparenza misteriose, improvvise e in tutte le forme e i livelli di gravità.

Sappiamo benissimo che tutti noi possiamo, improvvisamente, preoccuparci per il futuro, essere arrabbiati o tristi, sentirci colpevoli per qualcosa o vergognarci, essere turbati da un dolore fisico oppure sentirci semplicemente annoiati o stressati.

Un momento prima tutto andava bene e dopo, all'improvviso no....

Certe volte si tratta di qualcosa di piuttosto sottile e difficile da definire, una specie di **alone cupo** e poco chiaro che ci avvolge senza spiegazione.

Ma quindi? Cosa c'è che non va in noi? **Cosa non funziona nel nostro cervello?** Che cosa è *quel sottile dolore psicologico senza nome* che ogni tanto si manifesta dentro ognuno di noi senza ragioni plausibili?

Bene, è importante in questa discussione ricordarci che **oscillazioni dell'umore** sono presenti non soltanto in persone affette dalla ciclotimia o dal disturbo bipolare: il cervello di ogni essere umano è, a tutti gli effetti, **oscillante ed instabile** da più punti di vista.

Ad alcuni piace affermare che *la vita stessa di noi esseri umani è "bipolare"* ma le cose non stanno così ed io eviterei di fare paragoni estremi tra la natura di noi esseri umani e le malattie mentali, altrimenti ogni manifestazione umana può diventare malattia e, di conseguenza, la malattia diventa normalità.

Ovviamente queste *"banalizzazioni"* sono inutili e dannose: il **disturbo bipolare** e la **ciclotimia** sono patologie che riguardano molte persone, che si possono riconoscere e curare, spesso anche con *molto successo*.

D'altra parte ognuno di noi può subire delle lievi **oscillazioni del suo tono dell'umore** che possono alterare in maniera anche molto intensa la percezione di eventi e di situazioni, generando *quel sottile dolore psicologico* che alle volte vediamo affiorare dentro di noi.

Che cosa genera queste oscillazioni? Moltissime cose, alcune conosciute altre no.

Probabilmente in alcuni casi ci possono essere delle variazioni della nostra **neurobiochimica**, molto complesse da comprendere, e connesse al nostro *bagaglio genetico* ed alla configurazione unica del *materiale neuronale* di ogni essere vivente.

Ma non solo, infatti ormai sappiamo che una certa instabilità affettiva è secondaria all'utilizzo di sostanze come **alcol**, caffè oppure droghe; ma abbiamo anche i cambiamenti stagionali, i turni di notte o gli "**afterhour**" in discoteca, l'eccesso di utilizzo delle tecnologie digitali, la sedentarietà, **stress**, traumi ed alcuni *stili di alimentazione* *moderni* che agiscono sul nostro tessuto cerebrale, alterando il nostro equilibrio sonno-veglia, **infiammando il nostro organismo** e alterando i delicati sistemi di neurotrasmissione del cervello.

Su di un piano più psicologico è certamente noto che **l'instabilità di relazione** con le persone vicine a noi rappresenta un altro elemento che favorisce *oscillazioni affettive*.

Insomma il nostro cervello, molto frequentemente, diventa una sorta di *"flipper"* che viene spinto ed aggredito da molte angolazioni diverse e, come conseguenza, può *oscillare* e diventare *instabile*.

Inoltre, nel caso sia effettivamente presente **un vero disturbo mentale**, queste oscillazioni aggiuntive possono complicare il disagio mentale di base, trasformandosi in qualche cosa di peggiore e di maggiormente doloroso.

Insomma per tutte queste ragioni io insisto nel dire che è molto importante dedicarsi ad **uno stile di vita sano** che riduca al minimo i numerosi *fattori di instabilità* che possono farci stare male o addirittura scatenare un disagio mentale che alcuni di noi possono avere dentro, latente.

Ma dopo questa importante premessa entriamo nel vivo delle oscillazioni dell'umore patologiche.

Intanto quanto sono frequenti nella popolazione la ciclotimia ed il disturbo bipolare?

È importante sapere che non è facile avere dei dati epidemiologici netti ed incontrovertibili sull'incidenza di queste psicopatologie, in particolare per la ciclotimia.

Infatti quest'ultima dovrebbe avere, tradizionalmente, un'incidenza dello **0,4 - 0,8%** nella popolazione generale ma probabilmente questi dati sono da prendersi per difetto come vedremo a breve, in quanto abbiamo il sospetto che poche persone ciclotimiche siano effettivamente diagnosticate (20).

Più realistica potrebbe essere la stima epidemiologica del **Disturbo Bipolare** che mostra un'incidenza del **2%** tra la popolazione occidentale, la prevalenza sull'intero arco di vita è risultato dello 0,6 per cento per il **Disturbo Bipolare tipo 2**, la forma meno grave, dello 0,4 per cento per il **Disturbo Bipolare tipo 1**, più grave, e dell'1,4 per cento per il Disturbo Bipolare con sintomi subsindromici, con *un valore complessivo stimato della prevalenza del Disturbo Bipolare del 2,4 per cento a livello globale* (21).

Anche in questo caso è importante ricordare che la classificazione per categorie del **DSM-5-Tr** non rende ragione e non riassume adeguatamente le sovrapposizioni tra *ciclotimia* e *bipolarità* e le *forme subsindromiche*; inoltre non dimentichiamoci che nell'ambito dei disturbi mentali, il grado di **accordo diagnostico** fra diversi psichiatri non supera, secondo la più recente ricerca scientifica, il **60-65%**.

Ma entriamo nel merito iniziando a parlare di **ciclotimia**, in quanto questo disturbo è un'*ottima premessa teorica* al tema molto più conosciuto della bipolarità.

Che cos'è la **ciclotimia** e perchè è così importante?

Spesso notiamo intorno a noi delle persone che hanno "*un brutto carattere*", persone irritabili, spiacevoli, instabili, pessimiste, ipercritiche o magari, al contrario, arroganti, esibizioniste o troppo piene di sé.

Semplicemente individui "difficili" che tendono ad avere *difficoltà relazionali*, un certo grado di **instabilità** e una grossa difficoltà a **stare nel Mondo**.

Sino a qualche decennio or sono era presente tra psicologi e psichiatri una certa tendenza a classificare la gran parte di queste persone come "nevrotiche", "difficili" o "caratteriali" con episodiche manifestazioni di tipo depressivo e, molto frequentemente, la tendenza ad abusare di alcol o sostanze.

Per troppo tempo si è entrati, in maniera troppo veloce ed irruenta, nel campo dei **disturbi di personalità**, un'area molto delicata che *andrebbe affrontata con prudenza e responsabilità*, da operatori che sanno bene di cosa parlano (22).

La verità è che ci sono, in ogni luogo della terra, delle persone che soffrono di un **disturbo mentale** senza saperlo e senza ricevere una diagnosi, passando lunghi anni (*alle volte una vita intera!*) di sofferenza, con difficoltà a realizzarsi e a trovare un proprio posto nel mondo.

Ovviamente non parlo dei cosiddetti ***"grandi disturbi psichiatrici"*** come la schizofrenia, il disturbo bipolare grave, le depressioni resistenti o cose simili, diciamo macroscopiche, che non possono essere confuse con altro e che quindi presto o tardi vengono riconosciute e trattate come **condizioni mediche**.

In questo preciso momento vi sto parlando di alterazioni dell'umore cosiddette **"subsindromiche"** o anche francamente *"ciclotimiche"*.

In psichiatria abbiamo frequentemente dei quadri psicopatologici di più **difficile riconoscimento** (ad esempio l'**ADHD** di cui vi parlerò dopo), che spesso passano sotto il radar degli specialisti, mettendo in difficoltà i professionisti meno esperti, e quindi queste persone possono essere mal valutate, addirittura criticate e giudicate moralmente , specialmente se utilizzano sostanze o alcol.

Lo ripeto, si tratta di quadri di reale **malattia mentale** che possono essere "etichettati" come manifestazioni di un **brutto carattere** o, come si dice, di temperamenti "lunatici".

In psichiatria abbiamo spesso a che fare con **situazioni esistenziali** di fronte alle quali i vari psicologi e psichiatri si dividono ed iniziano a "sparare" diagnosi in sequenza, spesso *confondendo le persone ed i famigliari* che chiedono aiuto.

La ciclotimia, o meglio il **Disturbo Ciclotimico**, rappresenta spesso uno di questi scenari, in cui i pazienti salgono sulla **Giostra della Salute Mentale** per molto tempo prima di riuscire ad ottenere una diagnosi accurata ed un aiuto efficace.

Ma che cos'è la ciclotimia?

La **ciclotimia** è un *disturbo dell'umore*, (anche definita come un "disturbo affettivo"), molto più diffuso di quello che si immaginava un tempo.

Anche se è *spesso sottodiagnosticato* e di difficile indagine epidemiologica, alcune stime molto recenti ipotizzano che, realisticamente, tra tutti i soggetti che ricercano aiuto per disturbi dell'umore, di ansia, di impulsività e di dipendenza una percentuale tra il **20%** ed il **50%** presenti i criteri anche per una **diagnosi di ciclotimia** (23).

In particolare molti dati ci indicano che tra chi riceve una **diagnosi di depressione** si stima vi possa essere *una prevalenza di ciclotimia di circa il 50%*, ovvero che la depressione sia una manifestazione correlabile in qualche maniera a questo disturbo.

Inoltre la **ciclotimia** sembra riguardare con uguale frequenza maschi e femmine anche se le femmine sono diagnosticate con maggiore facilità.

Per il **DSM-5-Tr**, il manuale che noi psichiatri usiamo per classificare i vari disturbi mentali, il disturbo ciclotimico è un sottotipo del disturbo bipolare.

In breve possiamo dire che la ciclotimia è un'**alterazione cronica dell'umore**, che deve durare almeno due anni, caratterizzata da una certa *istabilità affettiva* che si manifesta con episodi di polarità depressiva, ma che non presentano mai i criteri per la depressione vera, alternati ad altri episodi di polarità opposta, simil euforici per cosí dire, ma che anche in questo caso non potrebbero essere diagnosticati come vere fasi euforiche o subeuforiche (molto spesso simili a "*Stati Misti*" molto attenuati).

Per essere molto pratici potremmo dire che la caratteristica principale della ciclotimia è una evidente **labilità del tono dell'umore** con rapidi e frequenti passaggi a tristezza ed allegria alle volte anche nell'arco della medesima giornata.

Come dicevamo prima sono persone definite **lunatiche** o **irascibili** o semplicemente "*strane*" ed asociali.

In ogni caso questa rapidità di mutazione dell'umore, diversa dall'andamento tipico del **disturbo bipolare** che si sviluppa in settimane o mesi, genera spesso negli specialisti che osservano superficialmente queste persone il sospetto di trovarsi di fronte ad un *disturbo della personalità*, spesso **istrionico** o **borderline**, mentre un'analisi più approfondita (in particolare rivolgendo l'attenzione all'anamnesi personale e familiare) può fare emergere i segni di un'**alterazione dell'umore**.

Non è raro che questi pazienti arrivino all'**osservazione dello psichiatra** dopo aver collezionato licenziamenti, abbandoni da parte dei coniugi o dei compagni, dopo abuso di sostanze o anche problematiche di legge.

La loro **instabilità** può comportare anche cambi di residenza, di città, cerchie di amicizie ed interessi con una certa facilità.

Come vedete queste *situazioni caotiche* possono mettere in forte difficoltà il medico, lo psicologo o lo psichiatra che si trovano a valutare i pazienti ciclotimici: vengono confusi con persone difficili, dal brutto carattere, con tossici, con

disturbi di personalità o con altre patologie come l'**ADHD** o la **depressione**.

C'è da dire che, con il passare del tempo, magari in presenza di **fattori di stress** o di alterazioni dello **stile di vita** il disturbo ciclotimico può avvicinarsi in qualche modo ad un vero e proprio *disturbo bipolare* e quindi iniziare a presentare franche fasi depressive o subeuforiche, magari anche per il contributo dato dall'**abuso di sostanze** o di **alcol**, molto spesso presenti.

Quindi queste persone possono essere curate male anche in queste franche **fasi di psicopatologia**, come ad esempio in una fase depressiva in cui il rischio di favorire un *viraggio maniacale* è elevato quando si decida di prescrivere solo un antidepressivo (a cui spesso abbiamo iniziali risposte insoddisfacenti) senza associare uno **stabilizzatore dell'umore**.

Lo ripeto: queste persone rischiano più di altre, anche di casi più gravi, di ricevere una **diagnosi sbagliata** o, più frequentemente, **nessuna diagnosi** e sentirsi semplicemente giudicati, purtroppo anche in ambito sanitario generale o specialistico.

Quello che è molto importante, se emerge il sospetto di ciclotimia, è chiedere un consulto ad uno specialista che abbia competenza con tutto lo spettro dei disturbi affettivi bipolari, ciclotimia inclusa, e che sia disponibile ad una attenta analisi e ad un'osservazione prolungata ed accurata.

Diffidate sempre delle diagnosi da "**5 Minuti**"!

Anche perché, lo voglio ripetere, una percentuale elevata dei pazienti affetti da **ciclotimia** può virare verso un **disturbo bipolare** franco, anche in età avanzata, per cui una presa in cura il più precoce possibile può evitare un peggioramento del quadro clinico e addirittura una

risoluzione dei **problemi esistenziali** in molte di queste persone tormentate e di difficile inquadramento clinico.
Dopo aver utilizzato *il complesso scenario della ciclotimia* e della *bipolarità subsindromica* per favorire la comprensione delle **oscillazioni patologiche dell'umore**, è il momento di parlare del **Disturbo Bipolare**.
Chi di voi mi segue sul web sa che ho parlato innumerevoli volte del **Disturbo Bipolare**, anche perché nella mia pratica clinica quotidiana mi dedico molto frequentemente a questo disturbo sia con pazienti *mai valutati in ambito psichiatrico,* sia fornendo "**Seconde Opinioni**" su casi già valutati in cui è necessario attuare approfondimenti.
Una cosa è certa: *sono molte le volte in cui il disturbo bipolare semplicemente non sembra un Disturbo Bipolare,* per lo meno al suo esordio.
O, per meglio dire, non inizia, come ci si aspetterebbe, con una bella, definita e conclamata **fase "maniacale"**.
Anzi, secondo molte ricerche recenti e, devo dire, anche secondo la mia esperienza clinica diretta, poche volte il "vero" inizio di un disturbo bipolare è una fase "maniacale".
E quindi? *In che modo si presenta la bipolarità?*
E, altra domanda molto importante, quali sono le **caratteristiche "premorbose"** del disturbo?
Bene, i dati in letteratura ci dicono chiaramente che la maggior parte delle volte la bipolarità esordisce con un episodio di natura depressiva, ovvero con dei sintomi che rimandano fortemente a quello che molto spesso viene confuso dal clinico con un Disturbo Depressivo Maggiore monopolare.
In realtà l'esperienza (*e i dati epidemiologici*) ci insegnano che ogni **episodio depressivo**, specialmente in un nuovo paziente, andrebbe indagato molto bene tenendo sempre a

mente l'ipotesi che possa rappresentare l'inizio di un **disturbo bipolare**.

Di particolare importanza è la valutazione dell'**anamnesi famigliare** (capire che cosa è accaduto sul piano psichiatrico ai genitori ed ai nonni) dato che il *disturbo bipolare* presenta un elevato livello di famigliarità e di predisposizione genetica.

Quindi informazioni come la presenza di "*depressioni difficili*" da curare, *suicidi, abuso di alcol o di sostanze* nei genitori e nei collaterali potrebbero far accendere il **sospetto** nel clinico attento.

Allo stesso modo alcuni elementi dell'**anamnesi personale** come *tratti ossessivo-compulsivi, disturbi d'ansia o panico, magari non gravi,* oppure *abuso di sostanze o alcol* o ancora *temperamenti iperattivi e bassa necessità di sonno,* sono tutti elementi che possono far sospettare **un esordio bipolare**.

In realtà fenomeni depressivi "complessi" all'esordio, che non rispondono alle terapie e con marcati connotati ansiosi possono anch'essi suggerire maggiore prudenza rispetto alla presenza di una semplice depressione monopolare.

Anche tratti di personalità "**instabili**", "**istrionici**" o con *fenomeni caratteriali,* sempre in un contesto depressivo, meritano la **massima attenzione**.

Infatti un aspetto fondamentale da prendere in considerazione è la **personalità**, chiamiamola, "**premorbosa**", magari in *età adolescenziale* e in prima età adulta: spesso vediamo che prima dell'esordio questi pazienti mostravano **tratti di personalità "particolari"** e non propriamente "normali" (23).

Mi riferisco a una certa *propensione al rischio,* attività sportive estreme, *molti dubbi su che cosa fare della loro vita,* **instabilità lavorativa, negli studi o nelle relazioni**, oppure sembravano semplicemente *persone dispersive;* alcuni semplicemente potevano mostrare un "**brutto carattere**", polemici, narcisisti, troppo sicuri di sé, megalomani o cose di questo genere.

Stiamo parlando di persone che magari non avevano un vero e proprio episodio **maniacale** o *sub-euforico* ma che comunque manifestavano un'energia e una vastità di interessi esagerate con, magari, un *basso bisogno di sonno e di riposo*.

Bene, credo che abbiate capito che alcuni **tratti di personalità anomali** sono spesso presenti in persone che saranno destinate, prima o poi, a manifestare delle vere *oscillazioni dell'umore*.

Il messaggio che vorrei che passasse è che le cose, nel Mondo reale della psichiatria, spesso *non sono come si idealizzano leggendo semplicemente dei libri o costruendoci un'opinione clinica troppo aderente a delle semplificazioni che ritroviamo in quegli articoli o siti web che riassumono i criteri del DSM-5 o dell'ICD-10.*

Il **disturbo bipolare** è un'entità patologica *caotica, multiforme e cangiante*, spesso "**misteriosa**" ai suoi esordi e che, facilmente, può essere scambiata con altro: ***depressione maggiore, disturbo d'ansia, DOC, ADHD o anche un disturbo di personalità.***

E sino a qui abbiamo parlato in maniera pratica e realistica dell'**esordio del disturbo**.

In realtà *il vero problema della bipolarità* sono tutte quelle fasi che non sono né depressive e neppure euforiche o sub-euforiche, e con queste parole mi riferisco agli **Stati Misti** (chiamati anche "**Episodi Misti**").

Gli **Stati Misti** nel corso della **malattia bipolare** sono, in realtà, il vero problema che gli psichiatri devono saper risolvere e non solo loro: *i pazienti, i famigliari, i caregiver e tutti gli operatori sanitari,* devono capire bene l'importanza di questo concetto dato che, in un numero elevato di casi, gli

Episodi Misti rappresentano, molto frequentemente, il punto chiave e nodale del **disturbo bipolare**.

In primo luogo perché, secondo molti studi, rappresenterebbero la condizione patologica in cui i pazienti bipolari **restano per più tempo**, sia **all'esordio** (24) che durante molte manifestazioni acute e anche *quando le risposte alle terapie sono parziali o non soddisfacenti* (25).

Inoltre bisogna capire bene che molto spesso gli **stati misti**, specialmente se non particolarmente gravi e dirompenti, restano poco riconosciuti anche dagli specialisti (26) che ne *parlano in maniera banale o semplicemente incompetente* come di "tratti di personalità", "brutto carattere", "**ma alla fine lo vedi che è solo un drogato….**" oppure li scambiano per panico, ansia o *"nevrosi di altri tempi"* e li mandano dallo psicanalista.

Cerchiamo, quindi, di chiarire bene che cosa intendiamo quando parliamo di **"stato misto" nel corso del disturbo bipolare**.

In realtà al giorno d'oggi si continua a parlare poco di **stati misti** per una semplice ragione: noi psichiatri abbiamo *un grosso problema di definizione* che era presente nel **DSM-4** e che quasi completamente si è ripresentato nel **DSM-5-TR**.

Se vogliamo iniziare con la *definizione classica* possiamo parlare di **Stato Misto** quando in un certo paziente convivono elementi di natura depressiva insieme ad altri elementi dello spettro eccitativo (*accelerazione, irritabilità, irrequietezza, superficialità*).

Questa definizione è molto antica e deriva direttamente dalle osservazioni di uno psichiatra e psicopatologo di nome **Emil Kraepelin** che fece delle accuratissime osservazioni e descrizioni rispetto alla **malattia maniaco-depressiva**.

Infatti per Kraepelin la bipolarità era, giustamente, un disturbo di *tutto il funzionamento psicofisico* e quindi lui non teneva conto solamente delle componenti affettive ma anche delle dimensioni più neurologiche e, soprattutto, della *disconnessione tra psiche e corpo, motricità e comportamento*; in quest'ottica olistica il concetto di **stato misto** per Kraepelin era, in realtà, la norma e non l'eccezione nel contesto del decorso del **disturbo bipolare**. Invece modernamente gli psichiatri si appoggiano ad una letteratura che, in prevalenza, fa riferimento a **forme di bipolarità estreme** e bene definite su cui (purtroppo) vengono pure fatti i trial clinici: vediamo riportate quasi sempre **forme depressive** complete e nette oppure, all'opposto, **fasi maniacali** altrettanto precise e evidenti che anche un profano, entro certi limiti, potrebbe riconoscere.

La realtà del **disturbo bipolare**, invece, è molto diversa, *più complessa, più misteriosa e difficile da riconoscere* proprio per il prevalere di forme molto incomplete e cangianti in cui si hanno **sintomi depressivi** mischiati in vario modo a **sintomi di eccitazione** e di espansione ed il risultato spesso è l'irrequietezza, l'angoscia, la rabbia, l'impulsività, la violenza, **l'uso di sostanze**.

Ecco spiegato, quindi, il motivo di tutte le *frequenti diagnosi errate* subite da molti di questi pazienti: quando una persona manifesta questa miscela di stimoli opposti è molto più facile che dia origine a forme psicopatologiche che vengono scambiate per **disturbi di personalità** oppure che sviluppi manifestazioni psicotiche che possono essere scambiate per altre malattie come la **schizofrenia** oppure un esordio psicotico.

A proposito dell'**uso di sostanze** è piuttosto triste vedere la separazione anche fisica dei luoghi di cura, come **Ser.T.** e

Centri di Salute Mentale ("CSM"), questi ultimi popolati da psichiatri "esperti" in disturbo bipolare che però non si occupano di abuso di sostanze quando, credetemi, una grossa percentuale di bipolari sono anche pazienti del **Ser.T** (*insieme alle varie forme di ADHD*).

Questa separazione tra **Ser.T.** e CSM ha fatto sì che molti **Stati Misti**, specialmente in chi abusava di alcol e sostanze ma non solo, venissero chiamate **"depressioni agitate"** e questa terminologia portava ad errati interventi terapeutici con **sovraprescrizione di antidepressivi** che tendono a favorire fortemente le forme più gravi di bipolarità a cicli rapidi con manifestazioni molto dirompenti tra cui la violenza ed il suicidio.

Infine, per concludere *il discorso generale sulle oscillazioni dell'umore*, è davvero importante sapere che le persone che sono in condizioni di blanda sub-euforia o in stati misti non gravi, non vanno mai dallo psichiatra, a meno che non siano pazienti molto esperti ed informati.

Più spesso queste persone le ritroviamo a "divertirsi" in televisione, in politica, nei Bar o sul web a fare gli YouTuber e gli influencer, fino a che, ovviamente, queste **manifestazioni subsindromiche** non si trasformano in depressioni oppure, molto frequentemente, in stati misti di una qualche gravità, ed ecco allora che fanno capolino nello **studio dello psichiatra**.

Anche nel caso della **Ciclotimia** e del **Disturbo Bipolare** vorrei fornire alcune delucidazioni sui *moderni approcci terapeutici*.

Premesso che, frequentemente, il problema con le oscillazioni dell'umore è quello di porre una diagnosi *il più precisa possibile ed il prima possibile*, è senza dubbio corretto affermare che **Ciclotimia** e **Disturbo Bipolare** possiedono un notevole margine di miglioramento e di cura mediante interventi combinati *psicofarmacologici, psicoeducativi e di lifestyle*.

Sul piano psicofarmacologico è noto che l'utilizzo di farmaci stabilizzatori dell'umore rappresenta l'intervento cardine.

Sali di Litio (Litio Carbonato o Litio Solfato), **acido valproico**, **carbamazepina** e **lamotrigina** sono i farmaci stabilizzanti dell'umore che possiedono *le maggiori evidenze scientifiche di efficacia*.

La superiorità del **litio** nel trattamento delle oscillazioni patologiche dell'umore è ormai consolidata (27)(28), e non solo nelle **fasi euforiche** ma anche nel mantenimento (29) e nella prevenzione delle **fasi depressive** (30).

L'**Acido Valproico** possiede un'efficacia altrettanto documentata e rappresenta un'alternativa da tenere in considerazione in caso il litio mostri degli effetti collaterali insostenibili (come ad esempio i *tremori* oppure incompatibilità con *alterazioni della tiroide o dei reni*)(31); un ottimo livello di efficacia clinica è presente anche nel trattamento con **carbamazepina** (32).

La **Lamotrigina** possiede buone evidenze nell'utilizzo in contesti in cui siano prevalenti i **sintomi depressivi**, anche se l'efficacia stabilizzante ***non è altrettanto dimostrata*** quanto nei tre composti precedenti sebbene *alcuni studi la riportino come molto efficace sia in fase acuta che nel mantenimento che nelle ricadute depressive* (33).

Frequentemente nel trattamento delle fasi acute euforiche, ma anche nel mantenimento e nella ***prevenzione di recidive***, vengono utilizzati farmaci antipsicotici tipici (come ad esempio l'**aloperidolo**) ed atipici (in particolare **olanzapina** e **quetiapina**).

È da considerare sempre come l'associazione tra stabilizzatori (ad esempio litio e ac. valproico) oppure tra stabilizzatori e antipsicotici (ad esempio litio e olanzapina) possa da un lato migliorare il quadro clinico ma dall'altro peggiorare alcuni effetti collaterali, primo tra tutti la **Sindrome Metabolica**.

Infatti frequentemente i pazienti bipolari gravi che, spesso, necessitano di associazioni di farmaci sviluppano delle alterazioni degli esami ematochimici (glicemia, colesterolo, trigliceridi ed altro) ed un aumento di peso ("**Sindrome Metabolica**") che possono influenzare negativamente il livello generale di salute ed esporre ad altre patologie come ad esempio l'infarto del miocardio e l'ictus.

Per questo sarà compito dello psichiatra prendersi cura globalmente del paziente suggerendo cambiamenti dell'**alimentazione**, favorire l'**attività fisica** e cercare di gestire l'utilizzo di alcune **sostanze d'abuso** (alcol, nicotina *in primis*).

In questo senso la **Lifestyle Psychiatry (*"La Psichiatria dello Stile di Vita"*)**, come vedremo nei prossimi capitoli, potrà portare un valore enorme nella presa in cura olistica di una persona che soffra di **patologiche oscillazioni dell'umore**: *migliorare la sedentarietà, il sonno, l'alimentazione, gestire le sostanze d'abuso e regolarizzare lo stress* avrà l'effetto di **un efficace potenziatore** delle terapie psicofarmacologiche permettendo, in alcuni casi, di contenerne l'utilizzo (34).

Infine la consapevolezza del paziente rispetto al proprio **disturbo ciclotimico o bipolare** avrà *un ulteriore effetto di potenziamento* degli altri interventi (farmaci e lifestyle) favorendo l'**aderenza alle cure** ed il mantenimento dei risultati: si tratta dunque di attuare anche routinariamente un intervento di **psicoeducazione** sul disturbo bipolare (35).

Lo scopo di **psiq** è proprio quello di favorire sia un intervento di **psicoeducazione** che un intervento di **Lifestyle Psychiatry** nel contesto delle varie alterazioni della Salute Mentale.

2.3 Disturbi di Personalità

In questo percorso di conoscenza della **malattia mentale** mi pareva importante affrontare, subito dopo i disturbi dell'umore, il grande e misterioso tema dei *Disturbi di Personalità*.

Le *alterazioni patologiche della personalità* necessitano di essere ben conosciute da chi vuole avere una comprensione profonda del **disagio mentale** per varie ragioni.

In primo luogo, contrariamente a quello che comunemente si pensa, si tratta di alterazioni psichiche estremamente comuni nella popolazione generale: in passato si valutava una frequenza compresa tra il 4% ed il 10% (36), ma più recentemente si è ipotizzata una frequenza molto superiore, compresa tra il **10%** ed il **15%** (37)(38).

Inoltre la diagnosi di "*disturbo di personalità*" si sovrappone frequentemente ad altre diagnosi come la depressione, il disturbo bipolare, l'ADHD, le dipendenze, i **disturbi del comportamento alimentare** e addirittura la schizofrenia, generando non poca confusione nello stesso paziente e in chi si prende cura di lui.

Infine bisogna essere consapevoli che la presenza di un *disturbo di personalità* definito, o anche semplicemente di *tratti patologici di personalità*, può rappresentare un'importante causa di **resistenza al trattamento** e di bassa aderenza alle cure proposte, farmacologiche, psicoterapeutiche o di lifestyle (39).

Il discorso sui disturbi della personalità potrebbe iniziare da molto lontano, addirittura dalla concezione dei Pitagorici, e della scuola medica di Crotone del 500 a.c., dei concetti di **salute** e di **benessere psicofisico** come *equilibrio, simmetria e proporzione degli elementi interni alla persona*, e della malattia come disequilibrio, che ha come conseguenza la prevalenza di una sola qualità sulle altre.

Allo stesso modo **vari tipi di personalità**, intesa come un'organizzazione stabile di sentire, pensare e, soprattutto, di relazionarsi con gli altri, sono stati classificate già da **Ippocrate** (460 a.C. - 377 a.C.) in accordo alla teoria dei ***Quattro Temperamenti***, legati ai quattro umori prevalenti: melanconico o pessimista ("bile nera"), sanguigno o entusiasta ("sangue"), collerico o irritabile ("bile gialla") e flemmatico o apatico ("flegma").

In realtà un vero e proprio interesse analitico e scientifico verso **modelli di comportamento e di relazione patologica** legati al concetto di **disturbo di personalità** si svilluppò solo a partire dal **XIX secolo** con gli studi di psichiatri sia francesi (Esquirol e Pinel) che inglesi (Rush e Pritchard) e ancora dopo, grazie alle teorie psicoanalitiche di **Sigmund Freud** ed alle osservazioni di Kraepelin e Kretschmer.

Ma per capire bene questa classe di disturbi mentali bisogna avere ben chiari i concetti di *"**Temperamento**"*, *"**Carattere**"* e *"**Personalità**"*.

Temperamento, Carattere e Personalità sono tre concetti profondamente interconnessi, sono *tre stratificazioni successive delle complesse caratteristiche che compongono il nostro modo di essere e di relazionarci con gli altri.*

Per essere molto semplici e schematici vediamo che il **temperamento** rappresenta il nostro *bagaglio biologico*, la nostra **genetica**, ovvero quello che siamo quando nasciamo: più o meno disposti, di base, all'aggressività, più o meno empatici e competenti nella relazione, più o meno determinati e proattivi, più o meno volitivi.

In seguito tutti questi **"optional" ereditati**, queste caratteristiche di base, si innescano poi sulle nostre **esperienze di vita** precoci, che sono le piú importanti chiaramente, ma in seguito anche su quelle successive: relazioni, traumi, successi, fallimenti, esperienze formative possono, in buona parte, cambiare le carte in tavola e darci una *seconda chance* di essere quello che siamo, e questo sarà appunto il nostro **carattere**.

È ovvio che il nostro **temperamento**, anche dopo decenni, anche da anziani, si potrà sempre intuire, nonostante sia coperto dal **carattere**, e si potrà sempre intravvedere.

Come una grossa nevicata che copre e cambia il territorio, questa trasformazione non impedirà di riconoscere ancora le caratteristiche del terreno al di sotto della neve, dove c'è una pietra, un albero o un avvallamento.

Poi, infine, abbiamo la **personalità** che può avere sicuramente molte definizioni, ma in realtà, per essere estremamente sintetici, rappresenta il modo in cui *il nostro carattere entra in rapporto con i caratteri delle altre persone e con il Mondo*, si tratta del nostro personale modo di entrare in relazione con tutto ciò che è "altro" da noi, ed è proprio a questo punto che si possono sviluppare dei disturbi.

Da un certo punto di vista vediamo che una diagnosi di **disturbo di personalità** potrebbe non avere senso su di un'isola deserta, o in un contesto di marcato isolamento, quando una persona non ha modo di **ingaggiarsi relazionalmente con gli altri**.

Ma nel momento stesso in cui un soggetto di questo tipo entrasse di nuovo in contatto con le altre persone, in particolar modo nel contesto di **relazioni significative** come ad esempio la famiglia, il partner, gli amici o sul lavoro, ecco che in questi contesti avremmo una rapida riattivazione dei *tratti di personalità disfunzionali* che farebbero subito sentire il loro peso e tutto il loro potenziale di gravità.

In generale la presenza di un **disturbo di personalità** in una certa persona influenza in maniera patologica e disfunzionale diversi elementi: *il modo in cui si pensa a se stessi in rapporto agli altri, il modo in cui si attuano delle risposte emotive, il modo in cui ci si mette in relazione con gli altri, il modo in cui ci comportiamo con gli altri.*

I **disturbi di personalità** sono sindromi cliniche caratterizzate dalla presenza di tratti di personalità disfunzionali, rigidi e pervasivi, come impulsività, intolleranza alla frustrazione, istrionismo, mancanza di empatia, ritiro, ossessività e molti altri, che definiscono un modello poco funzionale, abituale e stabile di esperienza interiore e di come ci sentiamo in relazione agli stimoli provenienti dal mondo esterno, e come ci comportiamo in relazione a questi stimoli e all'interpretazione che diamo ad essi.
Il modo di **sentire** e di **essere** di un paziente affetto da un *disturbo di personalità*, dovrà ovviamente risultare marcatamente diverso dalle aspettative del contesto e della

cultura di appartenenza e, soprattutto, sarà **molto rigido e immodificabile**, poco adattativo come si dice.

Ma veniamo adesso a qualche ulteriore dato epidemiologico, ovvero quanto sono diffusi i vari disturbi di personalità?

Abbiamo già accennato al fatto che gli studi più recenti ci indicano che la prevalenza globale dei disturbi di personalità nella popolazione generale sia **del 15% circa**, un valore molto elevato direi, in particolare se valutiamo alcuni di questi disturbi molto impattanti sul paziente e sull'ambiente intorno a lui.

Ad esempio il **disturbo paranoide di personalità** ha una prevalenza del 4,4%, il **disturbo borderline** interessa il 5,9% delle persone, il **disturbo ossessivo-compulsivo di personalità** è rappresentato sino al 7,9% tra la popolazione.

Senza contare poi quelle situazioni in cui, benché non si configuri un disturbo vero e proprio, siano presenti *plurimi tratti di personalità disfunzionali*, in quadri clinici sotto soglia ma comunque *in grado di far sviluppare grosso disagio*.

Avete presente quel **collega di lavoro** con cui è impossibile andare d'accordo? Oppure quel **nuovo fidanzato** che ci fa impazzire? Bene, indagate meglio....

Insomma sono dati molto elevati che spiegano, in parte, il motivo del **grande disagio** e della pressione in un Mondo sempre più popolato e in cui i rapporti sono sempre più fragili, stretti, obbligati e difficili da gestire.

Rispetto alle *cause dei disturbi di personalità* vediamo che le idee dei neuroscienziati che si occupano di questo delicato argomento sono **tutt'altro che chiare** (36).

In effetti, per dirlo in parole povere, si valuta che un disturbo di personalità emerga dalla complessa e caotica interazione di un **bagaglio genetico** predisponente

("*Temperamento*") con esperienze precoci disfunzionali, traumatiche e di danno psicologico in contesti personali cognitivi ed affettivi di scarsa capacità di rielaborazione ("**Carattere**").

Mi riferisco ad una serie di **sfortunati eventi**, *biologici e psicologici*, che questi soggetti hanno subito e che li porteranno poi a sviluppare dei **tratti di personalità** che li faranno soffrire e che faranno soffrire le persone intorno a loro.

Veniamo adesso ai vari disturbi ed alla loro **classificazione**.

Vediamo che il **DSM-5-TR**, il nostro manuale diagnostico e statistico di riferimento con cui definiamo i vari disturbi mentali, continua a suddividere i vari disturbi di personalità **in tre principali raggruppamenti**, tre "*cluster*" se utilizziamo il termine in inglese, chiamati A, B e C.

Il **Cluster A** include i disturbi paranoide, schizoide e schizotipico, ovvero parliamo di soggetti che, in generale, mostrano caratteristiche simili di comportamento bizzarro, eccentrico e strano, con dei sintomi che li avvicinano a certe diagnosi psichiatriche "maggiori" come i disturbi deliranti o la schizofrenia, sebbene non ne soddisfino assolutamente i criteri di gravità.

Per quello che riguarda il **Cluster B**, vediamo che questo gruppo è costituito dai disturbi antisociale, borderline, istrionico e narcisistico di personalità.

Come potete immaginare, se avete già visto altri miei video, i soggetti di questo gruppo sono accomunati da un comportamento instabile, drammatico ed iper-emotivo.

Infine poi abbiamo il **Cluster C** che include il disturbo evitante, dipendente e ossessivo-compulsivo di personalità (da non confondere con il Disturbo Ossessivo-Compulsivo vero e proprio, il cosiddetto **DOC**, che è un'altra cosa e ne parlerò tra poco).

Quest'ultimo gruppo di disturbi di personalità riguarda soggetti che, in generale, presentano insicurezza, paura, ansia e tentativi di iper-controllo sulle persone e sul mondo intorno a loro.

Ma veniamo adesso ad **una rapida descrizione** dei singoli disturbi, giusto per formarvi un idea generale che potrete poi ampliare con altri miei video o con letture che vi consiglierò nella bibliografia.

Iniziamo dal primo gruppo, il **Cluster A**.

Il soggetto affetto da **Disturbo Paranoide di personalità**, sia che sembri riservato e guardingo oppure provocatorio, irritabile o arrogante, è di sicuro una persona iper-vigile e che non si rilassa mai, dato che è alla ricerca di particolari e significati nascosti nell'ambiente o nelle persone con cui ha a che fare, che possano, in qualche modo, giustificare **l'ostilità** che percepisce costantemente intorno a lui.

Sostanzialmente reagisce e cerca una spiegazione ad una sua sensazione soggettiva di **ostilità** che non esiste e non avrebbe motivo di esistere.

Il **Disturbo Schizoide di personalità** si identifica per la compromissione grave delle capacità relazionali di un dato individuo che risulta distaccato, ritirato ed isolato dagli altri, per nulla interessato nella relazione con le altre persone, con le quali esprime una gamma di espressioni emozionali molto limitata. Sono persone che spesso si auto isolano e che sono marcatamente a disagio se obbligate a stare in contesti sociali.

Per chiudere il Cluster A, abbiamo il **Disturbo Schizotipico di personalità**.

Questi soggetti presentano comportamenti eccentrici, bizzarri, spesso in concomitanza di fini distorsioni

percettive e di giudizio, componenti, quest'ultime, che lo fanno vagamente assomigliare al disturbo schizofrenico benchè non ne siano per nulla soddisfatti i requisiti diagnostici. Queste persone possono provare esperienze insolite di pensiero magico, illusioni corporee, bizzarre idee di riferimento, telepatia, ufo ed esperienze mistiche insolite.
Per quello che riguarda il **Cluster B**, inizierei dal **Disturbo Antisociale di personalità** che riguarda quei soggetti che presentano comportamenti socialmente irresponsabili, irrispettosi dei diritti degli altri, incapacità di empatia e, di conseguenza, assenza di regole morali e senso di colpa rispetto ai loro comportamenti, con possibilità di agire in maniera violenta e sadica.
In qualche modo la persona antisociale mostra delle affinità e si sovrappone abbastanza al vecchio concetto di **psicopatia**.
Passiamo poi al **Disturbo Borderline di personalità**, di cui vi ho già parlato abbondantemente in molti miei video, podcast ed articoli sul mio blog, a cui vi rimando per approfondire.
In breve vediamo che **il disturbo borderline di personalità** è caratterizzato da instabilità dell'immagine di sé, instabilità affettiva e relazionale, intolleranza alle frustrazioni e marcato discontrollo degli impulsi; si tratta di quelle persone estremamente difficili e problematiche nella relazione con gli altri che tante volte abbiamo visto rappresentate nei film e nei romanzi, da "Star Wars" a "Pulp Fiction", da "Ragazze Interrotte" ad "Attrazione Fatale" (40)(41).
In alcuni casi gravi questo disturbo può addirittura presentare dei cosiddetti *"Breakdown Psicotici"* in cui queste persone manifestano sintomi simil deliranti e comportamenti disorganizzati e bizzarri.

Il **Disturbo Narcisistico di personalità**, anche questo affrontato in diversi altri miei video ed articoli, è connotato da un senso grandioso del proprio valore e della propria importanza, dalla sensazione di essere unici, speciali ed indispensabili, in famiglia, sul lavoro e in tutte le altre situazioni sociali.

Ovviamente questi tratti di personalità devono essere costantemente confermati dagli altri, pena il rischio di sviluppare forti crisi, disagio e depressione.

Ultimo disturbo del Cluster B è il **Disturbo Istrionico di personalità**, in qualche maniera affine e spesso sovrapposto al disturbo narcisistico, in cui ritroviamo un comportamento teatrale, iper-emotivo e piuttosto fasullo e recitato, l'esagerata preoccupazione per il proprio aspetto ed una costante ricerca di attenzioni dagli altri, per poter essere felici.

Il disturbo istrionico porta spesso questi soggetti ad essere seduttivi, provocatori o anche fastidiosi, tutto indirizzato verso il fine ultimo di non passare inosservati, di ricevere attenzione e ammirazione.

Infine vi parlo del **Cluster C**, iniziando con il **Disturbo Evitante di personalità**.

In questo caso abbiamo delle persone caratterizzate da una modalità pervasiva di ansia e disagio che riguarda tutti i contesti sociali e le relazioni in cui si ritrovano, in particolare in ambito lavorativo o famigliare allargato (feste, ritrovi, cene).

In generale questo disagio è connesso al timore della disapprovazione o della sensazione di essere giudicati ridicoli o inadeguati, per queste ragioni le persone con questi tratti di personalità faranno di tutto per restare in disparte o non partecipare ad eventi sociali.

Abbiamo poi il **Disturbo Dipendente di personalità**, che è definito dall'impellente necessità di accudimento, di protezione e di attenzione da parte delle persone di riferimento, come madre, padre, marito/moglie o compagna/o, che conduce quasi sempre a un comportamento eccessivamente sottomesso e remissivo.
Sono queste delle persone che, da sole, appaiono spaesate ed incapaci di autodeterminarsi, di vivere in maniera autonoma.
Infine abbiamo poi il **Disturbo Ossessivo-Compulsivo di personalità**, che lo ripeto non deve essere confuso con il vero e proprio *Disturbo Ossessivo-Compulsivo*, il cosiddetto *"DOC"*, ovvero un disturbo che mostra alterazioni importanti di pensiero definite ossessioni, pervasive e con aspetti di marcata intrusività, a cui corrispondono dei rituali di annullamento o di controllo definiti "compulsioni", di cui vi parlerò in **psiq** in un capitolo seguente.
Dicevo, in questo caso parliamo del disturbo ossessivo-compulsivo di personalità che riguarda quelle persone rigide, inflessibili, perfezioniste ed eccessivamente scrupolose che hanno uno stile di vita molto difficile da condividere, dato che è improntato all'ordine, alla pulizia, al rigore ed alla disciplina senza riserve, assolutamente rigido e poco attento ai bisogni degli altri, che devono necessariamente sottostare a queste regole.
Insomma, anche in questo caso parliamo di persone che sono destinate a stare da sole oppure a vivere con soggetti che siano disposti a diventare subalterni di questo stile di vita claustrofobico ed inflessibile.
A questo punto vorrei affrontare il delicato capitolo del ***trattamento dei disturbi di personalità***, che è molto difficile da impostare e da attuare con successo, per varie ragioni.

Il primo punto è riuscire ad ottenere una **diagnosi adeguata**, in particolar modo nei disturbi meno gravi ed eclatanti che, paradossalmente, sono quasi sempre scambiati con "brutto carattere" e quindi banalizzati e colpevolizzati.

Sul versante opposto è fondamentale non *confondere un disturbo di personalità* con le manifestazioni di altri disturbi psichiatrici, in particolare il **Disturbo Bipolare** e l'**ADHD**, che spesso sono molto simili (personalmente nel corso della mia carriera ho diagnosticato molti meno disturbi di personalità "veri" che ADHD o bipolari).

Inoltre, una volta attuata una diagnosi corretta, ci sarà da affrontare la grossa questione di instaurare un'**efficace alleanza terapeutica**: quasi sempre le persone affette da disturbi di personalità presenteranno delle attitudini relazionali molto instabili e complesse, per cui il terapeuta dovrà avere le idee molto chiare su quale dovrà essere la *cornice di lavoro* ed il *contratto terapeutico*.

Per concludere il tema complesso del trattamento dei disturbi di personalità veniamo a quali **interventi terapeutici** hanno maggiori evidenze di efficacia.

Intanto, diciamolo subito, ***non vi sono indicazioni specifiche basate su evidenze nette ed incontrovertibili riguardanti gli interventi farmacologici;*** quando si deciderà di proporre dei farmaci ad un paziente di questo tipo dovranno essere indirizzati a specifici sintomi e non al disturbo in sé, come ad esempio *sintomi depressivi, impulsività, tensione emotiva o transitori sintomi psicotici*.

Certamente ci potrà essere il razionale rispetto alla prescrizione di **antidepressivi, stabilizzatori dell'umore** e addirittura di **neurolettici**, a patto che si riesca a valutare bene la capacità di gestione del farmaco da parte del paziente, un suo utilizzo transitorio ed un dosaggio adeguato nel contesto di un **monitoraggio clinico continuo** da parte dello psichiatra; la prescrizione di *benzodiazepine,* in particolare, a soggetti appartenenti al cluster B potrebbe essere particolarmente a rischio di far sviluppare comportamenti di dipendenza, anche gravi (42).

Ma quindi? Quale dovrebbe essere l'**intervento terapeutico di scelta** per una persona affetta da un disturbo di personalità?

Certamente **la psicoterapia**, con alcuni orientamenti da preferire rispetto ad altri (43): la **psicoterapia Cognitivo-Comportamentale** (CBT, "Cognitive Behavioural Therapy"), la **psicoterapia Dialettico-Comportamentale** (DBT, "Dialectical Behavioural Therapy") e anche, più recentemente, la **Mindfulness** (44).

C'è da precisare che i **disturbi di personalità** sono vissuti dai soggetti che ne sono affetti in maniera spesso sintonica, come la loro normalità, e frequentemente attribuiscono *a cause esterne e agli altri* le motivazioni del loro malessere, per cui non è facile che sviluppino la giusta **consapevolezza** e la motivazione per iniziare un **intervento psicoterapeutico** che invece sarebbe lo strumento più efficace per curare queste persone.

Questi soggetti giungono da un terapeuta **per altre ragioni** e poi, se il medico o lo psicologo sono competenti in questo ambito, hanno la possibilità di entrare in contatto e di gestire *la vera e propria diagnosi di disturbo di personalità*: solo tramite quest'opportunità potranno essere aiutati a sviluppare consapevolezza e provare a cambiare.

2.4 Psicosi e Schizofrenia

Certamente avrete capito che questa prima parte di **psiq** è dedicata alla **Psicoeducazione**, ovvero all'acquisizione di informazioni precise, comprensibili e utili sulla psichiatria, i disturbi mentali e, in seguito, sulle possibili **opzioni terapeutiche** disponibili ("*Consapevolezza delle Cure*").
Il poter ottenere informazioni precise, comprensibili ed utili sul **disagio mentale** che affligge noi stessi, un nostro caro o una persona di cui ci prendiamo cura ha come risultato quello di attenuare *una forma molto importante di stress*, ovvero quello **culturale** che nel campo della **salute mentale** genera molta sofferenza e stigma.
E quindi, dopo aver parlato di *sintomi depressivi* e di *depressione*, di *oscillazioni dell'umore* e di *disturbi della personalità*, è arrivato il momento di affrontare quelli che sono, probabilmente, gli aspetti più complessi ed invalidanti della malattia mentale, ovvero i **sintomi psicotici** e la **psicosi**.
Cosí come accade con i *sintomi depressivi* e con i *sintomi ansiosi*, vediamo che quasi ogni disturbo psichiatrico può, occasionalmente o stabilmente, presentare dei *sintomi di psicosi* (45).
La **Schizofrenia**, che verrà anch'essa discussa in questo capitolo, è probabilmente il disturbo mentale che più

frequentemente viene associato alla **psicosi** anche se il suo quadro clinico completo è *molto più complesso e variegato*.

Come già accennato nei capitoli precedenti, si sente spesso parlare di **psicosi** e di **sintomi psicotici**, non solo nelle malattie dello *spettro schizofrenico* ma anche nel contesto dei disturbi affettivi come, tipicamente, nel **disturbo bipolare** grave o nelle forme melancoliche di **depressione** (*"delirio di rovina"*).

Ma che cos'è quindi la **psicosi**? Come possiamo definirla e descriverla?

La **psicosi** è uno stato mentale caratterizzato da una serie di *alterazioni psichiche* relative (1) alla **percezione** ("come vediamo la realtà"), (2) alla forma ed al contenuto del **pensiero** ("come interpretiamo la realtà"), (3) ad alcuni aspetti dell'**affettività** ("che effetto ha la realtà sulle nostre emozioni") e (4) alle capacità di **entrare in relazione** adeguatamente con le altre persone.

In parole povere, con il termine **psicosi** si indica uno stato mentale che esprime una ***grave alterazione dell'equilibrio psichico*** di un essere umano, caratterizzato dalla **compromissione dell'esame di realtà**, frequente *assenza di consapevolezza*, e presenza di più o meno evidenti disturbi del pensiero o della percezione come i cosiddetti deliri e le allucinazioni.

Che cosa è un "**delirio**"? Questa parola è molto usata a livello gergale ma quasi sempre a sproposito.... la corretta definizione di delirio è questa: *un convincimento erroneo, non passibile di critica, incompatibile con l'intorno socio-culturale di riferimento.*

Per semplificare questa definizione possiamo dire che una persona sta delirando quando crede a qualche cosa che non è condivisa con la maggior parte delle persone intorno, senza alcuna "prova" reale a supporto e che, soprattutto, non è possibile mettere in discussione in alcun modo.

Ci sono vari **tipi diversi di deliri** sulla base del tema: deliri religiosi (*"Dio mi parla"*), deliri a sfondo erotico (*"Elon Musk è innamorato di me"*), deliri persecutori (*"ci sono delle microspie in casa messe dai servizi segreti"*), deliri di grandezza ("Io ho inventato una teoria che spiega il significato della vita"), deliri di influenzamento ("le onde radio mi cambiano i pensieri"), deliri di sostituzione ("gli alieni hanno sostituito mio marito con un robot") e molti altri.

Parlando invece delle allucinazioni, è molto importante sapere che la forma più frequentemente sperimentata dai pazienti che sviluppano una qualche forma di psicosi è quella delle **allucinazioni uditive** (spesso si dice "sentire le voci"), al secondo posto in termini di frequenza abbiamo poi le **allucinazioni cenestopatiche** ("essere toccati", "spinti" o sentire "presenze" addosso), e per ultime abbiamo quelle olfattive e quelle visive; va segnalato che sia le **allucinazioni olfattive** che, ancor di più, quelle **visive** non sono quasi mai presenti nelle psicosi ed appartengono più frequentemente al campo delle **patologie organiche** (*tumori del sistema nervoso centrale, demenza vascolare ed intossicazioni da droghe psichedeliche*)(46).

È molto importante sapere che la psicosi di per sé non è una patologia ma un complesso insieme di sintomi e che, in realtà, abbiamo **diverse forme di psicosi** che si manifestano in **diverse malattie psichiatriche** come ad esempio la schizofrenia, alcuni disturbi dell'umore (in molte forme del disturbo bipolare ed in alcune gravi depressioni maggiori), ma anche in diversi disturbi neurologici come l'epilessia, la malattia di Huntington e la malattia di Alzheimer e, certamente, in alcune condizioni mediche generali molto spesso di natura endocrina, neoplastica o metabolica.

Nei vari quadri psicotici avremo **diverse miscele di alterazioni** della percezione, del pensiero, dell'emotività e della relazione con gli altri che ci permetteranno quasi sempre di definirne sia il tipo che la gravità, anche sulla base della **compromissione del funzionamento generale** che questi sintomi potranno avere sulla persona che li sperimenta.

Diciamo che ogni caso di psicosi, specialmente al suo esordio, richiede un **inquadramento medico generale** molto accurato: *sono davvero molti i quadri clinici psicotici che si sviluppano su di una base organica, in seguito a tumori, alterazioni metaboliche, organiche o secondariamente a droghe o farmaci.*

Sono stati commessi molti errori in passato attribuendo **cause psichiatriche** a sintomi che erano, in realtà, *secondari a patologie organiche*.

Il grosso problema nell'avvicinare un paziente che manifesta **un esordio psicotico** è legato al fatto che queste manifestazioni vengono vissute dalla persona come **esperienze cognitive e sensoriali molto reali**, o meglio sarebbe dire "verosimili", che possono coinvolgere molti aspetti della vita.

Sarà **assolutamente controproducente** tentare di aiutare una persona in questa condizione utilizzando un approccio *"confrontazionale"* o, ancora peggio, *"giudicante"* (47).

Potremmo infatti dire che l'esperienza più caratteristica della psicosi è la "**perdita della realtà**", che rappresenta la certezza indiscutibile del soggetto psicotico che i propri sintomi siano avvenimenti ed esperienze reali e non *costrutti mentali patologici*; questa esperienza si verifica con particolare gravità nelle **sindromi schizofreniche**, schizoaffettive e bipolari gravi.

È molto interessante sapere che uno **Studio Internazionale sulla Psicosi** della WHO di Carpenter che risale addirittura al 1973 ha valutato la *variabilità dei sintomi psicotici nel mondo in diverse culture* e regioni esaminando la psicosi in sette paesi; bene, la conclusione è stata che la sintomatologia psicotica si estende attraverso continenti, linguaggi e culture **con grande somiglianza**, con anche una frequenza molto simile ma con un certo livello di variabilità perlopiù in relazione ai *vari riferimenti culturali*.

Sono anche molti i vari resoconti in prima persona scritti da soggetti psicotici ma che presentavano delle doti molto brillanti di **auto-percezione** e **consapevolezza** e che hanno descritto e raccontato la natura della psicosi, illustrando la drammatica perdita di realtà della loro esperienza di malattia.

Un caso famoso, riportato anche in un bellissimo film ("A Beautiful Mind"), è quello di **John Nash**, il famoso matematico, citato anche da Nasar nel 1998, che ha descritto cosí la natura del suo delirio: *"Queste idee mi vengono e basta. Non posso impedirlo. Improvvisamente credo che vi sia una cospirazione tra i leader militari per assumere il controllo del mondo e che io sono incaricato di questo. Segretamente sento di essere il piede sinistro di Dio e sento che Dio sta camminando sulla terra"* (48).
Descrizioni simili le ritroviamo in molti altri **pazienti famosi** del presente e del passato tra i vari artisti, scrittori e musicisti…. e anche in tutti quei casi in cui i sintomi psicotici sono stati suscitati da sostanze psicotrope come alcune droghe sintetiche, farmaci ma anche molte sostanze "naturali" come funghi, psilocibina, prodotti secreti da animali e molto altro.

La psicosi è quindi **un disturbo della cognitività** ma non è sempre una perdita totale della capacità cognitiva, come abbiamo invece nelle malattie correlate alla demenza.

In alcuni casi potremmo arrivare a dire che la psicosi è una condizione psichica patologica che presenta un cosiddetto *"guadagno di funzione"*, ovvero aumentate produzioni associative, esperienze percettive bizzarre ma poetiche, pensieri e memorie che vengono riorganizzate e riviste per consolidare il contenuto psicotico.

Ma al di là di queste affascinanti considerazioni bisogna certamente affermare con chiarezza che la psicosi ha quasi sempre **un impatto devastante sulla vita di una persona.**

Tendenzialmente *trasforma e limita le relazioni con gli altri*, quasi sempre intacca pesantemente il **funzionamento generale di una persona,** può condurre a gesti aggressivi, autolesivi e *favorire il suicidio* (49).

Infine la condizione psicotica è ormai dimostrato che **danneggia il cervello**, e che ne peggiora il suo funzionamento, alle volte in maniera irreversibile (50).

Quindi, una volta riconosciuta e diagnosticata, andrebbe sempre prontamente curata.

Il prima possibile (51).

Ma che cosa si intende quando sentiamo parlare di *"Esordio della psicosi in adolescenza"*?

In realtà parliamo delle prima manifestazioni psicopatologiche, i primi segni di malattia mentale di natura psicotica, che potrebbero orientare verso la diagnosi di un ***disturbo dello spettro schizofrenico.***

In circa **un terzo dei soggetti** che sviluppano una vera e propria schizofrenia ***l'esordio della malattia si verifica durante l'adolescenza***, questo dato è ormai confermato da numerosi studi (52).

Infatti negli individui che manifestano **un esordio psicotico tipico** i primi sintomi compaiono *tra i 13 e i 18 anni* ed è stato osservato che, quando l'esordio avviene a quest'età, gli andamenti della malattia *sono solitamente più gravi* e hanno un *esito a lungo termine più sfavorevole*, rispetto ad esordi più tardivi.

Per sottolineare l'importanza di un **riconoscimento precoce della schizofrenia** è importante sapere che ci sono studi di neuroimaging, cioè di diagnostica per immagini molto raffinata, che mostrano come **alterazioni cerebrali strutturali** siano purtroppo già presenti negli adolescenti dopo poco tempo dal **primo episodio psicotico** (53).

Abbiamo dati in letteratura che indicano come, in alcune persone affette da **schizofrenia** ad *esordio precoce*, le modificazioni strutturali possano diventare progressive anche se questo dato non corrisponde ad un effettivo deficit cognitivo, o per lo meno *non è ancora per nulla chiaro se alla schizofrenia corrisponda sempre una degenerazione verso la demenza*, come si riteneva un tempo.

Ma una cosa è certa: nonostante la prognosi sicuramente preoccupante per i giovani con **schizofrenia a esordio precoce**, un'individuazione e un trattamento tempestivi danno luogo a una risposta molto migliore al trattamento, questo è indubbio, e in alcuni casi si hanno **dei veri e propri recuperi molto buoni**.

Pertanto, è corretto affermare che *trattare i giovani nelle prime fasi della malattia è assolutamente d'obbligo* e ha delle conseguenze cliniche e prognostiche rilevanti e molto positive.

Insomma tutti i dati a nostra disposizione ci dicono di non perdere tempo.

Vale la pena ricordare, a questo punto, che "**trattare**" non significa soltanto utilizzare dei farmaci appropriati, ma anche attuare degli **interventi psicoterapeutici personalizzati**, fare un lavoro sulle famiglie, favorire il recupero cognitivo e **correggere stili di vita sbagliati** come utilizzo di droghe, alcol, alimentazione sbagliata e favorire l'attività fisica.

Tutte queste **nozioni sulla psicosi e la schizofrenia**, molto importanti, andrebbero ben assimilate non solo dal personale sanitario ma anche, lasciatemi dire, da psicologi e medici di base; inoltre sarebbe opportuno educare appropriatamente tutto il personale che può trovarsi a lavorare nelle scuole secondarie ed in ambito educativo, in corrispondenza *dell'età tipica dell'esordio*.

Quello che dico sempre è che spesso si insegnano nozioni di medicina generale per permettere ai cittadini di poter aiutare gli altri, come ad esempio il **BLS** (*"Basic Life Support"*), ovvero il massaggio cardiaco, la disostruzione delle vie aeree e l'utilizzo di un defibrillatore.

Purtroppo con la psichiatria non avviene la stessa cosa, quando invece sarebbe molto importante che sia i ragazzi che gli adulti conoscessero ad esempio *i fattori di rischio per il suicidio* o, come in questo caso, i segni e i sintomi della **psicosi**, della **schizofrenia** e del suo esordio per aiutare il personale specialistico nell'**identificazione precoce** di situazioni a rischio negli adolescenti.

Adesso entriamo nell'argomento specifico della **Schizofrenia**, per provare a far luce su questo disturbo psichiatrico molto grave ed invalidante ma su cui, fortunatamente, abbiamo **un grosso margine di lavoro terapeutico**.

La **Schizofrenia** è sicuramente la malattia mentale in cui la *psicosi* manifesta le sue conseguenze più gravi.

Parlando di quanto questo disturbo psichiatrico sia diffuso, vediamo che la schizofrenia riguarda ogni fascia di popolazione a livello di tutto il Mondo ed ha una *prevalenza globale compresa tra lo 0,3 e lo 0,7 % della popolazione* e, di solito, compare tipicamente **fra 15 e 25 anni di età**, ma alle volte anche più avanti nella vita anche se esordi tardivi, ad esempio dopo i 30 o i 40 anni, sono molto improbabili (54).

Possiamo osservare anche che circa *un terzo delle persone schizofreniche*, con le cure a nostra disposizione, subiscono solo uno o due **episodi acuti** nel corso della vita, ovvero quelle **situazioni gravi** che richiedono un ricovero ospedaliero, tanto per intenderci.

È anche vero però che ci sono alcuni casi in cui lo **scompenso acuto** può rimanere una condizione ricorrente o *durare per tutta la vita*.

Vediamo che l'insorgenza della malattia può essere, in alcuni casi, rapida, con sintomi acuti che si sviluppano nell'arco di poche settimane, o può essere più tipicamente **lenta ed insidiosa**, sviluppandosi lungo un periodo di mesi o anche di anni.

In realtà bisogna affermare con forza che **gli aspetti psicotici non sono sempre quelli preponderanti nel caso dell'esordio della schizofrenia**.

Durante *l'inizio della schizofrenia*, la persona spesso si **ritrae dagli altri**, diventa **sospettosa**, pensierosa, *depressa e spesso ansiosa* e, tipicamente, inizia a sviluppare idee inconsuete o paure estreme legate a tematiche difficili da comprendere.

I temi di questi **contenuti di pensiero "strani"**, di queste intuizioni che poi sono destinate a diventare **manifestazioni psicotiche vere e proprie**, appartengono ad alcune aree abbastanza tipiche: il paranormale, il complottismo, l'ufologia, le tematiche religiose oppure esperienze di trasformazione del Mondo rappresentate da sensazioni tipiche come *"essere spiati"*, *"la televisione parla di me"* (che si chiamano *"idee di riferimento"*), esperienze di influenzamento (*"qualcuno controlla il mio corpo o la mia mente"*) o idee di inserimento di oggetti elettronici o dispositivi all'interno del corpo.

Si sviluppa quindi quello che si chiama un **delirio**, ovvero *un convincimento sbagliato, non passibile di critica, che non si riesce a discutere o a contraddire e che non è spiegabile dall'intorno culturale e sociale in cui la persona vive* (la definizione che vi ho anticipato prima).

In questo senso è molto importante **la cultura di appartenenza** perché, come potete comprendere, i contenuti di questi deliri sono spesso derivati da temi presenti in una certa era, in una certa cultura e derivano dalle conoscenze di quella data persona.

Ad esempio un **delirio religioso** è presente da molto tempo nei pazienti schizofrenici, da millenni potremmo dire, mentre l'idea che un micro computer sia stato inserito nel cervello (**Delirio Tecnologico**) appartiene a pazienti degli ultimi decenni.

Dei sintomi molto angoscianti, di cui vi ho parlato prima, e che spesso si manifestano nella **schizofrenia,** sono le cosiddette *"voci"* o più in generale le allucinazioni uditive.

Queste **allucinazioni uditive** che ritroviamo molto frequentemente nella schizofrenia sono un sintomo che disturba molto, che confonde e che spaventa molto la persona che le vive.

Vi voglio ricordare ancora una volta che le *allucinazioni visive*, molto spesso riportate in film che parlano di schizofrenia, **non sono per nulla frequenti,** dato che la più frequente causa di allucinazioni visive sono o l'intossicazione da alcune sostanze, ad esempio l'**LSD**, oppure alcune **forme tumorali del cervello**, quindi quando un paziente riferisce questi sintomi bisognerà approfondire subito con esami specifici.

È sicuramente molto importante **notare e diagnosticare rapidamente questi primi segni e sintomi** per assicurare un accesso tempestivo al trattamento e quindi portare sollievo rapido alla persona; ma in realtà non è cosí facile dato che questi pazienti, soprattutto **nelle fasi precoci della malattia** (ma spesso anche dopo) tendono ad essere molto reticenti e a non parlare di queste esperienze psicotiche per varie ragioni.

In parte perché sanno che non saranno creduti, oppure perché la **paranoia** ed il sospetto diventano molto forti, ma anche perché temono di essere rifiutati dagli altri e di essere, come si dice spesso, *"presi per pazzi"*.

Quindi sia i famigliari che, spesso, anche i medici o altri operatori della salute non hanno vita facile nell'identificare con precisione **questi segnali** e, come sempre, la soluzione è quella di stringere per prima cosa **una forte alleanza terapeutica** con la persona.

In alcuni casi sarebbe opportuno che i famigliari o i care giver *andassero per primi a parlare con uno psichiatra* presso un **Centro di Salute Mentale**, per essere adeguatamente istruiti su come aiutare il loro caro.

E quindi lo ripeto: **riconoscere presto i sintomi ed intervenire il prima possibile con un trattamento**, è vitale per il benessere futuro di chi soffre di schizofrenia, dato che prima si attuano gli adeguati trattamenti e *migliore sarà la prognosi* ed il ripristino delle condizioni psicologiche originarie della persona.

A questo punto è importante essere chiari rispetto al fatto che la schizofrenia non è caratterizzata solo dalla **psicosi** (quelli che gli psichiatri chiamano "Sintomi Positivi") ma anche da disfunzionamenti su di un versante opposto.

In realtà secondo molti studiosi i **Sintomi Positivi** (leggi "psicotici") della schizofrenia, quelli di cui abbiamo parlato sino ad ora, non rappresenterebbero il danno maggiore che la malattia porta al paziente.

Vi parlerò, a questo punto, dei **Sintomi Cognitivi** e dei **Sintomi Negativi** della schizofrenia.

I **sintomi "cognitivi"** si possono manifestare con difficoltà nel ragionamento, e possono essere danneggiate sia la *concentrazione*, sia la *memoria* o anche la *capacità di elaborare bene alcune informazioni* sebbene, quasi sempre, non ci sia in queste persone un vero e proprio **ritardo mentale**.

Allo stesso modo **il discorso** può essere difficile da seguire, *senza connessioni logiche*, oppure il pensiero e il linguaggio possono essere confusi e sconnessi.

Tutto questo può rendere difficile sia lo studio che il lavoro e anche **le relazioni con le altre persone**.

Dai **Sintomi Cognitivi** passiamo adesso ai **Sintomi Negativi**.

Questi sintomi si chiamano negativi perché sono relativi ad una **diminuzione di funzione**, ad uno spegnimento in qualche maniera, che il paziente ha in alcune aree come la relazione con gli altri, la motivazione o l'energia con cui ci si dedica a ciò che lo appassiona di più.

Ad esempio, quando si **perde la capacità di coinvolgersi nelle attività quotidiane**, come lavare o cucinare o stare con gli altri, è importante capire che questa mancanza di motivazione e di iniziativa è parte della malattia, e **non è pigrizia**.

Allo stesso modo *l'incapacità di mostrare empatia, affetto o vicinanza emotiva,* fa parte di **una forma di autismo** e di chiusura che è una caratteristica quasi sempre presente nel paziente schizofrenico.

Quindi vedete che questi **sintomi negativi**, o *"di chiusura"*, sono **una parte molto importante del danno che questa malattia fa al paziente** ma, indirettamente, anche alle persone intorno a lui che percepiranno **un allontanamento del loro caro**, un suo essere distante e remoto, come se vivesse su un altro pianeta.

Quindi adesso capite come mai **la schizofrenia è oggetto di molte incomprensioni**, che contribuiscono allo **stigma**, all'isolamento ed alla discriminazione di chi soffre di questo disturbo, e dei loro familiari, amici e caregiver.

C'è poi anche una credenza comune che **le persone schizofreniche siano pericolose**.

Ma **è raro invece che lo siano davvero**, specialmente quando ricevono trattamento e supporto appropriati.

Anzi, *è molto più frequente che sia proprio il paziente schizofrenico ad essere oggetto di violenza o di raggiro da parte degli altri* anche se, in rare occasioni, una piccola minoranza di persone schizofreniche può diventare aggressiva durante un episodio acuto (e non trattato) di psicosi, a causa delle loro paure e ossessioni.

Ma anche in questo caso **il comportamento aggressivo è più spesso diretto verso loro stessi**, e frequentemente *il rischio di suicidio può diventare reale.*

Ancora, per sgombrare il campo da confusione, vediamo che **la schizofrenia è spesso descritta erroneamente come "sdoppiamento della personalità"**.

Questo non è vero.

I pazienti affetti da schizofrenia possono avere delirio, **convinzioni strane su loro stessi** e un senso distorto della realtà, ma **non hanno personalità multiple**.
Quello è un altro disturbo, peraltro molto raro.
Infine ribadisco che i pazienti schizofrenici mostrano quasi sempre livelli normali di intelligenza, e **non hanno in questo senso un ritardo mentale vero e proprio**, anche se dei sintomi acuti e cronici di psicosi possono interferire con la capacità di *pensare correttamente e in maniera efficiente*.
Bene, ma a questo punto passiamo alla domanda che molti mi fanno: **che cosa genera la schizofrenia?**
Non è stata identificata una singola causa della schizofrenia, ma **diversi fattori** sono collegati alla sua insorgenza.
Ad esempio possiamo osservare che **uomini e donne hanno la stessa probabilità di contrarre questa malattia mentale** nel corso della vita, anche se l'insorgenza per gli uomini spesso si verifica più presto che nelle donne.
Un punto importante di cui parlare sono i **fattori genetici**, infatti può essere che nella famiglia di origine di un paziente schizofrenico ci sia una **predisposizione alla schizofrenia**.
Per essere precisi vediamo che, se è vero che nella popolazione generale solo l'un percento delle persone può soffrire di questo disturbo nel corso della vita, **le cose cambiano se almeno uno dei genitori è schizofrenico: *in quel caso i figli hanno una probabilità del 10% di contrarre la malattia*,** e le cose peggiorano ancora di più se ambedue i genitori sono affetti dalla schizofrenia.
In estrema sintesi i fattori genetici farebbero sí che alcune sostanze biochimiche ed il loro metabolismo nel cervello siano alterate, in particolare un neurotrasmettitore chiamato **dopamina**; una causa probabile di questo squilibrio

chimico sarebbe proprio la **predisposizione genetica alla malattia** (55).

Certamente molti studi recenti ci suggeriscono che la schizofrenia potrebbe essere, in realtà, correlata allo scompaginamento di molti diversi sistemi di neurotrasmissione tra cui anche quello del **glutammato** e dei **recettori NMDA**, similmente a quello che accade nei disturbi affettivi.

Altri elementi che possono favorire la schizofrenia possono essere complicazioni durante la gravidanza o la nascita, e anche l'esposizione ad alcune sostanze d'abuso.

Invece, nel caso della schizofrenia, *non ci sono conferme alla teoria secondo cui le relazioni in famiglia o altri traumi siano una possibile causa della malattia.*

Per finire di parlare delle cause, vi voglio comunicare che *lo stress, pur non essendo una causa di schizofrenia, può favorire l'insorgenza di crisi acute* ed è possibile che **eventi stressanti** la facciano precipitare in persone predisposte.

E adesso, per concludere, vediamo quali sono **le cure della schizofrenia**.

È ormai accertato che **lo sviluppo degli psicofarmaci ha davvero rivoluzionato il trattamento della schizofrenia.**

Oggi *le persone affette da schizofrenia, al contrario dei secoli passati, possono vivere serenamente nella loro comunità* piuttosto che **essere allontanate** o ricoverate in **strutture manicomiali**. Alcune persone, addirittura, non sono mai state ricoverate, e la terapia è sempre stata attuata in strutture territoriali come i **Centri di Salute Mentale** o i **Centri Diurni**.

In questo senso i farmaci, in particolare **gli antipsicotici** ma non solo, hanno l'effetto di correggere **gli squilibri chimici nel cervello** in maniera molto efficace.

La **schizofrenia** è una malattia che ha delle analogie con alcune malattie fisiche.

Come l'insulina aiuta a tenere in vita chi soffre di diabete, così i **farmaci antipsicotici** aiutano a tenere in vita chi soffre di schizofrenia.

Come avviene con **il diabete**, vi sono persone che hanno bisogno di curarsi con farmaci a tempo indefinito *per mantenere sotto controllo i sintomi e prevenire episodi ricorrenti di psicosi.*

Ma non di soli farmaci è costituita la terapia della schizofrenia.

Hanno enorme importanza anche molti altri interventi: *il lavoro, la riabilitazione cognitiva, la psicoeducazione, il mantenimento di una buona cultura di base.*

Tutti questi interventi vanno portati avanti da **equipe multidisciplinari** che includano infermieri, psicologi e tecnici della riabilitazione psichiatrica.

Per finire, continuando ad introdurre il tema della **Lifestyle Psychiatry** (*"Psichiatria dello Stile di Vita"*), vediamo che alcuni **cambiamenti nel modo di vivere**, come ridurre l'uso dannoso di alcool e di altre droghe e di altri fattori che possono peggiorare la psicosi, aiuteranno senz'altro le persone a migliorare (56).

Infine il mantenimento di **una dieta specifica** (ipocalorica ed anti-infiammatoria) e di una **regolare attività fisica** favoriranno il consolidamento dei risultati e miglioreranno la prognosi (57).

Nonostante, purtroppo, **non vi sia una cura definitiva conosciuta per la schizofrenia**, il contatto regolare con uno psichiatra e con una equipe di operatori di diverse discipline aiuteranno la persona a gestire i sintomi ed *a vivere in maniera piena e produttiva.*

Anche il supporto di persone con **interessi comuni** e con **esperienze simili** (*"Gruppo di Pari"*) può essere una fonte valida di sostegno, di informazioni utili e di speranza.

E' molto importante non dimenticare che **anche i problemi di salute fisica debbono essere trattati,** per cui gli psichiatri dovrebbero sempre essere in contatto sia con il **medico di medicina generale** che con **gli altri specialisti** che si dedicano ad *un paziente schizofrenico*.

I servizi di **riabilitazione psichiatrica** e **di supporto** (in particolare gli **Assistenti Sociali**) possono aiutare con i problemi relativi al **lavoro,** alle **finanze,** all'**alloggio,** alle **relazioni sociali** ed alla **solitudine.**

I familiari e gli amici delle persone che soffrono di schizofrenia spesso si sentono **confusi** ed **afflitti**: anche per loro il supporto e la psicoeducazione, oltre ad una migliore comprensione ed accettazione della comunità in cui si vive, sono **una parte fondamentale del trattamento.**

2.5 Disturbi d'Ansia

Il concetto di "**Ansia**" rimanda fortemente a quello più generale di "**Paura**", e potremmo affermare che *l'ansia è una forma di paura senza un oggetto definito*.
La capacità del nostro cervello di generare e di mantenere uno stato emotivo di ansia ha un importante significato evolutivo: l'ansia era quel **campanello d'allarme** che, in epoche remote, permetteva ai nostri antenati di *restare in vita in una foresta primordiale*.
In un'epoca più civilizzata come quella attuale *l'ansia diventa perlopiù inutile o solo parzialmente necessaria* per affrontare **le sfide quotidiane della vita** che, fortunatamente, sono prive di pericoli che necessitino di uno stato di allarme diffuso per essere evitati.
Leggendo **psiq** troverete in molti punti diversi **la parola "ansia"**, questo accade per via del fatto che essa non si riferisce esclusivamente ad **una malattia specifica** ma rappresenta **un sintomo** che ritroviamo in moltissimi contesti diversi di sofferenza mentale.
Accade spesso, in psichiatria ed in medicina, di confondere il concetto di *"sintomo"* con quello di *"malattia"* e, di conseguenza, vi vorrei spiegare come, nel caso dell'**ansia**, non sia sempre presente **uno specifico disturbo d'ansia** ogni qual volta si presenti questo sintomo.

Lo ripeto, quello che voglio sottolineare, per il momento, è che un paziente che porta al medico o allo psicologo **l'ansia come sintomo** non sempre è affetto da un vero e proprio disturbo d'ansia.

In sintesi, usando un termine tecnico della medicina, vorrei parlarvi della *diagnosi differenziale dell'ansia*, cioè quali potrebbero essere i disturbi psichiatrici che hanno come sintomo *anche* l'ansia e quindi, quali disturbi si possono ipotizzare quando un paziente porta al proprio medico questo sintomo.

Ma prima, per essere sicuro di essere chiaro, vi vorrei nuovamente parlare di *che cosa sia l'ansia*, partendo dalla definizione dei *vecchi psicopatologi* che ripetevano quello che vi ho ricordato all'inizio del capitolo: **l'ansia è una paura senza oggetto**.

Possiamo infatti dire che l'**ansia** sia una *sensazione di allarme*, uno stato di tensione e di attivazione psicofisica simile a quella che potremmo provare **in prossimità di un pericolo**.

Una sorta di sensazione di **imminente disastro** o anche, per così dire, un **timore anticipatorio** che non è giustificato sul piano reale.

Parlando quindi del **sintomo dell'ansia** vediamo che, in maniera piuttosto scontata, è chiaro che quelli che il **DSM-5-TR** chiama "**Disturbi d'Ansia**" presentano tutti, ovviamente, l'ansia come **sintomo "cardine"**, diciamo sempre presente.

Quindi il **Disturbo d'Ansia Generalizzato**, il **Disturbo da Panico**, la **Fobia Sociale**, il **Mutismo Selettivo**, l'**Ipocondria** e molte **Fobie**, chiamiamole "vere", sono tutte caratterizzate *da una forte componente ansiosa*.

Attualmente, invece, il Disturbo Ossessivo-Compulsivo ("DOC") ed il Disturbo da Stress Post-Traumatico, pur avendo grosse manifestazioni ansiose, **vengono considerati al di fuori dei disturbi d'ansia veri e propri**, questo almeno nella moderna classificazione del DSM.

In particolare il DOC è stato messo insieme ad altri disturbi come il disturbo da dismorfismo corporeo, il disturbo da accumulo, il disturbo da escoriazione e la tricotillomania, tutti caratterizzati da una forte *coazione a ripetere*, una sorta di impulso obbligato, quello che un tempo si definiva anche con il termine di "**anancasmo**" (58).

Quindi, in questo caso ad esempio, l'ansia rappresenta realmente solo un sintomo.

Similmente il Disturbo da Stress Post-Traumatico che presenta anche lui frequenti *attacchi acuti di ansia* viene però localizzato nell'area del trauma, ovvero dei disturbi in cui la causa scatenante è **un grave evento traumatico**.

Infatti l'**ansia**, in questi pazienti, è suscitata prevalentemente da stimoli che richiamano l'**evento stressante** che lo ha provocato o in situazioni associate, in qualche modo, con l'evento traumatico.

Passiamo adesso alla **Depressione** che, molto spesso, direi quasi sempre, ha *una certa componente di ansia e tensione.*

In effetti è piuttosto raro che chi soffre di **depressione** non sperimenti anche una certa quota di **ansia**.

Magari non la comunica e magari, se il soggetto è molto inibito, prende la forma di una *forte tensione interna* o, come accade nella cosiddetta "**depressione agitata**", in una spiacevole irrequietezza motoria.

Tutti sintomi che scompaiono quando si ha **un miglioramento del quadro depressivo**.

Vediamo poi che, parlando sempre di **disturbi affettivi**, l'ansia è spesso presente nel **disturbo bipolare** e, se ricordate quanto ho affermato nei capitoli precedenti, esistono diverse ***presentazioni anomale*** o fasi transitorie della bipolarità in cui a prevalere sono proprio i **sintomi d'ansia** e questo può condurre a diagnosi sbagliate (59).

Specialmente nei **quadri bipolari attenuati** o nella **ciclotimia** si può assistere a "fasi miste" in cui si manifesta forte *ansia, insonnia* o anche *panico* che catturano l'attenzione del medico e che possono nuovamente portare a conclusioni diagnostiche sbagliate.

In maniera simile l'ansia potrebbe essere un sintomo presente anche nel paziente con **ADHD** a cui, per scarsa conoscenza dell'esistenza di questa psicopatologia, molti medici prescrivono facilmente benzodiazepine con il rischio di generare forte dipendenza (60).

Restando sempre su questo tema dell'**ansia come sintomo,** vi vorrei parlare adesso di un argomento che a me appassiona molto, ovvero dell'**abuso di sostanze** come possibile causa di **manifestazioni ansiose.**

In particolare vediamo che in fase di utilizzo acuto sia la **cocaina** che *molti altri stimolanti* possono generare **sintomi di ansia e panico** che scompaiono dopo un periodo di sospensione di alcuni giorni o, alle volte, di settimane.

Inoltre anche la stessa ***intossicazione acuta da cannabinoidi***, in alcuni soggetti predisposti, può generare **crisi acute di ansia,** al di là del fatto che la maggior parte degli utilizzatori *associano l'utilizzo della cannabis al rilassamento ed alla tranquillità.*

Ma ancora di più possiamo vedere come l'ansia sia un fenomeno frequente nei quadri di cosiddetta "**micro astinenza**", sia da **alcol**, che nuovamente da **ansiolitici** o da **caffè** o da altre sostanze legali o meno (61)(62).

In particolare vediamo che **l'alcol ha la capacità di suscitare sintomi microastinenziali,** a cui pochi medici danno attenzione, anche in soggetti che non presentano un abuso marcato, e che magari si ritengono bevitori non patologici.

Quindi tenetelo ben presente, anche se ne riparleremo approfonditamente nel capitolo di **psiq** legato alla **Lifestyle Psychiatry** (63).

Ancora un punto importante è quello che riguarda **l'ansia nei disturbi di personalità**, che è un fenomeno molto frequente responsabile, anche in questo caso, di una *iperprescrizione di benzodiazepine* che nelle persone affette da disturbi della personalità può comportare un **aumentato rischio di abuso**.

In effetti è raro trovare **pazienti borderline** che non soffrano cronicamente di ansia in relazione all'**intolleranza alle frustrazioni**, ma allo stesso modo ritroviamo sintomi d'ansia anche nei dipendenti, negli istrionici, nei paranoici ed in molti altri disturbi di personalità magari meno definiti o misti.

Per finire di parlare dell'**Ansia come "sintomo"** vi accennerò velocemente anche a quell'ansia causata da alcuni disturbi organici, ovvero quei quadri ansiosi che derivano da *un'alterazione documentabile di un organo, di una funzione fisiologica o di un asse ormonale.*

In particolare vi segnalo le alterazioni della tiroide, della corticale del surrene, ipercortisolemia, l'asma, alcuni disturbi vestibolari, l'epilessia, alcune forme di emicrania, alcune aritmie, la sindrome pre-mestruale, la menopausa, variazioni di pressione e di altitudine e **molte altre situazioni organiche** che hanno come risultato **l'innesco di sintomi d'ansia**, che ovviamente si risolvono nel momento in cui curiamo la causa organica che li ha scatenata (64).

Spero di aver comunicato chiaramente come l'**ansia** possa essere un sintomo importante in *moltissime patologie psichiatriche e mediche* e di come sia importante analizzare bene il **contesto olistico** in cui si manifesta.

Ma a questo punto vorrei passare dall'analisi dell'ansia come *"sintomo"* al concetto più specifico di ansia come *"disturbo"*, nella sua forma più classica e frequente, ovvero il **Disturbo d'Ansia Generalizzato**, spesso abbreviato con l'acronimo **GAD**, che deriva dall'inglese *"Generalized Anxiety Disorder"* (65).

Il **Disturbo d'Ansia Generalizzato** è uno dei disturbi psichiatrici più frequenti tra le persone e riguarda una percentuale che va **dal 3 al 5% della popolazione** con un rapporto donne-uomini di 1,5 a 1 *a sfavore del sesso femminile*.
È un disturbo spesso sottovalutato sia dai medici che dai pazienti stessi, anche alla luce di una **notevole cronicità** che tende molte volte *a farlo assimilare ad un tratto della personalità*, spesso in conseguenza di un esordio precoce (infatti molti pazienti affermano di essere ansiosi *"da sempre"*).
Purtroppo molto frequentemente questi pazienti sono trattati esclusivamente con benzodiazepine, in un contesto (lasciatemi dire!) di **scarsa attenzione clinica**, purtroppo garantendo in questo modo non solo una scarsa prospettiva di guarigione definitiva ma **esponendoli anche al rischio di sviluppare una dipendenza**.
In sintesi si tratta di *un disturbo importante*, spesso invalidante, **diagnosticato e curato male**.
E quindi **che cos'è concretamente il Disturbo d'Ansia Generalizzato?** E, soprattutto, quali sono gli *strumenti terapeutici* per curarlo appropriatamente?

Stiamo parlando, seguendo i criteri del **DSM-5-TR**, di un disturbo caratterizzato da un'**eccessiva ansia**, *preoccupazione* e *rimuginazione* che risulta essere presente la maggior parte dei giorni per **un periodo di almeno sei mesi**, anche se come vi ho detto prima *la maggior parte dei pazienti lamentano questi sintomi spesso da anni.*
L'**ansia** che presentano questi pazienti si può definire come **uno stato di allarme privo di una ragione comprensibile** che è rivolto ad ogni situazione di *lavoro, scolastica, famigliare o sociale* ma frequentemente anche in momenti della giornata che **non** presentano particolari **stimoli scatenanti**.

Questo **disturbo d'ansia** può essere complicato da *episodi acuti*, particolarmente gravi, che se diventano ricorrenti possono configurare la comorbilità con un **Disturbo da Panico** (eventualità frequente).
La presenza di ansia, per definire il **disturbo d'ansia generalizzato**, deve essere associata ad altri sintomi soggettivi, **almeno tre**, tra quelli presenti in questo gruppo, cioè: *irrequietezza, affaticabilità, difficoltà di concentrazione, irritabilità, tensione muscolare e disturbi del sonno.*
Infine è importante ricordare che spesso i **disturbi d'ansia** sono associati a sintomi fisici come *disturbi della digestione, stitichezza o diarrea, cefalea, tremori, lievi aritmie come extrasistoli o palpitazioni* e molto altro che meritano particolare attenzione per escludere, per lo meno quando si inquadra il paziente per la prima volta, delle *reali cause organiche*.
Come fare, quindi, per uscire da questo disagio mentale?
Dobbiamo ricordarci (*tristemente direi*) che per diverse decine d'anni questo genere di pazienti sono stati trattati soltanto con le *benzodiazepine*.

Le benzodiazepine, *spesso chiamate simpaticamente "goccine" dai pazienti e anche da molti medici*, per quanto farmaci **inizialmente** sicuri e con pochi effetti collaterali (per lo meno in apparenza), hanno un grosso limite rappresentato **dall'insorgenza rapida di tolleranza** (ovvero di perdita di efficacia e necessità di aumentare il dosaggio) e anche **di forte dipendenza quando utilizzate per molti mesi o addirittura anni.**

Voglio ripetere quello che ho affermato molte volte in video, articoli o in podcast presenti sui miei canali: **le benzodiazepine non vanno demonizzate**, entro certi limiti, ma ricordiamoci che possono essere utili **solo transitoriamente**, sotto controllo medico, e soprattutto nelle fasi iniziali, o per periodi brevi di insonnia, ma non sono il fondamento della terapia del disturbo d'ansia generalizzato.

Quali sono invece gli interventi terapeutici più appropriati?

Come psichiatra, riferendomi a studi clinici che indagano seriamente il *rapporto rischio/beneficio*, il primo intervento che andrebbe consigliato è **un percorso psicoterapeutico cognitivo-comportamentale** che però risulta, purtroppo, difficilmente erogabile per tutti i pazienti nel contesto del **Servizio Sanitario Nazionale**, che richiede una preparazione specifica e, soprattutto, *una notevole collaborazione, consapevolezza e aderenza da parte del paziente.*

Allo stesso modo un programma di **Lifestyle Psychiatry** (**"Psichiatria dello Stile di Vita"**) fornisce delle ottime premesse per ottenere risultati soddisfacenti e definitivi in questo genere di pazienti (ma lo vedremo meglio nei capitoli successivi di **psiq**).

In realtà, vediamo che anche degli **interventi psicofarmacologici specifici** sono altrettanto efficaci e piuttosto sicuri se impostati con prudenza e a ragion veduta (66).

Ad esempio farmaci come la *venlafaxina*, l'*escitalopram* o la *paroxetina* sono approvati in praticamente tutto il Mondo per **il trattamento del disturbo d'ansia generalizzato** e per altre varianti dei disturbi d'ansia; molto probabilmente quasi ogni **Antidepressivo SSRI** possiede proprietà terapeutiche per trattare molti *disturbi d'ansia*.

Ovviamente i tempi di risposta agli antidepressivi SSRI (o di altro tipo) nei disturbi d'ansia sono **generalmente molto più lunghi di quelli che osserviamo con le benzodiazepine**; un tempo di attesa adeguato da aspettare prima di dire che un certo farmaco non stia funzionando è di **8-12 settimane**.

Questo è molto importante da sapere per **non cambiare strategia prima del tempo**, sprecando *un farmaco potenzialmente efficace*.

Anche i **farmaci triciclici** sono delle alternative agli SSRI pur presentando maggiori effetti collaterali, in particolare *una più elevata cardiotossicità* che va monitorata.

Vi ricordo anche che alcuni antipsicotici sono stati approvati in Italia per i disturbi d'ansia, *come la perfenazina, che troviamo associata all'amitriptilina in un farmaco piuttosto diffuso nel mondo occidentale*, ma secondo le linee guida attuali non si tratta di un'opzione di prima scelta.

Abbiamo alcune nuove alternative terapeutiche che mostrano un buon livello di evidenze: sto parlando di alcuni anticonvulsivanti come il *gabapentin* ed il *pregabalin*.

Si ritiene che questi composti non abbiano solo proprietà ansiolitiche e anticonvulsivanti, ma che possano essere utilizzati anche nella fibromialgia, nel dolore neuropatico e, forse, nel disturbo bipolare.

In particolare il **pregabalin**, un farmaco derivato dal gabapentin, è stato ampiamente studiato nel disturbo d'ansia generalizzato (67).

Effetti collaterali comuni del pregabalin sono le vertigini e la sonnolenza diurna, ma non possiede effetti collaterali relativi alla sfera sessuale, al contrario degli antidepressivi, e mostra una sostanziale assenza di rischio di dipendenza.

Infine abbiamo alcuni composti che, in futuro, potrebbero ricevere l'approvazione all'utilizzo per il trattamento dei disturbi d'ansia come la **tiagabina**, o dell'insonnia correlata all'ansia e alla depressione come gli antagonisti duali dei **recettori dell'orexina**, o ancora il **CBD** (un composto presente nella *cannabis*).

Per concludere *questo lungo capitolo psicoeducativo sull'Ansia*, vorrei raccontarvi ancora qualche cosa sul perché *la nostra era* è stata definita da molti sociologi, psicologi ed opinionisti "**L'Era dell'Ansia**".

Evoluzione, Accelerazione, Cambiamenti e Salute Mentale: in che modo la crescita ed il dilagare dei disturbi d'ansia e dell'adattamento sono connessi alle caratteristiche della nostra Società? E quali sono queste caratteristiche che favoriscono il crescere dell'ansia tra le persone?

La Specie Umana, in fin dei conti, non dimora sul **Pianeta Terra** da troppo tempo, in realtà possiamo dire che l'**Homo Sapiens** esiste da "solo" duecentomila anni.

Ma per essere più precisi potremmo dire che la nostra **Evoluzione come Specie**, per lo meno quella che è avvenuta *sul piano culturale, sociale e tecnologico*, dura da circa cinquantamila anni, cioè da quando abbiamo iniziato a indossare pelli per proteggerci dal freddo, a seppellire i morti e a cacciare in maniera più organizzata.

Vediamo anche che **sono solo diecimila anni** che coltiviamo la terra in maniera efficente e la scrittura, che è stato uno dei più importanti scatti evolutivi sul piano culturale, risale all'incirca a **cinquemila anni fa.**

Interessante, no? Ma vi voglio dire ancora alcune cose prima di arrivare al punto.

Pensate che **la Civiltà**, per come la definiamo modernamente, ha avuto inizio solo 4000 anni fa in **Mesopotamia**, tutti lo avete studiato, e da allora tutti i cambiamenti culturali, tecnologici e sociali hanno iniziato a subire **una costante accelerazione**, qualche cosa di stupefacente e di vertiginoso se lo paragoniamo a quello che con estrema lentezza è accaduto **nei 196.000 anni precedenti.**

Pernsateci bene: *il denaro, l'alfabeto, le piramidi, le religioni, la filosofia, la democrazia, il vetro, le spade d'acciaio, la scuola, la bussola, gli orologi, le armi da fuoco, i telescopi, i farmaci, i frigoriferi, il telegrafo, il telefono, la televisione, i computer e alla fine internet e la moderna era digitale.*

È certo che di cambiamenti ne abbiamo visti moltissimi nella nostra storia, ma **il punto non sono tanto i cambiamenti in se** ma la costante impennata della curva della velocità con cui questi cambiamenti si sono verificati (e ancora si stanno verificando).

Il punto, lo voglio ripetere, non è il cambiamento di per se dato che da sempre l'uomo ha dovuto adattarsi a modifiche del mondo intorno a lui, **ma è molto più importante la velocità con cui un dato cambiamento si manifesta.**

Probabilmente tutti sapete che quando noi psichiatri valutiamo *i fattori scatenanti dei vari disturbi mentali*, individuiamo come causa primaria o per lo meno come con-causa importante **un grosso cambiamento nella vita di una persona.**

Cambiare lavoro, uno **stress** sul piano economico, una *diagnosi di malattia grave,* un abbandono, un **lutto.**

In realtà alle volte non importa neppure se un certo cambiamento *sia negativo o sia addirittura positivo,* dato che spesso è la sua intensità e la sua repentinità a costituire uno **shock** per una certa persona ed il suo intero sistema, ok?

Ma a questo punto le domande sono: *che cosa succede quando dei cambiamenti ambientali, relazionali, sociali e tecnologici non cambiano la vita solo di una persona ma, in realtà, quella di tutti?*

Cosa succede quando intere **Società** o l'**intera popolazione umana**, attraversano un periodo di mutamenti rapidi, profondi, che sembrano mettere a repentaglio la nostra identità, la nostra visione del Mondo e che ci fanno perdere **una prospettiva definita e chiara del futuro?**

Negli ultimi 20 anni il nostro **Mondo** è cambiato ad **una velocità mai vista** nella storia dell'umanità.

È cambiato sul **piano tecnologico** per prima cosa e questo, poi, ha cambiato tutto il resto: i rapporti tra le persone, il modo in cui ci svaghiamo, il modo in cui lavoriamo, il modo in cui spendiamo i nostri soldi e, soprattutto, il modo in cui tendiamo ad **indebitarci** e molte nostre **dipendenze.**

Anche il modo di far **politica** è cambiato, e non in meglio direi, con manipolazioni e alterazioni delle informazioni e la tendenza dei social media a **polarizzare le nostre opinioni.**

Pensiamo anche al **mondo del lavoro:** computer e robot ci stanno portando via molte attività umane del passato.

C'è poi anche un principio che è un pochino l'essenza della "**visione del mondo**", della *Weltanschauung* contemporanea che ci impone di **non desiderare quello che abbiamo** ma di pensare sempre al prossimo oggetto da comprare, alla prossima vacanza, alla prossima tendenza e a quello che sarà di moda in futuro, **una bella e sicura ricetta per l'infelicità**, questo è poco ma sicuro.

Infine, come ciliegina sulla torta, preoccupanti **cambiamenti ambientali e climatici** sono all'orizzonte, non male no? *E poi ci chiediamo da dove deriva la nostra ansia?* Proviamo a riflettere insieme.

Nell'anno **2000** nessuno sapeva cosa fosse un *selfie*, molte persone non avevano ancora un semplice *telefono cellulare*, Google era appena nato, non c'era YouTube, Spotify, WhatsApp, le banche on line, Facebook, le criptovalute e Netflix.

Non so se vi ricordate.... qualche anno prima del 2000 se qualcuno vedeva una persona per strada con un **telefono cellulare** diceva: *"Mah, quello lì deve essere un pochino scemo...."*.

Non stiamo parlando di **1000 anni fa** ma di una ventina.

La gente usava ancora i fax, le videocassette e pensava che le automobili che si guidano da sole ci fossero solo nei film di fantascienza (ma forse Elon Musk ci stava già pensando?).

Il mondo è sempre cambiato, questo ce lo insegna la storia, ma **mai a questa velocità** ed in maniera così impattante sulle nostre vite, *sia nel bene che nel male*.

E l'ossessione per il futuro, ci allontana dal vivere nel presente.

In questo scenario di cambiamenti radicali, non diventa, forse, sempre più difficile pensare di poter godere di una certa **stabilità mentale?**

In realtà il sentimento nascosto, innominabile, presente più o meno forte in tutti noi, è proprio **la Paura**.

Spesso **una paura senza oggetto**, che è, appunto, la *vera definizione dell'ansia*, ovvero temere qualche cosa che non abbiamo ancora incontrato, bene inquadrato e che non conosciamo ancora.

È come vivere "**Jurassic Park**" senza i dinosauri, "**Alien**" senza l'alieno o "**Lo Squalo**" senza lo squalo: la nostra ansia è di tipo "*anticipatorio*", una costante attesa penosa che qualche cosa di nefasto possa accadere.

Tutti ci sentiamo addirittura in colpa per soffrire in un mondo che sembra il migliore della **Storia dell'Umanità** in cui noi esseri umani siamo mai vissuti a parte il fatto, *piccolo particolare*, che non è più fatto a nostra misura sia nei cambiamenti che nella velocità a cui questi avvengono.

Non lo riconosciamo più e non abbiamo **immagini archetipiche** (67) a cui paragonarlo.

E tutto questo ci fa paura e aumenta la nostra **tensione emotiva**, spesso senza che ce ne rendiamo effettivamente conto.

Tutto è ormai eccessivo, ci soverchia, e il **sovraccarico esistenziale**, di cui parlo in molti miei video, ci rende spaesati.

Il modo in cui gestiamo i nostri soldi ne è un esempio: ci indebitiamo per "*comprare oggetti che non ci servono per impressionare persone che non ci piacciono*" (68).

Anche questo ci fa stare male, ci spaventa e ci rende ansiosi, ci toglie il sonno ed agita le nostre notti.

E mentre non riusciamo a stare nel presente, **il nostro futuro ci scappa di mano**, ci risulta sfuocato ed indefinibile.

Esiste solamente il prossimo oggetto da comprare, la prossima vacanza da fare, il prossimo lavoro da cercare, la prossima relazione, mentre **il presente perde di significato e di valore**.

E tutto questo genera nuova ansia che cerchiamo di placare riempiendoci di nuovi oggetti e nuove aspirazioni, dimenticandoci di quello che già abbiamo.

Lo ripeto: *la ricetta della felicità* è senz'altro un'altra, non credete?

Bene, questo è quello che credo sia *il vero motore dell'ansia e dell'irrequietezza* degli esseri umani che vivono in questi tempi.

Per concludere, in molti casi, non si tratta più di un **disturbo d'ansia** vero e proprio, per lo meno secondo le definizioni della **psichiatria classica**, ma, come dico sempre, di un forte disadattamento ad un ambiente, ad un'esistenza all'interno della quale non possiamo che sviluppare **disagio**.

2.6 Disturbo Ossessivo-Compulsivo

Ossessioni e **Compulsioni**: che cosa sono? in che modo si manifestano? in quali casi possono diventare un vero e proprio disturbo psichiatrico?
Eccoci ad un altro argomento in cui alcune **anomalie psichiche**, peraltro molto frequenti, possono rappresentare sia *tratti di personalità*, sia **sintomi** oppure anche vere e proprie patologie in sè (un pochino come abbiamo visto nel caso dell'**ansia** e dei disturbi ad essa correlati).
In questa prima parte di **psiq**, che ha a che vedere con la **psicoeducazione** (ovvero divulgare alle persone informazioni chiare e precise sulla psichiatria) vorrei, per prima cosa, riuscire a trasmettere il concetto che i **disturbi mentali "reali"** e ben configurati non sono poi così frequenti ma che gran parte del *disagio mentale* che la gente sperimenta ha a che vedere con **complesse miscele di diversi** sintomi, **segni** e **tratti di personalità** che spesso non configurano un vero e proprio disturbo mentale (69).
D'altra parte una minor parte della popolazione presenterà, senza dubbio, un quadro sintomatologico che rimanderà, al contrario, ad **una vera e propria malattia mentale** definita.
Per tutte queste ragioni, in relazione al complesso tema delle ossessioni e delle compulsioni, vorrei parlarvi in primo luogo del ***Disturbo Ossessivo-Compulsivo di***

Personalità (e dei tratti ossessivo-compulsivi) che non deve essere confuso con il vero e proprio **Disturbo Ossessivo-Compulsivo**, il cosiddetto DOC, ovvero un disturbo che mostra alterazioni importanti di pensiero definite ossessioni, pervasive e con aspetti di marcata intrusività, a cui corrispondono dei rituali di annullamento o di controllo definiti "compulsioni".

Il **disturbo ossessivo-compulsivo di personalità** (70) riguarda tutte quelle persone rigide, inflessibili, perfezioniste ed eccessivamente scrupolose che hanno uno stile di vita molto difficile da condividere, dato che è *improntato all'ordine, alla pulizia, al rigore ed alla disciplina senza riserve (rivolta agli altri ma anche a loro stessi), rigido e poco attento ai bisogni degli altri.*

Insomma, anche in questo caso parliamo di **persone disfunzionali** a livello di struttura di personalità, che sono destinate a *stare da sole* oppure a **vivere con altri esseri umani disposti a diventare subalterni di questo stile di vita claustrofobico ed inflessibile.**

Non è facile stabilire quando dei tratti di personalità disfunzionali configurino un vero e proprio disturbo, in ogni caso ogni volta che sono presenti caratteristiche ossessivo-compulsive le cose si fanno particolarmente "pesanti" e la relazione assume sempre connotati vischiosi e disturbanti.

Sia che si tratti di genitori, di figli, di compagni e compagne oppure di colleghi e colleghe di lavoro, non sarà mai facile **gestire la relazione con una personalità "ossessiva"** che potrà, a seconda dei casi, diventare scontrosa, direttiva e, alle volte, anche *sadica.*

Al di là dell'idea che vi potreste essere fatti di questi tratti personologici, vi invito a riflettere sul fatto che **ognuno di noi possiede un certo numero di tratti ossessivo-**

compulsivi, a vari livelli di gravità, a seconda del periodo della vita e in relazione alla gestione di momenti di stress o di frustrazioni.

Infine vi voglio ricordare che i **tratti di personalità ossessivo-compulsivi** molto raramente si attenuano con il tempo e che, nonostante siano spesso vissuti come disfunzionali dalla persona che li manifesta o dai suoi famigliari, quasi mai spingono il soggetto a richiedere un aiuto specialistico, psicologico o psichiatrico, per via del fatto che vengono considerati semplicemente come *"facenti parte della propria natura"*.
Molto spesso la ricerca dell'ordine, della pulizia, della simmetria e del controllo sono **elementi di disagio** che favoriscono violenza famigliare, divorzi e possono generare a loro volta disagio mentale nelle persone attorno (*disturbi d'ansia, depressione, disturbi del comportamento alimentare ed altro*) (71).
Anche in questo caso vi rimando ad alcuni video sul mio **canale YouTube** che potranno chiarirvi le idee sia sui **disturbi di personalità** che sui *tratti di personalità disfunzionali*.

Ma dopo questa importante premessa sul *concetto più generale di ossessività* e sui tratti di personalità ossessivo-compulsivi, iniziamo ad affrontare le caratteristiche del vero e proprio **Disturbo Ossessivo-Compulsivo**, spesso abbreviato con l'acronimo **DOC**.
Da adesso in avanti cercherò di trasmettervi l'importanza di riconoscere e di essere consapevoli dell'esistenza del **DOC**, anche perché stiamo parlando di una patologia psichiatrica che ha una **prevalenza lifetime del 2-3%** a seconda degli studi e inoltre ci sono evidenze epidemiologiche che

indicano che il 10% dei pazienti affetti da DOC ha almeno *un parente di primo grado con lo stesso disturbo*.

Eccovi la prima domanda: *quando e come esordisce questo disturbo psichiatrico?*

È importante sapere che il **DOC** può iniziare in maniera acuta o anche manifestarsi in maniera subdola, crescendo molto lentamente, ricordando sempre che l'80% dei casi si manifesta in un periodo piuttosto ampio che va **dai 10 anni ai 40 anni**, con due picchi legati al sesso, ovvero i maschi esordirebbero di più tra i 15 e i 20 anni, mentre le femmine un pochino dopo, tra i 20 e i 25 anni.

Il 15% circa esordisce in **età infantile**, sotto i 10 anni, e soltanto il 5% si manifesta dopo i 40 anni di età, quasi mai in età geriatrica (72).

L'andamento del **DOC** non curato è sicuramente *cronico, instabile, fluttuante o ingravescente*.

Ma che cos'è veramente il **disturbo ossessivo-compulsivo**, ovvero come si manifesta?

Per spiegare bene questa *psicopatologia*, per prima cosa conviene, a mio parere, far chiarezza sui termini **"ossessione"** e **"compulsione"**.

Anche perché questi sono termini, come molti altri della psichiatria, che sono utilizzati spesso a sproposito dalla gente.

Possiamo dire che l'**ossessione** è un sintomo presente nella mente del paziente, e quindi non obiettivabile ma soltanto derivabile dal colloquio, che esprime **un'idea persistente, vissuta come fastidiosa ed intrusiva**, che non è in alcun modo neutralizzabile.

Spesso l'ossessione ha la forma di un **"dubbio"**, un'eventualità ipotetica grave o pericolosa, oppure di una possibilità che un **evento negativo** accada, o ancora di un *bisogno irrazionale*.

Ad esempio abbiamo ossessioni, e quindi timori, di **contaminazione**, di **perdere il controllo** e quindi di aggredire, di uccidere o di dire cose sbagliate o aggressive, o ancora bisogno di simmetria, ossessioni sessuali, pedofile o religiose, di accumulo, di commettere errori o di compiere azioni disgustose o mille altre varianti su questi temi.

Volete qualche esempio più pratico? Una persona può temere di poter aggredire i figli, di attuare gesti di pedofilia, di uccidere qualcuno, di bestemmiare in chiesa, di essere contaminato dai virus, di insultare i colleghi di lavoro, di avere istinti omosessuali, oppure temere che i propri famigliari possano morire in un incidente, aver il timore di divenire povero, di sbagliare sul lavoro, di sperperare il denaro eccetera, eccetera, eccetera (73).

Ma dopo l'**ossessione** vediamo che cos'è la **compulsione**.

La **compulsione** solitamente è un *comportamento*, non sempre visibile, ma anche presente a livello di *rituale mentale* o a *livello fisico e muscolare*, che ha il valore di una risposta del paziente all'idea ossessiva e **che ha lo scopo di neutralizzarla**, si tratta quindi di un comportamento o un rituale che ha il fine di *"placare"* e **annullare l'idea ossessiva**.

Diciamo che la **compulsione**, quando non è *un rituale mentale*, può essere spesso direttamente osservabile e quindi può essere definita **un "segno" clinico**.

Alcuni rituali mentali possono essere osservati indirettamente tramite **il "blocco" della persona** che appare assorta, o anche *"sospesa"* all'improvviso, ad esempio, a pregare, a contare, a ripetere delle parole, a immaginare una scena o altro nella propria mente.

Le **compulsioni** che più di frequente implicano dei comportamenti ripetitivi, intenzionali e che hanno lo scopo di annullare il pensiero ossessivo, *sono solitamente azioni* *di controllo, di pulizia o di lavaggio*, gesti spesso "bizzarri" o fuori luogo, ripetitivi, compulsioni a riordinare, rassettare o **pulire la casa**, il **contare** o anche l'**accumulare** o il **collezionare** in maniera francamente inadeguata.

Alla luce di questo scenario psichico, è evidente che **il paziente ossessivo-compulsivo manifesta un'attività mentale e comportamentale molto impegnativa e dilagante** nella vita quotidiana, una sorta di *"lavoro a tempo pieno"* che può risultare molto invalidante.

Inoltre questo **lavoro mentale e di comportamento** ha la caratteristica di **non finire mai**, e di fornire pace e rilassamento solo per poco tempo, diventando poi di nuovo impellente ed inevitabile.

Queste caratteristiche del **DOC** lo pongono, secondo alcuni ricercatori, su di un piano di similarità con *le dipendenze, chimiche o comportamentali*, come il gioco d'azzardo patologico, o altre situazioni di coazione a ripetere in cui **il paziente sembra inserito in un loop**, un ciclo infinito da cui non si riesce ad uscire.

Ci sono spesso dei disturbi che si presentano in comorbilità con il DOC, e parliamo di **sintomi depressivi**, disturbo da tic o Tourette, **abuso di sostanze** (*alcol*) ed insonnia.

Abbiamo anche degli *altri disturbi* che vengono considerati come **"correlati" al DOC**, dello stesso spettro di patologia diciamo.

Tra questi vi ricordo il **Disturbo da Dismorfismo Corporeo** (la preoccupazione di avere un difetto o una malformazione fisica, spesso inesistente o esagerata dal paziente), il cosiddetto **Hoarding Disorder**, *"Accumulo Patologico"*, (ovvero la patologica tendenza ad accumulare oggetti, alle volte con l'alibi del collezionismo ma spesso indipendentemente dal valore intrinseco), la

Tricotillomania (il ricorrente strapparsi i capelli) o infine lo **Skin Picking Disorder**, ovvero la manipolazione, lo "stuzzicamento" e la lacerazione della pelle intorno alle dita.

Tutte queste altre manifestazioni di patologia sono considerate affini al **Disturbo Ossessivo-Compulsivo**.

Ma arriviamo adesso ad un punto importante: **quali sono le cause?**

Si sono fatti molti passi avanti negli ultimi decenni e sembra evidente che il DOC dipenda dalla **disregolazione di alcuni sistemi neurotrasmettitoriali,** in particolare di quelli connessi al **neurotrasmettitore serotonina**, anche in relazione al fatto che i farmaci che inibiscono il reuptake di questo mediatore (**SSRI**) sono efficaci nel trattamento; ma anche la dopamina, in quanto sul piano neurologico i pazienti che mostrano *alterazioni dei gangli della base* esprimono spesso **sintomi ossessivo-compulsivi**.

Infatti studi di neuroimaging come la **PET**, la **SPECT** e la risonanza magnetica funzionale (**fNMR**), hanno individuato nei pazienti affetti da DOC un incremento del flusso ematico proprio a livello dei **gangli della base** dell'emisfero sinistro, oltre ad una frequente attivazione dello striato ed una **ridotta attività dell'ippocampo**, tutte strutture complesse del sistema nervoso centrale.

Ma veniamo infine alla domanda che in molti mi fanno sul blog e sui vari altri miei canali digitali: **come si cura il disturbo ossessivo compulsivo?**

Allora, due sono i principali interventi da prendere in considerazione come prima scelta: la **Terapia Psicofarmacologica** e la **Psicoterapia Cognitivo-Comportamentale**, preferibilmente associate tra loro, specialmente nei casi più gravi (74); ci sono anche delle evidenze di rilievo rispetto all'utilizzo della **Psicoterapia Breve-Strategica** (75).

Infatti da un punto di vista psicofarmacologico, come già anticipato prima, nel DOC è necessario agire sul sistema serotoninergico, in primis, e a volte anche sul dopaminergico.

Quindi si utilizzano gli **SSRI** come la fluvoxamina, anche se, probabilmente, la clomipramina, un **Antidepressivo Triciclico**, è il farmaco che ha maggiori evidenze quando si assiste al fallimento di un SSRI.

Bisogna sempre ricordarsi che il trattamento, per essere efficace, deve essere protratto per molto tempo anche **10-12 settimane**, e che *dovrà essere continuato per almeno 2 anni*.

Come detto prima, anche il **sistema dopaminergico** può essere disregolato, ragion per cui si possono anche utilizzare, nei DOC resistenti, **bassi dosaggi di antipsicotici** come il risperidone, l'olanzapina o l'aripiprazolo.

Per quanto riguarda invece il **trattamento cognitivo-comportamentale**, ormai moltissimi studi lo indicano come il trattamento psicoterapico di scelta, e si è valutato che interventi di cosiddetta **"esposizione"** e **"prevenzione della risposta"**, sono i più efficaci ed utilizzati.

Rispetto all'utilizzo della **Psicoterapia Breve-Strategica** va sicuramente ricordato il lavoro clinico e di ricerca della scuola di *Giorgio Nardone*, allievo italiano di **Paul Watzlawick**, che ha formulato diversi protocolli di trattamento specifico per il DOC alcuni dei quali possono essere considerati veri e propri *"best practice"* della psicoterapia di questo disturbo (76).

Come detto prima **il trattamento combinato, psicofarmacologico e psicoterapeutico**, è sicuramente quello che mostra maggiori evidenze di successo nel DOC.
Concludo dicendo che il **DOC** è una patologia psichiatrica che dovrebbe essere ben conosciuta sia dal personale sanitario che dalla popolazione laica, *in ragione della sua diffusione e dell'impatto che ha sulla vita dei pazienti*.
L'obiettivo è quello di **trattarla nella migliore e più precoce maniera possibile**, anche perché tende quasi sempre a cronicizzare e a ripresentarsi nel corso della vita, risultando molto spesso **subdola ed invalidante**, cambiando il destino di persone che quasi sempre avrebbero ottimi potenziali esistenziali, doti e capacità.

2.7 Disturbi dell'Adattamento e PTSD

Il **disadattamento al moderno Stile di Vita ed allo Stress** e la **risposta patologica al Trauma** sono due argomenti che tratto molto spesso sui miei canali digitali, anche perché, a livello del grande pubblico laico, se ne parla poco e male.
E quindi, nell'ottica di questi capitoli iniziali di tipo **psicoeducativo** (leggi *"favorire la comprensione dei disturbi mentali alle persone che non fanno parte degli operatori sanitari"*), credo sia fondamentale definire queste aree di disagio mentale che troppo spesso vengono **confuse con altri disturbi** e, di conseguenza, diagnosticate male e trattate peggio.

"Il mostro che fa più spavento è quello che inviti tu stesso a entrare nella tua casa", così sembra che avesse detto **Sarah Pardee Winchester**, la vedova del famoso fabbricante di armi che, si diceva, fosse perseguitata dai fantasmi delle persone uccise dai famosi fucili della nota azienda di famiglia.
Mi è sempre piaciuta questa frase perché descrive bene *il peso, alle volte inaspettato, che le nostre azioni possono avere sulla nostra vita.*
In particolare ho intenzione di iniziare questo capitolo parlandovi di **Stile di Vita** e di **Stress** (come determinanti

di malattia) e del perché, quasi sempre, **siamo proprio noi i responsabili dello stress che subiamo** nel corso della nostra esistenza e, per vederla dal lato positivo, di come molto spesso ognuno di noi abbia la possibilità di agire per migliorare il suo **benessere mentale**.

Infatti molto spesso, più di quanto superficialmente immaginiamo, le forme di stress che più ci tormentano e gli **stili di vita disfunzionali** che perseguiamo derivano da scelte che abbiamo fatto in maniera inconsapevole e, parafrasando le parole della *Vedova Winchester*, rappresentano dei **mostri** che abbiamo fatto entrare noi stessi in casa nostra.

Infatti, in questa mia riflessione, andrò piuttosto contro alla narrazione, molto diffusa tra le persone, che lo **stress** sia qualcosa che ci "accade", che deriva da "sfortunati eventi" o che semplicemente si "subisce".

Certo ci sono **eventi** o **concomitanze di vita** che non possiamo scegliere e che non avremmo mai immaginato di subire, questo è vero.

Ma il vero punto caldo, quando si parla di disadattamento allo stress, è sempre la nostra *"versatilità"*, parola che preferisco ad una ben più famosa che è *"resilienza"*.

Dico questo perché *"resilienza"* a me spesso suggerisce l'idea di una qualità dell'essere umano, che dovrebbe permettere di subire eventi nefasti senza soffrirne troppo.

In realtà, in contrapposizione ad uno scenario caratterizzato dal "sopportare", a me piace molto di più il concetto di *"cambiamento"* mediante l'utilizzo di un'altra qualità molto, molto importante e preziosa che è la **versatilità**.

Ma per farmi capire meglio ho pensato di portare l'esempio della Pandemia da **SARS-Cov-2**, una delle più importanti e condivise cause di **stress** degli ultimi decenni.

Che cosa ci ha fatto, quindi, la **pandemia da COVID-19**?
È stata proprio lei la responsabile diretta di quella che in molti hanno voluto chiamare l'*emergenza di salute mentale* del **covid** e del **post-covid**?
Allora, per essere molto diretto e schietto io credo che quello che la pandemia ha fatto a tutti noi sia stato di "rivelare" delle tracce profonde di *un'esistenza fortemente compromessa che era sicuramente pre-esistente a quell'evento nefasto*.
Quello che voglio dire è che il **disagio mentale** che in moltissimi hanno sperimentato potrebbe essere stato favorito, in larga parte, da *uno stile di vita disfunzionale pre-esistente* che ha come caratteristica generale proprio quella di non permetterci di cambiare, di adattarci e di *essere versatili*.
Semplicemente la pandemia ci ha fatto capire come tutti noi viviamo le nostre esistenze appese ad **un filo sottile e insicuro** che può spezzarsi velocemente se aumentiamo il carico di *stress esterno*.
Sinceramente io penso che la **pandemia da COVID-19** abbia fatto esplodere un ordigno che era, in qualche modo, già preparato ed innescato.
Certamente abbiamo subito tutti, specialmente i più giovani, le restrizioni relazionali del **Lockdown** mentre le persone più mature e le famiglie hanno visto amplificarsi ancora di più lo **stress economico** che era sicuramente preesistente.
Per non parlare di chi ha subito **il trauma di una perdita**.
Ma voglio ripetere che il punto è che noi abbiamo fatto entrare in casa nostra alcuni mostri molto pericolosi e subdoli *ben prima della pandemia*, ovvero **stili di vita** e **sorgenti di stress** che hanno diminuito la nostra versatilità e la nostra **capacità di cambiare** che invece era molto più

presente nei nostri antenati che hanno affrontato disagi e catastrofi ben peggiori.

Tutti questi *"mostri"* stanno lavorando su di noi da molti anni e **la pandemia** si è inserita in un **sistema sociale** che andava avanti da molto tempo in maniera già **precaria**, con miliardi di persone afflitte da debiti, dipendenze, instabilità relazionale, scarsa consapevolezza, stress ambientale, cambiamenti tecnologici superveloci e molte altre cose davvero pericolose e letali per la nostra **capacità di cambiare** in risposta a degli eventi esterni.

E quindi? **Che fare?**

Per prima cosa è assolutamente necessario **diventare ben consapevoli** rispetto a tutte le dimensioni disfunzionali del nostro **stile di vita**: *la nostra scarsa capacità di far fronte allo stress deriva da un sistema che, necessariamente, ci vuole precari, instabili, tutti volti a spendere e a fare debiti, a dipendere da cibi schifosi, da alcol, dal consumismo e da mille altri bisogni "anomali" che non ci servono a nulla.*

Tutto questo ci rende fragili, **poco versatili** e letteralmente *"bloccati"* in luoghi che ci fanno vivere male, in lavori che non ci appagano e in situazioni socio-ambientali malsane.

Cerchiamo sempre più frequentemente di andare avanti appoggiandoci a piccole gratificazioni "dopaminiche" il cui risultato è solo quello di bloccarci ulteriormente: piccoli acquisti, cibi spazzatura, automobili a rate…. mille idiozie a rate…..

Questo ***stile di vita accelerato e iperconnesso al sistema capitalistico*** che domina il Mondo lo abbiamo accolto noi stessi in casa nostra, senza rendercene conto.

E una volta che accogli il **Mostro** in casa, sarà difficile farlo andare via.

Ed ecco che alla luce di tutte queste considerazioni diventa più semplice comprendere il concetto di **Disturbi** dell'Adattamento: una condizione di disagio psichico che si presenta quando una persona che è stata esposta a una o più fonti di stress non riesce ad "adattarsi" all'esperienza, ma sviluppa *una risposta emotiva e comportamentale anomala* (77).

I **Disturbi dell'Adattamento** si presentano tipicamente in tre varianti: con *sintomi prevalentemente depressivi* (il più frequente), *con sintomi ansiosi* oppure *misto*, tutte queste specifiche sintomatologiche introducono il motivo per cui si è fatto, si sta facendo e si farà, molta **confusione diagnostica** intorno a questi disturbi.

Infatti per fare questa diagnosi è importante valutare che questi sintomi, che prendono appunto la forma di **ansia** o di **umore depresso**, devono manifestarsi con **una reazione definiamola "sproporzionata"** rispetto alla natura dello stress e/o con una significativa compromissione del *funzionamento sociale, lavorativo o in altre aree della vita importanti come ad esempio le relazioni famigliari o la cura della propria persona.*

Quindi in parole povere stiamo parlando di un paziente che, in assenza di una pregressa patologia, sviluppa **disagio mentale** in relazione alla sua incapacità di far fronte ad uno o più eventi stressanti di una certa rilevanza ma che suscitano reazioni di **sofferenza psichica** che nella *maggior parte delle persone* non si osservano.

Se è vero che un lutto, un divorzio, un licenziamento o cose di questo tipo recano disagio, più o meno grave, a chiunque, nella persona che sviluppa poi un disturbo dell'adattamento vedremo che questa sofferenza sarà maggiore e, come si legge sempre nel **DSM-5-TR**, genererà un **disagio clinicamente significativo** in grado di danneggiare il funzionamento generale di una data persona.

È importante osservare che, nella pratica clinica, **la gravità dei fattori stressanti** non è sempre predittiva dello sviluppo di un disturbo.

Inoltre voglio sottolineare esplicitamente che il disturbo dell'adattamento può interessare non solo un singolo individuo, ma anche **un'intera famiglia** oppure manifestarsi anche in una **situazione comunitaria** che viene esposta a fattori di stress analoghi, in maniera sincrona.

Quello di cui vi sto parlando vi ricorda qualche cosa? Forse la **pandemia da COVID-19**?

Ma ritorniamo ai vari sottotipi dei disturbi dell'adattamento. Bene, vi ho già anticipato che il più frequente è quello con umore depresso, poi abbiamo quello misto ansioso-depressivo e poi anche quello con prevalenti sintomi d'ansia.

Abbiamo poi un particolare tipo di disturbo dell'adattamento che è quello **con alterazioni della condotta** in cui, in evidente risposta a *stimoli stressanti*, un individuo inizia a manifestare dei comportamenti che violano le regole o risultano inadeguati come assenze ingiustificate a scuola o al lavoro, il vandalismo, utilizzo di sostanze, la guida pericolosa o la rissosità e la tendenza all'aggressività ingiustificata.

Come potete ben capire, alla luce di queste informazioni, è altamente probabile che **Disturbi dell'Adattamento** con sintomi depressivi o di ansia vengano confusi e scambiati per *Disturbi Depressivi Maggiori* oppure per *Disturbi d'Ansia Generalizzata*, ok?

E infatti adesso voglio porre una domanda molto importante: **quanto sono diffusi questi Disturbi dell'Adattamento?**

Nonostante nessuno ne parli, stiamo parlando di **disturbi molto comuni.**

Ad esempio, vediamo che la prevalenza nell'ambito delle ***cure primarie*** varia dal **3-10%** e spesso non viene diagnosticata dai medici generici che spesso non hanno dimestichezza con questa diagnosi.

La prevalenza nei pazienti in ***trattamento ambulatoriale nell'ambito della salute mentale*** varia dal **5-20%**, quindi vediamo la diffusione crescere.

Infine i dati ci dicono che in un ***ambiente di consultazione psichiatrica ospedaliera*** la diagnosi di disturbo dell'adattamento può raggiungere spesso **il 50% o più.**

Capite bene che stiamo parlando di uno dei più diffusi se non **il più diffuso dei disturbi psichiatrici....**

Come mai **nessuno ne parla** e sono cosí in pochi ad avere dimestichezza con questa diagnosi, psichiatri inclusi?

Le ragioni sono diverse ma, senza girarci troppo intorno, il punto è che **questa diagnosi è spesso mascherata e nascosta dai più conosciuti disturbi depressivi**, o meglio quella che tutti chiamiamo "*la depressione*", oppure da alcuni disturbi d'ansia, ovvero quella che tutti banalizziamo nel termine "*ansia*".

"**C'ho l'ansia!**" oppure "**Sono depresso....**" sono due espressioni molto comuni che, all'orecchio dello **psichiatra esperto**, dovrebbero suggerire, per prima cosa, un'accurata indagine di possibili **fattori di stress** chiamiamoli "*oggettivi*" che potrebbero sostenere non la **depressione maggiore "vera"** o il **disturbo d'ansia propriamente detto** ma piuttosto un disturbo dell'adattamento con prevalenti sintomi d'ansia, o prevalenti sintomi depressivi oppure misto.

Un altro punto importante che porta molti operatori a non considerare questa diagnosi è il fatto che, ad oggi, ***non abbiamo farmaci specifici per trattare i disturbi dell'adattamento*** che si giovano prevalentemente di **interventi di supporto**, psicoterapeutici, della mindfulness e della *meditazione* oppure di counseling per modificare uno **stile di vita disfunzionale**.

Tra le comuni cause dei disturbi dell'adattamento abbiamo sicuramente il **lutto complicato** oppure una **malattia grave** nostra o dei nostri cari, ma anche **crisi economiche personali**, problemi con la legge, fallimento o **insuccesso personale**, trasferimenti, **perdita del lavoro**, separazione, infedeltà o anche litigi e gravi discussioni in famiglia.

Per non parlare del concetto misterioso e sfuggente del **Microtrauma** di cui vi parlerò tra poco.

Lasciatemi anche ribadire, per dovere di cronaca, che dopo l'**anno 2020** possiamo annoverare tra le cause di un disturbo dell'adattamento anche una **grave pandemia** con frequenti disposizioni di lockdown e danni economici e perdite famigliari.

Quindi, per correggere quello che si è detto a lungo sui giornali, la **pandemia da covid 19** non ha generato un aumento di depressione o dei disturbi d'ansia ma, per essere precisi, *un aumento dei disturbi dell'adattamento*.

Ma arriviamo a parlare ancora meglio di un punto molto importante, ovvero: **con quali disturbi si possono confondere i disturbi dell'adattamento?**

Infatti in un contesto non specialistico possiamo confondere questa **classe poco nota di disagio mentale** con il disturbo depressivo maggiore, l'episodio psicotico breve, il disturbo d'ansia generalizzato, il disturbo da sintomi somatici, diversi disturbi di personalità, i disturbi da uso di sostanze o anche il disturbo da stress post-traumatico (78).

In particolare, la differenza tra disturbo dell'adattamento e **PTSD**, ovvero **Disturbo da Stress Post-Traumatico**, risiede non solo nel tipo di stress sperimentato (di intensità molto più grave sul piano emotivo nel caso del PTSD), ma anche in alcune manifestazioni specifiche *come le esperienze dissociative, gli incubi vividi ed i flashback nel disturbo da stress post-traumatico.*

Ma prima di affrontare la questione del **PTSD** vorrei dire ancora due parole sull'importante concetto di **Microtrauma**.

Infatti in ambito **psicologico** e **psichiatrico** non si parla quasi mai di questo accadimento psicopatologico.

Certamente si sente spesso parlare o di **Stress** o del "**Grande Trauma**", e quindi della grande catastrofe esistenziale: la violenza, l'abuso, la tortura, l'abbandono precoce.

Nella vasta ed importantissima **area del "trauma"**, ci si riferisce spesso o allo Stress, come *nube negativa* connessa allo stile di vita, oppure all'evento dirompente che genera un'**esperienza "critica"** nella vita di una persona.

D'altra parte è noto che il **Grande Trauma** non rappresenta quasi mai la causa più comune del disagio mentale correlato alla *Dimensione SISTEMICO-RELAZIONALE-EVOLUTIVA* connessa a quella fase di vita che va dall'infanzia all'adolescenza.

Sto parlando di quel periodo in cui tutte le nostre potenzialità psichiche, i nostri punti di forza e le nostre debolezze vengono messe in gioco nel contesto del **rapporto con l'ambiente** intorno a noi, "famiglia" in primis.

In realtà, nella gran parte dei casi il nostro sviluppo psichico viene compromesso da quelli che si definiscono "**microtraumi**", ovvero *piccoli eventi "corrosivi"* per la nostra mente che, solitamente, hanno a che vedere con relazioni sbagliate o "tossiche" all'interno della famiglia: opportunità educative sprecate, incomprensibili costrizioni, piccole privazioni di libertà; oppure con l'esposizione alle ossessioni, alle paranoie ed ai disturbi delle persone più grandi intorno a noi (79).
Tutte storie che ritroviamo in una ***moltitudine sterminata di famiglie*** in tutto il Mondo.

Si parla, molto semplicemente, di **Paradigmi Disfunzionali** che si installano nella nostra mente in conseguenza di visioni del mondo distorte, paranoiche presenti nell'ambiente famigliare oppure l'esposizione costante a denigrazioni, ira, impulsività, liti tra genitori e, spesso, **dipendenze** degli adulti che ci hanno in carico (*quasi sempre alcol, a vari livelli di gravità*) (80).
Purtroppo, nel corso del tempo, tutti questi **dannosi e cumulativi piccoli eventi anti-evolutivi** configurano una lenta e costante erosione del potenziale emotivo e di resilienza di colui che viene sottoposto a questo stillicidio: una lenta ***disgregazione*** ed una incompleta creazione di **solidi basamenti psicologici generali.**
Quindi, per dirlo ancora più semplicemente, molto frequentemente l'area del trauma in fase evolutiva, al contrario di quanto si creda, non viene definita da uno o pochi "grandi" eventi di vita che generano un ***turbamento "maggiore"***, ma piuttosto da una **lunga serie di piccole e costanti distorsioni e alterazioni in relazione all'ambiente** (Famiglia e Società).
Spero di essere stato abbastanza chiaro.

Certamente sui giornali viene riportata frequentemente la cronaca di **disastrosi eventi all'interno delle famiglie** (violenza, abusi, grandi privazioni) oppure di clamorose trasformazioni della struttura di una comunità per tragedie, morti o catastrofi; si tratta certamente di **narrazioni facilmente comprensibili** e che portano a rendere comprensibili *le conseguenze del trauma*.

Al contrario, nel caso del **Microtrauma Ripetuto**, spesso male identificato e perso di vista dagli operatori sanitari, non si riescono a mettere a fuoco le conseguenze nel lungo periodo di **eventi "nascosti" e pervasivi** che possono compromettere il futuro di un individuo.

Ricordiamoci anche che chi è vittima di questi **eventi "microtraumatici"** non è neppure in grado di portarli alla consapevolezza, di raccontarli e quindi di *portarli all'attenzione del professionista a cui ci si rivolge per chiedere aiuto*.

Queste persone, spesso, sono sole, confuse e disorientate, quasi sempre inconsapevoli delle cause del loro disagio.

Una persona che ha subito questa corrosione continua delle sue risorse interiori non ha neppure le *"parole giuste"* per comunicare agli altri la sua sofferenza, per cui tutto questo può prendere varie vie sul piano della malattia mentale: quella diretta **depressiva** oppure quella più complessa della **conversione** (sintomi fisici, disturbi del comportamento alimentare o altre manifestazioni psichiche incomprensibili) o ancora quella caotica e dirompente del **disturbo della personalità**.

Anche in questo caso, come vi ho già detto per altri disturbi, la diagnosi è realmente un punto importante, sia in termini **Categoriali** (*ovvero a quale disturbo psichiatrico ci stiamo riferendo*) che in termini **Dimensionali** (*ovvero alle caratteristiche specifiche del disagio espresso da una data persona*).

Ed è in tutto questo contesto di sofferenza che nasce **il Mistero**, ovvero l'incapacità a chiedere e a ricevere aiuto.

In tutti questi casi bisogna che lo psichiatra si trasformi in un vero e proprio **Sherlock Holmes** per sviluppare la capacità e la motivazione a *"ricostruire"* tutte queste narrazioni poco evidenti.

Si tratterà di **percorsi evolutivi sottilmente anomali** e di catene di eventi negativi "nascosti" in **trame famigliari** dalle apparenze "normali" e ben piantate in realtà confortanti.

Spesso **tutto sembra al suo posto,** ma molto si nasconde tra le pieghe dei lunghi inverni, dei tranquilli paesi di provincia, di **famiglie disfunzionali** ben mimetizzate con lo sfondo della nostra società.

La psichiatria, come dico sempre, richiede **pazienza, tempo** e **curiosità** autentica verso la sofferenza degli altri.

Bisogna avere il coraggio e la volontà di **osservare più da vicino le storie** delle persone che ci vengono a chiedere aiuto provando a riscriverle seguendo le tracce di quei **microtraumi** che sembrano "impalpabili" ma che fanno, alle volte, più danni di eventi considerati più gravi e clamorosi.

E per concludere questa sezione psicoeducativa legata all'area del trauma e dello stress, vi parlo del **Disturbo da Stress Post-Traumatico** (chiamato anche da molti, non proprio correttamente, *disturbo post-traumatico da stress*); frequentemente questo disturbo psichiatrico viene indicato anche con l'acronimo **PTSD** (ovvero *"post traumatic stress disorder"* in inglese).

Sia il **Disturbo da Stress Post-Traumatico** che il **Disturbo da Stress Acuto**, a partire dal DSM-5, costituiscono un capitolo per cosí dire "a sé stante",

uscendo dal gruppo dei disturbi d'ansia, come era invece nel precedente DSM-4, entrando nel nuovo gruppo dei **Disturbi Correlati ad Eventi Traumatici e Stressanti** che è proprio l'oggetto di questo capitolo di **psiq**.
Come vi ho anticipato prima, **PTSD** e **DDSA** sono aree di disagio mentale, paradossalmente, più semplici da comprendere, da diagnosticare e da valutare proprio perché sono conseguenza di **eventi più grandi ed evidenti**.
Per parlare del **PTSD** possiamo inizialmente descrivere quali siano le differenze, appunto, con il **Disturbo da Stress Acuto**.
Infatti quando in una persona si manifesta una **reazione psichica patologica** secondaria ad un *evento altamente traumatico*, come ad esempio la morte violenta di una persona cara, l'aver assistito o l'aver preso parte a torture o atti di guerra, violenza sessuale, disastri o altre cose simili molto gravi, abbiamo **due possibilità** sul piano delle conseguenze psicopatologiche (81):

(1) la prima eventualità è che la reazione di disagio psichico si manifesti **immediatamente dopo l'evento traumatico** e si manifesti *per un periodo minimo di tre giorni sino ad un massimo di un mese*, e in questo caso potremo parlare sul piano clinico di un **disturbo da stress acuto.**
(2) se invece la reazione patologica si manifesta *per un periodo superiore ad un mese, perdurando alle volte anche per anni*, e, a maggior ragione, se l'inizio di questo disturbo **non sarà immediato ma, più spesso, ritardato** di qualche settimana o addirittura di qualche mese, si potrà allora parlare di un **disturbo da stress post-traumatico.**

Ma quali sono i sintomi del disturbo da stress post-traumatico, cioè come si manifesta clinicamente e che cosa prova la persona che lo manifesta (82)?
Il sintomo "cardine", diciamo il più importante, è la **rievocazione spontanea, improvvisa e fuori dal controllo volontario della persona, della memoria dell'evento traumatico**, quasi come se fosse vissuta in un film, e inoltre con la stessa *intensità emotiva* che era stata vissuta all'epoca dell'evento stesso.
Abbiamo quindi immagini visualizzate in maniera molto vivida ed intrusiva, incubi notturni molto realistici oppure i classici **flashback dell'evento** spesso in presenza di **sintomi dissociativi**, ovvero la persona durante questa esperienza può vivere *un notevole distacco dalla realtà circostante* per essere proiettata, appunto, in una sorta di film che è una riedizione dell'evento traumatico che ha vissuto.

Questi momenti dissociativi e di *rievocazione dei ricordi traumatici* possono quindi accadere sia spontaneamente (senza nessuna causa apparente), oppure in risposta a delle cosiddette **Esperienze "Trigger"**, ovvero accadimenti che assomigliano o che rimandano all'originario evento traumatico.
Ad esempio se una persona ha assistito all'**omicidio violento** di un proprio compagno in guerra potrà subire un **attacco dissociativo** e un **episodio di flashback** in corrispondenza di un colpo di fucile o di uno scoppio, o ancora chi ha subito **violenza sessuale**, ad esempio, in una stalla, potrebbe rispondere allo stesso modo se esposto *all'odore di un luogo simile.*
E` importante ricordare che il **disturbo da stress post-traumatico** è frequentemente associato ad *isolamento sociale* e al **consumo di alcol e droghe**, allo scopo di

automedicazione, ovvero per contenere l'*ansia* e l'*arousal negativo* degli episodi acuti dissociativi ed ai flashback.
Per farvi capire meglio di che cosa si tratta, vorrei darvi qualche **riferimento cinematografico** esemplificativo del **PTSD** in cui apprezzare descrizioni verosimili del disturbo.
Vi segnalo, ad esempio, i classici film legati alla guerra del Vietnam come "**Rambo**" o "**Il Cacciatore**", ancora abbiamo "**Mystic River**", splendida pellicola a mio parere, oppure anche lo sconosciuto ma molto interessante film sugli UFO "**Bagliori nel Buio**".
Vedrete che le immagini presenti in questi film saranno *più efficaci di mille parole*.

A questo punto vorrei spendere qualche parola sulle modalità con cui è possibile **intervenire terapeuticamente** sui disturbi dell'area del *trauma* e dello *stress*.
Per quello che riguarda il **disadattamento allo stress** ed il relativo ***Disturbo da Adattamento con sintomi depressivi e/o d'ansia*** vorrei ricordare che NON abbiamo interventi farmacologici attualmente validati secondo evidenze di primo livello (83).
Certamente in alcuni casi si utilizzano ***le benzodiazepine*** ma con scarsi risultati sul lungo periodo in quanto il rischio di sviluppare **dipendenza** e **tolleranza** controbilancia negativamente i benefici che spesso si ottengono nelle prime settimane; farmaci come il **pregabalin** ed il **gabapentin** possiedono evidenze circa il contenimento della tensione emotiva e dell'ansia ma anche loro non sono risolutivi (84).
Allo stesso modo gli **antidepressivi**, di qualsiasi classe (SSRI, SNRI, NaRI, NaSSa, Triciclici, IMAO, RIMA, etc.), **non mostrano risultati di rilevo** per lo meno sino a che il **Disturbo dell'Adattamento** non si trasforma, nell'arco di

mesi o anni, in un vero e proprio **Disturbo Depressivo Maggiore** (DDM) (84).

Gli interventi terapeutici maggiormente efficaci sono quelli psicoterapeutici, in particolare la *Mindfulness-Based Stress Reduction* (**MBSR**), la *Terapia Cognitivo-Comportamentale* (**CBT**) e altre terapie volte al cambiamento (ad esempio il **Colloquio Motivazionale**, secondo Miller e Rollnick, mostra evidenze in tal senso) (85).

Un altro possibile approccio ai Disturbi dell'Adattamento è quello della **Lifestyle Psychiatry** (*"Psichiatria dello Stile di Vita"*) che, sebbene non possieda ancora evidenze di primo ordine, si sta facendo strada come uno dei **più potenti approcci terapeutici** alle patologie mentali da disadattamento; ne parleremo estesamente nei prossimi capitoli (85).

Vediamo adesso in che modo è possibile impostare una terapia per una persona affetta da **PTSD**.

Come spesso accade in **psichiatria**, anche in questo caso, si dovrebbe intervenire in maniera combinata con la *Psicoterapia Cognitivo-Comportamentale* (**CBT**) e la psicofarmacologia; mentre invece il disturbo da stress acuto spesso si può giovare anche del solo sostegno psicoterapeutico, per lo meno nelle fasi iniziali (86).

Ci sono anche molti studi che suggeriscono la possibile efficacia dell'**EMDR** ("**Eye Movement Desensitization and Reprocessing**", *desensibilizzazione e rielaborazione attraverso i movimenti oculari*) che è un approccio terapeutico utilizzato per il trattamento del trauma e di problematiche legate allo stress, soprattutto allo stress traumatico.

Rispetto alla **psicofarmacologia del PTSD** vediamo che le varie linee guida concordano sull'*evitare le benzodiazepine* per l'alto rischio d'abuso in questi pazienti.

In realtà chi ha subito **un trauma**, acuto o cronico, è quasi sempre ad alto rischio di dipendenza: *da sostanze, da comportamenti, da persone, dal cibo.*

In generale, su questa tipologia di pazienti, è possibile utilizzare **farmaci SSRI**, ad esempio la venlafaxina, o anche antidepressivi triciclici, come ad esempio la clomipramina, e, infine, in alcuni **casi particolarmente gravi** (*flashback e derealizzazione molto intensi*) si può tentare un intervento con alcuni antipsicotici atipici come l'**olanzapina** ed il **risperidone** (87).

Anche nel caso del PTSD la **Lifestyle Psychiatry** (*"Psichiatria dello Stile di Vita"*) mostra degli interessanti ambiti di utilizzo e di integrazione con le altre terapie (88).

Un'ultima informazione importante: in generale vi consiglio di tenere a mente che **qualsiasi persona che abbia subito un grave evento traumatico**, lo ripeto disastri, guerre, deportazioni, violenza sessuale, morte violenta di una persona cara o cose simili, potrebbe essere *a rischio di sviluppare il PTSD*, per cui, nel dubbio, ha assolutamente senso consigliare una valutazione psichiatrica.

2.8 Le Dipendenze

Il concetto di "**Dipendenza**", nella nostra Società, è ancora vittima di stigma, ambivalenza e disinformazione non solo tra la popolazione generale ma anche (e, alle volte, soprattutto) tra gli operatori sanitari.

Una grossa parte delle persone tende ad attribuire **giudizi morali** e a **discriminare** coloro che si ritrovano a sviluppare una dipendenza, definendoli spesso "deboli", "tossici", "criminali" e cose di questo tipo.

Si sentono spesso molti **medici** (e anche alcuni **psichiatri**) affermare: "*Mah, quello lì non c'ha niente…. è solo un tossico….*"; alle volte si ritrovano Servizi Sanitari, in Italia e nel Mondo, in cui gli psichiatri si rifiutano di lavorare negli ambulatori dedicati alle dipendenze e, allo stesso modo, si attuano delle divisioni insensate tra "luoghi della dipendenza" e "luoghi della malattia mentale".

Inoltre è esperienza assolutamente comune **discriminare** e approcciare con **modalità espulsive** i *pazienti tossicodipendenti* nelle sedi dell'emergenza e dell'urgenza, come i DEA e i Pronto Soccorso (89) (90).

In realtà abbiamo ormai moltissimi **studi clinici** e **analisi epidemiologiche** che ci indicano chiaramente come **il fenomeno della dipendenza** ("*Addiction*" in inglese) derivi molto spesso dalla presenza di una qualche forma di psicopatologia (**ADHD, Disturbo Bipolare, Trauma**) e che molte **determinanti socio-ambientali** possano contribuire alla genesi del disturbo (91) (92).

Nei confronti dei *pazienti affetti da una dipendenza* si riesce ad avere, se possibile, un livello di stigma, di ignoranza, di rifiuto e di assenza di empatia superiore a quello presente in qualsiasi altro ambito della **medicina** e della **psichiatria**.

La prospettiva della dipendenza come "**devianza**" (o come "colpa") piuttosto che come "**patologia**" comporta l'allontanamento di queste persone dagli ambulatori e dagli ospedali per segregarle in contesti spesso *fatiscenti, inefficaci sul piano terapeutico e addirittura punitivi.*

Ma che cosa intendiamo con la parola "**Dipendenza**"?

In generale si definisce "**Dipendenza**" un'*attitudine disfunzionale alla vita* che viene determinata dall'utilizzo patologico di una **sostanza**, di un **oggetto** o di un **comportamento**.

Gli esempi sono infiniti: *d. da Cocaina, d. da Gioco d'Azzardo, d. da Alcol, d. dallo Smartphone, d. dallo Shopping, d. dagli Zuccheri, d. dalla Pornografia e così via....*

Si tratta, in generale, di un'esperienza esistenziale caratterizzata dalla **perdita del controllo** e dall'**impulso irrefrenabile al ripetere** un dato comportamento, ad esempio assumere cocaina, giocare alle slot machine, mangiare dolci, acquistare oggetti o servizi, assumere alcolici, etc.

Ogni dipendenza è caratterizzata da alcuni fenomeni: (**1**) *CRAVING*, un'attrazione ed una brama impossibile da contenere e che supera qualsiasi altro desiderio. (**2**) *TOLLERANZA*, la capacità di tollerare dosi sempre maggiori di una data sostanza o di una data esperienza. (**3**) *ASSUEFAZIONE*, la tendenza ad aumentare la dose di una certa sostanza o il tempo di esposizione ad una certa esperienza, per riuscire ad ottenere il medesimo effetto piacevole (4) **ASTINENZA**, il manifestarsi di sintomi di disagio fisico, psichico o misto in corrispondenza della brusca sospensione della sostanza, dell'oggetto o del comportamento.

Ci sono certamente sostanze, oggetti e comportamenti che possiedono, intrinsecamente, un **maggiore potenziale di far sviluppare dipendenza**, ma nonostante tutto questa complessa forma di psicopatologia nasce e si sviluppa in *un contesto molto esteso, articolato ed imprevedibile*.

Senza dubbio **ogni forma di dipendenza** è la conseguenza dell'interazione tra **molte variabili** presenti all'interno di un essere umano tra cui temperamento, personalità, psicopatologia, trauma, società, ambiente e relazione (93).

Ma alla luce di tutte queste variabili, una grande domanda viene spontanea: **che cosa sono davvero le Dipendenze?**

Sono realmente una semplice alterazione del nostro sistema di **Gratificazione Dopaminico** (il cosiddetto *"Reward System"*) per cui alcune persone necessitano sul piano biologico di un **sovrastimolo** in qualche ambito del piacere (94)?

Derivano da una forma di **trauma** oppure sono una **scelta?** Sono legate ad una specie di *disconnessione tra il soggetto ed il Mondo* oppure derivano da un **principio morale distorto?**

In effetti io, come molti altri psichiatri nel Mondo, quando mi dedico al **problema delle dipendenze**, non faccio poi molta distinzione tra *alcol, zucchero, smartphone, cocaina, relazioni, eroina, gioco o sesso.*

Ovviamente ognuna di queste *aree di potenziale abuso e dipendenza* ha delle sue proprie caratteristiche specifiche ma in questo capitolo di **psiq** vorrei farvi concentrare soprattutto su **quello che le accomuna** piuttosto che su quello che le differenzia.

Si stanno facendo strada delle **teorie che accomunano il concetto generale di dipendenza** allontanando le *differenze specifiche* delle sostanze, degli oggetti e dei comportamenti che le possono generare.

Per avvicinarvi ad un concetto maggiormente **moderno** ed **inclusivo** di **Dipendenza** dovrete, però, essere pronti a farvi **un idea nuova** del percorso per cui una certa persona può arrivare a sviluppare un **comportamento patologico** di questo tipo.

In quest'ottica molto ambiziosa, spero di riuscire ad essere io a fornirvi una nuova prospettiva tramite il lavoro di alcuni "giganti" delle neuroscienze come il *Prof. Bruce Alexander*, uno psicologo di Vancouver che negli anni '70 ideò l'esperimento del "**Rat Park**" (95) (96), oppure il *Prof. Peter Cohen*, un sociologo che ha trasformato il concetto di "Dipendenza" in quello di "Legame", nell'ipotesi che ogni *legame significativo*, come quello che sussiste tra persone, comportamenti, oggetti o sostanze, possa generare sia la **felicità** che la **distruzione** (97).

Il concetto alla base di questa moderna concezione di dipendenza è che il contrario di "**dipendenza**" non è "**sobrietà**" ma piuttosto è "**connessione**", ovvero un legame forte ed efficace con gli altri e con l'ambiente.

A questo punto avrete capito che ci concentreremo in particolar modo su *quello che accomuna le varie forme di dipendenza* piuttosto che su quello che le differenzia e andremo ulteriormente avanti rispetto ai concetti che ho espresso nel "**Mercato della Dopamina**" (98), un mio video in cui riflettevo su come tutte le dipendenze, in realtà, siano anche *una grossa opportunità di business* per alcune persone, aziende o gruppi criminali.

È possibile affermare che, in generale nel Mondo, **il problema delle dipendenze** non sembra essere ancora affrontato in *maniera efficace*.

Succede infatti che alcune dipendenze non vengano riconosciute ancora come un problema vero e proprio (*come l'abuso degli smartphone o dei social network*) oppure fa comodo non riconoscere o sminuire alcune "aree critiche", come accade con le ***dipendenze alimentari*** o da **alcol**, dato che sono nuovamente una grossa *fonte di business*; infine, per quello che riguarda le "classiche" sostanze d'abuso, si è provveduto a **penalizzare le droghe** favorendo *il mercato illegale* e poi a punire, denigrare e far soffrire le persone che ne fanno uso, definendoli moralmente fragili, deboli o semplicemente stupidi pensando che tutto questo avrebbe potuto risolvere il problema della **dipendenza dalle sostanze**.

Ovviamente **tutto questo non è accaduto** e le persone continuano a *sviluppare dipendenze*.

Ma perché, quindi, continuiamo con questo approccio teorico che sembra non funzionare?

Forse perché gli esperti, gli psichiatri ed i medici che si occupano di **salute mentale** e di **dipendenze** non riescono a far capire alle persone, politici inclusi, qual è *il reale meccanismo della dipendenza*.

Ma iniziamo da questo scenario: *voi sapete quanta gente entra in contatto con sostanze o comportamenti pericolosi?*

Voi stessi potreste esservi fatti qualche **canna**, oppure aver provato il **gioco d'azzardo** o aver esagerato con gli zuccheri o possedere uno smartphone o essere sui social, d'accordo?

Nonostante queste siano esperienze comuni a *moltissime persone* sul **Pianeta Terra**, alcuni soggetti sviluppano dipendenza, altri no.

Se assumete qualche volta **alcol** non è detto che diventerete **alcolisti**, anche se l'alcol è una delle sostanze più diffuse ed infide sul mercato.

Addirittura se vi rompete una gamba in moto e vi riempiono di **morfina** prima e dopo un intervento, per giorni e giorni, non sarà per nulla scontato che diventerete un **tossicodipendente da strada**.

Eppure la **morfina** e l'**eroina** sono molto simili e danno una *dipendenza* assolutamente sovrapponibile ma, per fortuna, non accade che tutti quelli che hanno un intervento e sono trattati con un **oppiaceo** poi siano destinati a diventare degli **sconvolti criminali tossicodipendenti**.

E allora? Che cosa succede quando, al contrario, una persona sviluppa il *fenomeno della dipendenza*?

Per spiegarvelo, come anticipato, vi racconterò gli interessantissimi studi del **Prof. Bruce Alexander**.

Questo scienziato, non molto conosciuto in verità, fu il primo ad intuire che *la storia sbagliata* che in molti hanno in testa sulle dipendenze deriva in larga parte da una serie di **esperimenti sbagliati** fatti all'inizio del **XX secolo**, e replicati in tutto il Mondo, su cui poi molte nazioni ed istituzioni hanno costruito dei *provvedimenti sbagliati* per **combattere le dipendenze**.

Sono esperimenti semplici, e tutti possiamo ripeterli a casa nostra, specialmente se non vogliamo bene ai nostri amici animali (ovviamente scherzo.... sono esperimenti decisamente crudeli....).

Prendete quindi il vostro coniglietto o il vostro gattino, lo mettete **da solo in una gabbia** e gli date due bottiglie d'acqua da cui bere: in una metterete *solo acqua*, mentre nell'altra metterete *acqua addizionata* con, ad esempio, eroina o cocaina.

A questo punto, molto probabilmente, il vostro povero animaletto **preferirà quasi sempre l'acqua drogata** e molto probabilmente finirà per uccidersi piuttosto rapidamente.

Ecco, **esperimenti di questo tipo** hanno realmente influenzato le prospettive mediche e biologiche su *come le sostanze potessero generare le dipendenze* sulla base del concetto di **"esposizione"**.

Ma alcuni anni dopo, negli anni '70, il **Prof. Alexander** ripensò criticamente a questi esperimenti ed il suo ragionamento fu il seguente: "*Ah, quindi noi mettiamo un animaletto da esperimenti in una piccola gabbia vuota, in cui non ha niente di meglio da fare a parte drogarsi. Mhmmm…. Proviamo, invece, qualcosa di completamente diverso!*".

Quindi costruì una gabbia che chiamò "**Rat Park**", cioè un meraviglioso luogo in cui vivere, un vero e proprio **parco giochi** per animali contenente cose ed esperienze bellissime e stimolanti.

Praticamente **il paradiso**, per così dire, di tutti i **topolini da esperimento**.

Un sacco di formaggio, palline colorate, tantissimi tunnel e, cosa fondamentale, avevano **tanti amici dello stesso sesso e di sesso opposto** con cui divertirsi, stringere relazioni e **fare sesso** a volontà.

Anche in questo caso il *Prof. Alexander* ci mise dentro le due bottiglie di **acqua normale** e di **acqua drogata**.

La cosa straordinaria è che nel "**Rat Park**", ai topolini da esperimento l'acqua drogata non interessava più di tanto: *la usavano molto meno che nella gabbia "nuda", e soprattutto pochi di loro la usavano compulsivamente e quasi nessuno sviluppava dipendenza.*

Cosa possiamo capire da questo esperimento?

Il punto più importante, a mio parere, è che la dipendenza negli animali da esperimento non dipende, in realtà, *solo dalla sostanza* in sé ma **dipende anche dalla "gabbia"** in cui si trovano a vivere.

Quindi la più pericolosa delle sostanze d'abuso potrà non genererà dipendenza se ci sarà una **"bella gabbia"**, ovvero un **"ambiente"** ed una rete di relazioni, sufficientemente interessante ed appagante.

Ma come si poteva estendere questo concetto dagli **animali** agli **uomini**?

Bene, per un triste caso della storia, negli stessi anni in cui il **Prof. Bruce Alexander** faceva i suoi esperimenti un enorme e terribile esperimento umano chiamato "**Guerra del Vietnam**" si stava compiendo, e in quel contesto *fiumi di eroina* vennero somministrati, per varie ragioni, ai soldati coinvolti nel conflitto.

Se guardate le notizie dell'epoca, negli Stati Uniti erano molto preoccupati perché pensavano: "Mio Dio, quando la guerra finirà avremo centinaia di migliaia di tossici per le strade", ma gli **Archives of General Psychiatry** e diverse altre istituzioni fecero uno studio epidemiologico molto dettagliato che finí per constatare che più del 90% dei soldati non svilupparono, nel corso del tempo, alcuna dipendenza (99).

Ora se si crede alla storia che *sono soltanto le sostanze* a creare dipendenza questo non sembra avere molto senso, no?

E quindi il prof. Alexander iniziò a pensare che poteva esserci **una storia diversa** sul meccanismo per cui gli *esseri umani* sviluppano **dipendenza**.

Ovvero che **le dipendenze** sono senz'altro determinate anche dalle caratteristiche di particolari *sostanze, oggetti o comportamenti* ma soltanto se vengono calate in un contesto molto specifico, ovvero in una certa "**gabbia**", in un certo contesto socio-ambientale.

Parlando di esseri umani, ci riferiamo frequentemente all'**adattamento** o al **disadattamento** che sviluppiamo rispetto al contesto sociale e ambientale che ci circonda e, soprattutto, alle **relazioni** e ai **legami** che sviluppiamo con i nostri simili.

Potremmo dire che gran parte dipende dalle caratteristiche delle nostre *gabbie esistenziali*.

Infatti, alcuni anni dopo il nascere di queste teorie, gli studi del **Prof. Peter Cohen** fornirono un'ulteriore tassello a questa *moderna teoria sulle dipendenze*.

Questo sociologo di Amsterdam si rese conto, sul piano sperimentale e speculativo, che *gli esseri umani hanno un bisogno innato di legami.*

Quando le relazioni sono buone, ci *leghiamo* e ci *connettiamo* a vicenda.

Ma se la **costruzione di questi legami** non va a buon fine, perché si è isolati, stressati o traumatizzati per via degli eventi di vita o da una società spietata o ingiusta, ci si legherà a qualcosa o a qualcuno che ci potrà fornire **un senso di conforto disfunzionale** o addirittura **letale**.

L'oggetto di questo **legame disfunzionale** potrà essere l'eroina, il gioco d'azzardo, il trash food, la pornografia, oppure la cocaina, i soldi, la cannabis, gli smartphone ma, in ogni caso, *ci si deve legare a qualcosa* perché questa **è la nostra natura**, e in mancanza di meglio siamo in grado di legarci a sostanze lenitive ma pericolose, *utili e distruttive allo stesso tempo*.

La tendenza a **sviluppare dei legami** è un bisogno innato in ogni essere umano.

La maggior parte delle persone che leggeranno **psiq** non diventeranno dipendenti da qualche cosa, ne sono sicuro, ed il motivo per cui non lo faranno non è perché qualcuno vi fermerà o vi impedirà di farlo **con leggi o divieti**, oppure perchè non entrerete mai in contatto con **sostanze** o **abitudini** in grado di far sviluppare dipendenze.

Il vero motivo sarà perché la maggior parte delle persone ha dei **buoni legami** e delle connessioni per i quali varrà la pena essere "**presenti**", essere "**lucidi**".

Se avete un lavoro che amate, un sogno da realizzare o una passione che vi muove il cuore, sarà **estremamente improbabile** che sviluppiate una vera dipendenza.

Una parte fondamentale del processo di **sviluppo di una dipendenza**, è quello di *essere gli animali sbagliati nella gabbia sbagliata.*

Ma ricordate: *c'è sempre un altro posto del Mondo, una relazione o un sistema di vita che potrebbero salvarci.*

Certo che si potranno poi tirare in ballo tutte le **teorie biologiche** o **neurobiochimiche** che vogliamo ma esse non ci forniranno, almeno per il momento, degli strumenti risolutivi per *cambiare il nostro cervello* e ritornare alla vita.

Per essere chiari e per evitare fraintendimenti *NON intendo assolutamente dire che gli strumenti psicofarmacologici o gli interventi psicoterapeutici siano inutili*, tutt'altro.

Ogni dipendenza richiede un intervento terapeutico cosiddetto "**Multimodale**", ovvero costituito da **diverse strategie** in vari ambiti della medicina e della psicologia (100).

Ma il fine ultimo di ogni percorso d'aiuto nel campo delle dipendenze sarà sicuramente quello di *armonizzare* ed *ottimizzare* la nostra "**gabbia**", ovvero scoprire l'ambiente giusto in cui vivere e trovare un proprio posto nella società che sia finalizzato ad avere **buone relazioni**, e a permetterci una rinnovata crescita emotiva ed intellettuale.

Uscire da una dipendenza e restare *sano nel tempo* comporterà necessariamente alcuni passaggi evolutivi: ***comprendere, accettare e cambiare.***

Cambiare "noi".... non il Mondo o gli altri, sia che seguiate un percorso terapeutico presso un Ser.D., sia che siate inseriti in gruppi come Alcolisti Anonimi o Narcotici Anonimi, sia che utilizziate il Colloquio Motivazionale oppure una terapia sostitutiva....

A qualsiasi intervento **basato sulle evidenze** vi stiate sottoponendo (101), il fine ultimo sarà quello di ***far emergere dentro di voi delle proprie buone motivazioni personali al cambiamento.***

2.9 Neurodiversità: ADHD e Autismo

Il concetto di **Neurodiversità** rappresenta una prospettiva dirompente e liberatoria in ambito psicologico e psichiatrico che si è diffusa tra il grande pubblico nel corso degli anni 2000.
La **Neurodiversità**, in analogia al più generale concetto di **Biodiversità**, si riferisce alla naturale variabilità esistente tra i **sistemi nervosi** e **mentali** di ogni essere vivente, sia tra specie e specie ma anche all'interno della stessa specie, inclusa certamente la *specie umana.*
Fu durante gli **anni '90** che iniziò a diffondersi, tra chi si occupava di *neuroscienze*, la parola "neurodiversità", per via del fatto che una parte non indifferente della popolazione (una percentuale compresa tra il 15 e il 20%) condivide uno sviluppo del **Sistema Nervoso Centrale** (102), per alcuni aspetti, differente dalla maggioranza, che può essere considerato, per mere variabili epidemiologiche, come *atipico.*

Queste persone sono state quindi definite *neurodiverse, neuroatipiche* o anche *neurodivergenti*, ed è in questo ambito che possiamo trovare individui con caratteristiche assimilabili all'**autismo**, alla dislessia, all'**ADHD**, alla discalculia ed altro.

Ma cosa significa *neurodiversità*? Quale importanza ha in **psichiatria** e *neuroscienze*? Chi ha teorizzato questo concetto così **affascinante** ed **esplicativo**?

Il termine "neurodiversità" è un neologismo attribuito alla sociologa ed attivista australiana **Judy Singer** che immaginò questo concetto durante i suoi studi sullo spettro autistico verso la fine degli anni '90 del secolo scorso (103).

All'epoca Judy Singer stava avendo una fitta corrispondenza con il giornalista e scrittore americano **Harvey Blume** per via del loro reciproco interesse per l'autismo, e fu proprio lui a citare questo termine per la prima volta in un articolo sul *The Atlantic* il 30 settembre 1998.

Di fatto il termine "neurodiversità" si contrappone al concetto di "**neurotipico**" e, volendo banalizzare, questi due concetti richiamano la vecchia prospettiva stigmatizzante dell'essere "normali" contrapposto all'essere *"strani"* o *"diversi"* in ragione dell'esistenza di una *supposta normalità* che è chiaramente un **concetto statistico-epidemiologico** relativo al gruppo di persone con caratteristiche neuro-psichiche maggiormente rappresentate.

Inizialmente, secondo le ipotesi di partenza di Judy Singer, il termine "**neurodiversità**" veniva utilizzato per riferirsi prevalentemente alle caratteristiche delle persone appartenenti allo **spettro autistico**, ma velocemente ci si rese conto che molti altri gruppi di persone "atipiche" potevano appartenere a questo concetto, in particolare tutti coloro che mostravano caratteristiche di ADHD, discalculia, Disturbi del linguaggio, dello sviluppo, alcune forme di disabilità mentale, sindrome di Tourette e anche alcune condizioni considerate francamente patologiche come la **bipolarità**, la **schizofrenia** ed i **disturbi di personalità**.

Il termine *Neurodiversità* ha senz'altro avuto diverse conseguenze interessanti nel campo della **salute mentale** tra cui quella fondamentale di allontanare lo **stigma** e la **discriminazione** da chi presenta un **funzionamento cerebrale atipico** in relazione a competenze sociali, capacità di apprendimento, attenzione, umore, percezione ed elaborazione delle informazioni.

Ma non solo questo.... infatti nel corso del tempo è diventato sempre più evidente che a generare gli *aspetti patologici* e *disfunzionali* in una persona **Neurodivergente** non sono tanto le sue *caratteristiche specifiche* quanto piuttosto l'incontro tra queste stesse caratteristiche e l'**ambiente**.

Infatti, a questo punto, prima di parlare di **Autismo** e di **ADHD** è molto importante richiamare lo stesso DSM-V-TR, il manuale che noi psichiatri utilizziamo per descrivere i vari disturbi mentali, e su cui tanto si discute e tanto si polemizza.

Bene, sul DSM-V-TR, come anche nelle precedenti edizioni, ritroviamo una dizione che dovrebbe accomunare tutti i disturbi mentali ovvero la famosa frase che dice, riferendosi alle varie caratteristiche di un certo disturbo, "**tali caratteristiche causano disagio clinicamente significativo**", ovvero una compromissione rilevante del funzionamento in ambito *sociale*, *lavorativo* o *famigliare*.

In pratica le **varie caratteristiche** che definiscono anche le vere e proprie **psicopatologie** possono essere considerate ***non dei disturbi ma delle neurodiversità*** nel momento in cui non "causano disagio clinicamente significativo".

In sintesi il concetto di **neurodivergenza** (o **neurodiversità**, che dir si voglia) fornisce una grande apertura tra l'*essere* *normali* e *l'essere affetti da un disturbo*, aprendo una **grande area di mezzo** che potrebbe accogliere la stragrande maggioranza dell'Umanità.

Certamente rispetto al fatto che la neurodiversità possa essere **una risorsa** piuttosto che *un handicap* o *una disabilità*, nel senso comune del termine, abbiamo non uno ma centinaia di esempi storici legati a persone che sono state definite "strane", "diverse" o addirittura "matte" che, in realtà, hanno poi **cambiato in meglio il mondo in cui viviamo**, nella scienza, nell'arte, nella letteratura o nella politica.

Ovviamente non voglio minimamente entrare nel banale **concetto antipsichiatrico** di *negazione dell'esistenza della malattia mentale*, e ovviamente io sono fermamente convinto che i disturbi psichiatrici siano una triste realtà.

D'altra parte è altrettanto evidente che la **persona neurodiversa** possa mostrare in maniera combinata sia caratteristiche positive che negative e disfunzionali **le cui conseguenze sul piano psicopatologico derivino prevalentemente dall'incontro con un ambiente circostante rigido**, poco accogliente e che disprezza la pluralità e, lasciatemi dire, la biodiversità.

Un ambiente omologante ed ipercontrollante, molto probabilmente, potrà favorire la trasformazione di alcune **caratteristiche psichiche fuori dalla norma** in un vero e proprio "disagio clinicamente significativo" e quindi in una **compromissione rilevante del funzionamento** in ambito sociale, lavorativo o famigliare.

Tutto questo però può avvenire, per così dire, in corrispondenza di specifiche "**barriere architettoniche psichiche**" che rendono il mondo difficile da vivere per chi presenta una quota più o meno elevata di neurodiversità.

Quello che intendo è che quasi ogni **potenziale disturbo psichico** può *"magicamente"* divenire meno grave e meno pervasivo se messo nel **contesto socio-ambientale** giusto, ovvero in una condizione che presenti un minor livello di "**barriere psichiche**", o *"psicoarchitettoniche"*.
Ad esempio nel caso dell'**ADHD**, come vedremo tra poco, è evidente che il potenziale patologico di una tale neurodiversità verrà sicuramente scatenato da *un ambiente saturo di stimoli, accelerato e favorente le interazioni superficiali*.
Ognuno di noi ha, in effetti, **un suo proprio posto nel Mondo** dove può esprimere al meglio tutto il suo potenziale e, per un altro verso, credo che quasi ognuno di noi abbia un luogo dove possa invece **sembrare strano**, essere in difficoltà o addirittura manifestare un vero e proprio **disagio mentale**.
Insomma tutti noi abbiamo un luogo, un gruppo sociale, un ambiente speciale, *"magico"*, dove riusciamo a **dare il meglio di noi stessi** e dove le nostre caratteristiche anche "strane" o "bizzarre" si incastreranno al meglio con quello che c'è intorno a noi.
Dopo questa, a mio parere, importante riflessione iniziale vi parlerò di **Autismo** e di **ADHD** come *prototipi di neurodiversità* che possono, in ragione di *una elevata intensità di espressione* e in rapporto ad *un dato ambiente*, manifestarsi come **psicopatologie** a tutti gli effetti.

Dal 2013, con l'uscita della **quinta edizione del DSM** (il manuale diagnostico-statistico dell'Associazione Psichiatrica Americana, APA) sia l'**Autismo** che la **Sindrome di Asperger** sono stati in qualche modo *"rinominati"* ed uniti sotto la definizione unica di "**Spettro Autistico**".
L'ipotesi alla base di questo cambiamento è che **l'autismo** non sia una condizione delimitata da **contorni patologici**

certi e definiti, ma piuttosto che le sue caratteristiche possano essere presenti *in misura variabile in tutta la popolazione*, anche tra le persone cosiddette **neurotipiche**.

È fuori dubbio che **l'autismo** rappresenti ancora oggi un **enigma per la scienza**.

Diverse discipline (*medicina, psicologia, filosofia, antropologia*) sono interessate alla questione e i vari specialisti sono spesso coinvolti in vere e proprie **guerre di religione** a favore di questa o quella teoria (104).

Come accennato in precedenza, solo quando in una persona si concentra un certo numero di **caratteristiche** specifiche, con un'*intensità elevata* e in un dato *contesto socio-ambientale*, solo allora si potrà giungere ad una vera **"diagnosi" di Autismo**.

Ma che cosa è in generale l'Autismo?

L'autismo viene classificato come uno dei *disturbi pervasivi dello sviluppo del cervello*.

Questo significa che si tratta di un quadro di malattia che inizia a manifestarsi **durante l'età evolutiva** e che potrà compromettere, a vari livelli di gravità, una o più aree della vita mentale del bambino: *interazione sociale, comunicazione verbale e non verbale, attività e interessi insoliti o limitati e alterazione dei processi di attaccamento*.

In risposta ad una **marcata intensità** di tutte queste caratteristiche potrà essere presente un impatto fortemente traumatico sulla **vita psicologica del bambino** con la pressoché inevitabile distorsione delle risposte ambientali, che renderanno questa forma di neurodiversità, nel suo progressivo instaurarsi, **una vera e propria patologia** dai costi sociali elevatissimi.

L'autismo, come patologia vera e propria, mediamente, colpisce nel Mondo circa **10-20 persone ogni 10.000,** a seconda dei criteri diagnostici utilizzati, ed è circa quattro volte più frequente nei maschi rispetto alle femmine (105).

I sintomi solitamente iniziano a manifestarsi durante i primi tre anni di vita e continuano per tutta la vita.

La cosa interessante e misteriosa è che questa forma di neurodiversità si verifica in individui di ogni provenienza etnica e socio-economica e a **tutti i livelli di intelligenza.**

È importante sapere che gli **individui autistici** hanno un'aspettativa di vita normale, ma la maggior parte di loro richiede assistenza, supporto e supervisione per tutta la vita.

Non sono poche le **persone con autismo**, con caratteristiche *meno invalidanti*, che riescono a condurre una ***vita normale*** (o quasi normale) in presenza di ambienti e relazioni che ne accettano e comprendono le diversità.

Identificato per la prima volta nel 1943 da **Leo Kanner**, si immaginava che l'autismo fosse un disturbo dell'attaccamento derivante da una cattiva genitorialità: questa ipotesi originaria fu influenzata dalla psichiatria freudiana e ***non è più accettata.***

Allo stato attuale si ritiene che alcune persone abbiano una predisposizione genetica all'autismo, e studi su persone con **disturbi dello spettro autistico** hanno evidenziato diverse anomalie in alcune regioni del cervello suggerendo che l'autismo possa derivare da *un'interruzione dello sviluppo precoce del cervello fetale.*

Vorrei sottolineare con forza l'inconsistenza di alcune tesi (ad esempio quelle famose di **Andrew Jeremy Wakefield**) *che vorrebbero correlare l'autismo alla somministrazione di vaccini* (106).

Parlando delle **caratteristiche psichiche e comportamentali** dei *disturbi dello spettro autistico* è importante sottolineare come si possa osservare **una**

marcata variabilità non solo nelle manifestazioni cliniche ma anche nelle *manifestazioni generali* con cui si presenta questa neurodiversità.

In primis vediamo che l'**Isolamento Autistico**, caratteristica che ispira il nome, si manifesta a vari gradi rispetto agli *stimoli* del Mondo esterno e delle *relazioni con gli altri*.

La chiusura, più o meno grave, della persona autistica ha sempre un significato di **protezione da stimoli vissuti come troppo intensi oppure potenzialmente pericolosi**; è spesso presente la ricerca e la costruzione di un *Perfetto Mondo Interiore Incantato* che è, al contempo, *paradiso e prigione*.

La presenza di questo **Mondo Interno** (spesso caotico e sganciato dalla realtà) può comportare anche dei veri e propri **Disturbi del Pensiero**, specialmente nelle forme più estreme di ritiro, con tendenza alla generazione di **idee confuse e disorganizzate** con alterazioni emotive e sensoriali.

Nelle forme più gravi questo **disordine interno** si esprime nei tipici comportamenti stereotipati, ripetitivi, rigidi.

In alcuni casi, *per mantenere un minimo di serenità e stabilità*, queste persone si dedicano a **giochi e attività solitarie**, come il lavorare con i numeri o l'appassionarsi e focalizzare costantemente l'attenzione su tematiche specifiche.

Un'altra caratteristica importante dell'autismo è la presenza di **Disturbi dell'Attenzione**.

Infatti è spesso presente il fenomeno della **Mente Vagante** (*"Mind Wandering"*) in misura superiore alla media delle altre persone, per cui sarà più difficile (e alle volte impossibile) focalizzare l'attenzione su di un compito, un pesiero o una relazione per la presenza di svariati e diversi contenuti interni e di emozioni inappropriate al momento.

Il fenomeno del *"**Mind Wandering**"*, *che rappresenta il 25-50% dell'attività quotidiana della mente neurotipica*, nel caso di una persona autistica può dilagare e divenire la sola ed unica attività presente (107).

Tutte queste caratteristiche di base della *mente autistica* rendono poi comprensibili altre caratteristiche come la **Ricerca dell'Immutabilità e dell'Ordine** (per far fronte all'angoscia ed al caos interno), oppure lo **scarso sviluppo della Socialità e della Relazione con le altre persone** (correlate al ritiro nel loro Mondo Interiore).

Infine il **Comportamento Ripetitivo** rappresenta la logica conseguenza comportamentale di tutto quanto descritto sino ad adesso: *monotonia, stereotipia, ossessività e rituali*.

Voglio ripetere che tutte queste caratteristiche possono essere presenti a *vari gradi di intensità* nelle persone autistiche: a livello **leggero** oppure **grave e completamente invalidante**.

Allo stesso modo si possono avere **Quadri "Manifesti"** oppure **Quadri "Mascherati"**, quando una persona cerca di *adeguarsi all'ambiente* portando avanti una recita caratteriale nel tentativo di **nascondere le sue neurodiversità**, per cercare di essere maggiormente accettato (fenomeno del *"Masking"*).

Vi voglio fare anche un breve accenno alla cosiddetta **Sindrome di Asperger** che rappresenta il prototipo di una forma di **neurodiversità** dello spettro autistico "*ad alto funzionamento*".

Il termine "Sindrome di Asperger" venne coniato dalla psichiatra inglese **Lorna Wing** in una rivista medica del 1981; la chiamò così per via di **Hans Asperger**, uno psichiatra e pediatra austriaco, che per primo descrisse questa *forma di autismo* e per il quale è stata tristemente documentata la partecipazione al **programma nazista di eutanasia**, collaborando attivamente allo sterminio di centinaia di bambini autistici.

Gli individui che manifestano questa forma di autismo (la cui eziologia è, ovviamente, ancora ignota) sono caratterizzati dall'avere *una compromissione continuativa delle interazioni sociali, schemi di comportamento ripetitivi e stereotipati, attività e interessi molto ristretti.*

Le caratteristiche di base sono, quindi, tipiche dello spettro autistico ma, diversamente dall'**Autismo "classico"**, non si verificano significativi *ritardi nello sviluppo del linguaggio* o dello *sviluppo cognitivo*.

Alcune manifestazioni di questa Sindrome sono spesso correlati ad **altri disturbi**, come ad esempio il Disturbo dell'Apprendimento Non-Verbale, la Fobia Sociale o il Disturbo Schizoide di Personalità.

La **Sindrome di Asperger** (termine ormai in disuso e *assolutamente criticabile*) non viene riconosciuta quasi mai con le sole proprie caratteristiche, ma anche tramite una vasta gamma di psicopatologie in comorbilità, come la depressione, l'ansia, il disturbo ossessivo-compulsivo ed altro.

Per concludere queste considerazioni sul **Fenomeno dell'Autismo** vorrei sottolineare che, ad oggi, ***non esiste una cura specifica***, ma la costruzione di *un ambiente di vita adeguato* può favorire uno sviluppo relativamente normale e **ridurre comportamenti patologici indesiderati** (inclusa anche la possibile aggressività).

Certo è che nessun singolo approccio terapeutico ha avuto successo nel migliorare le capacità comunicative in tutti gli individui con autismo.

Come sempre la cosa migliore è un **riconoscimento precoce del disturbo del neurosviluppo**, magari già durante la scuola materna, per cercare *un approccio personalizzato*, rivolto sia al **comportamento** che alla **comunicazione** e che coinvolga i genitori e gli altri caregiver primari.

Alcune terapie comportamentali, le psicoterapie e gli **Interventi Farmacologici** (quando necessari) saranno utilizzati per porre rimedio a sintomi specifici e alle possibili **comorbilità** (*depressione, disturbi d'ansia, insonnia, DOC ed altro*) (108).

Nel contesto di queste mie considerazioni sulla **neurodiversità** vorrei riuscire a chiarire ai lettori di **psiq** alcuni concetti di base anche sul fenomeno complesso e controverso dell'**ADHD**.
È interessante notare come questa forma di **neurodiversità** (che può facilmente diventare una psicopatologia anche molto invalidante) *non ha suscitato l'attenzione della psichiatria sino all'inizio degli anni 2000* (109).
Questo fenomeno di *"disattenzione"* da parte di noi psichiatri nei confronti dell'**ADHD** potrebbe avere alcune motivazioni molto interessanti da discutere.

Infatti sono da considerare **alcune ipotesi** che potrebbero motivare questo ritardo nel prendere in seria considerazione l'**ADHD**:

- La tendenza ad omologare le diagnosi sulla base di una **"moda del momento"** (*spesso l'ADHD è stato confuso con il Disturbo Bipolare oppure con le Dipendenze da Sostanze o con i Disturbi di Personalità*).

- La **parziale conoscenza del fenomeno** e la complessità degli interventi terapeutici necessari alla sua cura (*una volta che si manifesti con modalità "clinicamente significative"*).
- Il fatto che l'ADHD, come tutte le altre neurodivergenze, *si manifesta con modalità patologiche anche sulla base della risposta ambientale*: la velocizzazione e la superficialità dei rapporti interpersonali, il **Disturbo da Diffusione Patologica dell'Attenzione (DDPA)** correlato agli smartphone ed ai social media, la sempre maggiore richiesta di performance basate sulla focalizzazione dell'attenzione ed il complicarsi delle regole e degli obblighi all'interno della nostra Società, potrebbero aver reso "patologici" un numero più elevato di individui che manifestano elevati livelli di ADHD.

È anche, in parte, misterioso il perché gli psichiatri continuino a non rivolgere, anche negli ultimi anni, l'adeguata attenzione clinica ad **una condizione così frequente ed invalidante come l'ADHD** (110).

In effetti i dati dell'**Organizzazione Mondiale della Sanità** stimano una prevalenza media **del 3,5% in Europa**, con una variabilità mondiale che va **dall'1,9% al 4,9%** a seconda delle varie realtà e delle numerose variabili ambientali che possono rivelare o meno le caratteristiche disfunzionali del disturbo.

Stiamo parlando quindi di un **elevato numero di pazienti**, almeno paragonabili a molte altre patologie mentali che ricevono molta più attenzione.

Ma che cos'è l'ADHD e come si manifesta in ambito clinico?

L'ADHD è una condizione cronica che ha sempre inizio durante l'infanzia e che poi tenderà a protrarsi durante tutta la vita di una persona.

Si tratta di un **disturbo del neurosviluppo** (ovvero *uno sviluppo neurofisiologico alternativo* a quello che si ritrova nella media delle persone) che comporta un quadro clinico caratterizzato da *alterazioni cognitive* con **disattenzione** e **disorganizzazione** e da *alterazioni del comportamento* con **iperattività** ed **impulsività**.

Quello che è importante sottolineare è che ci possono essere **presentazioni cliniche molto diverse** di questo disturbo, ed è proprio questo uno dei fattori, insieme al fatto che l'**ADHD** *si confonde facilmente con altri disturbi mentali*, che hanno reso difficile il suo riconoscimento da parte degli psichiatri e degli psicologi per molti anni (111).

Abbiamo infatti forme a **Prevalenti Sintomi di Disattenzione** e disorganizzazione, forme a **Prevalenti Sintomi di Iperattività** ed impulsività e poi, certamente, ci sono numerose **Forme Miste** ("Ibride") in cui le variabili in gioco si confondono sfumando le une nelle altre (in questo l'**ADHD** presenta delle analogie con il *Disturbo Bipolare*) (112).

Chiaramente le **combinazioni possibili** e le presentazioni possono essere ***virtualmente infinite*** anche se alcune caratteristiche si ritrovano spesso come denominatore comune.

Su **psiq**, per via della natura di questo progetto, vi parlerò della forma di **ADHD** osservabile nel **paziente adulto**, anche se è realmente importante sapere che il riconoscimento della forma adulta dovrebbe sempre partire dall'**analisi dell'infanzia del soggetto** per avere conferma della presenza dell'ADHD *durante lo sviluppo*.

Ma quali sono, tipicamente, **i sintomi** dell'ADHD nel paziente adulto? Ve li riassumo qui di seguito:

- Difficoltà a concentrarsi.

- Comportamento irrequieto, eloquio profuso ed incalzante, difficoltà ad alternarsi negli scambi verbali con le altre persone.
- Irrequietezza motoria ed incapacità a rilassarsi in contesti "normali".
- Difficoltà a portare a termine i compiti e gli obblighi professionali ("procrastinazione patologica").
- Sbalzi d'umore immotivati e maggiore risposta emotiva ad eventi stressanti.
- Impazienza e intolleranza alle frustrazioni.
- Perdita di oggetti e di documenti.
- Condotte pericolose o potenzialmente letali (sport estremi, guida pericolosa o "sfide")
- Difficoltà ad intrattenere relazioni interpersonali.
- Ansia e panico.
- Abuso di sostanze e di alcol.

Come potete ben capire, dopo aver preso consapevolezza degli altri disturbi mentali tramite il *percorso psicoeducativo di psiq*, la **diagnosi di ADHD** non è per nulla facile da attuare ed è ad alto rischio di essere sovrapposta ad altre condizioni.
Quando c'è il **sospetto di ADHD**, per prima cosa, si procede con la raccolta di dati riguardanti l'infanzia della persona, sia tramite la **testimonianza diretta** che mediante l'utilizzo dei genitori e di chiunque abbia seguito la crescita, analizzando (quando possibile) la documentazione scolastica, insomma raccogliendo prove che ci fossero delle **anomalie congrue** già durante l'infanzia.

A livello mondiale si utilizza uno strumento denominato **DIVA 2.0**, un test piuttosto complesso che rappresenta una sorta di "percorso" che permette di guidare il clinico *alla* *ricerca ed alla organizzazione delle varie caratteristiche dell'ADHD* (113).

Certamente **non sempre è possibile attuare questa raccolta** ma una ragionevole certezza che il problema fosse presente *a partire dall'infanzia* è, comunque, molto importante.

Bisogna ricordarsi che le **anomalie da ricercare nell'infanzia** non sono semplicemente di tipo **comportamentale** ma anche *psicologiche in senso lato* come disturbi dell'apprendimento, disturbi dell'umore o d'ansia magari sotto soglia, o altre alterazioni del comportamento, insomma **l'anamnesi deve essere molto accurata** e inglobare anche l'**adolescenza**, una fase importante dove questo disturbo può mostrare presentazioni ancor più varie e difficili da riconoscere (alle volte si presenta in comorbidità con **Disturbi del Comportamento Alimentare**).

Infatti nell'adolescenza le eventuali *anomalie di comportamento come l'iperattività tendono ad essere meno rilevanti*, ma il quadro si può complicare con condotte antisociali, utilizzo di sostanze, molto frequente, ed il quadro diventa molto spesso a prevalenza di sintomi come irrequietezza, disattenzione, scarsa capacità di pianificazione, impulsività, scarse competenze relazionali e spesso **difficoltà negli studi** non tanto per uno scarso bagaglio di capacità ma come conseguenza di **un assetto generale disorganizzato** e poco affidabile, per così dire.

Spesso le persone fanno uso della **menzogna** e della **non trasparenza** (*"reticenza"*) con gli altri proprio per far fronte al loro senso di inadeguatezza e per coprire le loro mancanze e le loro difficoltà, *complicando ulteriormente la relazione con gli altri*.

Nel corso dell'adolescenza possiamo frequentemente osservare degli individui "molto difficili" che sono **destinati a diventare degli adulti davvero poco soddisfatti** e che tenderanno ad essere ritenuti persone difficili o bizzarre, magari senza essere mai riconosciuti come **persone "fragili"** e che necessitano rapidamente di aiuto specialistico, e non solo di sostegno morale.

Infatti, parlando dell'età adulta, vediamo che si riscontra **una persistenza dell'ADHD nel 50% dei casi totali presenti nell'infanzia** e gli studi retrospettivi ci dicono appunto che un numero sempre maggiore di adulti, ogni anno, risponde ai criteri diagnostici dell'ADHD (114), un dato assolutamente rilevante, simile o forse addirittura superiore, ad esempio, al disturbo bipolare.

Nell'adulto l'**ADHD** è inoltre considerato **un fattore di rischio per l'insorgenza di altre patologie mentali**, rendendo poi molto difficile riconoscere il disturbo di base.

Ad esempio, come vi ho anticipato, **l'abuso di sostanze** è una condizione spesso presente che evidentemente *confonde completamente la diagnosi*, ma anche i disturbi d'ansia, la depressione o i disturbi di personalità sono comorbidità molto frequenti.

Di conseguenza, per essere correttamente diagnosticati, è necessario appoggiarsi a dei **professionisti di esperienza** che quanto meno, lasciatemi dire, *contemplino questa diagnosi* tra le varie possibili.

Come dico sempre, in psichiatria come nel resto della medicina, *non si può pensare di curare bene una persona se non si è fatta prima una diagnosi adeguata* e quindi il rischio con questi pazienti è di considerarli ogni tanto ansiosi, ogni tanto depressi, alle volte dei tossici o addirittura psicotici nei casi più gravi, insomma **spesso si**

sbaglia la diagnosi e questo lo confermano molti studi al riguardo (115).

Non dimentichiamoci, ve lo ripeto, che l'ADHD nell'adulto si manifesta con **problematiche di comportamento di particolare impatto sociale** come ad esempio la difficoltà a mantenere il posto di lavoro, il causare frequenti incidenti stradali, il trasgredire le regole, l'essere litigiosi fino ad avere comportamenti criminali, specialmente se si cade poi in una *dipendenza da sostanze*.

Ma quali sono le cause dell'ADHD?

Come sempre si parla di una **genesi "multifattoriale"** che include *elementi di genetica*, caratteristiche dello *sviluppo famigliare* e *fattori socio-ambientali*; sono anche importanti le caratteristiche di risposta specifiche dell'ambiente in cui si vive.

Ci sono anche interessanti ipotesi connesse all'esposizione ad **elementi inquinanti** e tossici (ad esempio il piombo o alcune neurotossine) o addirittura **cause infettive** o abuso di alcol in corso di gravidanza (116).

Di sicuro particolari pattern di *interazione relazionale all'interno della famiglia*, inclusi **traumi acuti** oppure **microtraumi cronici**, possono influenzarne pesantemente il decorso e le manifestazioni.

Quali sono le cure specifiche dell'ADHD?

Si tratta sia di **interventi farmacologici** che di tipo **psicoterapeutico**, senz'altro molto specifici; vale anche la pena ricordare alcuni interventi di **riabilitazione cognitiva** e anche altre cure innovative come le **Terapie Digitali** (*"DTx"*).

Sul piano psicofarmacologico si utilizzano con ottimi risultati sia l'**Atomoxetina** che il **Metilfenidato**, che tanto hanno fatto parlare di loro per via delle *violente campagne di antipsichiatria che accusavano gli psichiatri di drogare i bambini;*

ultimamente sono presenti sul mercato alcuni derivati come il **Serdexmetilfenidato** ed il **Dexmetilfenidato**.

Abbiamo ormai molti *trial clinici randomizzati e controllati* che confermano come questi farmaci, nelle forme dell'adulto come in quelle dell'infanzia, possano fornire **buoni risultati** (117).

Ai farmaci vanno sempre associate delle **altre forme di terapia** che vadano ad aiutare la persona nella gestione dello stress e a favorire delle strategie per le *alterazioni cognitive* connesse alla disattenzione ed alla *scarsa efficienza nella programmazione delle attività*.

Si parla in questo senso sia di **mindfulness** che di **psicoterapia cognitivo comportamentale** specifica per l'ADHD ma anche l'utilizzo di **terapie digitali** che funzionano da "allenatori" e da sostegno per gli aspetti di disattenzione (118).

Ovviamente è sempre necessario istruire i pazienti ed i loro famigliari sul disturbo (*"**Psicoeducazione**"*, come state facendo adesso con **psiq**) per favorire una comprensione ed un sostegno tutt'altro che secondari in questo genere di pazienti (119).

Concludo dicendo che l'**ADHD** è, forse più che altri disturbi psichiatrici, un esempio di **neurodiversità** che può trasformarsi velocemente in **una grave malattia** *in alcuni contesti ambientali specifici ed in presenza di gravi manifestazioni*, specialmente se presente stigma e scarse possibilità di diagnosi, per cui è davvero importante per noi psichiatri lottare affinché **la possibilità di ricevere la migliore diagnosi ed i migliori trattamenti** sia un diritto di ogni cittadino.

Purtroppo, come molti pazienti e famigliari sanno benissimo, ad oggi in Italia **le cose non stanno ancora così**.

2.10 Anoressia, Bulimia e Binge Eating

In quest'ultima parte psicoeducativa di **psiq** vorrei fornirvi le nozioni di base per comprendere, il meglio possibile, i **Disturbi del Comportamento Alimentare** (spesso abbreviati come "**DCA**") che attualmente, sulla base della classificazione del DSM-V-TR, sono rappresentati dall'**Anoressia Nervosa**, dalla **Bulimia Nervosa** e dal **Disturbo da Alimentazione Incontrollata** ("*Binge Eating*").

Quali sono, dunque, le caratteristiche dei vari **disturbi del comportamento alimentare?** Quanto sono diffusi questi disturbi? *Che caratteristiche hanno e come si curano?*

Come si può facilmente immaginare la caratteristica comune a tutte le sindromi incluse nei **Disturbi del Comportamento Alimentare**, è una *grave alterazione del comportamento connesso alla nutrizione* che non deve mai essere secondario o derivare da altre malattie mediche generali o chirurgiche come tumori, disordini ormonali o altro.

Si parlerà quindi di **anomalie della nutrizione** direttamente derivate da un riconoscibile **disagio mentale**.

Come sicuramente avrete notato l'**Obesità** che, secondo molti, è comunque un disturbo della nutrizione con *dimensioni psicologiche e psichiatriche complesse* e molto specifiche, non viene fatta rientrare nei **DCA** (anche se la questione continua ad essere in aperta discussione).

I **dati epidemiologici** relativi alla frequenza con cui i disturbi del comportamento alimentare si presentano nella *popolazione generale* sono piuttosto drammatici e, purtroppo, in continuo aumento (in particolare dopo l'epidemia da COVID-19).

Un lavoro di **revisione della letteratura scientifica** in ambito epidemiologico da parte del **Ministero della Salute** italiano, ha riportato che l'incidenza dell'**Anoressia Nervosa** è stimata per il sesso femminile in almeno **8 nuovi casi per 100.000 persone in un anno**, e fra 0.02 e 1.4 nuovi casi nel sesso maschile.

Ancora superiore sembra essere l'incidenza della **Bulimia Nervosa** che viene stimata in almeno **12 nuovi casi per 100.000 persone** in un anno per il genere femminile e di circa 0.8 nuovi casi per 100.000 persone in un anno per il genere maschile (in generale per i DCA abbiamo un rapporto che, a livello mondiale, si mantiene **10:1 tra femmine e maschi**) (120).

Più complessa è la valutazione della frequenza tra la popolazione del "**Binge Eating**", ovvero del disturbo da alimentazione incontrollata, anche per le sue frequenti e numerose aree di *sovrapposizione diagnostica* con l'**obesità**.

In generale possiamo dire che, globalmente, tutti i **Disturbi del Comportamento Alimentare** riguardano circa il **5% della popolazione** in Italia e in gran parte del Mondo occidentale.

Ma iniziamo adesso a parlare di **Anoressia Nervosa**, anche se tutti la chiamano semplicemente "*Anoressia*": una parola che quasi ogni persona conosce anche perchè si tratta di uno degli **enigmi della psichiatria**.

Senza dubbio tutti i **disturbi del comportamento alimentare** rappresentano un'area di studio estremamente complessa e difficile da "raggiungere" in termini di comprensione profonda e, soprattutto, di *efficacia terapeutica*.

Qualsiasi psichiatra che incontrerete sulla vostra strada porterà sempre grande *rispetto, curiosità, empatia ed attenzione* "speciale" ad ogni singola persona che si sospetta essere affetta da **anoressia**.

Tutte le persone che fanno parte della **mia community su YouTube**, nonostante abbia già fatto in passato diversi altri contenuti sui **disturbi del comportamento alimentare**, mi chiedono (e richiedono) spesso di approfondire i temi dell'**Anoressia**, della **Bulimia** e del **Binge Eating**, a conferma del costante interesse verso queste psicopatologie e anche, purtroppo, del continuo **incremento della loro diffusione** tra le persone, *in particolare tra i giovani*.

Molti parlano dell'anoressia come di una "**malattia nuova**" ma questo non è del tutto corretto anche perché è stata descritta per la prima volta *oltre un secolo fa*, in Inghilterra, dal più celebre medico inglese dell'epoca, **Sir William Gull** (122).

Volendo essere ancora più precisi potremmo ritrovare accenni a questo disturbo ancora precedenti: ad esempio la "*consunzione nervosa*" cui faceva riferimento **Richard Morton** nel 1689 sembrerebbe descrivere, praticamente, una forma di *anoressia nervosa* (122).

Tuttavia sono in molti a parlare di "*malattia nuova*" più che altro in relazione al fatto che da una ventina d'anni a questa parte *l'anoressia mentale si sta manifestando con un'incidenza rapidamente crescente*.

Per gran parte del '900 l'anoressia ha rappresentato **un quadro morboso piuttosto raro** (o forse scarsamente riconosciuto) e la maggior parte dei medici ne conosceva solo il nome, per averlo sentito nel corso degli studi, ma *non aveva mai osservato un caso*; al contrario all'inizio degli anni 2000 è talmente diffusa da rappresentare **un serio problema di salute pubblica** per la popolazione adolescente e per i giovani adulti.

In Italia, negli ultimi decenni, c'è stato **un progressivo abbassamento dell'età di insorgenza** dell'Anoressia, tanto che sono sempre più frequenti diagnosi in età preadolescenziale e nell'infanzia; in ogni caso l'età media di insorgenza si conferma **tra i 15 ed i 19 anni** e l'incidenza, ovvero il numero di nuovi casi di malattia, in una popolazione, in un determinato periodo di tempo, dell'anoressia nervosa viene stimata per il sesso femminile in almeno *8 nuovi casi per 100.000 persone in un anno*, e fra 0.02 e 1.4 nuovi casi nel sesso maschile.

Vi voglio **ripetere** questo dato perchè vi rendiate completamente conto di **quanto sia frequente**.

Ad oggi il grande problema resta quello di capire perché *una malattia così subdola e crudele* colpisca ragazze giovani e sane, spesso cresciute in condizioni privilegiate o perfino di lusso, anche perché abbiamo dati che ci confermano che *nei paesi più poveri ed arretrati* i nuovi casi di anoressia nervosa tendono ad essere di gran lunga inferiori rispetto ai paesi più ricchi ed avanzati.

Inoltre non esistono, ad oggi, **studi psicologici e sociologici sitematici** che diano una spiegazione univoca del perché questo disturbo sia *in crescita costante*.

Ma che cosa è l'Anoressia Nervosa? In che modo si sviluppa e prende possesso della *mente* e del *corpo* di una persona?

In realtà l'espressione che tipicamente usiamo, ovvero "Anoressia Nervosa", potrebbe non essere calzante a

descrivere il disturbo, in ragione del fatto che il termine "anoressia" suggerirebbe che il focus principale del problema possa essere **la perdita dell'appetito**.
Ma in realtà non è cosí, infatti quello che realmente definisce la persona affetta da "Anoressia Nervosa" è la ricerca spasmodica ed implacabile della **magrezza fisica** in presenza di una ossessiva ed invalidante paura di ingrassare.
Al riguardo i *criteri diagnostici* del **DSM-5-TR** sono piuttosto chiari:

- Il primo criterio riguarda **una restrizione dell'assunzione calorica** che comporta un peso corporeo significativamente più basso del minimo normale; i vari livelli di gravità di questo criterio vengono poi valutati mediante l'*Indice di Massa Corporea*, "lieve" quando l'IMC è uguale o maggiore di 17 Kg/m2, per arrivare sino ad un livello di gravità estrema quando l'IMC è inferiore a 15kg/m2.
- Il secondo criterio riguarda **un'intensa paura di aumentare di peso** o di diventare grassi, oppure un comportamento persistente che contrasta l'aumento di peso, anche quando questo sia molto basso.
- Il terzo criterio, decisamente molto importante sul *piano psicologico*, è legato all'alterazione del modo in cui viene vissuto dalla persona il proprio peso corporeo e la forma del corpo stesso ("**alterazione dell'immagine corporea**"), e in conseguenza di questo criterio potremo osservare *un'eccessiva influenza del peso o della forma del corpo* sui **livelli di autostima** con evidenti difficoltà ad essere consapevoli di perdite di peso anche estreme, con connotati che possono apparire **quasi deliranti**.

Rispetto al DSM-IV, nel **DSM-5-TR** l'unico cambiamento realmente importante, a livello dei *criteri diagnostici*, è l'eliminazione del requisito dell'**assenza di mestruazioni** nelle donne.

È molto importante sapere che, nel loro complesso, le persone con disturbi del comportamento alimentare hanno **una mortalità significativamente più elevata** rispetto alla popolazione generale della stessa fascia d'età e che i tassi più alti si riscontrano proprio nell'**anoressia nervosa** che, tra tutti i disturbi psichiatrici, è probabilmente *la condizione associata al rischio di mortalità più alto*.

Ma quali sono *le reali dimensioni psicologiche e psichiatriche* dell'**Anoressia Nervosa**?

Questa psicopatologia ha ottenuto una descrizione ed una spiegazione convincente, sul piano psicologico ed evolutivo, prevalentemente grazie ai contributi della **Dr.ssa Hilde Bruch** nel corso degli anni '80: i suoi studi e le sue speculazioni sono stati realmente come un *"faro nel buio"* per tutti quegli psichiatri che avevano in cura dei pazienti o delle pazienti affette da **anoressia anervosa.**

La **Dr.ssa Hilde Bruch**, una *psichiatra statunitense di origine tedesca* che insegnò gran parte della sua vita a Houston, Texas, osservò che le preoccupazioni riguardanti il cibo ed il peso rappresentavano delle manifestazioni, tutto sommato, tardive ma emblematiche di **un disturbo più profondo del concetto di sé** che iniziava silenziosamente alla fine dell'infanzia; una idea inconscia molto pervasiva che si sarebbe manifestata, però, solo alla fine dello sviluppo, all'ingresso nell'*adolescenza* (122).

Nella maggior parte dei casi, le pazienti con **anoressia nervosa** manifesterebbero un assunto di base molto radicale e spietato, ovvero *la ferma convinzione di essere* *completamente impotenti ed inefficaci nei confronti della loro vita e del Mondo intorno a loro.*

Ma quali sono le ragioni di **una sensazione tanto angosciante e profonda?**

Le osservazioni della Dr.ssa Bruch portarono alla conclusione che questa malattia spesso si manifesta in **"brave bambine"**, provenienti da famiglie agiate, che hanno passato tutta la loro vita, di fatto, cercando di **compiacere i loro genitori** ma, ad un certo punto, diventano improvvisamente testarde e negativiste verso tutto.

Spesso questa sensazione di **ribellione interna**, esercitata tramite il **controllo del peso**, si manifesta solamente a livello interiore senza neppure manifestarsi esplicitamente all'esterno e senza neppure arrivare alla loro coscienza.

Tutto questo si manifesta *non a parole ma ad azioni*, spesso molto eloquenti, assecondando la sensazione che **il proprio corpo sia separato dal Sé**, come se appartenesse completamente ai genitori.

A quel punto queste ragazze (ricordiamoci che si tratta prevalentemente di pazienti di sesso femminile) sentono di **mancare di qualunque senso di autonomia**, al punto da non sentirsi nemmeno capaci di tenere sotto controllo le loro *funzioni corporee*: l'alimentazione, le funzioni espulsive e, certamente, anche la sessualità e la capacità riproduttiva.

In effetti, è fondamentale sapere che quella **postura difensiva premorbosa**, ovvero quell'essere saccenti, arroganti e sicure su tutto (per arrivare ad essere delle *"bambine perfette"*), di solito nasconde un profondo e segreto **senso di inutilità e di incapacità**.

La grande intuizione della **Dr.ssa Hilde Bruch** fu proprio quella di individuare **le origini evolutive dell'anoressia**

nervosa *nella relazione subdolamente ma profondamente disturbata tra la bambina e la madre.*

In particolare è fondamentale capire che quello che accade è che la madre sembra ***prendersi cura*** della figlia non in maniera altruistica e disinteressata ma **in funzione dei propri bisogni** e di sue esigenze egoistiche, *piuttosto che in risposta ai bisogni naturalmente espressi* dalla bambina o dal bambino.

E in questo modo, visto che le richieste della figlia o del figlio non potranno ricevere **risposte di conferma e di convalida**, semplicemente, non potrà svilupparsi un sano e radicato **senso di Sé**, dando origine a delle persone che si sentiranno come delle semplici **estensioni della madre**, invece che come *entità autonome*.

Secondo la **Dr.ssa Bruch**, quindi, il comportamento della paziente anoressica rappresenta, paradossalmente, un tentativo frenetico ed inflessibile di **ottenere ammirazione e conferma** come persona unica e speciale con qualità straordinarie attuando una forma di controllo della sua immagine effettivamente "**straordinaria**" nonostante sia di **natura masochistica** e, di per sé, dannosa.

Vi voglio anche ricordare che **la modalità di esordio più frequente** è quella graduale ed insidiosa: un'adolescente, che spesso mostra *un reale sovrappeso*, decide di intraprendere una dieta per perdere qualche chilo; in seguito a questo tentativo potrà iniziare ad allontanarsi progressivamente dai coetanei, utilizzando spesso come stratagemma quello di **polarizzarsi sulle attività di studio o di lavoro** con ossessiva determinazione, trascurando ogni altro interesse.

Il passaggio dall'aderenza ad *un innocuo regime dimagrante* alla concreta **Distorsione dell'Immagine**

Corporea, spesso delirante, avviene con modalità subdole e scarsamente evidenti.

Alla luce di tutto quanto detto sin ora, è chiaro che gli **aspetti psicologici profondi** dell'anoressia sembrerebbero essere preponderanti e prevalenti rispetto a quelli **biologici**, maggiormente rappresentati in altre psicopatologie come la *schizofrenia* oppure il *disturbo bipolare*.

In ogni caso abbiamo anche degli studi che indicano come l'**anoressia nervosa** possa avere delle **alterazioni neurofisiologiche** analoghe ad alcuni disturbi d'ansia, a forme sfumate di psicosi ed al disturbo ossessivo compulsivo (123).

Infatti tutti questi fattori psicodinamici sono spesso accompagnati da alcuni tratti cognitivi caratteristici, dotati di basi neurofisiologiche confermate, tra i quali **un'errata percezione della propria immagine corporea**, pensiero "tutto-o-nulla", il "pensiero magico", ed anche pensieri e rituali ossessivo-compulsivi; in particolare la presenza di sintomi ossessivo-compulsivi ha portato alcuni ricercatori a domandarsi se un **Disturbo Ossessivo-Compulsivo di Personalità** non coesista stabilmente con l'anoressia nervosa (124).

In ragione di tutto questo, alcuni autori hanno quindi considerato le possibili implicazioni nell'anoressia di alcune *disfunzioni dei sistemi biologici alla base di altri disturbi psichiatrici* ma, in realtà, nessuno ha mai avuto **prova concreta** ed incontestabile di queste supposizioni.

In ogni caso l'**anoressia** è senza dubbio anche una **malattia "biologica"**, se non nelle sue premesse quanto meno nelle sue *conseguenze*.

Infatti sono molti gli organi e gli apparati che possono venire coinvolti dagli squilibri generali in corso di anoressia:

- **Apparato Cardiovascolare:** abbiamo frequentemente aritmie ed anomalie dell'ECG come conseguenza sia dei disturbi elettrolitici che delle carenze nutrizionali (in particolare potremo avere alcalosi, iponatriemia e ipopotassiemia); eventualità molto frequente e pericolosa è la bradicardia che segue digiuni prolungati in persone con IMC molto bassi.
- **Apparato Osteo-Artro-Muscolare:** molto frequente, nel corso degli anni, vedere insorgere il fenomeno dell'osteopenia insieme al danno ed alla degradazione della massa muscolare, in maniera anche irreversibile.
- A livello **Ematico** avremo invece un elevato rischio di anemia, di leucopenia e anche di piastrinopenia.
- **Apparato Gastro-Enterico:** saranno presenti stipsi, dispepsia e danni esofagei qualora siano presenti le condotte di eliminazione; disequilibri importanti del microbioma sono riportati.
- **Sistema Nervoso Centrale:** a livello neurologico si potrà sviluppare atrofia cerebrale e dilatazione dei ventricoli; frequentemente presenti alterazioni dell'EEG ("Elettroencefalogramma").
- **Apparato Riproduttivo e Sessualità:** sono riportate gravi conseguenze da parte dell'Anoressia sull'apparato riproduttivo con ipogonadismo-ipogonadotropo, alterazioni ormonali, diminuzione della fertilità e aumentato rischio di aborto.

A questo punto, dopo aver tentato di fornire *un quadro chiaro, realistico ed olistico dell'Anoressia*, passiamo alla domanda fatidica: che cosa fare dunque quando una persona manifesta l'Anoressia Nervosa? **Come fare ad aiutarla?** Sappiate che le risposte a queste domande sono realmente complesse....

Come sempre **una presa in cura precoce** è un aspetto fondamentale del **percorso terapeutico**, forse ancora più importante che in altri disturbi mentali, infatti le conseguenze sul piano **psichico** e su quello **fisico** del permanere di questo disturbo sono davvero molto impattanti.
Inoltre la stessa "**diagnosi**" rappresenta un importante momento di cura sia per il/la paziente che per i famigliari di riferimento.
Ma quali sono i percorsi terapeutici maggiormente efficaci?
Secondo **Glenn O. Gabbard** (125), e anche secondo molti altri autori, la terapia dovrà comprendere **una psicoterapia individuale** ad indirizzo psicodinamico o cognitivo comportamentale, quasi sempre associata ad **una terapia famigliare** che, nei pazienti più giovani, potrebbe essere anche il primo ed unico intervento terapeutico di scelta.
Insomma il **coinvolgimento della famiglia** è il basamento del percorso di aiuto della persona affetta da anoressia.
In generale bisogna comunque essere consapevoli che i **trattamenti per l'anoressia nervosa** non sono necessariamente sempre efficaci cosí per come ci si aspetterebbe o per come li si immagina (*o li si legge sui libri....*) e che, nell'approccio a pazienti che soffrono di questo disturbo, è necessario che i terapeuti siano sempre disposti a essere *pazienti, attenti, innovativi e creativi*.
Per essere precisi e tecnici, sempre secondo **Glenn O. Gabbard**, sulla base di studi clinici basati sulle evidenze, vediamo che una **Psicoterapia Espressivo-Supportiva** a tempo indeterminato potrebbe essere una possibile *pietra miliare* del trattamento, ed i principi tecnici che stanno alla base del percorso di cura saranno **(1)** evitare un investimento eccessivo nel tentare di cambiare rapidamente il comportamento alimentare **(2)** sfavorire interpretazioni

troppo precoci, all'inizio della terapia, mantenendo un atteggiamento rivolto al supporto **(3)** controllare attentamente il transfert e **(4)** esaminare con molta attenzione le distorsioni cognitive presenti.

Infine, per concludere queste considerazioni sugli interventi terapeutici, vediamo che tutti gli **approcci psicofarmacologici** non sono quasi mai basati su evidenze, anche se possono essere necessari per trattare le **frequenti comorbidità** di ansia, di insonnia, di depressione o altro, per cui andranno modulati con attenzione, nel corso del tempo.

Ma qual è **la prognosi dell'Anoressia?** Che destino hanno queste persone una volta curate?

Il **decorso dell'Anoressia Nervosa** è senza dubbio variabile ma può anche essere caratterizzato da una remissione più o meno completa che non è infrequente dopo un *episodio singolo* e soprattutto nelle pazienti più giovani e *con migliore adattamento sociale e lavorativo preesistente*.

Un numero maggiore di casi, però, mostra **un andamento maggiormente irregolare**, continuo o sub-continuo, con remissioni e riesacerbazioni nel corso del tempo.

La **guarigione "completa"** va dallo 0% al 30%, in accordo ai punti di vista di diversi Autori e secondo i criteri adottati per parlare di **guarigione**; nel 50% dei casi rimangono in ogni caso dei **sintomi residui** o sequele psicopatologiche, come la presenza di **sintomi depressivi** ricorrenti (30-45%), tratti di **personalità ossessivo-compulsivi** (44%) e più raramente un Disturbo Ossessivo-Compulsivo, Fobia Sociale o dipendenza da farmaci (un fenomeno in aumento).

La **mortalità** varia dal 5 al 20% e le più frequenti cause di morte sono la *denutrizione*, gli *squilibri elettrolitici* ed il *suicidio*.

Per finire merita di essere "ottimisticamente" ricordato il fatto che, tra le persone che ne riescono ad uscire, nel 64% c'è un ritorno ad **un valore normale del peso corporeo**.

Dopo questo **intervento psicoeducativo** sull'*Anoressia Nervosa* è assolutamente necessario che su **psiq** possiate ottenere anche informazioni chiare sul tema della **Bulimia Nervosa**, in particolar modo per spiegare le differenze tra queste due *patologie psichiatriche* sicuramente affini ma anche "diverse" per molti aspetti.

Infatti le persone che manifestano il **quadro clinico della bulimia** vengono solitamente differenziate da quelle che si ammalano di anoressia, per varie ragioni sia *cliniche* che di *metodo*.

Infatti nel caso della bulimia ci troviamo davanti, molto frequentemente, persone che, tipicamente, hanno **un peso relativamente normale** ed un *Indice di Massa Corporea* nei limiti; in questo caso **l'elemento "anomalo"**, per così dire, è rappresentato dalla presenza di episodi di abuso alimentare, le così dette "abbuffate", a cui fanno seguito dei **comportamenti compensatori** finalizzati al mantenimento di un *peso corporeo* e di una **forma fisica** adeguati.

Questi comportamenti patologici sono, per lo più, il **vomito autoindotto**, un inappropriato utilizzo di lassativi ed una *esagerata attività fisica*.

Questa premessa è molto importante per via del fatto che quando troviamo delle *pazienti emaciate e defedate*, evidentemente sottopeso, con frequenti episodi di alimentazione incontrollata a cui fanno seguito condotte di eliminazione, queste persone vengono più classicamente classificate come **anoressiche** appartenenti al **sottogruppo bulimico**.

Sicuramente possediamo dati sempre più consolidati, derivati da studi attuati negli ultimi 50 anni, che ci dicono chiaramente come **tra anoressia e bulimia esista un considerevole legame**: in almeno il 40-50% dei casi le pazienti anoressiche sono anche bulimiche.
Inoltre alcuni risultati di follow-up a lungo termine suggeriscono che, nel corso del tempo, **l'anoressia può trasformarsi in bulimia**, mentre il passaggio inverso è molto più raro.
Ma allora che cosa differenzia alla base *anoressia* e **bulimia**?
Il discorso è senz'altro controverso e probabilmente non tutti concordano sulla stessa tesi, ma ci sono *almeno due punti importanti* da sottolineare.
Il primo aspetto, fondamentale, è che nell'anoressia abbiamo una evidente **alterazione dell'immagine corporea** e della percezione del peso che può diventare realmente ***delirante*** e *distaccata dalla realtà*.
Al contrario la persona bulimica avrà **una corretta percezione della sua forma fisica e del suo peso**; anzi, spesso si possono riscontrare pazienti bulimiche molto in forma e piacenti sul piano fisico anche perché, nel caso della bulimia, *il concetto di autostima passa quasi completamente dal riscontro* **di una forma fisica e di un peso "ideali"**.
Il secondo aspetto è che, da un punto di vista di comportamento e di attitudine generali, l'*anoressia* è caratterizzata da un **comportamento basato sul controllo**, al contrario la ***bulimia*** viene maggiormente caratterizzata da un **comportamento basato sulla perdita del controllo**.
Infatti tutte le pazienti **anoressiche "classiche"** mostrano una focalizzazione inflessibile sulla regola della *restrizione alimentare e sulla selezione rigidissima degli alimenti di cui nutrirsi*.

La giornata di queste persone, quasi al pari di chi soffre di una **tossicodipendenza** oppure di un'**ossessione gravissima**, è focalizzata sulla costruzione di una routine e di un comportamento finalizzato alla **restrizione calorica**, *senza se e senza ma*.

Al contrario **le pazienti bulimiche** presentano dei comportamenti assolutamente *discontrollati* ed *impulsivi* a cui poi cercano di far fronte mediante dei **comportamenti riparativi** e nelle fasi patologiche acute avremo, come comportamenti "riparativi", *il vomito autoindotto* e l'utilizzo di sostanze che accelerino il transito intestinale.

Con il passare del tempo, e spesso con un miglioramento del quadro clinico, solitamente assisteremo all'emergere di **un'attività fisica molto intensa** che, in qualche modo, permetterà di mantenere una forma fisica ed un peso adeguati (anzi spesso perfetti) (125).

In effetti la bulimia è una **manifestazione patologica** che sta spesso alla base di alcune carriere basate sugli **aspetti estetici della persona** come modelle, attrici, cantanti e altri lavori nel mondo dello spettacolo.

Ma quali sono le **caratteristiche psicologiche**, o meglio *psicodinamiche*, delle persone che manifestano i sintomi della bulimia?

In effetti la bulimia si può manifestare in pazienti con **strutture caratteriali molto diverse tra loro** ed in presenza di svariate *comorbidità*.

La possiamo osservare in strutture psicotiche, in personalità borderline e anche in quadri nevrotici più "classici" ma non solo; abbiamo evidenze che indicano la presenza di bulimia anche in disturbi psichiatrici molto strutturati e caratterizzati da impulsività, come l'**ADHD** (126).

Certamente l'anoressia e la bulimia potrebbero anche essere viste come **le due facce della stessa medaglia** e mentre la paziente anoressica è caratterizzata, come dicevamo prima, da una maggiore forza dell'Io e da un Super-io maggiormente controllante, le pazienti bulimiche possono soffrire di una **notevole difficoltà a rimandare il soddisfacimento degli impulsi** per via di un Io più debole e di un Super-io meno rigido ed inflessibile.

Infatti la **perdita di controllo** tipica delle **abbuffate** e le successive condotte di eliminazione mediante il vomito non rappresentano un problema "isolato" di controllo degli impulsi ma hanno senza dubbio a che vedere con *una più generale e diffusa attitudine all'impulsività* (ad esempio con condotte sessuali disorganizzate e autodistruttive o con il rischio di abuso di molteplici sostanze incluso l'alcol).

Questa tendenza obbligata a vivere la vita basandosi **sulla "scarica a terra" di bisogni immediati e non differibili** può favorire un'esistenza *potenzialmente fallimentare*.

Le stesse **relazioni interpersonali** sono molto difficili da sostenere per le persone bulimiche, per via della presenza di una scarsa stima di sé: la ricerca di **un fisico "perfetto"**, nel caos dei sintomi bulimici, rappresenta realmente una **ricerca disperata di approvazione** da parte degli altri (non solo delle persone di riferimento *ma di tutti*).

Ma in che modo **l'ambiente famigliare** contribuisce alla manifestazione della bulimia?

Secondo molti autori **l'ingestione incontrollata di cibo** rappresenta il desiderio di *fusione simbiotica con la madre* e l'espulsione di quello stesso cibo un tentativo di **separarsi da lei.**

In effetti le pazienti bulimiche manifestano in gran parte fortissime difficoltà nel **processo di separazione e di identificazione dai propri genitori**, tutto questo nel contesto di relazioni *molto vischiose* all'interno del nucleo famigliare che è spesso **chiuso e intollerante a relazioni con l'esterno** (127).

Inoltre queste persone hanno molto spesso il vissuto di **vivere in una gabbia** le cui chiavi sono in mano ai genitori e la **separazione da loro** non rappresenta un fenomeno normale e "naturale" ma piuttosto una sorta di *tradimento* e di *fuga*.

Come abbiamo visto accadere con le madri delle pazienti anoressiche anche i genitori delle bambine destinate a divenire bulimiche si rapportano spesso alle figlie (*o ai figli nei rari casi di bulimia maschile*) come se queste fossero **estensioni di loro stessi** e le figlie vengono spesso usate come oggetti utili a validare l'identità del genitore.

Il discorso alla base di questa relazione distorta è: s*e mia figlia sarà proprio come ho deciso che deve essere allora io valgo*, altrimenti la depressione si impossesserà di uno o di ambedue i famigliari a seconda del **livello di patologia e di dipendenza** presente all'interno della coppia genitoriale.

Potremmo dire che, in questa visione del **nucleo famigliare come "gabbia"**, ciascun membro della famiglia dipende da tutti gli altri membri per tentare di mantenere un senso ideale (ma fasullo) di coesione e, sebbene questo schema caratterizzi le famiglie delle pazienti anoressiche, anche nelle **famiglie bulimiche** predomina una modalità patologica ed irrealistica di gestire le qualità considerate "cattive" e disfunzionali dei vari membri; *molto spesso si confonde il "discutere" o il "parlare" di un dato problema con il "litigare"*.

Alla fine tutto verrà messo a tacere e la "serenità" verrà fatta coincidere con il meccanismo patologico della **rimozione** e del **silenziamento** dei problemi presenti.

Infatti tutti i membri della famiglia avranno un forte bisogno che gli altri li vedano come "**completamente** buoni" e in questo contesto, che origina sempre dalle personalità dei genitori, **le qualità inaccettabili dei genitori** stessi vengono spesso *proiettate nella bambina bulimica*, che diviene così l'unica depositaria della "cattiveria" della famiglia e **caricata di tutto il disagio** presente al suo interno.

Certamente, nel corso del tempo, **identificandosi inconsciamente con queste proiezioni**, la bambina si sentirà spesso la *portatrice di tutta l'avidità, gli errori e l'impulsività della famiglia*.

Come potete capire, in questa grossa **confusione famigliare**, e in tutta questa complessità, gli interventi di cura sono, al pari di quelli attuati per le pazienti anoressiche, **estremamente difficili da portare avanti**.

Il primo aspetto su cui sarà indispensabile lavorare sarà la **capacità di diventare consapevoli** dei meccanismi alla base del funzionamento personale, sia per quello che riguarda le pazienti che gli altri famigliari presenti; questo primo intervento è la **chiave di volta** ma rappresenterà sempre un lunghissimo percorso ad ostacoli.

Fortissime resistenze verranno edificate da ambedue le parti: il padre e la madre saranno certamente sensibilissimi al tema del loro **fallimento come genitori** per cui la rabbia, la frustrazione e la tendenza ad abbandonare il percorso terapeutico saranno sempre dietro l'angolo, così come sarà sempre presente il desiderio di *trovare colpevoli all'esterno della famiglia* rinforzando il difetto di base che è proprio **la chiusura del nucleo famigliare** alle relazioni con l'esterno ed **al confronto con gli altri** (128).

Dalla parte della paziente bulimica, nuovamente, il **sentimento di rabbia** ed i vissuti claustrofobici e punitivi renderanno difficile la comprensione delle *fragilità insite nei propri genitori* o, al contrario, sarà impossibile elaborare la "falsa" sensazione di essere proprio lei la vera causa del *fallimento della famiglia* (oppure una dolorosissima **alternanza di queste due posizioni** su cui bisognerà lavorare con grande cautela e per lungo tempo).

Anche in questo caso potete ben capire che **l'utilizzo di farmaci** o di *altre terapie biologiche* andrà condotto con grande cautela e finalizzato esclusivamente al **controllo di alcuni episodi sintomatologici specifici di ansia o di forte depressione**, ricordando anche che la persona bulimica tenderà ad abusare e a travisare l'utilizzo di ogni farmaco idealizzandolo o stigmatizzandolo a seconda dei casi.

Per finire questo capitolo psicoeducativo di **psiq** sui **Disturbi del Comportamento Alimentare** affronteremo il tema del *Disturbo da Alimentazione Incontrollata*: che cos'è il "Binge Eating"?

Stiamo parlando ovviamente di un **fenomeno psicopatologico piuttosto diffuso** e molto rappresentato su riviste, giornali e sul web e, proprio per questa sua diffusione, vorrei che le persone capissero bene le *caratteristiche di questo disturbo*.

Per prima cosa vi voglio dire che il termine inglese "**binge eating**" di per sé si riferisce ad un sintomo ben preciso e non ad una malattia: stiamo parlando in generale di un episodio in cui una persona esprime *una modalità patologica di rapporto con il cibo* che consiste in **un impulso incontrollabile** ad assumere una grossa quantità di alimenti, molto velocemente, *in maniera impulsiva* ed in un tempo finito, spesso rapido.

Il binge eating, traducibile in italiano con l'espressione "**abbuffata**", può essere quindi il sintomo di almeno due principali disturbi del comportamento alimentare, ovvero il

Binge Eating Disorder, appunto il disturbo da alimentazione incontrollata, di cui vi parlerò adesso, ma è anche il sintomo della **Bulimia**, di cui vi ho appena parlato. Vi voglio anche ricordare il fenomeno della "**Dipendenza da Cibo**", una dipendenza comportamentale connessa al fenomeno dell'**Obesità** (di cui ho parlato varie volte sui miei canali digitali).

In questo caso (molto comune) potremo osservare degli episodi di **abbuffata**, ma in un contesto maggiormente stabile di assunzione di cibo ad alto contenuto calorico, con connotati quindi meno impulsivi e meno esplosivi, ma *più integrati nello stile di vita della persona*; si tratta di un comportamento che spesso ha a che vedere con fenomeni come il "**Bliss Point**" (andate a vedere sul mio canale YouTube il significato di questo termine).

Ma tornando al disturbo del **Binge Eating**, vediamo che le persone affette da questa psicopatologia presentano sicuramente episodi di "abbuffate" incontrollate ma non è assolutamente detto che *eccedano con il cibo in maniera costante*, anzi.

Per fornirvi uno scenario verosimile, vi invito ad immaginare una persona che, spinta da una sorta di **brama incontrollabile**, spesso preceduta da ansia ed irrequietezza o irritabilità marcata, e con una spiacevole sensazione di perdita di controllo imminente, si ritrovi a **divorare tutto quello che riesce ad introdurre dentro di sé**, con una voracità e velocità estrema, magari svuotando tutto quello che c'è nel frigo sino a raggiungere la sensazione di essere dolorosamente "ripieni" (129).

Tutto questo avverrà sempre quando ***nessuno sarà presente***.

Dopo questo episodio di **alimentazione impulsiva ed incontrollata** la persona si sente quasi sempre disgustata dal gesto compiuto e da se stesso, e vive quindi **un profondo senso di colpa** ma *non metterà in atto alcuna manovra compensativa*, come invece accade nella Bulimia, quindi ***non vomiterà***, non utilizzerà purghe o lassativi e neppure metterà in atto estenuanti esercizi fisici con lo scopo di perdere le calorie assunte con l'abbuffata.

È questa *la grande differenza tra Bulimia e Binge Eating Disorder*.

Ripeto, non tutte le persone affette da questo disturbo presentano un'alimentazione costantemente eccessiva, anche se **la tendenza ad evolvere verso l'obesità** è sicuramente presente ma meno netta di quella che osserviamo ad esempio nella vera e propria *dipendenza da cibo*.

Certamente il 20-30% dei soggetti che richiedono un trattamento per l'obesità e il 5-8% degli obesi in generale soffrono di un **disturbo da alimentazione incontrollata** (130).

Come potete ben capire questi tre disturbi del comportamento alimentare cioè **Binge Eating Disorder**, **Bulimia** e **Dipendenza da Cibo**, sono tre fenomeni che facilmente sfumano e si confondono gli uni negli altri e, alle volte, non è facile **distinguerli nettamente** uno dall'altro.

Inoltre bisogna ricordare che i disturbi del comportamento alimentare rappresentano **uno spettro dinamico di patologia** per cui sul piano longitudinale e temporale ci possono essere delle trasformazioni, delle sovrapposizioni e delle evoluzioni ad esempio nelle accoppiate **Anoressia-Bulimia**, oppure Bulimia-Disturbo da Alimentazione Incontrollata o ancora nel continuum tra *Disturbo da Alimentazione Incontrollata e Dipendenza da Cibo*.

Certamente la banale valutazione dell'**indice di massa corporea** (come accennato in precedenza) non fa sempre fede e quindi sia la magrezza che il sovrappeso richiedono senz'altro **indagini approfondite,** una scrupolosa raccolta della storia clinica del paziente ed un'attenta analisi di segni e sintomi psichiatrici aggiuntivi ed accessori per poter ipotizzare **una diagnosi il più possibile precisa.**

Infine voglio farvi un rapido accenno al complesso concetto di "**Anoressia Atipica**": è un disturbo che riguarda persone che mostrano tutti i sintomi ed i segni dell'anoressia "classica" ma in presenza di *un Indice di Massa Corporea per lo più normale* (131).

Una piccola ma importante considerazione conclusiva riguarda la strisciante e neppure tanto occulta influenza che lo **stile di vita** tipico di questa nostra società occidentale contemporanea ha su questo genere di disturbi.

Il bombardamento visivo di **ideali di forma fisica estremi** e sganciati dal concetto più profondo di salute, abbinato alla costante proposta di un'alimentazione ipercalorica e basata sull'immorale **Mercato della Dopamina** e sul concetto di **Bliss Point** generano *una lacerazione psichica nella popolazione giovanile.*

Tutti riceviamo messaggi estremamente ambigui ("*double bind message*") che, da una parte, ci dicono che la strada per il successo e la popolarità sono delle **forme fisiche estreme ed irraggiungibili** per la maggior parte di noi, mentre dall'altra ci propongono di "*curare*" le nostre frustrazioni e la nostra insoddisfazione esistenziale con **cibi ipercalorici, pieni di zuccheri semplici e grassi.**

Fidatevi di me: andate a vedere i diversi video che ho realizzato su questi temi presenti sul mio **canale YouTube** (https://www.youtube.com/@valeriorosso) per capire meglio a cosa mi riferisco.

3.0 Interventi di aiuto in Salute Mentale

Quando iniziai, alcuni anni or sono, ad attuare la mia opera di **divulgazione nell'ambito della Psichiatria**, mi resi subito conto di come molte persone avessero notevoli difficoltà ad accedere ai *migliori percorsi di diagnosi e cura* nel campo della **Salute Mentale**.
Queste difficoltà che molti cittadini mi segnalavano sui **Social Media**, molto spesso, non derivavano neppure da una oggettiva mancanza di risorse nel **Servizio Sanitario Nazionale** ma piuttosto da una *scarsa conoscenza* di come funzionasse la psichiatria in Italia e, brutto a dirsi, ***dallo stigma e dal pregiudizio che spesso ruota attorno ai professionisti della salute mentale***.
Non voglio negare che in molte parti d'Italia sia particolarmente difficile **richiedere aiuto medico-sanitario**, incluso quello psichiatrico, ma come spesso accade la possibilità di avere informazioni chiare e precise permette (quasi) sempre di trovare una soluzione.
Molto spesso, purtroppo, ho percepito una "**visione horror**" della psichiatria e degli psichiatri.
Infatti le idee diffuse tra la gente sui **disturbi mentali** e sulle persone che si occupano di curarli (medici, psicologi, riabilitatori, educatori, infermieri ed OSS) nascono spesso al di fuori dei limiti di un ***discorso scientifico*** e di evidenze derivate dal mondo "reale".

In questo senso **i pregiudizi** rappresentano delle premesse, completamente inefficaci, che in molti utilizzano per far fronte alla **paura della malattia mentale**.

Il **pregiudizio** è una idea preconcetta che, solitamente, ha come risultato quello di allontanare la persona che ne è vittima da *una possibile soluzione efficace ad un problema*.

Tentare di risolvere un problema oggettivo (come un **Disturbo Psichiatrico**) essendo *vittima di pregiudizi* e di *informazioni sbagliate* ha il vantaggio di fornire un'iniziale sicurezza ed un rapido ed effimero conforto a cui, però, farà seguito un peggioramento del problema stesso.

Decidere che nessuno **Psichiatra** e che nessun **Centro di Salute Mentale** potrà mai aiutarmi o che, al contrario, non farà altro che danneggiarmi ulteriormente, mi permette di partire, comunque, da una qualche forma di certezza, no?

Questo tipo di ragionamento è (*purtroppo*) molto frequente.

Tutti noi, indipendentemente dal *livello culturale* e dalle *possibilità economiche*, siamo a rischio di far uso del pregiudizio come una "scorciatoia di pensiero" per cercare di raggiungere velocemente una qualche forma di tranquillità, per noi e per i nostri cari.

In particolare, quando si tratta di **affrontare problematiche relative alla salute mentale**, ci sono dei *meccanismi di pensiero preconcetti e pericolosi* che si impossessano delle persone:

- **Le "cure" sono peggio della "malattia"**: stiamo parlando di vero e proprio stigma nei confronti della psichiatria sostenuto da associazioni e da soggetti che possiedono delle impostazioni ideologiche e che non si fanno scrupoli ad allontanare le persone dalla giusta forma di aiuto, ponendole a rischio anche di vita.

- **La psichiatria prenderà il "controllo" della mia vita:** è l'esatto opposto, infatti l'obiettivo finale di qualsiasi percorso terapeutico in psichiatria è quello di rendere libero il paziente dalle "catene" della psicopatologia.
- **Proviamo ad "aspettare" ancora un pochino:** l'idea che attendendo le cose potranno migliorare in maniera "naturale" o autonoma è quasi sempre un errore e favorisce solamente il peggiorare del disturbo, aumentando la resistenza alle cure.
- **Le Malattie Psichiatriche sono "inguaribili":** questo è uno dei preconcetti più difficili da smantellare, infatti in questi anni 2000 è molto raro che un corretto percorso di cure non favorisca una risoluzione (spesso) completa del disturbo per cui si chiede aiuto.
- **Se proprio devo farmi aiutare meglio iniziare con uno psicologo:** in realtà non c'è nulla di male ad iniziare un percorso di cura tramite uno psicologo-psicoterapeuta, il punto è che il criterio da seguire non è solo quello di gravità ma è anche legato alla natura del disturbo (un disturbo bipolare o una ciclotimia anche "leggere" necessiteranno comunque dell'intervento di uno psichiatra), quasi sempre i problemi vengono risolti dalla **giusta combinazione di interventi** (Psicofarmacologia, Psicoterapia, Riabilitazione e Lifestyle Psychiatry).
- **Se proprio devo farmi aiutare meglio iniziare in ambito privato:** è senza dubbio presente una certa diffidenza nei confronti del Servizio Sanitario Nazionale ma è anche importante sapere che solo in un Dipartimento di Salute Mentale si troveranno tutte le risorse utili alla costruzione di un Piano Terapeutico Integrato efficace (Psicofarmacologia, Psicoterapia, Riabilitazione e Lifestyle Psychiatry); quasi mai un

disturbo psichiatrico, specialmente se grave e complesso, si può giovare di un solo professionista, per quanto esperto e preparato.

Una cosa è certa: in qualsiasi luogo e a qualsiasi persona vi rivolgerete per chiedere aiuto dovrete avere la certezza (....*chiedendolo direttamente!*) che siano a disposizione tutti e 4 gli strumenti principali per poter realizzare il **Piano Terapeutico Integrato (*"PTI"*)** migliore per voi, ovvero **Psicofarmacologia**, **Psicoterapia**, **Riabilitazione** e **Lifestyle Psychiatry**.
La migliore proposta terapeutica che si potrà ricevere dovrà essere basata sulla giusta miscela di questi 4 interventi a seconda del *disturbo* di cui si soffre, delle *caratteristiche specifiche* della persona, delle *preferenze* personali e dell'*intorno socio-ambientale* in cui ci si ritrova a vivere.
A breve inizierò quindi a spiegarvi come ricercare e come valutare (positivamente o negativamente) gli **interventi di aiuto** che potrete ricevere, ma prima di fare questo volevo parlarvi anche **degli interventi diagnostici e terapeutici da evitare assolutamente**.
Esistono infatti numerosi **"personaggi"** (spesso definiti anche come *"fuffaguru"*) che si inseriscono con astuzia nel campo della salute mentale, manipolando questi malcapitati pazienti con proposte **"miracolose"**, **"rivoluzionarie"** o **"alternative"** con l'unico fine di ottenere del denaro.
Il web pullula di truffatori di questo genere e, spesso, non è difficile scovarli tra le pieghe di Instagram, TikTok e YouTube....
Il problema è che, come la cronaca ci insegna, sono **biechi "personaggi"** che possono appartenere anche alla *classe medica o psicologica,* con la possibilità di esibire un numero di appartenenza ad un Ordine Professionale o una

laurea che abilita ad una certa attività sanitaria; tutto questo non sarà garanzia di ricevere **diagnosi adeguate** oppure **cure fondate sulle migliori evidenze scientifiche.**

Tanto per iniziare sarà fondamentale avere la possibilità di ricevere **una diagnosi** che derivi da un sistema conosciuto e condiviso a livello mondiale.

In psichiatria e in salute mentale sono due gli strumenti che si utilizzano per fare diagnosi ad un dato paziente: il **DSM-5-TR** e l'**ICD10-CM** (oppure il recentissimo ICD-11).

Il **DSM** è il *"Manuale Diagnostico e Statistico dei Disturbi Mentali"*, arrivato nel 2023 alla sua 5a edizione revisionata (5-TR); **si tratta del sistema di classificazione maggiormente utilizzato a livello Mondiale** e su cui si attuano (in larghissima parte) i trial clinici di ricerca per i vari interventi terapeutici, sia che si tratti di farmaci o di altro.

Invece l'**ICD** (9, 10, 10-CM oppure 11) rappresenta la classificazione internazionale delle malattie e dei problemi correlati, deriva dall'espressione *"International Classification of Diseases"* ed è realizzata ed aggiornata dall'**Organizzazione Mondiale della Sanità** (in italiano "OMS", in inglese "WHO").

Sarà realmente importante che la diagnosi che riceverete o che riceverà un vostro caro, possa essere ritrovata su uno di questi due **sistemi diagnostici di riferimento.**

Diffidate da **diagnosi "generiche"**, non standardizzate oppure completamente campate per aria come la tristemente famosa *"Sindrome Ansioso-Depressiva"* spesso abbreviata come "**SAD**".

Invece, sul piano delle **cure** e degli **interventi terapeutici** da *evitare assolutamente*, vi propongo questa lista:

- **Omeopatia:** la proposta di un intervento su base omeopatica dovrebbe avere sempre e comunque l'effetto di farvi scappare a gambe levate! Non esistono in letteratura alcun tipo di evidenze scientifiche a supporto di questo tipo di "terapie".
- **Iridologia:** stesso discorso appena fatto per l'omeopatia....
- **Medicina Quantistica**, Psicologia Quantistica o *Terapie Quantiche*: ogni volta che sentite o leggete il termine "quantistico" o "quantico" in un contesto medico-sanitario sarete sicuri di trovarvi di fronte un "Fuffaguru" anche se avrà il titolo di medico o di psicologo. Fuggite via alla velocità della luce!
- **Terapie Olistiche:** ecco un termine ambiguo e pericoloso; è ovvio che il miglior approccio terapeutico ad una persona è quello olistico, ovvero globale e che tenga conto di tutte le dimensioni bio-psico-sociali, ma purtroppo questa parola è stata "rubata" alla medicina scientifica e ad utilizzarla sono quasi esclusivamente i "Fuffaguru" ed i ciarlatani.
- **Terapia del Sonno:** nonostante fosse una forma di "terapia" molto in auge negli anni '80 e '90, anche in questo caso non si hanno evidenze scientifiche a conferma della sua efficacia; "igiene del sonno" e "terapia del sonno", come vedremo presto, sono due cose molto diverse!
- **Igienismo:** una pratica pseudoscientifica molto in voga negli ultimi anni che, nonostante contenga al suo interno alcune nozioni di lifestyle tutto sommato corrette, manifesta un pericoloso ed ideologico rifiuto della medicina scientifica; nell'alveo dell'igienismo troverete

personaggi curiosi e pittoreschi ma.... scappate se non volete perdere tempo e denaro!
- **Agopuntura:** sebbene possieda indicazioni nei confronti del trattamento di alcune manifestazioni dolorose croniche, non possiede alcuna evidenza nel campo della salute mentale.
- **Fiori di Bach:** una pessima invenzione dell'omeopata Edward Bach che non ha alcuna dimostrazione di efficacia clinica; come negli altri casi.... scappate!
- **Varie ed eventuali:** ci sono altre decine di "terapie" fasulle e pericolose, pubblicizzate da altrettanti Fuffaguru, da evitare, informatevi realmente bene prima di intraprendere percorsi di cura di questo genere che saranno dispendiosi e che vi allontaneranno dalla medicina basata sulle evidenze....

L'ambito della sanità è realmente costellato di persone che offrono **soluzioni in apparenza efficaci** ed alternative ad una *medicina ufficiale* che viene spesso descritta come "spietata", "disonesta" oppure "inutile", ma la verità su cui questi *oscuri personaggi* costruiscono le loro tecniche di manipolazione è che, purtroppo, **non tutti i problemi di salute sono risolvibili come vorremmo.**

Dopo questa breve lista di cose da *"non fare"* se volete davvero risolvere un **problema di salute mentale**, vostro o di altre persone, vi spiegherò quali sono **i percorsi più corretti da intraprendere** e le strategie di intervento maggiormente efficaci nel campo della **psichiatria.**
Ho scritto questo capitolo dato che molto spesso mi contattano **persone demoralizzate** che mi chiedono come fare a ricevere *un aiuto competente ed efficace nel campo della salute mentale* e, soprattutto, come fare ad aggirare i

problemi e le "**trappole**" che pazienti e famigliari trovano nel loro percorso di ricerca di cure e di "sollievo" sul *sentiero tortuoso e complesso della psichiatria*.
Questo capitolo di **psiq** è dedicato a tutti loro.

3.1 Dove e Come chiedere aiuto?

Ho intenzione di iniziare questo capitolo di **psiq** con *una domanda fondamentale* a cui dare risposta, ovvero: **Come funziona la psichiatria in Italia?**

Di sicuro non avete idea di quante persone mi mandano richieste sui **Social Media** (TikTok, Instagram, Facebook), *YouTube*, email, messaggi oppure mi cercano sul mio posto di lavoro in ASL per chiedermi *un consulto*, **un aiuto**, lamentandosi di non riuscire ad ottenere ascolto, soluzioni o supporto nel campo della salute mentale.

Questo da una parte, certamente, **mi lusinga** (e vi ringrazio), ma da un altro punto di vista **mi preoccupa molto**.

Intanto è evidente che io, lavorando nel **servizio pubblico** (dove ho avuto ed ho in cura moltissime persone) e impegnandomi molto a parlare in lungo ed in largo di psichiatria, **non potrei avere modo e tempo di dedicarmi a tutte queste persone.**

Inoltre tutta questa richiesta mi fa pensare che le persone non stiano utilizzando adeguatamente il **Servizio Pubblico**, che tutti noi paghiamo con le nostre tasse, per essere presi in cura *nel migliore dei modi*.

Si, perchè io sono uno strenuo difensore del **Servizio Sanitario Nazionale** ("**SSN**") e credo che sia il modo migliore per essere aiutati in ambito psichiatrico anche se, purtroppo, sono in molti a preferire gli **specialisti privati** (contro i quali, peraltro, non ho alcun tipo di *preconcetto*).

Tanto per iniziare ho capito che sono in pochi a sapere come funziona un **Dipartimento di Salute Mentale ("DSM")** e quindi voglio spiegarvelo.

Infatti in Italia, presso ogni **ASL** (*"Azienda Sanitaria Locale"*), è presente un Dipartimento di Salute Mentale che si occupa di **prevenire** (e quindi informare), **diagnosticare** e poi **fornire i migliori interventi terapeutici** a chi presenta disagio mentale, di qualsiasi natura e a qualsiasi livello di gravità.

In molti pensano che noi "**Psichiatri della ASL**" ci dedichiamo solo ai casi più gravi ma non è cosí; personalmente ho in cura **persone molto diverse tra loro**, dai casi meno gravi a quelli più gravi, dal lieve disturbo d'ansia al problema sessuale, dall'insonnia magari connessa ad un *disturbo dell'adattamento* sino al *disturbo bipolare grave*, alla schizofrenia o altro.

Quindi in **ASL**, ovvero in un **DSM**, potrete trovare aiuto per qualsiasi questione di salute mentale.... ma come è fatto un **DSM** (*"Dipartimento di Salute Mentale"*)?

L'organizzazione dei **Servizi di Salute Mentale**, in Italia, in accordo con la normativa vigente, prevede diverse tipologie di strutture coordinate all'interno di un modello, appunto, "*dipartimentale*" (chiamato **DSM**, *"Dipartimento di salute mentale"*).

Queste strutture sono in primis i **Centri di Salute Mentale ("CSM")**, per l'esecuzione di interventi sul territorio; sono strutture che hanno il compito di rispondere ai bisogni delle persone e di realizzare dei progetti terapeutici sulla base del caso clinico che si presenta, utilizzando **le migliori evidenze scientifiche**, e per fare questo si utilizza una **équipe multidisciplinare** in cui troviamo medici, psicologi, infermieri specializzati, **Tecnici della Riabilitazione Psichiatrica ("TeRP")** ed educatori, che metteranno a punto *il miglior intervento terapeutico* per una data persona.

Quindi, giusto per partire con il piede giusto, in un **Centro di Salute Mentale** (ovvero nei servizi ambulatoriali della psichiatria del SSN) **non si parla solo di psicofarmaci** ma anche di riabilitazione, di psicoterapia, interventi informativi, psicoeducativi, inserimenti lavorativi, supporto socio-assistenziale e molto altro.

Per farla breve in un **CSM** (chiamato **CPS**, se vivete in Lombardia, oppure **CIM** in alcune altre regioni) potrete avere accesso a **forme di intervento complesse** che non potrete quasi mai trovare in un contesto privato, oltre al fatto che **le tariffe** del Servizio Sanitario Nazionale, sono decisamente più abbordabili e, nel caso aveste problemi economici, potreste avere diritto a **non pagare nulla**.

In ogni DSM troviamo anche il reparto ospedaliero, ovvero il **Servizio Psichiatrico di Diagnosi e Cura**, che spesso si abbrevia con la sigla "**SPDC**", dove sarà possibile ottenere assistenza ospedaliera in tutti quei casi che richiedono un luogo sicuro e competente in cui iniziare **interventi più intensivi** o per chi necessita di un ricovero obbligato (quello che si chiama **"TSO"**, **Trattamento Sanitario Obbligatorio**, che è un intervento sanitario riservato a situazioni davvero complesse, pericolose e gravi).

Vi confermo, quindi, che **il ricovero in ospedale** è quasi sempre volontario, e viene proposto solo in condizioni di particolare gravità, quindi solo per **motivi clinici**, indipendentemente da concetti di cui spesso si parla a sproposito come quello di "**pericolosità sociale**".

In sintesi vi garantisco che in tutti i reparti psichiatrici ospedalieri italiani (per lo meno quelli che ho potuto conoscere direttamente) **le cose sono molto ben gestite e le persone ricevono sempre le migliori cure**, anche se spesso gli organi di informazione preferiscono concentrare tutta la loro attenzione su **quei rari casi** in cui, in psichiatria come in ogni altro ambito della sanità, avvengono dei **disservizi** o degli **eventi drammatici**.

Per proseguire nella descrizione di un tipico DSM italiano, abbiamo poi i **Centri Diurni** che sono fondamentali *per tutte le attività riabilitative, sociali e psicoeducative in regime semi-residenziale*, quindi parliamo di luoghi dentro o fuori dall'ospedale, dove si svolgono **attività di varia natura** in accordo con i CSM e, spesso, si fanno interventi connessi alla **ricerca del lavoro**.

Nell'attuale piano nazionale per la Salute Mentale i **Centri Diurni** rappresentano il punto di incontro tra la Psichiatria ed il Territorio e dovrebbero essere il vero "luogo di cura" in cui tutti i **bisogni** e le **fragilità** di una persona possono essere valutate ed affrontate in relazione anche *all'ambiente ed alla famiglia*.

Abbiamo poi i **Ser.D.** (chiamati anche **Ser.T.** a seconda che si utilizzi la nuova dizione di *"Servizi per le Dipendenze"* oppure la vecchia *"Servizi per le Tossicodipendenze"*) che solitamente sono presenti ed integrati all'interno del DSM e rappresentano **il luogo in cui è possibile chiedere aiuto nel caso sia presente un fenomeno patologico di dipendenza**.

Badate bene che per "dipendenza" non si intende solamente quella da eroina, alcol oppure da cocaina; modernamente in un **Ser.D.** si riceve aiuto per **qualsiasi fenomeno di dipendenza** da quelle da sostanze d'abuso (per l'appunto alcol, eroina, cocaina, benzodiazepine ed altro), passando per quelle da gioco d'azzardo patologico, per arrivare anche a quelle di natura relazionale o le nuove dipendenze digitali.

Quindi **non abbiate alcun timore** a rivolgervi al **Ser.D.** più vicino a voi nel caso ne sentiate il bisogno: troverete un ambiente molto diverso da quello che si sente *"dire in giro"* o che avreste trovato negli anni '80....

Infine abbiamo strutture per **attività riabilitative** in *regime residenziale*, quelle che solitamente si chiamano **Comunità Alloggio** oppure **Comunità Terapeutiche**, dove si attuano programmi di **cura semi-intensiva** di durata variabile, solitamente da alcuni mesi sino a pochi anni, e che sono riservate ai casi che presentano **più elevata complessità**.

Questo è, a grandi linee, il modo in cui funziona un **DSM in Italia** negli anni 2000.

Ma come fare per dare inizio a questo **percorso di cura**, ovvero per *farmi valutare da uno psichiatra* o anche solo per **porre dei quesiti** ad un operatore qualificato?

Allora, per ottenere **una prima valutazione** presso un CSM, pagando solo il ticket (quindi pochi euro), o addirittura nulla se ne avete diritto, dovete ottenere una richiesta di **"Prima Visita Psichiatrica"** dal vostro *Medico di Medicina Generale* (**"MMG"**) e perché questo avvenga dovrete avere un colloquio clinico con lui in cui dovrete iniziare a spiegare i motivi per cui pensate di **avere un problema di salute mentale**.

L'incontro con il **Medico di Medicina Generale** è un momento molto importante in cui una persona, molto spesso **per la prima volta**, parla in maniera aperta e diretta del proprio **disagio mentale**, qualsiasi esso sia e a qualsiasi livello di gravità si stia presentando.

In realtà non sono poche le volte in cui un Medico di Medicina Generale possiede le **giuste competenze** per iniziare lui stesso **un primo intervento di aiuto** ma, molto spesso, vi proporrà di essere valutati **nell'ambiente specialistico o ultra-specialistico** del CSM.

Quindi con la vostra richiesta di "**Prima Visita**" compilata, alle volte con un **codice di urgenza**, se il vostro MMG lo riterrà utile, potrete telefonare al **Centro di Prenotazione** del CSM più vicino a voi (trovate tutto sul **sito web** della *ASL* a cui fate riferimento) per ottenere un appuntamento. Direi abbastanza facile, no? Solitamente le cose prendono **una buona piega** seguendo questa strada.

Ma cosa fare se le cose **non vanno come avete immaginato** oppure se ritenete di essere stati **vittime di un disservizio**?

L'obiettivo di ogni cittadino non è semplicemente quello di **lamentarsi** o di andare alla ricerca di "*risarcimenti*" ma piuttosto dovrebbe essere quello di *collaborare attivamente* per costruire uno Stato migliore ed **una Sanità pubblica maggiormente efficiente**.

In quest'ottica è molto importante, nel campo della **Salute Mentale**, conoscere le strade per poter ottenere ascolto e per poter suggerire dei cambiamenti sulla base anche delle *proprie esperienze*, positive o negative che siano.

Che cosa fare quindi se non si è riusciti ad ottenere l'aiuto richiesto nel contesto di un **Dipartimento di Salute Mentale**?

La prima cosa da fare potrebbe essere quella di confrontarsi con il Capo Dipartimento, ovvero con **il Direttore del Dipartimento di Salute Mentale** a cui abbiamo fatto riferimento.

Vedrete che non sarà difficile, cercando sul web, trovare l'indirizzo email della persona che gestisce il **DSM** a cui potremo esprimere le nostre difficoltà e tentare di "costruire" insieme a lui **una risposta individualizzata** per *situazioni particolarmente complesse*.

Un'altra via a cui il cittadino deve sapere di poter far affidamento è l'**Ufficio Relazioni con il Pubblico** (abbreviato come "**URP**") il cui compito è quello di **favorire e semplificare i rapporti tra cittadini e Aziende Sanitarie** con lo scopo di far sì che ogni cittadino possa esercitare il proprio diritto di conoscere, partecipare, migliorare e fruire dei servizi offerti dalle **ASL** e dalle **Amministrazioni Pubbliche**.

Anche nel caso dell'**URP** potrete trovare tutti i riferimenti ed i contatti (email e numeri telefonici) sul web mediante una semplice ricerca su **Google**.

Ricordate che, come cittadini, avete il compito non solo di ricercare aiuto per voi stessi ma anche di *collaborare per il miglioramento dell'aiuto che potrà essere ricevuto da altre persone con bisogni simili ai vostri*.

Pertanto cercare di **risolvere un vostro caso personale** contattando un dirigente sanitario apicale, come il **Capo Dipartimento**, o tramite l'ufficio preposto alla relazione con i cittadini ("**URP**") non rappresenta assolutamente uno "*sgarro*" o un gesto "*inopportuno*" a patto che le intenzioni siano chiare e positive e che i modi siano educati e costruttivi.

Vi ripeto ancora che nel campo della **Salute Mentale**, ogni qual volta ci si trova ad affrontare *casi di particolare complessità*, è spesso inutile far riferimento al professionista privato "di valore", anche quando si tratta del **SuperMegaGiga Professorone Universitario**, per la semplice ragione che **i migliori interventi terapeutici** derivano dall'unione di competenze diverse (*psicofarmacologiche, psicoterapeutiche, riabilitative e di lifestyle medicine*).

Nei casi di **psicopatologie complesse**, fidatevi di me, sarà quasi sempre indispensabile andare alla ricerca di una **equipe** in cui tutte le competenze e le funzioni siano a disposizione per costruire il miglior **Piano Terapeutico** possibile.

Al momento una *equipe* di questo tipo si ritrova quasi sempre solo nell'ambito del **Servizio Sanitario Nazionale**.

3.2 Terapie in Salute Mentale

Che cosa significa "**curare**" nel campo della **Salute Mentale**?

La prospettiva moderna di **Diagnosi e Cura** nel campo dei **disturbi mentali**, a cui tutte le persone devono rapidamente abituarsi, deriva direttamente dal concetto più generale di **coinvolgimento attivo** delle persone nel loro processo di miglioramento e di guarigione.

In realtà questa modalità di approccio è ormai validata e condivisa **per ogni ambito della Medicina** e non solo nel campo della *Salute Mentale* (132).

L'antica "scenetta" ospedaliera con il medico che "*ordina*" ed il paziente che "*esegue*" rappresenta un paradigma di aiuto vecchio, paternalistico e (soprattutto!) **poco efficace.**

Promuovere una **modalità di relazione** con le persone che favorisca il loro **coinvolgimento attivo** in tutto il processo di aiuto, *dalla diagnosi alla terapia*, rappresenta il vero **punto di svolta** del moderno lavoro medico e psicologico.

Quindi, qualsiasi sia il disturbo mentale che bisogna affrontare, sarà fondamentale avere bene in mente che la soluzione non sarà mai solo una "*pillola*" (o un insieme di pillole) ma piuttosto un **percorso di cura** che dovrà essere "disegnato" in maniera specifica per quel **dato paziente**, affetto da quel **dato disturbo**, appartenente ad uno **specifico contesto sociale ed ambientale** (133).

Quali saranno, quindi, **le variabili** da tenere in considerazione quando **si "disegna" un percorso di cura?** Eccovele riassunte qui di seguito:

- Analisi delle Dimensioni Personali e Famigliari.
- Analisi del contesto Sociale ed Ambientale.
- Anamnesi, ovvero la storia della sofferenza psichica e fisica di una certa persona.
- Ipotesi Diagnostica, che verrà rifinita nel corso del tempo.

Quali saranno **gli strumenti a disposizione** di un gruppo di lavoro *multidisciplinare* per aiutare una certa persona? Eccovi uno schema riassuntivo:

- Psicofarmacologia e altri interventi "Biologici", (TMS, ECT, etc.)
- Psicoterapia, inclusi gli interventi Psicoeducativi
- Riabilitazione (Cognitiva, Sociale, Lavorativa, etc.)
- Lifestyle Psychiatry ("Psichiatria dello Stile di Vita")

Ogni paziente, sulla base della sua **valutazione globale** (secondo un approccio *"Olistico"* alla persona), necessiterà di **una miscela personalizzata** di queste 4 diverse forme di approccio terapeutico (134).
In alcuni casi avremo delle *aree di intervento privilegiate*, ad esempio la **psicofarmacologia** per il **disturbo bipolare** oppure la **psicoterapia** per i **disturbi di personalità**, ma sarà oppotuno prendere in considerazione tutte le possibilità di intervento man mano che la diagnosi di una certà persona verrà **meglio definita da un aumentato tempo di osservazione** e che le ricerche in ambito neuroscientifico forniranno **nuovi dati** a supporto

dell'efficacia di un dato intervento terapeutico in specifiche aree di psicopatologia.

Ad esempio il tema dello **stile di vita** (*"Lifestyle Psychiatry"*), a cui mi dedico intensamente da molti anni e che applico quotidianamente con i miei pazienti, ha ottenuto *validazioni importanti in quasi ogni ambito dei disturbi mentali* anche se purtroppo non ha ancora ottenuto **il giusto riconoscimento ed il giusto valore da parte di noi psichiatri** (135)(136)(137).

Inoltre è molto importante sottolineare che qualsiasi intervento terapeutico andrà **modulato** e rivisto *con il passare del tempo* e con il cambiamento delle **dimensioni bio-psico-sociali** di una data persona.

Una delle stigmatizzazioni e delle **critiche** che più spesso si fanno alla *psichiatria* ed agli *psichiatri* riguarda la difficoltà a **rivedere i programmi terapeutici** sulla base delle modificazioni che il tempo, le cure e le **variabili bio-psico-sociali** esercitano sulle malattie mentali.

Ad esempio un **disturbo bipolare** avrà caratteristiche completamente diverse osservandolo ai suoi *esordi*, durante *fasi acute* o nel corso della sua *stabilizzazione*.

Certamente questa variabilità dovrebbe implicare sempre **una rimodulazione dei programmi di terapia** che, molto spesso, dovrebbero trasformarsi in programmi di "mantenimento" o di "potenziamento" dei risultati.

Senza tenere conto che uno dei compiti della psichiatria è anche quello di **prevenire la malattia mentale** o quanto meno attenuare il più possibile il potenziale di danno di una certa psicopatologia (138)(139).

Ecco che tutte queste considerazioni hanno a che vedere con la necessità di un **approccio dinamico alle persone**, a seconda che stiamo lavorando in ottica **preventiva**, di *cura* o di mantenimento.

In sintesi estrema, quello che viene proposto ad un dato paziente dovrà **cambiare nel corso del tempo** e a seconda dell'**evoluzione di un certo quadro clinico**.

Questa visione dinamica implicherà che **la miscela delle 4 possibili forme di intervento terapeutico** dovrà essere sempre modificata sulla base di nuovi dati e **conoscenze scientifiche** e, soprattutto, di **nuove osservazioni** attuate nel corso del tempo *su di una certa persona*.

Un'ultima, ma importantissima, riflessione sul tema della **scelta del migliore intervento terapeutico** in ambito psichiatrico ha a che vedere con gli *orientamenti personali ed etici* della persona che abbiamo davanti a noi.

In psichiatria come in qualsiasi altro ambito della medicina, non possiamo non tenere conto del **punto di vista del nostro paziente** che andrà sempre rispettato *anche se non conforme alle più recenti linee guida*, una volta che sia stato stabilito che sia derivato da una **riflessione personale autonoma e consapevole**.

Il punto di vista di un **medico** o di una **equipe di lavoro** non deve mai essere vissuto come *un obbligo* da parte del paziente.

Questo significa che dobbiamo essere consapevoli delle **convinzioni** e dei **valori** che stanno alla base della **personale visione del Mondo** di una persona, e lavorare insieme a lui per trovare una soluzione che sia in linea con queste **premesse personali**.

A volte, questo può significare **un momentaneo sacrificio delle migliori evidenze scientifiche** a favore di un approccio che rispetti le preferenze e gli orientamenti etici della persona che abbiamo davanti a noi.

La cosa più importante sarà sempre che *la relazione con il paziente prosegua e che si rafforzi*.

Ad esempio, un paziente potrebbe preferire un approccio più o meno invasivo sul piano **psicofarmacologico**, oppure essere maggiormente in linea con un programma di **Lifestyle Psychiatry** piuttosto che con **una lunga psicoterapia**, anche se questa sua scelta del momento potrebbe non essere *la più efficace a livello medico-scientifico*.

È importante che tutti noi *Operatori della Salute*, come anche l'**Organizzazione Mondiale della Sanità** ci ricorda, comprendiamo che la medicina non è solo una questione di evidenze scientifiche, ma anche di **relazioni umane** (140).

Il paziente è una persona con suoi **desideri**, *speranze* e preoccupazioni, e come medici dobbiamo lavorare insieme a lui per trovare una soluzione che soddisfi **sia le sue esigenze personali che quelle della sua salute**.

Inoltre, tenere conto delle **preferenze personali** e degli **orientamenti etici** del paziente può anche aumentare la sua fiducia e la sua *partecipazione attiva nel processo di cura*, il che può a sua volta *migliorare i risultati terapeutici*.

In conclusione, **la medicina è una scienza umana**, e pertanto **la relazione deve essere posta al centro** di qualsiasi processo di diagnosi e cura.

Senza un'adeguata **relazione terapeutica** anche il miglior intervento di cura a nostra disposizione non potrà essere portato a termine con successo e completamente.

Inoltre **il rispetto della prospettiva del paziente** permetterà sicuramente di avere maggiore accesso alla sua fiducia, permettendoci di farlo confrontare con il concetto di *"evidenza scientifica"* e di instradarlo sulla strada del cambiamento e dell'accettazione del **migliore intervento di cura** secondo le evidenze in nostro possesso che, spesso, viene rifiutato semplicemente perché **non è conosciuto a sufficienza** oppure è soggetto a **stigma**.

Non possiamo ignorare che nel rapporto tra medici e pazienti, **la questione del "potere"** è sempre stata importante e fonte di *riflessioni filosofiche*.

Il **potere** che i medici hanno di "curare" i pazienti ha subito numerose **metamorfosi** nel corso del tempo.

Prima (*non più di un centinaio d'anni or sono*), i medici avevano **il potere totale** di decidere la diagnosi, il trattamento e di eseguirlo **senza informare il paziente** o ottenere il suo consenso.

Ma con il passare del tempo, la rivendicazione da parte dei pazienti di avere il potere di **prendere decisioni sul proprio corpo e sulla propria mente** ha cambiato questo modello.

Oggi, i medici devono tenere bene a mente quali siano **le preferenze e gli orientamenti etici delle persone** che si rivolgono a loro, anche se questo può significare (a volte) sacrificare *le migliori evidenze scientifiche* (141).

Dopo questa doverosa premessa iniziale, è mia intenzione descrivere e, per quanto possibile, spiegare **le varie possibilità terapeutiche** a disposizione della **moderna psichiatria**.

3.3 La Psicofarmacologia

Che cosa è la **psicofarmacologia?** Questa é tutt'altro che *una domanda banale* che, nelle sue dimensioni più profonde, potrebbe mettere in difficoltà più di un professionista della **Salute Mentale** che volesse provare a dare ***una risposta precisa e comprensibile a tutti***.

Molto semplicemente potremmo dire che *la psicofarmacologia rappresenta il tentativo dell'essere umano di modificare il modo in cui percepisce e "sente" il Mondo dentro e fuori di lui attraverso l'assunzione di sostanze provenienti dall'ambiente esterno.*

Ma come si può definire uno **psicofarmaco?**

Una definizione sufficientemente precisa, e comprensibile da ogni persona, potrebbe essere questa: *uno psicofarmaco è una sostanza, naturale o artificiale, che modifica una o più funzioni del cervello a scopo terapeutico;* questa definizione include ogni composto chimico che, di norma, **non sarebbe necessario** per il "normale" funzionamento cellulare del **sistema nervoso centrale**.

Una cosa è certa: l'essere umano ha sempre tentato di reperire alimenti o sostanze che permettessero di **modificare il proprio stato psicofisico** ed *il modo in cui vengono percepite le emozioni*.

Inizialmente si trattava, certamente, di **cibi particolari**, ma in seguito ha scoperto le prime **sostanze psicoattive** sotto forma di **droghe** (alcol, cannabis ed oppio *in primis*).

Incredibilmente molti **crani fossili** preistorici mostrano tracce evidenti di **trapanazione**, che veniva effettuata su pazienti vivi, molto probabilmente per **allontanare "spiriti maligni"**, per alleviare mal di testa, convulsioni o **"pazzia"** (142).

In realtà è **Paracelso**, nato nel 1493 in Svizzera, ad essere considerato *il nonno della farmacologia*; egli catalogava piante e droghe **sulla base degli effetti che queste avevano sull'essere umano** ed era convinto che solo la dose potesse rendere una "sostanza" o un farmaco o, al contrario, un veleno (143).

Le piante con usi medicinali che potessero, con i loro effetti, *modificare la mente umana* hanno da sempre compreso: **Papaver Somniferum** (papavero, oppio e morfina), **Psylocibe** (Psilocibina), **Elleboro** (veratrum), **Rauwolfia Serpentina** (reserpina), **Solanacea Henbane** ("ioscina" o anche scopolamina), **Atropa Belladonna** (atropina), **Cannabis** (THC) e **Hypericum Perforatum** (iperico, iperico alcaloidi) (144).

Nel corso dei secoli gli utilizzi delle piante vennero affinati, ad esempio la **Valeriana Officinalis** (acido valerianico) venne utilizzata per l'insonnia, cosí come la **Passiflora** e la **Camomilla** (Chamaemelum nobile, Matricaria recutita).

La radice di **Kava** (*Piper methysticum*) delle isole del Pacifico meridionale, un vero e proprio psicofarmaco vegetale, ha almeno 15 ingredienti chimici ed effetti che includono il rilassamento e la sedazione (145).

Il **Ginkgo Biloba** veniva utilizzato per migliorare i sintomi della demenza, al contrario il **Luppolo** (per la birra) sembrava peggiorare la depressione.

Rauwolfia Serpentina fu usata in India più di 2000 anni fa per la *Oonmaad* ("follia", probabilmente la schizofrenia).

Più recentemente, nel 1896, Clouston scriveva che la **Cannabis**, usata in combinazione con il **Bromuro di Potassio**, permetteva di attenuare l'eccitazione maniacale nei pazienti Maniaco-Depressivi ("Bipolari").

Più modernamente le **tecniche chimiche del XIX secolo** consentirono, finalmente, di estrarre, purificare e identificare gli ingredienti **alcaloidi attivi** nelle piante psicotrope.

Per parlare di sostanze di derivazione industriale, vediamo che la **morfina** fu isolata nel 1806 (Serturner, Germania) e usata prima per via orale e poi, con l'introduzione della *siringa ipodermica* dal medico scozzese **Alexander Wood** nel 1855, mediante iniezione sottocutanea ed endovena come sedativo, fino a quando ci si rese conto di quanto fosse facile la **dipendenza**.
Il **giusquiamo** e successivamente la **ioscina** ("scopolamina"), conosciuti come prodotti vegetali ma isolati solo nel 1880, furono usati per calmare i pazienti agitati e maniacali, così come l'**atropina**.
La **reserpina** fu isolata solo nei primi anni '50, sintetizzata e poi introdotta come **antipsicotico**; lo studio della reserpina ha fornito informazioni preziose sul ruolo della **dopamina**, della noradrenalina e della serotonina (5-HT) nel cervello.

La sintesi da parte dei chimici, in particolare in Germania, di farmaci sedativi (nel 19° secolo), ha dato il via alla moderna **industria farmaceutica**.
Il famosissimo, all'epoca, **Chloral** (1832), composto da *cloralio*, sintetizzato da **von Liebig** (il fondatore della chimica organica), è risultato essere un potente sedativo ed

è stato prodotto industrialmente dalla divisione farmaceutica della Bayer nel 1888.

Il **Chloral** fu ampiamente utilizzato in psichiatria, sebbene molto facile **all'abuso e alla dipendenza**; ci sono stati anche casi di morte improvvisa per il cloralio.

La **paraldeide** fu introdotta in medicina sin dal 1882 e usata come anticonvulsivante e sedativo, essendo considerata relativamente sicura anche a dosaggi molto elevati (*decine di grammi per somministrazione!*), sebbene di sapore molto sgradevole.

I **sali di bromuro** furono prodotti dai chimici francesi nel XIX secolo, si rivelarono *potenti sedativi*.

Nel 1857 Locock, a Londra, riferì l'uso del **bromuro di potassio** nell'epilessia e nell'isteria; i bromuri divennero popolari e rimasero in uso come alternative economiche al cloralio per la sedazione fino agli anni '40.

A dosi elevate producono il "**bromismo**", uno stato confusionale tossico, meravigliosamente descritto dall'esperienza personale di Evelyn Waugh (1957); anche McLeod ha utilizzato alte dosi di bromuri per indurre lunghi periodi di sonno profondo in pazienti con mania, con risultati considerati "buoni", all'epoca.

L'**acido barbiturico**, e i cosiddetti **Barbiturici**, vennero sintetizzati per la prima volta nel 1864 ma il loro primo utile derivato ipnotico e anticonvulsivante, l'*acido dietilbarbiturico* ("**Veronal**") fu prodotto molto più tardi, nel 1904.

Seguirono molti altri barbiturici nel corso del '900, incluso il **fenobarbitale**, responsabile della morte di **Marylin Monroe**.

I barbiturici aprirono la strada alla **Terapia del Sonno** ed alla *narcosi prolungata*: i pazienti dell'epoca venivano indotti a dormire per 16 ore al giorno, per diversi giorni, con brevi intervalli di veglia per mangiare e bere.

Sebbene ampiamente utilizzato e molto apprezzato dagli staff ospedalieri dell'epoca (anni '50 e '60), **l'efficacia a lungo termine e la sicurezza di questo trattamento non venne mai dimostrata** tramite studi controllati e randomizzati.

Inoltre il *trattamento prolungato e ad alte dosi con barbiturici* comportava anche un rischio significativo di depressione respiratoria e cardiovascolare, polmonite e morte.

L'uso successivo di **Benzodiazepine**, negli anni '60, come sedativi, ansiolitici ed ipnoinducenti *sembrava essere molto più sicuro* (ma poi si scoprì che non era tutto *rose e fiori*....) dando il via ad un vero e proprio "**successo commerciale**".

Il primo vero farmaco ansiolitico, il **clordiazepossido** (nome commerciale "**Librium**") fu introdotto nel 1961; in seguito il **Valium** (*diazepam*) divenne il farmaco più prescritto al Mondo in pochi anni dalla sua commercializzazione per la combinazione di un'alta efficacia nei confronti dell'ansia ma soprattutto anche per *un elevatissimo (e scarsamente identificato) pericolo di dipendenza*.

Bisogna ammettere, con molta onestà, che il **rischio di dipendenza** dalle dosi terapeutiche di benzodiazepine è stato **completamente ignorato dai medici** (anche per fortissime pressioni di marketing) fino ai primi anni '80.

Una grande colpa della classe medica e dei ricercatori é stato **l'aver sottovalutato il potenziale di pericolosità** di questi farmaci, *gli ansiolitici a base di benzodiazepine*, che sono parsi, a torto, "molto sicuri".

L'era moderna del trattamento farmacologico in psichiatria è iniziata poco più di mezzo secolo fa con la scoperta, nel 1948, da parte di **John Cade**, in Australia, dell'uso del **Litio** nel trattamento della mania (146) e di alcuni scienziati francesi nel 1952 dell'uso di una fenotiazina sintetica, la **Clorpromazina**, come antipsicotico (147).

Nel 1958 il genio creativo di **Paul Janssen**, medico e chimico belga, portò all'introduzione dell'**Aloperidolo**, un butirrofenone con proprietà antipsicotiche (148).

I **farmaci antipsicotici** hanno consentito a molti pazienti di essere dimessi dagli ospedali psichiatrici o, addirittura, di evitare l'internamento "a vita" nei **Manicomi**.

Il numero di pazienti ricoverati con schizofrenia diminuì rapidamente, dell'**80%** in tutta Europa, tra il 1955 e il 1988 (149).

Un ulteriore passo avanti fu la dimostrazione in uno studio controllato di Kane et al (1988) che la **Clozapina** era efficace nella schizofrenia che era stata resistente a tutti gli altri tipi di antipsicotici (150).

L'**Imipramina**, il primo *antidepressivo triciclico*, venne sintetizzata a Geigy, in *Svizzera*, a partire da un antistaminico, e venne provata clinicamente prima sulla schizofrenia, con scarsi risultati, ma poi si scoprì essere **un farmaco "quasi miracoloso"** se somministrata ai pazienti affetti da **grave depressione** (151).

Infatti gli effetti "attivanti" e disinibenti notati sui pazienti schizofrenici hanno portato **Ronald Kuhn** a darla a pazienti depressi e nel 1958 riferì i suoi **effetti incredibili** in alcuni pazienti con depressione, annunciando così *la nascita degli antidepressivi triciclici*.

Un altro gruppo di antidepressivi, gli **inibitori delle monoaminossidasi** ("IMAO"), si è evoluto invece dalla *terapia antitubercolare*.

L'**Iproniazide**, a differenza dell'*isoniazide*, era privo di effetti antimicrobici ma migliorava incredibilmente l'umore di alcuni pazienti con la tubercolosi (152).

Ecco che l'**Iproniazide**, introdotto sul mercato nel 1957, fu inizialmente chiamato *"energizzante psichico"* e dato "a tappeto" come una specie di **nootropo** e solo in seguito divenne **un antidepressivo**.

La scoperta teorica che entrambe queste classi di antidepressivi agivano per migliorare la trasmissione di **noradrenalina** e **serotonina** condusse a nuove strategie per lo sviluppo di farmaci mirati specificamente a quei *neurotrasmettitori* (farmaci **"SSRI"**).

L'SSRI di maggiore successo, la *fluoxetina* ("**Prozac**"), fu approvato dalla FDA per il mercato degli USA nel 1987: questo farmaco, grazie ad **una potentissima campagna di marketing**, catturò l'immaginazione pubblica forse più di ogni altro farmaco psicotropico (153).

Molti libri sono stati scritti al riguardo, principalmente lodando il **Prozac**, ma alcuni anche *denigrandolo apertamente* e ponendo **quesiti angoscianti** sul piano etico.

L'enorme successo finanziario del **Prozac** continua a fungere da *"stimolante"* per le **aziende farmaceutiche** a sviluppare *nuovi farmaci psicotropi*.

Negli ultimi decenni, la **psicofarmacologia** ha continuato a evolversi e a sviluppare nuovi farmaci per trattare una vasta gamma di disturbi mentali pur non cambiando più di tanto il **paradigma iniziale** di intervento stabilito negli *anni '50*.

Certamente la comprensione delle **basi biologiche dei disturbi mentali** è migliorata, il che ha permesso ai ricercatori di sviluppare **farmaci più mirati e specifici** per i diversi disturbi, spostando l'attenzione verso **nuove vie**

neurofisiologiche (ad esempio i **Recettori NMDA** e la *via del glutammato*).

Tuttavia, nonostante i progressi nella psicofarmacologia, la **comprensione completa dei meccanismi alla base dei disturbi mentali** e dell'azione dei farmaci su di essi è ancora **profondamente incompleta**.

Dopo la malsana infatuazione degli psichiatri, avvenuta negli **anni '90**, per le terapie psicofarmacologiche come *"soluzione unica"* a tutti i problemi di **Salute Mentale** degli esseri umani, siamo giunti nuovamente alla consapevolezza che il disagio mentale, di qualsiasi natura e di qualsivoglia gravità, è sempre **un problema complesso e multifattoriale**.

Ad esempio nessuno **psichiatra "sano di mente"** potrebbe pensare che la risposta della **medicina ufficiale** alla *depressione* possa essere semplicemente la prescrizione di un antidepressivo, *senza se e senza ma*.

La **grande questione della "Depressione"** può rappresentare un esempio paradigmatico dei problemi scientifici e morali della psichiatria moderna.

Intanto sappiamo che non possiamo parlare di **una sola "depressione"** ma di molte **forme diverse di "depressione"**, ovvero di *"depressioni"*.

La verità è che si tratta di **un fenomeno complesso** e che la *costellazione dei sintomi depressivi* non dipende solo dai livelli di serotonina oppure da uno squilibrio di noradrenalina e di dopamina (*che certamente saranno coinvolti a vario grado*), ma anche dal funzionamento di molti altri **sistemi neurotrasemettitoriali** (*glutammato, GABA, acetilcolina, cannabinoidi endogeni, oppioidi endogeni*), e inoltre ci sono influenze ormonali, immunologiche, il microbioma intestinale, l'**infiammazione cronica di basso grado**, cause ambientali, **inquinanti**, interazioni sociali sbagliate, stress e mille altre cose.

Eppure **il 10% della popolazione occidentale utilizza antidepressivi** ed è ormai certo che questo numero impressionante derivi da **una iperprescrizione di questi farmaci**, nuovamente **su pressione delle aziende farmaceutiche** ma anche su forme di pensiero "semplificate" e comode, spesso utilizzate da noi psichiatri.

Nel 2022 sul BMJ è stata pubblicata **una metanalisi** di tutti gli studi clinici depositati presso l'FDA dal 1979 al 2016 sugli antidepressivi in relazione alla loro efficacia nel **Disturbo Depressivo Maggiore**, e badate bene che ho detto "depositati" e non "pubblicati" dato che la tendenza è sempre stata quella di **pubblicare solo gli studi che hanno esiti positivi** (154).

I risultati di questa analisi ci hanno confermato quello che gli psichiatri più attenti già sapevano, ovvero che per **un 15% dei pazienti** gli antidepressivi forniscono un grande e definitivo miglioramento, mentre per la stragrande maggioranza delle persone è evidente che **gli antidepressivi comportino risultati simili al placebo** (155).

Ci sono varie e complesse spiegazioni per tutto questo ma, per farla breve, sono in molti a pensare che gli antidepressivi siano effettivamente **molto efficaci sulla diagnosi di Disturbo Depressivo Maggiore** e su altre forme *marcatamente organiche* di tono timico depresso, mentre sono **poco utili** in tutte le altre forme di deflessione del tono dell'umore inclusi gli "sconosciuti" **Disturbi dell'Adattamento** che, *molto probabilmente*, sono la prima causa al Mondo di umore depresso (156).

Ci tengo molto a sottolineare che, come **psichiatra clinico**, sono assolutamente **a favore dell'utilizzo degli**

psicofarmaci e il mio lavoro, in larga parte, è anche quello di prescriverli.

Ma voglio anche dire chiaramente che un'altra parte del mio lavoro è quella di **non prescrivere farmaci quando non possiedo evidenze nette e confermate** che possano portare un beneficio alla persona che mi sta chiedendo aiuto.

In questo nostro Mondo contemporaneo ognuno di noi, qualsiasi professione eserciti e qualsiasi ruolo sociale abbia, è chiamato a compiere **uno sforzo titanico per restare lucido e consapevole** mentre da ogni parte arrivano *segnali fuorvianti, fake news, proposte indecenti e pressioni improprie* da parte di chi maneggia gli **interessi economici mondiali**.

Di conseguenza il medico deve essere conscio che i **farmaci**, in quanto **prodotti** che generano spese e ricavi, non sono "*oggetti neutrali*" nelle sue mani e banalmente a disposizione solo delle sue **conoscenze scientifiche**.

Ad esempio in Europa ad ogni medico verranno fatte pressioni dagli enti governativi per "**risparmiare**" sulla spesa farmaceutica mentre le aziende produttrici faranno pressioni opposte per aumentare le prescrizioni, e quindi, per "**spendere**".

L'unica **soluzione ragionevole** per uscire da questo *impasse* sarà la consapevolezza di doversi affidare alle ***migliori evidenze scientifiche*** che dovranno essere basate su *trial clinici randomizzati e controllati*, per far si che il vero oggetto dell'attenzione medica, ovvero **il paziente che dobbiamo curare**, abbia sempre il miglior trattamento possibile.

Inoltre la "**psicofarmacologia selvaggia**" avrà il pericoloso effetto collaterale di **monopolizzare l'attenzione** delle *equipe di lavoro in psichiatria*, allontanandole dagli altri interventi di cura.

Infatti solo la *giusta miscela di psicofarmacologia, psicoterapia, riabilitazione e lifestyle psychiatry permetterà di creare il migliore piano di cura per una certa persona*.

Invece, *come dico sempre*, quando pensi di avere a disposizione solo **un martello**, tutto ti sembrerà **un chiodo**.

Ma alla luce di tutte queste *fondamentali premesse storiche e di metodo*, quali sono i possibili diversi **interventi psicofarmacologici** a disposizione dello psichiatra moderno?

Abbiamo diverse classi di psicofarmaci:

- Benzodiazepine e derivati (ansiolitici, ipnoinducenti ed altri).
- Antidepressivi (Triciclici, IMAO, SSRI, SNRI, NaSSA, NMDA, dopaminergici ed altri).
- Antipsicotici (prima e seconda generazione).
- Stabilizzatori dell'Umore (Litio, Ac. Valproico, Carbamazepina, Lamotrigina).
- Psicostimolanti (metilfenidato, atomoxetina ed altri).
- Prodotti Naturali e Nutraceutici.

Lo scopo di **psiq** non è certo quello di essere un trattato di **psichiatria** e di **psicofarmacologia**, ma piuttosto di fornire alle **persone "laiche"**, o comunque non specializzate, delle informazioni chiare e precise sulla Salute Mentale, per poter essere **coinvolte attivamente** e consapevolmente nei processi di cura e nel **dibattito pubblico sulla psichiatria**.

Per questo vi proporrò, a questo punto, alcune **informazioni di base** sulle principali classi di *psicofarmaci*.

Le Benzodiazepine e i Farmaci Ipnoinducenti

Questa classe di farmaci rappresenta, probabilmente, **la peggio utilizzata dai medici di tutto il Mondo** (particolarmente nel passato), in quanto queste molecole possiedono una combinazione di caratteristiche piuttosto pericolose, ovvero *un'ottima maneggevolezza e tollerabilità nel breve periodo* unita ad un elevato **rischio di dipendenza** e di danno neurocognitivo **nel lungo periodo.**

Sono farmaci che hanno senza dubbio ancora **una grossa utilità** in ambito psichiatrico e medico generale, a patto che siano utilizzati bene e **sempre sotto controllo medico.**

Si tratta infatti di farmaci **completamente "sintomatici"** che possono velocemente attenuare sintomi d'ansia, tensione emotiva e muscolare, favorire il riposo notturno e molto altro.

Il punto è che andrebbero utilizzati **per periodi limitati** mentre altri interventi maggiormente "curativi" vengono parallelamente condotti: *psicoterapie, modifiche strategiche di lifestyle oppure altri psicofarmaci (ad esempio antidepressivi, ansiolitici non benzodiazepinici o stabilizzatori dell'umore).*

Inoltre è importante sapere che le benzodiazepine (ma anche altri farmaci come lo zolpidem ed altri), sia che vengano utilizzati come **ansiolitici** oppure per favorire il sonno, perderanno la loro efficacia entro poche settimane a patto di non alzare la dose (**Fenomeno della Tolleranza**).

Ma allora come mai molte persone insistono a dire che le **"goccine"** che prendono magari da mesi o anni *sono ancora molto efficaci?*

Semplicemente perchè i **sintomi di astinenza** sono molto simili ai sintomi del disturbo d'ansia o della tensione psicofisica che è stata risolta con il loro utilizzo iniziale (**Fenomeno dell'Astinenza**) (157).

Quandi si *"ha la sensazione"* che se sospendiamo questi farmaci ritornino alcuni sintomi che pensavamo di aver superato mediante le benzodiazepine (ansia, tensione o insonnia che fosse) mentre invece dovremmo essere consapevoli che **siamo semplicemente diventati dipendenti dalle fantomatiche "goccine"** che spesso ci sono state *"prescritte"*, per cosí dire, dalla mamma, dal nonno, dalla moglie o da un amico (**Fenomeno della Dipendenza**).
Quindi che fare?
Ne ho parlato molte volte **sul mio canale YouTube,** sul blog (https://www.valeriorosso.com) e sul podcast *"Lo Psiconauta"* e ne riparlerò nella sezione di **psiq** relativa alla *Lifestyle Psychiatry* (Gestione delle Sostanze d'Abuso, **le "Normali" dipendenze**).
Se avete urgenza di capire meglio come fare a **normalizzare il rapporto con questi farmaci**, sempre che vi siano stati prescritti male, andate più avanti alla **sezione 4.4** di **psiq**.
In ogni caso voglio ancora ribadire *una questione importante*: se un medico vi ha appena prescritto (o vi prescriverà) delle benzodiazepine non è assolutamente detto che lo stia facendo **in maniera pericolosa o sconsiderata**, semplicemente **confrontatevi sempre con lui in maniera chiara**, alla luce di queste informazioni che vi ho appena illustrato.

Farmaci Antidepressivi

La definizione di "**Farmaci Antidepressivi**" è assolutamente sbagliata e poco attuale, infatti la funzione di questa classe di psicofarmaci non è assolutamente limitata al trattamento della depressione.

Si tratta di farmaci che agiscono, quasi sempre, su **diversi sistemi recettoriali** e sull'inibizione del riassorbimento di alcune sostanze presenti nel nostro cervello (ad esempio *serotonina, dopamina o noradrenalina*).

Quasi ogni molecola definita "**antidepressiva**" è, in realtà, molto utile per intervenire su svariati disturbi d'ansia, fobia sociale, disturbo ossessivo compulsivo, sindromi dolorose, Sindrome Pre-Mestruale e molto altro.

Abbiamo studi che ci dicono chiaramente che questa classe di farmaci, molto probabilmente, **agisce meglio su altri disturbi psichiatrici** (in particolare quelli d'ansia) piuttosto che sulla depressione stessa.

Un punto importante da sottolineare nuovamente è che, secondo metanalisi molto recenti, per solo **un 15% dei pazienti** affetti da **Disturbo Depressivo Maggiore** questi farmaci mostrano *un'azione "realmente" terapeutica e risolutiva*.

Per il restante 85% delle persone trattate con queste molecole gli effetti possono essere o **sovrapponibili al placebo** oppure solo perzialmente risolutivi con il mantenimento dei cosiddetti **sintomi residui della depressione**.

Vi ho spiegato in un capitolo precedente **perché tutto questo accade**, *andate a rivedere quello che vi ho detto*.

Inoltre la prescrizione di questi farmaci andrebbe sempre accompagnata da **un intervento psicoeducativo molto accurato** sul paziente in cui si espongono chiaramente sia i **benefici previsti** (sulla base della diagnosi che abbiamo definito) che i **rischi possibili**, per fare in modo che possa essere attuata **una scelta consapevole** e condivisa.

Infatti se è vero che **nei casi "reali"** di depressione maggiore, *post-partum* o depressione bipolare questi farmaci sono **realmente efficaci** e, direi, "*salvavita*", in corso di altre psicopatologie assistiamo frequentemente ad una **prescrizione inutile** o, addirittura, controproducente.

Il punto è, ovviamente, che una persona è senz'altro **disposta a correre il rischio** di dover sopportare e gestire alcuni effetti collaterali, a patto che **la prescrizione sia adeguata** e basata sulle *migliori evidenze scientifiche* (158).

Ma quali sono **i problemi** che possono derivare da una prescrizione sbagliata di antidepressivi? Eccovi uno schema riassuntivo:

- **Depressione Bipolare (nota):** l'utilizzo prolungato di un farmaco antidepressivo nel contesto di un Disturbo Bipolare andrebbe discusso molto bene con il paziente per il rischio di favorire "cicli rapidi", stati misti e fasi euforiche; non abbiamo dati che dicano chiaramente che gli antidepressivi non vadano utilizzati nel disturbo bipolare ma, probabilmente, presentano un razionale clinico solo per il superamento di alcune fasi critiche di Depressione Bipolare.
- **Depressione Bipolare (non nota):** spesso il Disturbo Bipolare può esordire con una fase depressiva anche molto grave, in questo caso le caratteristiche cliniche e i dati anamnestici possono guidare il clinico in un utilizzo limitato nel tempo e, soprattutto, in una costante valutazione del paziente per molti mesi; il rischio è quello di indurre una prima fase euforica o subeuforica con allontanamento del paziente che viene esposto a tutti i rischi del caso.
- **Sindrome da Sospensione:** molto spesso gli antidepressivi vengono sospesi con modalità troppo rapide e questo può generare dei *"sintomi di rimbalzo"* che sono molto fastidiosi per il paziente; l'eventualità di una sindrome da sospensione deve essere discussa con le

persone prima della prescrizione e deve essere sempre gestita con cura.
- **Disfunzione Sessuale post-SSRI:** (*Post-SSRI Sexual Dysfunction*, "**PSSD**") si tratta di una patologia indotta dall'utilizzo non solo di SSRI ma anche di SNRI, alle volte triciclici o altri farmaci (ad esempio la finasteride) che può comportare una disfunzione erettile, calo della libido ed altre alterazioni emotive connesse alla sessualità; molto frequentemente è reversibile, ma sono descritti casi in cui i sintomi di PSSD permangono in maniera indefinita per cui si tratta di un'eventualità che andrebbe sempre discussa con il paziente prima dell'inizio della terapia.
- **Aumentato rischio di Suicidio:** questo è un'eventualità che è stata molto spesso strumentalizzata da una certa **antipsichiatria**, infatti il rischio di suicidio in un paziente depresso può effettivamente aumentare se il farmaco è utilizzato in situazioni che già di per sé sono ad alto rischio e, soprattutto, quando una persona **non viene costantemente informata, monitorata** oppure lasciata *a se stessa* dopo una prescrizione "al volo"; gli antidepressivi vanno assunti sempre sotto controllo medico e dopo un percorso diagnostico adeguato, spesso in presenza di famigliari, caregiver o, addirittura, ***nel corso di un ricovero*** per i casi più gravi.

Abbiamo poi, certamente, alcuni effetti collaterali molto meno drammatici che quasi sempre **saranno transitori oppure di bassa intensità**: *nausea, stitichezza, cefalea, ottundimento emotivo, difficoltà ad eiaculare, secchezza delle mucose e altri.*

Lasciatemi dire che, al di là di quello che potrete leggere su **alcuni siti antipsichiatrici** o ascoltare da molti

"Fuffaguru", *gli antidepressivi sono farmaci sicuri ed efficaci* se vengono **prescritti bene** e se vengono accompagnati da **un intervento di psicoeducazione** da parte del medico.

Tutti gli antidepressivi (SSRI, SNRI, NaSSA, Triciclici o IMAO) possono essere dei reali "**farmaci salvavita**" in mano ad un medico preparato, esperto e coscienzioso.

Un farmaco che vale la pena conoscere è la **Ketamina** (o anche la **Esketamina**, per via endonasale), molto utile quando sia presente **una forma depressiva "resistente"** ovvero che non abbia avuto una risposta clinica adeguata dopo il trattamento con **almeno due antidepressivi diversi** e appartenenti a classi farmacologiche differenti, somministrati a **un dosaggio "pieno"** e per un tempo adeguato.

La **ketamina** può essere somministrata solo in *centri ospedalieri autorizzati*, presenti in molte città italiane.

In caso di **Depressione Resistente** è anche importante sapere che la **Terapia Elettroconvulsivante** ("ETC", un tempo chiamata *"Elettroshock"*) viene considerata **l'intervento più sicuro ed efficace** a disposizione della psichiatria moderna, al di là dello **stigma** e delle **fake news** che girano intorno a questa terapia.

Farmaci Neurolettici ("Antipsicotici")

Questo gruppo importantissimo di farmaci è stato spesso oggetto di critiche, **fake news** e stigmatizzazioni in quanto considerato il prototipo di quegli psicofarmaci utilizzati dagli psichiatri per "sedare" e "zittire" le persone.

Questa prospettiva sui neurolettici, che è attualmente **completamente sbagliata**, ha radici storiche profonde che risalgono ai primi anni in cui gli psichiatri utilizzarono queste molecole spesso **a dosaggi elevatissimi** e, semplicemente, **per sedare i pazienti** all'interno dei manicomi.

Ad oggi i neurolettici di **"Prima Generazione"** (ad esempio *aloperidolo*, *perfenazina*) e, soprattutto, quelli di **"Seconda Generazione"** (ad esempio *clozapina*, *olanzapina*, *aripiprazolo*), se utilizzati secondo le moderne linee guida, *sono psicofarmaci sicuri ed efficaci*.

Tradizionalmente i **neurolettici** (detti anche *"antipsicotici"*) sono i farmaci più adatti al trattamento della **schizofrenia** e delle altre psicosi, ma ormai abbiamo molti dati che confermano chiaramente la loro utilità, anche se spesso in prescrizione *off label*, per il **Disturbo Bipolare**, per alcune forme di **Depressione "grave"**, per il **Disturbo Ossessivo-Compulsivo** e per alcuni disturbi d'ansia particolarmente gravi.

Off Label significa, molto semplicemente, che sono presenti studi clinici a supporto di una certa indicazione terapeutica ma il **Sistema Sanitario Nazionale** (tramite il suo regolatorio, l'**AIFA**) non ne condivide l'utilizzo e il rimborso, per cui il paziente deve essere informato di questo, *sottoscrivere un documento in cui vengono chiaramente illustrati i rischi ed i benefici della terapia proposta* e, infine, **pagare a prezzo pieno il farmaco**.

I neurolettici possono agire su **molti sintomi diversi**: delirio, allucinazione, alterazioni affettive, alterazioni cognitive e oscillazioni dell'umore, nel corso di diverse manifestazioni di psicopatologia.

Come nel caso degli antidepressivi ogni **farmaco neurolettico**, di prima o seconda generazione, presenterà *molte funzioni diverse* anche se, per definizione, avrà sempre la capacità di **attenuare l'attività delle principali vie dopaminergiche del cervello** (meso-limbica, mesocorticale, infundibolo-tuberale, nigro-striatale) generando sia effetti positivi che negativi.

Invece le caratteristiche fondamentali dei **Neurolettici di "Seconda Generazione"** sono quelle connesse ad una loro minore affinità per i *recettori dopaminergici* e per la loro azione su diversi **sottotipi recettoriali serotoninergici**; questa caratteristica permette di ampliare l'azione terapeutica e di migliorare il profilo di **effetti collaterali** in particolar modo quelli di tipo extrapiramidale ("EPS", ad esempio bradicinesia, rigidità muscolare e tremori).

In realtà non è corretto affermare *tout court* che gli *antipsicotici di prima generazione* possiedano più effetti collaterali rispetto a quelli di *seconda generazione* e tutto dipende dal disturbo di base, dalle caratteristiche del paziente, dallo stile di vita, dal dosaggio e dalle associazioni con altri farmaci.

In ogni caso l'utilizzo di questi farmaci è da riservarsi a **medici tecnicamente molto preparati**, che li conoscano a fondo (o si presume che li conoscano), in modo tale da utilizzarli **senza arrecare danno al paziente** e secondo un rapporto rischio/beneficio favorevole.

Voglio ricordare anche che molti **effetti collaterali dei neurolettici** rispondono particolarmente bene alla **Lifestyle Psychiatry**, in particolare le alterazioni metaboliche, l'abulia e alcuni sintomi di EPS.

Infine è importante sapere che, tra tutti i neurolettici a disposizione dello psichiatra, la **Clozapina** (il primo dei neurolettici di "*Seconda Generazione*") ha mostrato in molti contesti (in particolare nella schizofrenia "resistente") una netta superiorità di efficacia.

Non solo, insieme al **Litio**, è uno dei due farmaci che ha mostrato di possedere attività **Anti-Suicidaria** nel contesto della Schizofrenia.

Purtroppo si tratta di uno psicofarmaco che, **per essere utilizzato in sicurezza,** richiede *controlli ematici molto frequenti ed una certa attenzione agli effetti metabolici e cardiovascolari del paziente* (159).

Farmaci Stabilizzatori dell'Umore

La caratteristica fondamentale di tutti i farmaci **Stabilizzatori dell'Umore** è la capacità di **attenuare l'ampiezza delle oscillazioni dell'umore** e di diminuire la frequenza con cui si possono presentare.

I principali farmaci in grado di regolare l'umore del paziente affetto da Disturbo Bipolare di tipo 1 o 2 oppure da Ciclotimia sono il **Litio** (sotto forma di sale, carbonato o solfato), l'**Acido Valproico**, la **Carbamazepina** e la **Lamotrigina**.

Anche altri farmaci hanno proprietà stabilizzanti l'umore come ad esempio alcuni *neurolettici di "Seconda Generazione"* o, in misura minore, il *topiramato*.

Ogni farmaco stabilizzatore necessita di diversi giorni per iniziare a manifestare il suo effetto e spesso sono necessarie **settimane o mesi** perché gli effetti positivi si manifestino **in maniera completa e soddisfacente** nel paziente con *oscillazioni dell'umore* (in particolare se questo genere di sintomi perdura da molto tempo).

Il farmaco che possiede *maggiori evidenze rispetto alla sua efficacia e sicurezza* è senza dubbio il **Litio**: ci sono innumerevoli trial clinici, **metanalisi** e peer review che forniscono evidenze di primo livello (160).

Inoltre il **Litio** possiede anche una documentata attività **Anti-Suicidaria** se utilizzato correttamente per la terapia del **Disturbo Bipolare** (come detto prima, in psichiatria, sono solo due i farmaci che sono efficaci nel prevenire il suicidio: il **Litio** nel Disturbo Bipolare e la **Clozapina** nella Schizofrenia) (161).

L'utilizzo del **Litio** nel paziente bipolare comporta dei vantaggi notevoli documentati dalla letteratura scientifica: nel **50% dei casi** si riesce ad arrestare completamente la periodicità delle ricadute, e nel **75%** si ottiene una riduzione di oltre il 50% delle ricadute.

Inoltre questi risultati possono essere ulteriormente amplificati da altri interventi terapeutici come la **Psicoeducazione** (ovvero la comprensione della malattia e delle cure) e la **Lifestyle Psychiatry**.

Di per sé il **Litio** non ha effetti stimolanti o sedativi, e il suo meccanismo d'azione dipende da diverse funzioni (*trasduzione del segnale che deriva dall'attivazione di diversi canali ionici, modulazione delle proteine G, interazione a vari livelli con i meccanismi di trasduzione*) con una importante azione anche sulla **neuroplasticità**.

Ma quali sono gli **effetti negativi** della terapia con **Litio**?

Nel lungo periodo è senza dubbio presente il rischio di **alterazioni metaboliche**, di tossicità **tiroidea** e **renale**, e per queste ragioni è davvero importante un monitoraggio accurato della salute generale della persona.

Inoltre il **Litio** presenta **una pericolosa tossicità** a livelli ematici non molto superiori a quelli terapeutici, e questo fatto rende necessario il controllo periodico della "litiemia" ovvero della *concentrazione del litio nel sangue* il cui livello terapeutico "efficace" è compreso tra **0,50 e 0,90 mEq/l** nella terapia continuativa e fino a 1,2 mEq/l nella terapia acuta della mania, con un rischio concreto di tossicità a livelli uguali o superiori a 2 mEq/l.

L'**intossicazione da Litio**, che si manifesta con **alterazioni motorie**, tremore e *stato confusionale*, può anche essere mortale se non affrontata prontamente e riguarda in particolare le **persone anziane** e i soggetti a **rischio di disidratazione** (in particolare nei mesi estivi).

Nei decenni successivi alla scoperta dei **Sali di Litio** (avvenuta ad opera di *John Cade* negli anni '50) si sono aggiunti altri validi strumenti terapeutici, in particolare alcuni farmaci utilizzati come **terapia dell'epilessia** come la carbamazepina e l'acido valproico, e in seguito il gabapentin, la lamotrigina ed il topiramato che hanno dimostrato la loro efficacia nella *stabilizzazione del paziente bipolare*.

L'**Acido Valproico** ha mostrato un'efficacia ed una sicurezza assolutamente sovrapponibili a quelle del **Litio**, per cui la scelta tra l'uno e l'altro farmaco avviene soprattutto per il profilo di sicurezza e compatibilità con un particolare paziente.

La **Lamotrigina**, al netto di una minore azione stabilizzante rispetto al litio, ha però dimostrato la sua efficacia nell'ambito della *prevenzione delle ricadute depressive*.

Carbamazepina, Gabapentin e Topiramato sono scelti dai clinici sulla base di **altre considerazioni** (*andamento del disturbo, interazioni farmacologiche, compatibilità, effetti collaterali e "in aggiunta" ad altri stabilizzatori*).

Per quello che riguarda i loro rispettivi meccanismi d'azione vediamo che la **Carbamazepina** esplica la sua funzione bloccando i canali del sodio voltaggio-dipendenti a livello delle membrane neuronali, modulando così l'eccitabilità neuronale; l'**Acido Valproico** agisce attraverso diversi meccanismi, aumentando significativamente il contenuto del neuromediatore GABA nel cervello, potenziandone l'azione a livello postsinaptico e influenzando i canali del sodio; la **Lamotrigina** agisce sui canali del sodio e inibisce la liberazione di aminoacidi eccitatori.

Psicostimolanti

Questa categoria di psicofarmaci è stata responsabile di un notevole **"polverone" mediatico** agli inizi degli anni 2000 in ragione dell'utilizzo del **metilfenidato**, una molecola con una struttura simile a quella delle amfetamine, nel trattamento dell'**ADHD** nei *pazienti pediatrici*, in particolare negli USA (162).

Il termine **Ritalin**, il "famoso" nome commerciale del metilfenidato, ha raggiunto con forza l'immaginario delle persone gettando, purtroppo, *un'ombra ed un forte stigma sull'ADHD in sé*, complicando ulteriormente le possibilità di diagnosi e cura di *questo disturbo diffuso ed invalidante*.

Altri psicostimolanti utilizzati in psichiatria sono l'**Adderal** (una miscela di enantiomeri di amfetamina) ed il **Provigil** (contenente modafinil, una molecola che stimola il rilascio di molti neurotrasmettitori monoamminici), in particolare per il trattamento della **Narcolessia** e per l'ADHD, ma non in Italia.

Un altro farmaco utilizzato in Italia e nel Mondo per il *trattamento dell'ADHD* è l'**Atomoxetina**, che tecnicamente non è un vero e proprio psicostimolante esprimendo la sua azione sull'inibizione selettiva del meccanismo di trasporto pre-sinaptico della **noradrenalina** (163).

Gli **psicostimolanti** hanno senza dubbio diversi importanti utilizzi in ambito psichiatrico, mostrando *un discreto rapporto rischio/beneficio* anche se il rischio di dipendenza e di un loro utilizzo come **"potenziatori" delle funzioni cognitive** e come *doping* ne hanno limitato e regolamentato l'utilizzo, in particolar modo in Italia.

Prodotti Naturali e Nutraceutici

L'utilizzo di **sostanze "naturali"** in ambito psichiatrico rappresenta **un trend in forte crescita negli ultimi**

decenni, grazie anche ad una crescente mole di evidenze di discreto livello che giustificano un loro utilizzo.

La **Nutraceutica**, o meglio, la **Psiconutraceutica** è un'area delle neuroscienze che lentamente si sta facendo strada anche sulla base delle preferenze di alcuni pazienti che manifestano dubbi, perplessità o questioni "etiche" in relazione agli psicofarmaci tradizionalmente intesi.

È evidente che ogni qual volta una molecola, o un insieme di molecole, forniscono adeguate risposte terapeutiche sarà senza dubbio presente *un'azione neurobiochimica di qualche genere*, sia che derivi da prodotti "naturali" o "di sintesi". In questo senso la possibilità di utilizzare **prodotti psicoattivi di origine "naturale"** non andrebbe presa in considerazione come polemica e ideologica adesione ad una **"medicina alternativa"**.

In questa parte di **psiq** vi voglio, quindi, parlare di alcuni prodotti naturali che meritano di essere presi in considerazione come ragionevoli **"strumenti terapeutici"** in ragione di sufficienti e robuste evidenze scientifiche.

C'è sicuramente un interesse di lunga data per l'uso di **integratori alimentari nel trattamento delle malattie mentali**, anche se l'argomento è spesso piuttosto polarizzante e circondato da affermazioni di eccessivo entusiasmo o, sul versante opposto, da critiche eccessive.

Di sicuro, nel corso del tempo, alcuni **integratori alimentari** (*preparazioni vegetali, nutrienti specifici oppure molecole destinate ad altri utilizzi in medicina*) hanno ricevuto, a turno, l'approvazione o la disapprovazione di nutrizionisti, medici e ricercatori per quello che concerne il loro ruolo nella **prevenzione**, nel **recupero** e nel **mantenimento** della **salute mentale**.

Solo nel corso degli ultimi anni, *alcuni integratori*, visti sotto la prospettiva di potenziali aiuti nel **trattamento delle**

malattie mentali, hanno ricevuto molta attenzione, in particolare grazie alle **recenti ricerche** che suggeriscono che **la dieta e alcune sostanze "inaspettate"** possono giocare un ruolo chiave **nel benessere psicologico**.

La ricerca sul ruolo della **nutrizione** nella **salute mentale** ha dimostrato che una **dieta sana** può potenzialmente svolgere un ruolo significativo *nella prevenzione e nella gestione delle malattie mentali*, ma di questo parleremo ampiamente tra poco nella sezione Lifestyle di **psiq**.

Una domanda correlata a cui i ricercatori stanno cercando di dare risposta è la seguente: che cosa succede quando diamo **nutrienti specifici**, piuttosto che un'intera dieta, a persone che soffrono di **malattie mentali**?

Ci sono alcune ricerche in questo settore che ci permettono di avere un'idea dell'effetto di **specifici nutrienti**, da **semplici sostanze singole** sino a *composti complessi* come i **probiotici**, sulla **salute mentale** degli esseri umani.

Ovviamente, allo stato attuale, nessuno di questi composti ha ricevuto adeguati **trial clinici multicentrici randomizzati** o, a maggior ragione, serie **metanalisi** che diano le sufficienti evidenze per poterli giudicare come certamente efficaci.

D'altra parte sono diversi gli studi osservazionali, i case reports e i piccoli trial sponsorizzati che forniscono dati **discretamente suggestivi** *di una qualche utilità*, di alcuni prodotti nutraceutici (vegetali, micronutrienti e sostanze singole), nel campo della **salute mentale**.

Una cosa è certa: qualsiasi **integratore naturale** o **prodotto nutraceutico** che vi segnalerò in questa sezione di **psiq** NON ha le proprietà di un vero e proprio farmaco, per cui evitate sia di assumerli *al posto dei farmaci che vi sono stati prescritti* sia di utilizzarli senza un adeguato consulto medico, non tanto per la loro possibile "pericolosità" quanto piuttosto per evitare di uscire da un percorso di aiuto che implica una **condivisione assoluta** ed un confronto costante con il vostro medico sui vari "elementi" che costruiscono la vostra terapia.

Ad oggi gli **integratori naturali** ed i **prodotti nutraceutici** che possiedono *discrete evidenze* circa un loro utilizzo in psichiatria sono i seguenti:

- **Acidi Grassi Omega-3:** si tratta di un prodotto che può essere aggiunto alla dieta mediante uno dei numerosi prodotti in commercio o anche mediante modifiche dei nutrienti, in ogni caso ci sono evidenze di buon livello su di una sua possibile utilità come coadiuvante nel Disturbo Bipolare, nella Depressione, in alcune forme di Decadimento Cognitivo, nell'ADHD ed in altre condizioni (164)(165)(166)(167)(168).
- **Melatonina:** è senza dubbio uno dei più efficaci nutraceutici nel caso di disturbi del sonno, in particolar modo in quelle situazioni in cui è l'architettura del riposo notturno ad essere compromessa (insonnia intermedia), inoltre può contenere alcuni effetti metabolici di altri farmaci tra cui gli antipsicotici; non sempre il dosaggio di 1mg è efficace ma dosaggi più elevati richiedono un consulto medico e la consapevolezza di possibili effetti collaterali (169)(170)(171)(172).
- **N-Acetilcisteina:** potrebbe essere un interessante coadiuvante nel trattamento di alcune forme depressive (resistenti e bipolari) per varie ragioni; possiede efficaci sullo stress ossidativo, ha una certa azione sulla trasmissione glutammatergica e agisce positivamente sulla neuroinfiammazione (173)(174)(175)(176).
- **Vitamina D:** carenze di questo micronutriente, che possiede caratteristiche realmente complesse, le ritroviamo in corso di depressione, nella schizofrenia,

nell'alcolismo e in diversi disturbi neurocognitivi; ci sono studi recenti che hanno addirittura trovato una correlazione tra carenze di vitamina d ed il suicidio, per cui ulteriori nuovi studi sull'utilizzo di questa ed altre vitamine nel campo della Salute Mentale sembrano assolutamente necessari (177)(178)(179)(180).

- **Probiotici:** ormai è notizia ampiamente diffusa, sia in ambito professionale che laico, che alterazioni del microbioma abbiano un ruolo chiave nella genesi di alcuni disturbi mentali (Depressione, Disturbi d'Ansia, Demenza, ADHD ed Autismo) anche se siamo molto lontani dalla comprensione dei meccanismi specifici; il punto di osservazione introdotto dalla psico-neuro-endocrino-immunologia ha fornito contributi di metodo importanti ma ulteriori sperimentazioni in ambito clinico e di ricerca di base sono assolutamente necessari per poter arrivare al punto di affermare che integrazioni con probiotici specifici o la metodica del "Trapianto Fecale" possano avere reali e documentabili effetti (in ogni caso vi consiglio il mio altro libro "Psicobiotica" su amazon.it per approfondire l'argomento) (181)(182)(183)(184).
- **Zafferano:** è una sostanza naturale di particolare interesse in campo psiconutraceutico per via di alcuni suoi componenti come la crocina, la crocetina, la picocrocina ed il safranale; la combinazione di queste specie chimiche ha mostrato di avere azione sul piano dei disturbi affettivi e nella gestione dello stress in ragione di un'azione antiossidativa, antiinfiammatoria, stimolante alcuni fattori neurotrofici e modulatrice dell'asse ipotalamo-ipofisi-surrene (185)(186)(187)(188).
- **Olio di Lavanda:** viene considerato tradizionalmente un ottimo rimedio per ansia ed insonnia e, recentemente, diversi studi clinici confermano questa ipotesi presente

nell'erboristeria tradizionale; in questo estratto oleoso ritroviamo il linalolo (modulatore della neurotrasmissione glutammatergica), l'acetato di linalile ed il cineolo (con attività antiinfiammatorie, sedative e antidolorifiche) (189)(190)(191)(192).

- **Ashwagandha:** viene considerato dalla medicina tradizionale un ottimo rimedio "adattogeno", indicato nella gestione dello stress, nell'insonnia, in alcuni disturbi d'ansia, nella fatica cronica e nella difficoltà di concentrazione per un suo effetto inibitorio sulla sintesi delle catecolamine e lo stimolo nella secrezione di serotonina ed istamina (193)(194)(195).
- **Passiflora:** gli estratti di questa pianta originaria del Brasile (ma reperibile anche in Asia ed Australia) sono stati messi alla prova della sperimentazione clinica con numerosi studi per confermare le sue proprietà ansiolitiche, ipnoinducenti e controllanti i sintomi mentali della menopausa; ci sono evidenze anche relative ad una spiccata azione antiossidante ed antiinfiammatoria (196)(197)(198).
- **Iperico:** noto anche come "Erba di San Giovanni", è probabilmente il più conosciuto "psicofarmaco naturale" in ragione della sua attività antidepressiva derivante dall'ipericina con un'azione di inibizione del reuptake della serotonina con meccanismi diversi da quelli degli SSRI; l'ipericina si è dimostrata in grado di agire in maniera simile su diversi altri trasportatori, inibendo la ricaptazione di dopamina, glutammato, noradrenalina e GABA per cui se ne stanno esplorando i suoi utilizzi anche nel campo dei disturbi neurodegenerativi e nei sintomi post-menopausali (199)(200)(201).

Molti di voi potranno obiettare che ci sono molti altri **composti non farmacologici** (*per lo meno nel senso classico del* *termine*) che possono essere d'aiuto a chi soffre di una qualche forma di disagio mentale, ma è chiaro che su **psiq** io parlo esclusivamente sulla base di quello che **ho studiato nel corso degli anni** e, soprattutto, di quello che *ho utilizzato direttamente in ambito clinico.*

Chiaramente questa sezione di **psiq** è basata, al contrario di gran parte di questo progetto, anche su di una mia **opinione personale**, per cui vi invito, come sempre, a formarvene una vostra leggendo anche **altre fonti,** avendo cura di scegliere voci autorevoli e competenti.

E, come sempre, di confrontarvi con la **persona** o l'*equipe di lavoro* che si occupa della vostra **Salute Mentale**.

Mi rendo conto che l'area della **psicofarmacologia** (*e delle discipline affini come la **psiconutraceutica***) sia realmente vasta e complessa e non è assolutamente mia intenzione essere esaustivo in questa sede; **psiq** ha lo scopo, come vi ho sottolineato molte volte, di psicoeducare, di suggerire nuove strade e di incuriosire....

Ulteriori informazioni sulla **psicofarmacologia generale** (....davvero molte, ve lo garantisco!) le potrete trovate sul mio blog, eccovi il **QR code** per arrivarci subito:

3.4 Le Psicoterapie

La psicoterapia, o meglio, "**Le Psicoterapie**" rappresentano uno strumento fondamentale nel mantenimento e nel ripristino di *un buon livello di salute mentale*, sia in un approccio *stand alone* (ovvero in assenza di altre forme di aiuto) che in combinazione con altri interventi terapeutici (psicofarmacologia, riabilitazione, **lifestyle psychiatry**).

In questa parte psicoeducativa di **psiq** credo che sia fondamentale chiarire alcune cose al riguardo delle **psicoterapie** allo stesso modo di come si è fatto per **i vari disturbi mentali** e le *altre forme di aiuto nel campo della salute mentale*, inclusa la **Lifestyle Psychiatry** che rappresenterà, come sapete, una parte molto importante di questo libro e di tutto il progetto **psiq**.

In effetti la stessa **psicoeducazione** (ovvero spiegare in maniera non tecnica la natura dei disturbi e delle cure in ambito psichiatrico) è una forma di psicoterapia secondo *la definizione più classica*, quella del famoso psichiatra americano **Arnold M. Ludwig** (202):

"La psicoterapia è un procedimento nel corso del quale una persona (il terapeuta) cerca di indurre delle modificazioni nel modo di pensare, nel modo di provare emozioni o nel

comportamento di un'altra persona (il paziente) utilizzando esclusivamente la parola".
Arnold M. Ludwig, "Principi di Clinica Psichiatrica", Ed. USES 1985.

In quest'ottica la psicoterapia deriva, in larga parte, dallo **studio della relazione tra esseri umani** e da quelle **pratiche di guarigione e di aiuto** basate sulla relazione che sono sempre esistite in ogni epoca: *la preghiera, lo sciamanesimo, il supporto tra pari, l'aiuto da parte di un gruppo, l'ascolto.*

Ovviamente molti elementi di **filosofia** e di **medicina** hanno dato il via al passaggio da una pratica euristica ad un'altra basata su di **un metodo** e su delle *premesse teoriche* specifiche.

In quest'ottica **maggiormente strutturata e "scientifica"**, metodi diversi e premesse teoriche diverse hanno dato origine ad altrettanto diverse *forme di psicoterapia*, le cui **indicazioni specifiche** (*per quali disturbi?*) e la cui **validazione** basata su evidenze cliniche (*quanto è efficace?*) non sono per nulla incontrovertibili o inequivocabilmente accertate.

Come potete facilmente comprendere lo scenario in cui una persona, non perfettamente competente, desidera ricercare **il miglior aiuto possibile in ambito psicoterapeutico** potrebbe non aver vita facile.

Anche perché, come ho ribadito più volte nel corso di **psiq**, non è detto che la psicoterapia sia sempre *la scelta migliore* per qualsiasi psicopatologia.

Voglio ricordare nuovamente a chi mi sta leggendo che in psichiatria il miglior intervento di cura è rappresentato *sempre* da una "miscela" di psicofarmacologia, psicoterapia, riabilitazione e **Lifestyle Psychiatry** che dovrebbe essere stabilito sulla base **delle caratteristiche specifiche della persona**, della patologia e dell'intorno socio-ambientale di riferimento.

Certamente ci possono essere casi in cui, ad esempio, la **psicofarmacologia** possa non avere alcun ruolo di rilievo oppure forme di disagio all'esordio per le quali la **riabilitazione** non rappresenterebbe *una necessità primaria*.

In quest'ottica possiamo immaginare di trovarci davanti a delle persone per le quali la **psicoterapia** potrebbe essere *l'ingrediente più importante* del loro percorso di cura, ma le domande che "galleggiano nell'aria" senza risposta sono comunque importanti: *quale psicoterapia? quale psicoterapeuta? per quanto tempo?*

Inoltre un problema non secondario nella valutazione che un dato individuo può fare sulla sua necessità di intraprendere **un percorso psicoterapeutico** è quello della valutazione dei suoi possibili "**effetti collaterali**".

Infatti anche una psicoterapia, al pari di un farmaco o di una procedura medica sbagliata, **può avere degli effetti secondari gravi ed imprevisti**, per cui è piuttosto insensato affermare: *"Inizia senza troppi problemi una psicoterapia tanto non fa mai male…."*.

Quello della *"**sicurezza assoluta**"* di un qualsiasi **percorso psicoterapeutico** è un mito da sfatare in quanto la psicoterapia, come **ogni altro intervento terapeutico efficace** nel campo della psichiatria, svolge un'azione sulla mente che può avere degli *effetti dannosi ed imprevisti*.

Quali sono **questi effetti?** Eccovene alcuni (*non tutti*) riassunti in questo schema:

- La possibilità di sviluppare **dipendenza** dal terapista.

- **L'idealizzazione del percorso psicoterapeutico** con l'esclusione di altre forme di aiuto (psicofarmaci, riabilitazione, Lifestyle Psychiatry).
- L'assenza di una **diagnosi** compatibile con la forma di terapia in corso.
- La presenza di **un terapeuta non competente** oppure non adeguato al compito.

Inoltre, come avviene per la **psicofarmacoterapia**, vediamo che abbiamo dei lavori di ricerca specifici per gli effetti collaterali della psicoterapia (in questo caso provenienti dal mondo anglosassone): i *tassi di cambiamento positivi* legati alla varie forme di psicoterapia possono variare tra il 26,6% e il 67,7% e gli **eventuali peggioramenti** erano più comunemente legati al benessere fisico (13,1%), alla capacità di lavorare (13,1%) e alla vitalità (11,1%); inoltre viene spesso riportata l'esperienza della riemersione "inutile" di ricordi spiacevoli (57,8%), di sentimenti spiacevoli (30,3%) e anche la mancanza di comprensione ed empatia da parte del terapeuta (19,3/18,4%). (*inclusa una percentuale del 16,8% che si è sentita violata da alcune dichiarazioni del terapeuta*) (203).

In realtà *uno dei punti cruciali di qualsiasi psicoterapia* è proprio **lo psicoterapeuta**, ovvero la persona che "eroga" e media con il paziente *la psicoterapia stabilita per contratto terapeutico iniziale.*
Uno **psicoterapeuta** è una figura professionale (*medico, psichiatra o psicologo*) che aiuta i suoi clienti tramite l'**utilizzo della parola**, ovvero dialogando con loro in un contesto ben definito ("**Cornice Terapeutica**"), avendo inoltre **un riferimento teorico ben preciso**.

In Italia, **non tutti possono fregiarsi del titolo di psicoterapeuta**, e sarà necessario aver compiuto un **percorso didattico** che lo consenta.

Insomma non stiamo parlando (*vale la pena sottolinearlo nettamente*) di parlare con **un amico, un prete** o **un consulente generico**, ok?

Ma iniziamo dalla prima domanda che solitamente mi viene fatta quando si parla di psicoterapia e psicoterapeuti: *come fare a trovare "fisicamente" un bravo psicoterapeuta?*

In realtà questi consigli possono essere utilizzati anche come spunto per **la ricerca di un bravo psichiatra** che si occupi della nostra salute mentale utilizzando anche psicofarmaci, riabilitazione o *lifestyle psychiatry*....

Tanto per iniziare, a meno che voi non abbiate a disposizione **un suggerimento competente e pertinente** da parte di una persona **realmente fidata**, io eviterei di affidarmi al solito *Passa Parola*.

Piuttosto inizierei **la ricerca dello psicoterapeuta** direttamente sul web, andando a leggere *il suo sito web* (meglio se il professionista che ci interessa abbia un blog interessante ed aggiornato), a valutare *i suoi canali social* (meglio se abbia una produzione costante di contenuti utili ed interessanti) e, soprattutto, **chiedendo direttamente a lui via email** le cose che dopo vi dirò.

È anche vero che molti preferiscono **affidarsi ai consigli di un amico o di un professionista della salute che stimano.**

Nessun problema a patto che ci portino delle **prove concrete sulla serietà di un dato professionista** indicandoci cose come: (1) quale metodo utilizza e a quali disturbi mentali si dedica maggiormente (2) quanto è il tempo di durata di una terapia con lui/lei (3) quanto è la parcella (4) quali sono i canali social o il sito web dove poter approfondire meglio **la sua "conoscenza"** prima di richiedere una visita.

Ribadisco che negli anni 2000 **non è normale** non poter "conoscere" tramite il web, in via preliminare, un **professionista della salute**; per cui diffidate di medici e di psicologi che non lasciano tracce del loro lavoro sui *social media* o su *internet* in generale.

Chiunque operi in **ambito sanitario**, a qualsiasi titolo (medico, psicologo, infermiere, terapeuta della riabilitazione, educatore oppure OSS), **DEVE essere "esplorabile" nelle sue dimensioni professionali ed umane** tramite il web.

Specialmente chi ricopre titoli importanti nella Società, come *medici o psicologi del Servizio Sanitario Nazionale*, ricercatori universitari, professori universitari, primari oppure capi dipartimento dovrebbe avere **la necessità morale** di aggiornare la popolazione sul loro operato e sulle loro competenze.

Ma andando avanti nel *difficile cammino di ricerca di un buon terapeuta*, medico o psicologo, potrebbe essere una buona idea quella di chiedere **un incontro conoscitivo gratuito** allo scopo di **vagliare bene la persona**, visto che con lei dovremo passare molto tempo.

E arriviamo quindi ad **un punto importante**: *quale psicoterapia scegliere?*

La **psicoterapia** è, dal mio punto di vista, una forma di intervento terapeutico molto importante, efficace ed affidabile, ma per essere davvero utile in ambito sanitario richiede **delle premesse molto precise**.

Tutti sappiamo bene che un medico "serio" non dirà mai ad una persona "*tu stai male e quindi prendi questa medicina*" bensì dirà "**tu sei affetto dalla patologia XXX ed il** farmaco che ha le migliori evidenze e che è maggiormente compatibile con te è il YYY".

In sostanza un sanitario prima fa una diagnosi (*o quanto meno un'ipotesi diagnostica*), la discute con il paziente, e poi alla luce delle caratteristiche generali della persona che ha davanti a sé, sceglie **la migliore terapia** che con maggiore probabilità potrà essere d'aiuto per quella persona specifica.

Allo stesso modo uno psicoterapeuta che ha delle **solide basi professionali** dovrà attuare **un'ipotesi diagnostica** dando un nome, definitivo o provvisorio, al disagio del paziente, dovrà anche essere a conoscenza **di eventuali diagnosi mediche e psichiatriche**, e poi valutare se il modello di intervento che lui è in grado di proporre sia il migliore possibile per **quella specifica condizione morbosa** e in quella specifica persona.

Il punto è semplicemente questo.

Se uno psicologo propone banalmente di attuare incontri **"in cui si parla"** e poi dopo un po' di tempo "vediamo che succede", bene il cliente deve iniziare ad alzare il suo livello di attenzione e **chiedere molto direttamente cose del tipo:**

- Che idea si è fatto del mio disagio? Soffro di qualche malattia mentale?
- A che tipo di intervento psicoterapico intende sottopormi?
- Quanto prevede che possa durare questo intervento psicoterapico?
- Quanto è probabile che la mia salute mentale migliorerà?

- Perché ritiene che il metodo di lavoro che mi propone possa essere migliore di altri?

La risposta a queste domande sicuramente potrà **orientare il nostro giudizio** sul terapeuta che abbiamo davanti.
Voglio subito affermare che il terapeuta non viene messo "**sotto esame**" dal paziente, ma piuttosto verranno stabilite delle **buone premesse** per una *collaborazione* che possa portare al raggiungimento di uno o più obiettivi di salute mentale.
Sinceramente, incontro **troppe persone** che sono seguite da anni da professionisti che non hanno mai parlato di **diagnosi** oppure di **quale orientamento psicoterapico** stanno utilizzando per affrontare una certa diagnosi oppure degli obiettivi di salute.
Veniamo poi ad un altro punto molto importante: trovare un bravo psicoterapeuta significa avere a che fare con ***un professionista consapevole dell'importanza di comunicare con altre figure sanitarie*** (ad esempio medico di medicina generale oppure psichiatra, ma anche endocrinologo, neurologo o altro).
La presenza di questa *attitudine* sarà importante perchè indicherà chiaramente che il professionista che ci offre il suo aiuto ha ben in mente **l'approccio bio-psico-sociale** modernamente richiesto per la risoluzione di qualsiasi *problema di salute.*
Qualunque psicoterapeuta dovrà in ogni caso raccogliere sempre **informazioni su aspetti medici** (eventuali diagnosi psichiatriche, eventuali farmaci assunti, patologie fisiche presenti, sessualità e funzionamento fisico generale della persona).
Anche perché in molti casi potrebbe essere necessaria una presa in cura **di tipo combinato** tra uno psicologo ed un

medico o uno psichiatra con il quale *bisognerà scambiarsi informazioni e punti di vista*, sempre su autorizzazione della persona.

Molto spesso per risolvere un problema di **Salute Mentale** è necessario **un gruppo di figure sanitarie** (una *Equipe*) che lavorino armoniosamente assieme.

Accertatevi sempre che questo possa avvenire **nel caso servisse**.

Per finire questa premessa sulle psicoterapie bisogna che vi ricordi che nella vita **nulla è per sempre** e potrebbe essere utile, in alcuni casi, *avere il coraggio e la consapevolezza di cambiare psicoterapeuta*.

Voglio esortare chiunque abbia intenzione di **trovare un bravo psicologo** o, per meglio dire, un bravo psicoterapeuta, a *non fermarsi alla prima persona che incontra*, sia in ambito **pubblico** che **privato**.

Bisogna sempre **avere il coraggio di non proseguire con la psicoterapia** se le condizioni che vi ho citato prima non venissero adeguatamente soddisfatte o se, semplicemente, *non ci si trova a proprio agio con il terapeuta*.

Molti di noi non tornerebbero mai e poi mai in un ristorante che li ha delusi, mentre in tantissimi si ritrovano a **perdere tempo (e denaro) con psicoterapeuti poco professionali, non efficaci o addirittura scorretti**.

Ricordate sempre che una psicoterapia deve avere **un inizio ed una fine,** deve raggiungere *degli obiettivi chiari e condivisi* e soprattutto non deve suscitare dipendenza, preoccupazione o addirittura "disagio" al paziente.

A questo punto vorrei fornirvi alcune delucidazioni, spero chiare e utili, sulle **varie forme di psicoterapia** che solitamente consiglio ai pazienti che seguo.

Credo infatti che sia piuttosto importante, per *coinvolgere attivamente le persone in un percorso di cura*, avere un'idea delle caratteristiche delle diverse psicoterapie e delle loro differenze con le altre.

In questo senso, ovviamente, non sarà possibile trovare su **psiq** una descrizione completa di ogni psicoterapia ma piuttosto avere a disposizione **un breve "riassunto"** da prendere come spunto per *approfondimenti ulteriori*.

Eccovi la mia proposta di psicoterapie:

- **Psicoanalisi e Psicoterapie Psicodinamiche:** si tratta di una forma di psicoterapia che basa il suo metodo sulla premessa che ogni individuo presenti una **Mente Inconscia**, ovvero una parte della psiche non conoscibile direttamente ma solo mediante degli interventi interpretativi e di lettura simbolica dei nostri comportamenti, dei sogni e di *libere associazioni* favorite dal terapeuta. La psicoanalisi prende il via dal lavoro di **Sigmund Freud** per poi evolversi in diversi "filoni" per tutto il '900 (ad esempio quello di Jacques Lacan, "Psicoanalisi Lacaniana"). La psicoanalisi è stata sia mitizzata che aspramente criticata e la sua efficacia terapeutica è stata messa in dubbio nel corso degli ultimi decenni; il rapporto ISERM ha stabilito l'efficacia della psicoanalisi nell'ambito prevalente dei Disturbi di Personalità (204) anche se sono presenti altri studi che validano l'efficacia degli approcci psicodinamici nel campo dei disturbi del comportamento alimentare e dei disturbi somatoformi (205).
- **Terapie Sistemiche Famigliari:** mirano a mobilitare e a migliorare le risorse presenti all'interno della famiglia, facilitando la comunicazione tra i suoi membri al fine di alleviare alcuni sintomi e le difficoltà di relazione. La

terapia familiare è stata sviluppata negli Stati Uniti negli anni '50 e '60 da diversi psichiatri (ad esempio Jay Haley, Virginia Satir e Nathan Ackerman) e poi importata in Europa negli anni '70 principalmente da ricercatori italiani (ad esempio Mara Selvini Palazzoli e la scuola milanese di Luigi Boscolo e Gianfranco Cecchin). Le psicoterapie sistemiche famigliari hanno mostrato efficacia, sempre secondo il rapporto INSERM, rispetto ad alcuni sintomi e conseguenze sul "sistema famiglia" di disturbi come la schizofrenia, il disturbo bipolare, l'anoressia e la dipendenza da alcol (204)(206).

- **Terapie Cognitivo-Comportamentali (CBT, "Cognitive Behavioural Therapy"):** l'acronimo CBT (o in italiano TCC, "*Terapia Cognitivo Comportamentale*") è in realtà un termine ombrello che si riferisce a diverse forme di psicoterapia accomunate dall'essere focalizzate su di un problema e orientate all'azione ed al coinvolgimento attivo del paziente. Sono il gruppo di psicoterapie maggiormente studiato e validato in ambito clinico, per cui possiedono evidenze di efficacia nei confronti di disturbi depressivi, disturbi d'ansia, DOC, disturbi del comportamento alimentare, disturbi somatoformi e dipendenze (207). Si tratta di una forma di terapia derivata dai modelli cognitivisti e da quelli comportamentali originati negli USA, caratterizzata da una "breve" durata (ovvero settimane o pochi mesi) in cui il terapeuta istruisce e prescrive al paziente esercizi e task da affrontare, in seduta o a domicilio. La TCC si dedica al presente, suggerendo strategie per la soluzione dei problemi attuali; il paziente dovrà apprendere alcune specifiche abilità che potranno poi essere utilizzate anche in seguito, e che riguardano l'identificazione dei "*modi*

distorti di pensare", la modificazione di *"convinzioni irrazionali"* ed il cambiamento di *"comportamenti disadattivi"*.
- **Mindfulness** (*"Mindfulness Based Cognitive Therapy"*, **MBCT** e *"Mindfulness based Stress Reduction"*, **MBSR**): si tratta di una forma di terapia che ha preso molto campo nel corso degli anni 2000 ed è basata sul lavoro clinico e di ricerca di Jon Kabat-Zinn sul programma di riduzione dello stress; la mindfulness è basata sull'osservazione empirica di come le pratiche meditative possano fornire sollievo per numerosi problemi di salute mentale (208). La MBCT ha ricevuto così tante prove di efficacia clinica nella gestione delle ricadute depressive (trattate con farmaci o meno) che ha ricevuto dal National Institute for Clinical and Health Excellence (NICE) anglosassone l'indicazione per tutti coloro che hanno avuto due o più episodi depressivi. Inoltre la mindfulness MBCT ha ricevuto validazioni (non definitive) rispetto alla sua utilità nel Disturbo Bipolare, in diversi Disturbi d'Ansia, nei fenomeni di rimuginazione patologica e nel DOC (208)(209)(210).
- **Colloquio Motivazionale** (*"Motivational Interviewing"*): il metodo del Colloquio Motivazionale è nato negli Stati Uniti agli inizi degli anni '80 costruito sul lavoro di William R. Miller e di Stephen Rollnick, inizialmente rivolto a persone affette da dipendenze patologiche; nel corso degli anni si è diffuso ampiamente nel mondo, ed è sostenuto con evidenze scientifiche da molte migliaia di pubblicazioni. In diverse decine d'anni il Colloquio Motivazionale ha aiutato efficacemente molti professionisti operanti in ambito medico, psicologico e sociale ad accompagnare i loro clienti durante periodi critici nei quali importanti cambiamenti venivano vissuti con ambivalenza e

difficoltà. In Italia questo stile di colloquio è stato importato ed attivamente promosso dal gruppo di formatori che fanno capo al Dott. Gian Paolo Guelfi, psichiatra genovese con il quale ho avuto la fortuna di avvicinarmi per la prima volta al colloquio motivazionale e, nel corso degli anni, di approfondirlo. Il Colloquio Motivazionale viene quindi considerato una forma di psicoterapia "centrata sul cliente" nel senso rodgersiano del termine, finalizzata a specifici obiettivi: ridurre l'ambivalenza e incrementare la motivazione personale al cambiamento. Possiede validazioni basate sulle evidenze rispetto al trattamento di tutte le forme di dipendenza (alcol, oppiacei, cocaina, gambling ed altro) e nella modifica di comportamenti disfunzionali nell'ambito dello stile di vita e della salute (211)(212)(213).

- **Terapia Strategica "Breve"**: l'approccio psicoterapeutico breve strategico è *basato su solide evidenze scientifiche* ed è riconosciuto come efficace per alcune forme di disagio mentale tra cui il disturbo ossessivo compulsivo, i Disturbi del Comportamento Alimentare e il Disturbo da Attacchi di Panico. Il modello formulato da Paul Watzlawick e poi evoluto da Giorgio Nardone, non si occupa della ricerca delle cause del disagio mentale "attuale" nel passato (che nessuno può cambiare), ma si focalizza sull'introdurre cambiamenti strategici e rilevanti nel presente andando alla ricerca di "come" funziona un dato problema. Il costrutto operativo centrale della terapia strategica breve è quello di **"tentata soluzione che alimenta il problema"** formulato dal gruppo di ricercatori del "Mental Research Institute" ("MRI") di Palo Alto negli anni '70. Una delle caratteristiche di fondo della terapia breve strategica è quello di lavorare con il paziente per **sviluppare interventi basati su obiettivi prestabiliti** e sulle caratteristiche specifiche del problema in questione, inoltre ogni tipo di disagio mentale viene concepito come un equilibrio psichico disfunzionale da "converitre" in funzionale (214)(215)(216)(217).

- **Psicoeducazione:** si tratta di una forma di psicoterapia introdotta in psichiatria negli anni '80 con lo scopo di rendere consapevole la persona affetta da un dato disturbo mentale circa la natura della patologia di cui è sofferente e per imparare a conoscere e gestire gli strumenti per poterla superare; la psicoeducazione è attualmente considerata una buona pratica medica, consigliata dall'Organizzazione Mondiale della Sanità e dalle principali Linee Guida Internazionali, che migliora gli esiti del trattamento di diversi disturbi psichici, in particolare nel Disturbo Bipolare, nell'ADHD, nella Schizofrenia e nella Depressione (218)(219)(220)(221). Questo stesso libro, e tutto il progetto **psiq**, si fonda sul principio secondo cui informare e incrementare la consapevolezza del proprio disturbo nel paziente e favorire la comprensione dei possibili interventi di cura, equivale a renderlo attivamente responsabile del proprio benessere psicofisico, migliorando la collaborazione con lo psichiatra e l'equipe coinvolta, migliorando l'efficacia del trattamento.

3.5 La Riabilitazione Psichiatrica

Tengo particolarmente a questo capitolo per via del fatto che la **Riabilitazione Psichiatrica** rappresenta un concetto poco presente e confuso nella mente delle persone, non solo tra i membri della popolazione laica ma anche tra *molti operatori della sanità*.

Troppo spesso si ritiene ancora che la riabilitazione abbia a che vedere con **un generico "sostegno"** nei confronti di pazienti disabili oppure che riguardi il tentativo (più o meno richiesto) di **acquisire delle competenze** per riuscire ad ottenere *un minimo di indipendenza*.

Nella mente di molte persone (*sanitari o meno*) è presente l'idea distorta che, nel campo della **Salute Mentale**, la riabilitazione sia un compito doveroso ed encomiabile ma inefficace, penoso ed inutile.

In realtà il principale obiettivo della **riabilitazione psichiatrica** è garantire che la persona che presenta **disagio mentale** possa utilizzare le sue abilità fisiche, cognitive, emotive e sociali per raggiungere **il maggior grado di autonomia possibile** in relazione al disturbo di base (che non è sempre grave o fortemente invalidante), riuscendo a dedicarsi alle attività che più desidera fare, *nell'ambiente che preferisce*.

Non si tratta, quindi, di un intervento di aiuto che ha a che vedere solamente con **persone gravemente disabili** sul piano psichico ma riguarda, potenzialmente, chiunque presenti una psicopatologia (222).

Infatti la *riabilitazione psichiatrica* è intimamente connessa al più generale concetto di **Recovery**.

E in questo senso il moderno concetto di *Recovery* (spesso mal tradotto con la parola "**Guarigione**") diventa invece *un impegno attivo*, dinamico e individuale attraverso cui una persona cerca di assumere il massimo grado di controllo sulla propria vita, sviluppando strategie per fronteggiare i sintomi, ma anche **lo stigma**, la discriminazione e l'esclusione sociale (223).

Con il termine **Riabilitazione** si intende quindi non solo un processo terapeutico che ha come obiettivo quello di identificare, prevenire e ridurre le cause dell'inabilità, ma anche il fine ultimo di aiutare tutti i pazienti a **sviluppare le proprie risorse e capacità** in modo da acquisire più fiducia in loro stessi, aumentare il livello di autostima ed apprendere strategie, compensatorie e risolutive, *spendibili nella quotidianità*.

Per ciascun paziente infatti, in coerenza con il ***Piano terapeutico Individuale*** ("**PTI**"), si dovrebbe elaborare anche un più o meno complesso ***Progetto Terapeutico Riabilitativo Personalizzato*** ("**PTRP**") affidato al lavoro multidisciplinare.

Sarebbe dunque previsto che la completa realizzazione del **processo di diagnosi e cura** avvenisse tramite un *lavoro di equipe*, che includa medico-psichiatra, psicologo, infermiere, TeRP, educatore professionale, assistente sociale e OSS.

In quest'ottica i concetti medici "classici" di diagnosi e cura rappresentano un processo che **non ha più lo psichiatra come unico protagonista**, ma richiede altre figure, appartenenti a professioni con un proprio sapere, e tra queste ovviamente identifichiamo il/la **TeRP** (*"Terapeuta della Riabilitazione Psichiatrica"*) come una figura fondamentale.

Nell'ottica del progetto **psiq**, ovvero il libro che avete adesso tra le mani, si può immaginare che gran parte degli interventi **psicoeducativi**, di consapevolezza e conoscenza delle cure e di **Lifestyle Psychiatry** che vi sto illustrando potrebbero essere mediati e messi in atto in un contesto terapeutico *di tipo anche riabilitativo*; e in questo senso i confini tra "**cura**" e "**riabilitazione**" sono realmente molto sfumati.

Ma quali sono le modalità di intervento maggiormente specifiche della **Riabilitazione Psichiatrica**? Eccovi uno schema riassuntivo:

- **Psicoeducazione Individuale e di Gruppo:** questa forma di psicoterapia (già accennata in precedenza) rappresenta uno degli strumenti più importanti anche in ambito riabilitativo proprio perchè permette alle persone di sviluppare strategie per gestire i sintomi in diverse aree della propria vita e per affrontare le sfide quotidiane associate alla malattia, riducendo l'impatto negativo della malattia sulla vita quotidiana e migliorando la qualità della vita.
- **Riabilitazione Lavorativa ed Occupazionale:** si tratta di aiutare la persona nella ricerca "attiva" di un lavoro mediante formazioni specifiche, e di supportarla sul piano occupazionale favorendo lo sviluppo di abilità pratiche, organizzative e relazionali.
- **Riabilitazione Sociale:** questo tipo di intervento mira a sviluppare le abilità sociali del paziente e a supportarlo nella costruzione di relazioni interpersonali sane; la riabilitazione sociale può comprendere attività di gruppo,

come uscite o incontri sociali, o addirittura programmi di volontariato.

- **Riabilitazione Cognitiva:** è un intervento che mira a migliorare o recuperare le funzioni cognitive, come la memoria, la concentrazione, la motivazione e le abilità di problem solving, nei pazienti con disturbi mentali come la depressione, la schizofrenia, il disturbo bipolare o alcune forme di demenza; la riabilitazione cognitiva si basa sulla comprensione che le funzioni cognitive possono essere migliorate o addirittura recuperate attraverso l'allenamento e la pratica. Gli interventi di riabilitazione cognitiva possono essere svolti individualmente o in gruppo e possono comprendere attività come esercizi di memoria, giochi di logica, problem solving e altre attività che richiedono l'uso attivo delle funzioni cognitive. Inoltre, la riabilitazione cognitiva può includere l'utilizzo di tecnologie come programmi di allenamento cognitivo su computer o app per dispositivi mobili. Questi programmi possono essere personalizzati per soddisfare le esigenze individuali del paziente e possono essere utilizzati in combinazione con altre forme di intervento, come la psicoterapia o la terapia farmacologica.

L'importanza della **riabilitazione psichiatrica** è ormai largamente riconosciuta e viene considerata un aspetto fondamentale nella *gestione della salute mentale* in tutte le sue dimensioni bio-psico-sociali, a qualsiasi livello di gravità e di natura.

La **riabilitazione psichiatrica** è un processo che mira a migliorare la *qualità della vita* delle persone che soffrono di disturbi mentali, indipendentemente dalla loro gravità.

In passato, la riabilitazione psichiatrica era principalmente indirizzata a pazienti affetti da **gravi patologie mentali**, come la schizofrenia o il bipolarismo grave di tipo 1.
Tuttavia, negli ultimi anni si è iniziato a comprendere che anche le persone che soffrono di **disturbi mentali lievi** possono trarre grandi benefici da questo tipo di intervento.
Il *disagio mentale di grado lieve*, come ansia, depressione, ciclotimia e stress, può comunque avere un impatto significativo sulla **qualità della vita** di una persona e sulle sue relazioni interpersonali.
La riabilitazione psichiatrica può aiutare queste persone a **gestire meglio i loro disturbi** e a migliorare la loro *capacità di affrontare le sfide quotidiane*.
Tutti gli interventi sopracitati mirano semplicemente a sviluppare le competenze generali, la **resilienza emotiva** e la capacità di gestire lo stress di tutti i pazienti, migliorando così *la qualità della vita*.
Inoltre, la riabilitazione psichiatrica può aiutare a prevenire **la ricaduta dei disturbi mentali** e a ridurre *il carico sui sistemi sanitari*, poiché le persone che seguono questi programmi sono meno inclini a richiedere **cure ospedaliere**.
In estrema sintesi, la **Riabilitazione Psichiatrica** è un aspetto fondamentale della gestione della salute mentale, sia per le persone affette da **disturbi mentali gravi** sia per quelle che soffrono di **disturbi mentali lievi** (224).

3.6 Lavorare sullo Stile di Vita

Il rapporto esistente tra lo **Stile di Vita** e la **Salute Mentale** rappresenta il principale motivo per cui ho iniziato a dedicarmi al progetto **psiq**.
Nel corso della mia *attività professionale* mi sono dedicato alla salute di **moltissime persone** e sono sempre stato colpito da come una ***patologia mentale*** avesse la capacità di trasformarsi, lentamente, in una ***patologia del corpo*** e viceversa.
Allo stesso modo, sin dall'inizio della mia *attività di psichiatra*, ho osservato con estremo interesse e curiosità come uno **Stile di Vita** sano fosse legato a doppio filo con una più alta probabilità di mantenere una **condizione di benessere e di lucidità mentale**.
Tutto questo al netto di una **predisposizione genetica negativa** o di una *storia famigliare complicata e traumatica*.
Purtroppo erano in pochissimi in Italia negli anni '90, all'epoca del mio corso di laurea in medicina, ad essere realmente interessati al grande tema del **"lifestyle"** ("Stile di Vita") sia come *strada maestra* per prevenire la malattia che come strumento per recuperare e mantenere la **salute psicofisica**.
Anche durante la mia *specializzazione in psichiatria*, agli inizi degli anni 2000, nessuno dei miei maestri parlava di **Lifestyle Psychiatry**.

Per tutti gli anni '90 si è assistito al "**Primato della Psicofarmacologia**" soprattutto per la forte pressione da parte delle multinazionali del farmaco sulla classe medica.

Ma già alla fine degli anni '90 ed agli inizi dei 2000 tutti noi psichiatri abbiamo iniziato a comprendere come **la complessità della nostra professione** richiedesse degli interventi terapeutici molto più articolati e raffinati di quelli totalmente (o prevalentemente) basati sui farmaci; inoltre l'ipotesi di un **approccio multimodale e multidisciplinare** al paziente veniva ampiamente sostenuta da autori molto importanti e, soprattutto, dalla **letteratura scientifica** (225).

È stato proprio agli inizi degli anni 2000 che molti **neuroscienziati** (dei quali pochi erano psichiatri clinici, purtroppo....) iniziarono ad intuire il rapporto che esisteva tra *stile di vita e salute mentale*, tentando di tradurlo in ipotesi teoriche e in evidenze (226).

In realtà già a partire dagli **anni '80** alcuni ricercatori iniziarono a parlare di **Lifestyle Medicine** (227), cercando di spostare l'attenzione dei medici *dalla cura alla prevenzione*; inoltre, con l'assottigliarsi del confine e della divisione tra cura e riabilitazione, si iniziava ad immaginare come *alcune modifiche strategiche dello stile di vita* potessero diventare una **medicina potentissima** per molte patologie acute e croniche (228).

Nel corso di questi ultimi anni '20, gradualmente, si è iniziato a *far tesoro* di tutte queste ipotesi teoriche e di *studi sperimentali preliminari* per iniziare ad immaginare, per **la Psichiatria del nuovo millennio**, l'utilizzo di almeno **4 strumenti terapeutici** che, se abilmente miscelati tra loro, potevano fornire un intervento di aiuto molto efficace: *psicofarmacologia, psicoterapia, riabilitazione, lifestyle psychiatry.*

Sebbene sia stato largamente acquisito in ambito clinico che una combinazione strategica di **terapia psicofarmacologica**, di psicoterapia e di *riabilitazione* possa permettere di raggiungere risultati più completi e duraturi nel campo della **Salute Mentale**, permangono evidenti resistenze da parte di molti psichiatri ad inserire *modificazioni strategiche dello stile di vita* nei percorsi terapeutici delle persone affette da un disturbo mentale.

Da dove deriva quest'**atteggiamento di rifiuto e di diffidenza** nei confronti di uno strumento di prevenzione e di cura *cosí efficace*?

Vi spiego qual è, secondo il mio parere, il vero **punto della questione**....

C'è **una competenza molto importante**, un'abilità fondamentale che influenza l'efficacia del lavoro di ogni operatore della salute, non solo degli psichiatri, che è quella legata alla **capacità di favorire il cambiamento nelle persone**.

Anche perché il lavoro sullo **stile di vita** è legato a doppio filo *alla capacità di favorire il cambiamento nei pazienti che ci affidano la loro salute*.

In questo senso uno **psichiatra** non è poi cosí diverso da un dermatologo, da un gastroenterologo, da un medico di medicina generale o da un'**anestesista**.

Tutti hanno la possibilità di **favorire cambiamenti strategici nello stile di vita** come strumento molto potente di prevenzione e cura.

In effetti noi medici, oltre che di diagnosi e di terapie, dovremmo essere tutti **esperti di cambiamento**, sviluppando competenze specifiche.

Ad esempio **l'aderenza ad una terapia** è tutta una questione di *motivazione* e *cambiamento*: anche il miglior farmaco deve essere assunto correttamente.

Decidere di attuare un intervento chirurgico con le giuste tempistiche, attuare una riabilitazione, passare ad un regime alimentare più sano, smettere di fumare, iniziare una psicoterapia…. tutte queste cose hanno a che vedere con il poter avere **le giuste informazioni** ed essere favoriti nel **cambiamento**.

Se è vero che a breve le **intelligenze artificiali** potranno fare il lavoro di **diagnosi** e di **cura** meglio di noi medici (anche e soprattutto di noi psichiatri) (229) è anche probabile che, a sorpresa, il principale ruolo degli ***operatori della salute*** potrebbe diventare quello di **motivare alle migliori cure**, informare in maniera chiara ed empatica e suscitare ***cambiamenti positivi nello stile di vita*** delle persone non solo per favorire ulteriormente la guarigione ma, soprattutto, per far si che le persone si ammalino di meno e in maniera meno grave.

Infatti anche a questo può servire la **Lifestyle Psychiatry**: mettere realmente in atto dei percorsi di prevenzione primaria efficaci.

Quindi i temi che trattiamo in **psiq**, ovvero la psicoeducazione, la conoscenza dei percorsi di cura e modifiche strategiche dello stile di vita, se adeguatamente compresi e praticati dalle persone, possono avere ***un reale ruolo terapeutico e preventivo***.

Ma c'è di più.

Anche se in molte persone può essere presente ***una predisposizione famigliare*** importante per un certo **disturbo mentale**, ormai la moderna **epigenetica** (230) ci dice chiaramente che modificazioni strategiche e miglioramenti dell'attività fisica, dell'alimentazione e del modo in cui dormiamo, ma anche il controllo delle sostanze d'abuso (in particolare quelle che io chiamo le "normali" dipendenze) ed una gestione ottimale dello stress, possono contribuire al **"silenziamento" di una psicopatologia** e fare in modo che non si manifesti o, nel caso compaia, sia **meno grave e abbia maggiori possibilità di guarire definitivamente**.

In questo *scenario moderno, alternativo e rivoluzionario della medicina e della psichiatria* quello che sempre di più resterà specifico del medico sarà proprio la sua capacità di **comunicare efficacemente** e di **favorire il cambiamento** negli altri; cambiamento e motivazione non solo verso un regime di cura o un certo percorso riabilitativo, ma anche verso stili di vita migliorativi e trasformativi della nostra salute psicofisica.

Noi medici, e voi pazienti, dobbiamo essere consapevoli che **tutta la medicina è una questione di conoscenza e di cambiamento**, sia che si debba far aderire un paziente ad una terapia, che si debba convincere una persona della necessità di un intervento chirurgico o che semplicemente si stia tentando di *far smettere di fumare un adolescente*, tutto è **motivazione**, cambiamento e *competenza comunicativa*; tutto questo alla luce del fatto che ognuno di noi ha sempre una più o meno forte **tendenza spontanea ad opporsi al cambiamento** (in effetti questa resistenza è una *caratteristica naturale*, presente in ogni essere umano).

Ad esempio molti medici si sentono poco efficaci in un'area della medicina molto importante, ovvero quella delle **dipendenze** (*da sostanze, comportamentali o di altra natura*): in questo caso è evidente che stiamo parlando di un lavoro molto complesso rivolto totalmente al **processo del cambiamento**.

Molte persone si chiedono come si possa essere efficaci nel **far cambiare una persona affetta da una grave dipendenza** e, spesso, sembra un compito impossibile.

In realtà una parte di questo lavoro, che viene definito "**impossibile**", è presente in *tutta la medicina* perché, lo voglio ripetere ancora, ogni medico ha a che fare con la motivazione, la comunicazione efficace e con l'**Arte del suscitare Cambiamenti positivi nel prossimo**.

Semplicemente nella **Medicina delle Dipendenze** l'insuccesso di un lavoro sul paziente è molto evidente, mentre nella **medicina generale** l'inefficienza delle capacità di un medico di suscitare cambiamenti in una data persona sono meno chiari e spesso non si registrano (aderenza ad un percorso terapeutico, cambiamenti dello stile di vita e molto altro).

Le *"sacre"* competenze di noi medici **di attuare la giusta diagnosi e di impostare la giusta terapia**, lo voglio ribadire chiaramente, stanno per essere messe **in profonda crisi** dalla condivisione delle conoscenze mediche sul web e dall'automazione di questi processi mediante le **Intelligenze Artificiali** (*Chat GPT*, il bot creato da OpenAI che ha mostrato competenze mediche incredibili, ce lo insegna....).

Quello che resterà a noi operatori della salute sarà (*per fortuna o purtroppo*) connesso a delle competenze che, sino ad oggi, erano giudicate "trasversali" e non così fondamentali: *empatia, capacità comunicative, sostegno, cambiamento e capacità di motivazione.*

In effetti troppo spesso chi **lavora in Sanità** pensa che possa essere sufficiente dire alle persone **che cosa sarebbe giusto fare** e mostrarsi giudicanti o paternalistici quando le persone (molto spesso!) non seguono il cosiddetto "*ordine medico*".

Molti medici non riescono a capire che cosa accade nella testa delle persone **quando tentano di cambiare in**

meglio, o quanto meno verso una direzione più ragionevole, *e non ci riescono*.

Ognuno di noi sa che tra **mangiare tutti i giorni al Fast Food** oppure tentare di diminuire il mio rischio di diabete o di obesità nel prossimo futuro con **una dieta adeguata**, la scelta è scontata.

Ma purtroppo molti di noi, quando arriverà l'ora di pranzo, **faranno la scelta sbagliata**, sospettando di sbagliare, anche perché non si possiedono con competenza tutte le **informazioni scientifiche** al riguardo.

Quindi quando si cerca di **migliorare il proprio stile di vita** a contare non è solo la possibilità di accedere ad informazioni scientifiche chiare e affidabili, ma ci sono di mezzo anche dei **meccanismi neuropsicologici** che ci ingannano.

Molti di questi **meccanismi "diabolici"** sono grandemente favoriti dalla Società in cui viviamo, poiché **il Sistema** ci vuole "consumatori" e quindi **"pazienti"** piuttosto che persone sane, *in quanto ai sani l'industria della salute non può vendere nulla*.

Quindi sicuramente un punto importante è quello di *spiegare chiaramente alle persone come fare a prevenire la malattia mentale, oppure a mantenere la Salute Mentale, o anche a recuperarla se la si perde*, questo è ovvio.

Saper **comunicare in maniera efficace** le migliori conoscenze scientifiche alle persone è una capacità importante che un medico dovrebbe padroneggiare.

Ma poi c'è la grande questione della **motivazione al cambiamento**, ovvero riuscire a suscitare dei cambiamenti strategici dello stile di vita nelle persone.

E questo lo si può fare in un unico modo, ovvero *andando alla ricerca del miglior modo possibile per suscitare nella* *gente delle proprie buone <u>motivazioni personali</u> al cambiamento.*

Questo obiettivo lo si ottiene non certo **obbligando**, costringendo oppure *avendo atteggiamenti giudicanti o paternalistici.*

In questo modo otterremo **il risultato contrario**, lo sappiamo intuitivamente e tutti gli studi ce lo confermano.

Quali sono **gli strumenti migliori** per ottenere tutto questo?

Io ho sposato da molti anni un metodo che utilizzo tutti i giorni nella mia pratica clinica, ovvero il **Colloquio Motivazionale** (in inglese *"Motivational Interviewing"*) che ho appreso dal Prof. Giampaolo Guelfi molti anni fa (231).

Vi invito ad approfondire questa **tecnica di counseling** davvero molto efficace tramite i numerosi contenuti video che ho fatto su YouTube e con i vari articoli presenti sul mio blog:

4.0 Lifestyle Psychiatry

Sino a qualche decennio or sono si pensava che la **genetica** fosse la principale determinante di **malattia** e di **salute**.
Dagli **anni '80** in poi, grazie ad una espansione esponenziale delle conoscenze nel campo della **genetica molecolare**, l'attenzione dei medici e dei ricercatori era diretta verso concetti molto affascinanti e potenti come **Progetto Genoma**, Biotecnologie, Ingegneria Genetica, Analisi Genomica, **Polymerase Chain Reaction** (*"PCR"*) e Genetica di Popolazione.
La rivoluzione della **genetica molecolare** ha effettivamente generato sino ad oggi **molti vantaggi per un numero elevato di pazienti** e ha permesso di comprendere la salute e la malattia da *angoli innovativi.*
Abbiamo compreso molte delle **cause "profonde"** che portano allo sviluppo di alcune patologie e le terapie geniche (come gli **Anticorpi Monoclonali**) hanno significato per moltissimi pazienti una vita più lunga, migliore o, in alcuni casi, la guarigione.
Nonostante questi *grandi successi della genetica*, purtroppo, i ricercatori ed i clinici non sono stati in grado di spiegare tutta la variabilità e la complessità dei **fenomeni biologici**, in particolare nel campo delle **neuroscienze**.
Negli anni '90, alle persone come me che stavano frequentando la **facoltà di medicina**, veniva sottolineato di

frequente che la "genetica" era la ***principale causa del nostro star male o del nostro star bene*** per cui il medico, in primo luogo, era quella persona che doveva scoprire e dare un nome alla malattia e poi intervenire con una cura che si sostituisse, in qualche modo, al **deficit** o al **danno** generato da una certa *configurazione genica*.

Certamente si parlava già di "**determinanti ambientali**" di malattia, ovvero di come alcune condizioni esterne potessero ***peggiorare una genetica di per sé già sfortunata***. Inquinanti, tossici e cancerogeni avrebbero potuto scatenare un problema latente o una "**fragilità**" scritte, in qualche modo, nel nostro DNA.

Ma quale spiegazione si poteva dare al fatto che se osserviamo due persone che fumano **20 sigarette al giorno**, una sviluppa ***una coronaropatia grave*** mentre l'altra no?

Oppure, per fare un altro esempio, che dire di **due gemelli** con forte famigliarità per *patologia mentale* che magari si manifesta **in solo uno di loro?**

Addirittura, come medici, avremmo potuto osservare persone che, nonostante non avessero **mai toccato una sigaretta nella loro vita**, avrebbero sviluppato comunque il cancro al polmone.

In questo scenario che io ho vissuto direttamente, distante solo 30 anni dal presente, mancava completamente il concetto di **Epigenetica**.

Che cosa è l'*Epigenetica*?

Questa parola ha un'etimologia che deriva dal **greco antico**, ἐπί, *epì*, ovvero "sopra" e γεννητικός, *gennitikòs*, ovvero "relativo all'eredità familiare" e si riferisce ad **una branca della genetica "classica"** che si occupa di studiare la ragione della variabilità con cui un gene (o più geni) si manifesta nel **fenotipo** di una persona in assenza di **variazioni del genotipo** stesso (232).

In parole più semplici, in presenza di una medesima **configurazione di geni** alcune persone manifesteranno alcune determinate *caratteristiche psichiche o fisiche* mentre altre potranno manifestare *caratteristiche anche molto diverse*, addirittura opposte.

Il termine "epigenetica" è stato coniato per la prima volta da **C. H. Waddington** intorno alla metà degli **anni '50** per indicare lo studio delle interazioni tra fattori genetici e sviluppo embrionale (233).

Durante *gli ultimi decenni*, grazie al fiorire di numerose ricerche e di un interesse spasmodico verso quest'area della medicina, si è stabilito con ragionevole certezza che i **processi epigenetici** non avvengono solo durante lo sviluppo e la differenziazione cellulare della vita embrionale, ma ricoprono un ruolo nodale anche durante **tutto il periodo della vita adulta sino alla morte**, sia come manifestazioni in apparenza "casuali" (o per meglio dire "non ancora comprese"), sia *per effetto dell'ambiente e dello stile di vita*.

Ad oggi, siamo certi che i **meccanismi epigenetici** influenzano la trascrizione del DNA e che la vulnerabilità allo sviluppo di alcuni disturbi psichiatrici, quali la **Schizofrenia**, il **Disturbo Bipolare**, l'**ADHD** e la **Depressione**, è probabilmente modulata da *"impairment"* che avvengono a questo livello (234).

Questi **"rimodellamenti"** epigenetici avvengono con notevole frequenza durante la **vita adulta** sotto l'influenza di *fattori socio-ambientali*, quali la **nutrizione**, i farmaci che assumiamo, il livello ed il tipo di **attività fisica** che svolgiamo, le sostanze chimiche e gli stimoli fisici (freddo, caldo, radiazioni e forse anche onde radio ad alta frequenza), fattori psicosociali e anche sotto l'influsso di pratiche quali la psicoterapia o *la meditazione* (235).

La plasticità dei **tratti epigenetici** e la loro sensibilità all'influsso di quello che accade dentro e fuori di noi ne fanno un potenziale "**bersaglio**" per molti diversi **interventi terapeutici**, sia nell'ambito della psicofarmacologia, che in quello della psicoterapia ma anche, e soprattutto, nell'ambito dello **Stile di Vita**.

Come vedremo a breve, l'epigenetica non è la sola base teorica che sostiene l'importanza degli **interventi di lifestyle in psichiatria**: abbiamo anche le conseguenze dell'infiammazione cronica di basso grado (236), le modifiche del sistema immunitario ed endocrino e le alterazioni del microbioma ("***Psicobiotica***") (237).

Mi permetto anche di ricordarvi che, nel concetto allargato di **Lifestyle Psychiatry**, sono certamente incluse anche la maggior parte delle conoscenze relative alla "**Psicobiotica**", una argomento molto importante per le neuroscienze contemporanee che ho già trattato in passato in molti articoli ed in un libro (www.psicobiotica.it) (238).

Ma prima di arrivare alla **Lifestyle Psychiatry** vorrei provare a farvi avvicinare al concetto più generale di **Lifestyle Medicine**.

Il concetto da cui partire è che ciò che ognuno di noi fa nella **vita quotidiana** ha un impatto profondo **sulla salute e sulla qualità della vita** a breve e a lungo termine.

Questa è la premessa fondamentale della **medicina dello stile di vita** (*"Lifestyle Medicine"*).

Le prove a sostegno di queste affermazioni provengono letteralmente da **migliaia di studi** nelle aree dell'attività fisica, dell'alimentazione, della gestione del peso e dell'evitare il fumo di sigaretta e i prodotti del tabacco in generale, dell'alcol e dell'impatto di molte diverse **abitudini disfunzionali**.

In questi primi decenni del **Nuovo Millennio** sempre più medici hanno deciso di dedicarsi alla **medicina dello stile di vita**, innanzitutto studiandone le sue premesse teoriche.

In realtà già a partire degli **anni '90** del secolo scorso alcuni ricercatori hanno dedicato la loro intera carriera a questa disciplina, ma sono pochi i **medici "clinici"** che si sono dedicati a questo ambito della salute nel **"contesto reale"**; alcuni professionisti sanitari di varie discipline (in particolare cardiologia, endocrinologia e pneumologia) solo in questi ultimi anni stanno cercando di *incorporare i componenti della medicina dello stile di vita nelle loro pratiche quotidiane*.

È incoraggiante vedere che numerose **scuole di medicina** in tutto il **Mondo** (*non molte in Italia, in verità*) hanno istituito almeno alcuni corsi nell'area delle *pratiche dello stile di vita e della salute olistica*, e molte altre stanno pensando di farlo.

Spero e credo che questo incoraggerà un maggior numero di studenti di medicina ad abbracciare questi principi come **componenti chiave della loro pratica medica**, al di là di quello che verrà loro insegnato nei canali ufficiali del **corso di laurea in medicina** e nelle successive **scuole di specialità**.

Ci tengo a sottolineare che il termine **"Olistico"** è stato rubato alla **medicina scientifica** da molte pseudoscienze e da altrettanti *Fuffaguru* per indicare approcci alternativi e *farlocchi* alla cura delle persone; in realtà un approccio olistico in ambito medico e psichiatrico è quello che tiene conto **di tutte le dimensioni bio-psico-sociali** presenti in una data persona.

La **Lifestyle Medicine** rappresenta, in effetti, la massima espressione di un **approccio olistico** alla salute.

Il progetto **psiq** vuole essere **una sintesi** di questo approccio **olistico** alla salute mentale basato anche sullo **stile di vita.**

In questo senso **psiq** fornisce **un punto di ingresso** verso la lifestyle psychiatry non solo ai pazienti e ai famigliari ma anche a coloro che stanno iniziando a studiare le **discipline biologiche o mediche**, oppure che sono agli albori della loro carriera nella medicina, e che stanno pensando di utilizzare i concetti della **psichiatria dello stile di vita** come componenti della loro pratica clinica.

Sono convinto che la lettura di **psiq** potrà fornire le sintesi teoriche principali dei *rapporti tra stile di vita e salute mentale*, con un'enfasi su quanto possa essere fatto **sul piano personale** per lavorare sulla propria salute e su quella degli altri a partire da questa prospettiva.

Per le persone che cercano **prove più dettagliate** su ciascuna delle aree del lifestyle che verranno affrontate (*attività fisica, alimentazione, riposo notturno, sostanze d'abuso e stress*), rimando alla bibliografia che state trovando costantemente come riferimento a partire dall'inizio di **psiq**.

Spero realmente che, alla fine di questa lettura, non avrete più dubbi sul fatto che le pratiche e **le abitudini dello stile di vita** abbiano un impatto profondo sulla **salute psicofisica**, in un'ottica olistica.

In realtà questi concetti sono già al centro delle **linee guida basate sull'evidenza** di numerose organizzazioni prestigiose nelle aree della **prevenzione** e del **trattamento** dei disturbi in molti **ambiti della medicina** (cardiologia, endocrinologia, dietologia, neurologia, pediatria, oncologia) ma, ad oggi, ***non nella psichiatria.***

Ad esempio *fenomeni complessi* come il **cancro** e gli studi sulla sua *genesi multifattoriale*, hanno dato un grande contributo al **rapporto bidirezionale esistente tra mente e corpo**, o meglio, alla dimensione olistica della psichiatria moderna.

Siamo ormai certi che una grande quota delle **cause del cancro** (tra il 60% e l'80%) siano controllabili con interventi che coinvolgano lo **stile di vita** e le dimensioni psicologiche correlate come ad esempio lo *stress* (239) (240).

Nel cancro, analogamente a quanto avviene per le malattie psichiatriche, si hanno forti interazioni tra il **bagaglio genetico** (ereditato e, quindi, di provenienza famigliare) ed elementi di **epigenetica**: oltre a documentate variazioni patologiche del nostro DNA abbiamo anche alterazioni epigenetiche che "modulano" l'espressione o il silenziamento di alcuni geni.

Sul piano delle **concause psichiche** è noto che lo stress cronico implica un incremento stabile della produzione di **neurotrasmettitori** (*noradrenalina e adrenalina*), che a loro volta aumentano alcuni fattori di crescita come VEGF e MMPs; allo stesso modo aumenteranno gli **ormoni dello stress** (*cortisolo*) che stimoleranno la produzione di insulina e dei metaboliti collegati come il IGF-1, oltre a inibire l'espressione di p53 e di BRCA-1 che regolano i fenomeni di **apoptosi cellulare**, uno dei meccanismi che si oppone alla proliferazione cellulare patologica presente **nel cancro**.

Allo stesso modo il cronico aumento dei livelli di cortisolo nell'organismo e l'alterazione del suo **fisiologico ritmo circadiano** potranno generare un sovvertimento della **risposta immunitaria** con aumento dell'attività di Th2 e Th17, essenziale per il controllo della malignità cellulare.

Inoltre lo **stress**, sempre tramite il cortisolo, contribuisce alla riduzione della lunghezza dei telomeri, che conferiscono *stabilità alla struttura dei cromosomi*.

Abbiamo quindi forti evidenze, in particolare nell'ambito della sperimentazione sugli animali, di come lo **stress** sia uno degli elementi che favoriscono l'**insorgenza del cancro** (241); evidenze di valore e studi clinici sull'essere umano si stanno raccogliendo nel corso degli anni, a conferma di **un meccanismo patogenetico assolutamente simile** (242)(243).

Evidenze di ancora maggiore valore sono presenti in letteratura su come il **disagio mentale** possa peggiorare la **sopravvivenza nei malati di cancro**, in particolare in relazione alla presenza di depressione (244) e di isolamento sociale (245).

In generale vediamo che il dibattito della comunità scientifica sulla relazione disagio mentale-cancro venne avviato negli anni '80 proprio da uno psichiatra, il **Dr. David Spiegel**, che dimostrò come un programma di **gestione dello stress** migliorava la sopravvivenza e la qualità di vita in donne trattate per cancro al seno (246).

Tempo dopo un altro psichiatra, il **Dr. Fawzy I. Fawzy**, rilevò che *interventi psicoterapeutici* riducevano le recidive del melanoma, aumentando la sopravvivenza (247).

In ogni caso lo studio del **rapporto mente-corpo** e le inesplorate possibilità di un **approccio olistico** (bio-psico-sociale) alle malattie è ormai "innescato" e sta portando molti frutti in diverse aree della medicina, *inclusa la psichiatria*.

Anzi, secondo molti ricercatori, il campo della ***salute mentale*** potrebbe giovarsi più degli altri di interventi di tipo ambientale, ecologico e di **modifiche strategiche dello stile di vita** (248)(249).

La **Lifestyle Psychiatry** (letteralmente "**La Psichiatria dello Stile di Vita**") è quell'area della psichiatria e delle neuroscienze che si dedica a ricercare le relazioni esistenti tra lo **stile di vita** di un individuo e la probabilità che *una psicopatologia possa esordire, mantenersi o ripresentarsi nel corso della vita*.

Sono molti gli autori moderni che sostengono fermamente che **il modo in cui tutti noi viviamo** influenzi pesantemente non solo la possibilità che si manifesti o meno un *disturbo mentale*, ma anche la sua gravità o il suo essere "ricorrente" e/o "recidivante".

Inoltre molti **interventi di lifestyle** possono rispondere ad un importante **bisogno insoddisfatto** presente in psichiatria: dopo aver attuati gli interventi classici (psicofarmacologici o psicoterapeutici) spesso vengono sperimentati dei *sintomi residui* che impediscono ai pazienti di ripristinare *un completo livello di benessere*.

Questo accade in particolare in corso di **depressione**, nel **disturbo bipolare**, nella schizofrenia, nei disturbi del comportamento alimentare, nell'ADHD e nei *disturbi da uso di sostanze*.

Douglas L. Noordsy, Felice Jaka, Francesco Bottacioli, Carmine Pariante, Lisa A. Uebelacker, Wolfgang Marx, **Robert M. Sapolsy** e molti altri stanno costruendo una letteratura piuttosto solida sul fatto che una grossa parte del **disagio mentale** degli esseri umani dipenda anche da variabili organiche (leggi "biologiche") che sono influenzate dallo *stile di vita*.

Personalmente, nel corso degli ultimi anni, ho portato avanti un personale lavoro di ricerca bibliografica e di studio, basandomi sul lavoro degli autori sopracitati, e di molti altri ancora, che mi ha dato lo spunto per costruire alcuni percorsi terapeutici concreti, basati nelle loro premesse su evidenze scientifiche, che ho proposto a molti miei pazienti in aggiunta ai "classici" interventi psicofarmacologici, psicoterapeutici, riabilitativi e psicoeducativi.

In effetti **psiq**, questo libro, è un vero e proprio percorso di formazione basato sulla psicoeducazione, l'avvicinamento consapevole alle cure e sulla **Lifestyle Psychiatry**.

Ve lo ripeto: queste mie osservazioni hanno già avuto, per molte persone, delle **conseguenze rilevanti sul piano clinico** e possono essere utilizzate **in aggiunta** (*quasi mai in sostituzione completa*) ai classici interventi terapeutici (*psicofarmaci, psicoterapia, psicoeducazione, riabilitazione psichiatrica*).

La mia personale prospettiva sulla **Lifestyle Psychiatry** si basa essenzialmente su **5 pilastri principali** da prendere in considerazione quando decidiamo di modificare il modo in cui viviamo al fine specifico di favorire un miglior livello di salute mentale:

- Praticare un'Attività Fisica specifica, compatibile con lo stato di salute psicofisico.
- Perseguire un'Alimentazione finalizzata al Benessere Mentale, compatibile con lo stato di salute psicofisico.
- Cura e miglioramento del Sonno.
- Gestione delle Sostanze d'Abuso.
- Regolarizzazione dello Stress.

Ci tengo a sottolineare che questi **5 Pilastri della Lifestyle Psychiatry** rappresentano una mia idea per tentare di *riassumere il concetto in maniera comprensibile*, e per permettere di utilizzare questa moderna ed alternativa prospettiva neuroscientifica sulla **salute mentale**, di fatto molto complessa sul piano neurobiologico, con tutti i pazienti e le persone che non possiedono adeguate ed approfondite conoscenze di **medicina** in generale e di **psichiatria** in particolare.

Prima di entrare nello specifico e nel razionale dei miei **5 Pilastri della Lifestyle Psychiatry**, vorrei illustrarvi nuovamente (ma da un diverso "angolo") **le basi scientifiche** su questo nuovo modo di intendere la psichiatria e sul perché il modo in cui viviamo influenza in maniera così importante la nostra **salute mentale**.

In particolare la **Lifestyle Psychiatry** rappresenta una reale *visione olistica dell'essere umano*, basata però sulle evidenze e non su "credenze" o modelli della salute non scientifici.

Inoltre è importante ricordare nuovamente che questa "**Psichiatria dello Stile di Vita**" è in realtà un'area specifica del più esteso concetto della *"Lifestyle Medicine"* che include anche tutte le altre specialità mediche e, in questo senso, la psichiatria potrebbe essere una delle aree della medicina *maggiormente impattate* da questa rivoluzione.

In **psiq**, tra le altre cose, vi illustrerò alcuni **modelli teorici** in cui verrà evidenziato come *il cambiamento positivo del modo in cui si vive* implica la modifica di molti importantissimi parametri fisiologici del nostro corpo tra cui il contenimento dell'infiammazione (in particolare "Infiammazione Cronica di Basso Grado, "ICBG") e dei suoi mediatori, la stimolazione dei fattori neurotrofici che porta ad aumenti nella sinaptogenesi e dei volumi cerebrali regionali, la modifica del sistema immunitario, endocrino e del microbioma intestinale (vedi il concetto di "**Psicobiotica**").

Tutti questi *nuovi angoli interpretativi della salute mentale* sono tenuti assieme ed acquisiscono maggiore senso tramite il sopraccitato concetto di **Epigenetica**, anche alla luce del fatto che molte evidenze indicano, addirittura, che alcuni cambiamenti epigenetici potrebbero essere **trasmessi attraverso le generazioni** (250).

Prove emergenti stanno indicando che, oltre ad aiutare i pazienti a gestire i disturbi psichiatrici esistenti e a prevenire le ricadute, alcuni **specifici comportamenti** ed uno **stile di vita sano** possiedono la capacità di ridurre i tassi di insorgenza di alcuni disturbi psichiatrici, in particolare di alcune forme di depressione (251).

Recenti osservazioni relative all'**aumento dei tassi di disturbi psichiatrici e di suicidio**, *specialmente tra gli adolescenti ed i giovani adulti*, sollevano preoccupazioni sulle conseguenze generazionali di **comportamenti di vita non salutari**, così come l'impatto dell'immersione nelle **nuove tecnologie** (smartphone, Internet ed i social media) in rapidissima diffusione, che sembrano impattare grandemente sul benessere fisico e mentale (252).

Prima di affrontare in maniera approfondita *i 5 Pilastri del Lifestyle in psichiatria*, risulta anche importante sottolineare che **il modo in cui le persone vivono non è l'unico motivo per cui esse si ammalano sul piano mentale**; esistono cause genetiche e traumatiche, spesso infantili, che possono giovarsi solo in parte di interventi sullo **stile di vita**.

Purtroppo, come medici e come ricercatori, siamo ben lontani dall'aver raggiunto un livello completo di efficacia nella comprensione e nella cura dei disturbi mentali.

Certamente la Lifestyle Psychiatry, se condotta parallelamente ad una buona relazione terapeutica con un professionista della salute mentale o (meglio) con una equipe multidisciplinare, potrà aumentare la probabilità di essere efficaci **nella prevenzione del disagio mentale**, ma anche *nella cura, nel miglioramento di sintomi residui e nel consolidamento dei risultati per molte psicopatologie.*

È bene ricordare che ci sono fasi di malattia, in particolare le fasi acute o acutissime del disagio mentale, in cui potrebbe addirittura **essere controindicato ed infruttuoso mettere in atto modifiche radicali dello stile di vita** o agire su tutti e 5 i pilastri della Lifestyle Psychiatry allo stesso tempo.

Le modifiche dello stile di vita più efficaci sono quelle che si attuano in ambito di **"prevenzione"** e di **"mantenimento"** dei risultati (oltre all'aiuto che può arrivare nel miglioramento dei "sintomi residui"):

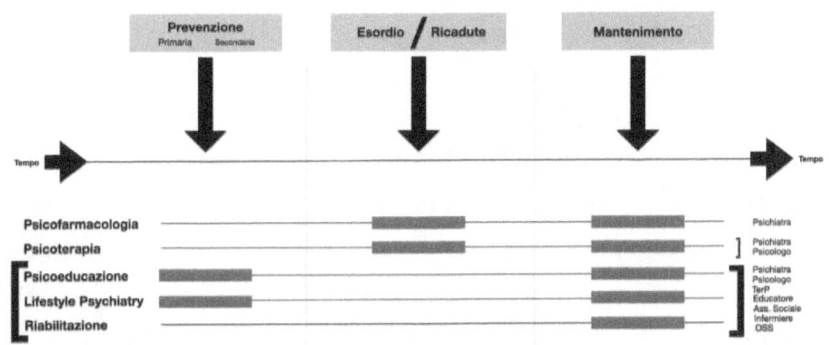

Come potete vedere, al di là degli **interventi "classici" di psicofarmacologia e di psicoterapia** e di un *atteggiamento clinico spesso definito di "vigile attesa"*, nella fase premorbosa e in quella di mantenimento, ci sono diverse possibili altre modalità di aiuto per tutti quei soggetti che mostrano fragilità nel campo della **salute mentale**.

Certamente il collante che tiene assieme questo modello resta (e resterà sempre) la presenza di **un'ottima relazione terapeutica**.

Infine è anche importante riconoscere che ci sono **rischi di esagerazione** nel praticare modifiche dello stile di vita **particolarmente rigide e inflessibili**, come in altri tipi di interventi e comportamenti.

Alcune persone potrebbero diventare troppo restrittive nella loro dieta o così eccessive nelle loro pratiche di esercizio o di meditazione da **restringere la finestra terapeutica** della *"Psichiatria dello Stile di Vita"*.

Esiste il rischio di **diventare ossessivamente concentrate sullo stile di vita** al punto da limitare i nostri interessi o le attività quotidiane, e di conseguenza mentre le persone valutano, cambiano e monitorano i **comportamenti di salute**, bisogna tenere a mente la possibilità di esagerare e pertanto *la presenza di un medico che supervisioni il percorso terapeutico è davvero fondamentale*.

Infine una variabile cha va tenuta in considerazione quando si parla di Lifestyle Medicine è il **Fattore Tempo**.

La **Lifestyle Psychiatry** diventa molto efficace se viene integrata nell'esistenza e, al contrario, può essere totalmente inutile ed inefficace se considerata come una *"medicina al bisogno"*.

I tempi per cui l'**equilibrio olistico** di una persona può essere trasformato da interventi strategici sullo stile di vita sono nell'ordine dei **mesi** o, più facilmente, degli **anni**.

Molto spesso dei **benefici precoci** si percepiscono e possono dare la motivazione per iniziare a *comprendere l'importanza del percorso* ma viene richiesta conoscenza, pazienza, consapevolezza, costanza e motivazione per poter godere a pieno di tutti i benefici della **Lifestyle Psychiatry**.

Per concludere questa introduzione alla Lifestyle Psychiatry è necessario ribadire che tutte queste **nuove modalità di intervento in psichiatria** sono da considerarsi come elementi che integrano e completano gli altri strumenti terapeutici, maggiormente conosciuti ed utilizzati, come la **psicofarmacologia**, la **psicoterapia** e la **riabilitazione** nelle sue varie forme.

L'obiettivo è quello di **miscelare in maniera sapiente e consapevole** i vari elementi di cura a nostra disposizione, creando un **Puzzle Unico**.

Per ogni paziente dovrà essere composto un **Puzzle** che avrà senso e che potrà generare beneficio solo per quella data persona, affetta da quel dato disturbo, che vivrà in un dato contesto socio-ambientale.

Una buona composizione di questo **Puzzle** di *"paradigmi di intervento"*, insieme a dei Servizi Sanitari efficienti che li sostengano, potranno sicuramente delineare una **psichiatria del futuro** che riuscirà a dare delle **risposte soddisfacenti** a gran parte dei *bisogni non soddisfatti* presenti in molti pazienti.

Continuate ad approfondire con la *playlist* sulla **Lifestyle Psychiatry** presente sul mio Canale YouTube:

4.1 Attività Fisica

Ognuno di noi immagina, o ha sentito dire, che l'**esercizio fisico** ci possa **far sentire meglio**, anche se la maggior parte di noi non ha mai efficacemente e corettamente *messo in pratica* questa "**intuizione**".
Inoltre sono davvero in pochi a sapere *in che modo* avvenga dentro di noi questo **processo di miglioramento** e, soprattutto, quale siano le reali conseguenze dell'attività fisica sulla nostra *salute fisica e mentale*.
Molte persone conoscono dei concetti molto generali sul **rapporto tra sport e benessere psicofisico**: quando ci muoviamo in maniera intensa stiamo combattendo lo **stress**, la corsa contribuisce a ridurre la **tensione muscolare**, mentre facciamo una sessione in palestra aumentano le **endorfine**.
Tutto piuttosto vero, ma si tratta di concetti davvero "astratti" e poco convincenti che richiedono maggiore conoscenza, evidenze scientifiche e, soprattutto, **testimonianze reali** a supporto.
La premessa da cui partire per comprendere l'importanza dell'attività fisica nel campo della **Salute Mentale** è che quando sudiamo, ci muoviamo intensamente e facciamo scorrere il sangue è che *il cervello funziona meglio* per via di ragioni molto concrete e "potenti".

Sono in molti, tra psichiatri e neuroscienziati, a credere che questo beneficio dell'**attività fisica** sia molto più importante *di ciò che fa per il corpo*.

Spesso dico ai miei pazienti che **lo scopo dell'esercizio fisico è costruire e condizionare il cervello**, potenziandone molte funzioni sul piano cognitivo e di resilienza, e che i benefici innegabili che avvengono sui **muscoli**, le **ossa** ed il **cuore** hanno il significato evolutivo di *"far agire" nel Mondo* i miglioramenti ricevuti dal nostro sistema nervoso centrale, raccogliendone i frutti.

Nel mondo di oggi, guidato dalla tecnologia e dal marketing, è facile dimenticare che siamo **animali nati per muoversi**, e questo accade perché riceviamo costantemente messaggi rivolti a **favorire l'esclusione del movimento dalla nostra vita**: automobili, ascensori, biciclette elettriche, monopattini elettrici.

L'idea di non **trovare parcheggio** a pochi metri dalla nostra meta è un'idea intollerabile per molte persone; allo stesso modo *l'utilizzo di una rampa di scale invece dell'ascensore* per andare al piano superiore suona come **uno sforzo titanico** per molta gente.

Moltissime persone spendono molti **soldi** e sprecano **risorse ambientali** (elettricità e carburante) per favorire **comportamenti malsani**, salvo poi andare ad acquistare cyclette, abbonamenti in palestra, personal trainer e scarpe da running che non utilizzeranno mai in maniera efficace.

Nessuno pensa ad una banalità: **la prevenzione è gratis**, ed è fatta da sane abitudini quotidiane, mentre **la cura è un prodotto a pagamento** che quasi mai riporta il nostro benessere al livello originario.

Questo avviene in ogni ambito della salute, dal **dentista** allo **psichiatra**.

Purtroppo siamo cresciuti abituandoci al fatto che quando paghiamo qualcosa entriamo in contatto con **un valore percepito maggiore** e quindi pensare alla *prevenzione* come un'attività gratuita, influenzata solo dal possedere alcune conoscenze, oppure a *forme di cura* che non richiedono nessuna parcella da pagare ad un medico, non ci suona bene.

È il **marketing** che ci ha cambiato nel corso di tutto il '900. Ironia della sorte, la capacità umana di sognare e di creare questa **Società**, che sicuramente *ci protegge da molti aspetti "crudeli" della Natura*, ha anche generato molti dei problemi che peggiorano le nostre esistenze.

Siamo davvero in pochi su questo Pianeta Terra a possedere delle buone motivazioni personali che ci spingano ad **integrare l'attività fisica nella quotidianità**, come un bisogno primario, ma piuttosto la si considera un **"vezzo"**, addirittura un lusso oppure un modo per adeguare la nostra immagine ad un **canone estetico** spesso disfunzionale.

Il carattere **sedentario** della vita moderna "resiste" tra le persone e rappresenta uno stravolgimento della nostra **Natura** diventando, sempre di più, una delle maggiori minacce alla nostra *sopravvivenza come specie*.

La prova di quello che dico è ovunque: dalle ultime stime fornite dai **Paesi Ue** (*Italia inclusa*) emerge che il sovrappeso e l'obesità affliggono, rispettivamente, il 30-70% e il 10-30% degli adulti (a seconda delle Nazioni), con un trend in costante crescita (253).

Allo stesso modo le stime che riguardano l'**obesità infantile** mostrano chiaramente che il numero di bambini ed adolescenti in sovrappeso in Europa è cresciuto costantemente tra il 1990 e questi ultimi anni.

Sappiamo che oltre **il 60% dei giovani in sovrappeso** prima della pubertà sarà in sovrappeso anche nella prima età adulta, e questo è realmente grave se si considera che l'obesità infantile è un fattore di rischio per malattie cardiovascolari, Diabete di Tipo 2, problemi muscolo-scheletrici, Demenza e **Disturbi Psichiatrici** (254)(255).
Ci stiamo lentamente **"suicidando" come specie**, perdendo versatilità e abilità cognitive, e questo, ormai, è un problema che riguarda **tutto il Mondo sviluppato**, non solo l'area dello stile di vita "Supersize", ovvero gli Stati Uniti.
Ho appena parlato di **"versatilità"** e di **"abilità cognitive"** perchè ciò che è ancora più preoccupante (e che praticamente nessuno riconosce) è che l'inattività, l'obesità e i disturbi correlati **stanno uccidendo anche i nostri cervelli**, favorendone il loro ammalarsi.
Nonostante l'Umanità si sia evoluta sul piano filosofico, antropologico, scientifico e culturale, la nostra cultura tratta ancora, di fatto, **la mente ed il corpo come se fossero entità separate**, mentre uno degli scopi di **psiq** è proprio quello di ricollegare le due cose nella mente delle persone.
La Connessione Mente-Corpo (e l'idea di una "**Medicina Olistica**") mi affascina da decenni e ricordo quando, all'inizio degli anni 2000, sentii il caro *Prof. Romolo Rossi* affermare che "*la malattia psichiatrica è, in primo luogo, una malattia del corpo*" (256); forse non intendeva esattamente quello che le neuroscienze hanno ormai dimostrato ma l'idea di fondo era corretta.
Ma come si sviluppa, secondo *le moderne neuroscienze*, questo legame tra corpo e mente, ovvero tra **attività fisica e funzioni del cervello**?
Circa l'80% delle trasmissioni neurobiochimiche nel cervello umano sono effettuate da due neurotrasmettitori

che si bilanciano a vicenda: il **Glutammato**, ad azione eccitatoria, che stimola l'attività indispensabile ad iniziare molte cascate neurotrasmettitoriali, mentre l'**Acido Gamma-Aminobutirrico** (*"GABA"*) che ne blocca l'attività (257).

Quando il **Glutammato** invia *un segnale tra due neuroni* che non si sono mai parlati prima, questa attività favorisce un "**legame**"; più spesso la connessione viene attivata, più forti diventano le connessioni fisiche e biochimiche, che è ciò che i neuroscienziati intendono quando parlano di **"legame" tra neuroni** e tra agglomerati.

Come si suol dire, tutti quei neuroni che lavorano assieme si legano, il che rende il **glutammato** un ingrediente cruciale per l'**apprendimento** (258).

Nonostante il **glutammato** sia il neurotrasmettitore che fa *la maggior parte del lavoro di trasmissione* all'interno del **cervello umano**, la psichiatria si concentra maggiormente su un gruppo di neurotrasmettitori che agiscono come **regolatori del processo di segnalazione e di trasmissione** mediato da *Glutammato* e dal *GABA*, ovvero la serotonina, la noradrenalina e la dopamina.

Sebbene i neuroni che producono questi **Neurotrasmettitori "regolatori"** siano una minoranza dei cento miliardi di cellule del cervello, la loro funzione è **estremamente potente**: possono ordinare a un neurone di produrre più glutammato, oppure possono rendere il neurone più efficiente o alterare la sensibilità dei suoi recettori.

Possono **annullare altri segnali** che arrivano alla sinapsi, riducendo così il "**rumore**" inutile nel cervello, o, al contrario, amplificare tali segnali.

La **Serotonina** aiuta a tenere sotto controllo l'attività cerebrale, influenzando l'umore, l'impulsività, la rabbia e l'aggressività; la **Noradrenalina** spesso amplifica i segnali che influenzano l'attenzione, la percezione, la motivazione e l'eccitazione; la **Dopamina**, considerata il neurotrasmettitore dell'apprendimento, della ricompensa (e anche della *Dipendenza*), dell'attenzione e del movimento, assume ruoli talvolta contraddittori in diverse parti del cervello, come accade con l'**ADHD**.

In effetti la maggior parte dei farmaci che utilizziamo per **migliorare la salute mentale** agisce su uno o più di questi **tre neurotrasmettitori** ma, come spero di aver chiarito sin dall'inizio di **psiq**, il semplice innalzamento o abbassamento del livello di un neurotrasmettitore nella fessura sinaptica non produce **un risultato univoco** perché *il sistema è molto complesso*.

Quando una persona compie delle modifiche sul suo **stile di vita**, come ad esempio attuare con regolarità **un'attività fisica "compatibile"** con le sue caratteristiche bio-psico-sociali e con i disturbi che manifesta, questo rappresenta un intervento utile a **bilanciare in maniera molto efficace i neurotrasmettitori**, insieme al resto delle sostanze neurochimiche del cervello (259).

In maniera molto efficace e duratura se l'**attività fisica** diventa parte della nostra routine quotidiana e come tutti noi possiamo intuire, **mantenere il cervello in equilibrio** può *cambiare la vostra vita*.

Ma per quanto fondamentali siano questi neurotrasmettitori, c'è un'altra classe di molecole che negli ultimi quindici anni circa ha cambiato radicalmente la nostra comprensione delle connessioni nel cervello, in particolare di come si sviluppano e crescono in relazione all'esercizio fisico: mi riferisco a una famiglia di proteine, definite "fattori neurotrofici", la più importante delle quali è il Fattore Neurotrofico di Derivazione Cerebrale ("BDNF") (260).

Mentre i neurotrasmettitori effettuano la segnalazione, le neurotrofine come il BDNF costruiscono e mantengono il circuito neuronale e l'infrastruttura cellulare stessa.

I neuroscienziati, durante gli **anni '90**, hanno compreso sempre meglio che la funzione del **BDNF** è quella di nutrire i neuroni come un fertilizzante ed è coinvolto nella patogenesi di **molte patologie psichiatriche** come la depressione, la schizofrenia, il disturbo bipolare, la demenza, il disturbo ossessivo-compulsivo e l'anoressia nervosa.

Oggi la letteratura scientifica conta migliaia di articoli sui rapporti che intercorrono tra il **BDNF** e le malattie psichiatriche, in particolare nella **depressione** (261).

All'interno della **cellula nervosa**, il BDNF **attiva i geni** che permettono la produzione di altro BDNF, neurotrasmettitori e proteine che costruiscono *le sinapsi*.

Il BDNF dirige, per cosí dire, anche **il traffico dei segnali** e progetta le strade su cui si muovono all'interno delle *vie nervose*.

Nel complesso, migliora la funzione dei neuroni, **ne favorisce la crescita**, li rafforza e **li protegge** dal naturale processo di morte cellulare e, come spero si stia iniziando ad intuire, è *un collegamento neurofisiologico cruciale tra pensiero, emozioni e attività fisica* (262).

Ma per parlare adeguatamente di **attività fisica e salute mentale** sarà fondamentale portare attenzione alle funzioni emozionali e cognitive del nostro *sistema motorio*.

Infatti quando noi ci dedichiamo ad una **sessione di esercizio** (*corsa, palestra o altro*) attiviamo numerosi circuiti presenti nella corteccia encefalica, nella sottocorteccia, nel tronco encefalico, nel cervelletto ed infine nel midollo spinale.

Infatti nel corso degli ultimi anni sono emerse **evidenze sempre più robuste** che indicano come il cervelletto ed i gangli della base svolgano funzioni anche "**non motorie**" di tipo **emozionale e cognitivo** in stretto rapporto con le funzioni motorie.

In particolare i **Gangli della Base** (*Striato, Globo Pallido, Substantia Nigra e Nucleo Subtalamico*) sono **una complicata struttura encefalica** che presenta almeno 5 circuiti di connessione "chiusa" tra *corteccia, gangli della base, talamo e nuovamente corteccia.*

Due di queste connessioni sono di tipo esclusivamente motorio, altre due sono connessioni di tipo esecutivo ed una è di **tipo emozionale** (263); è presente anche una importante connessione sottocorticale che proietta allo striato, sia alla parte emozionale che motoria (tramite ippocampo e **amigdala**).

L'**amigdala** interconnette *corteccia e striato*, in particolare **le aree emozionali corticali** (area mediale pre-frontale).

Lo **Striato**, in sintesi, rappresenta uno "snodo" importantissimo tra i **circuiti motori** e quelli **emozionali** e **cognitivi** e, di conseguenza, i neuroscienziati che si dedicano ad indagare **la relazione tra attività fisica e salute mentale** portano particolare attenzione ai **Gangli della Base** ed alla modulazione centrale dei tre neurotrasmettitori "regolatori", *serotonina, noradrenalina e dopamina.*

Inoltre, nella **relazione bidirezionale** che possiamo osservare tra **Corpo e Mente**, bisogna ricordare che la **contrazione muscolare** mette in gioco altre specie chimiche che vengono gettate nel torrente circolatorio, come cannabinoidi (264) e fattori di crescita (ad esempio l'IGF-1) (265), che raggiungono il cervello.

Per entrare ancora più nel merito, vediamo che sono molte le evidenze scientifiche a sostegno dell'efficacia dell'**attività fisica aerobica** sulla regolarizzazione di un equilibrio globale all'interno del corpo (cervello incluso) di tutti questi mediatori e fattori: *BDNF, cannabinoidi, IGF-1, serotonina, noradrenalina, dopamina ed* oppioidi endogeni ("**Endorfine**") (266)(267).

Per quello che riguarda l'**attività fisica di tipo anaerobico** (come ad esempio il body building) vediamo che in essa sono presenti altri vantaggi sul piano neuronale, tra cui la stimolazione della regolarizzazione di **Testosterone**, *Ormone della Crescita* ("**GH**") e, certamente, il potenziamento del rilascio delle endorfine, endocannabinoidi e IGF-1 per via di **una maggiore massa muscolare**.

La *stimolazione ormonale* secondaria ad **attività anaerobica**, in particolare del **Testosterone** e del **GH**, mostra un'azione protettiva nell'ambito dei disturbi affettivi, sia sui soggetti di sesso maschile che su quelli di sesso femminile (268)(269)(270).

Inoltre un programma di attività fisica anaerobica che porti ad una certa **ipertrofia muscolare** potrà fornire benefici metabolici importanti a coloro che soffrono degli effetti collaterali di alcuni **psicofarmaci** *(ad esempio stabilizzatori dell'umore e neurolettici)* poiché sarà possibile aumentare **il dispendio energetico sia a riposo che in corso di sforzo fisico** (aumento del metabolismo generale).

Infine è importante ricordare che sia lo **stress fisico** che lo **stress emozionale** hanno la capacità di smuovere le risorse ormonali surrenaliche, tra cui il **cortisolo**, ma tutti sappiamo intuitivamente che gli effetti di **una corsa in riva al mare** oppure di **una litigata feroce con la moglie** non sono per nulla la stessa cosa in termini di *benessere mentale*.

Il motivo è che **in corso di attività fisica** i livelli elevati di cortisolo (insieme a quelli di adrenalina) sono alti solo per mantenere una buona performance e **dopo poco tempo** rientrano nei limiti, ma parallelamente la **contrazione muscolare** rilascia endocannabinoidi ed endorfine che, arrivati al cervello, *favoriscono il rilascio di dopamina, serotonina e BDNF*.

Quando invece subiamo uno **stress emotivo** il cortisolo tenderà a permanere alto **per molto più tempo (molte ore)** senza alcuna forma di stimolazione dopaminica e di BDNF.

In estrema sintesi vediamo che l'**attività fisica**, *sia aerobica che anaerobica*, con le dovute differenze di compatibilità, di preferenze personali e di attivazione delle diverse vie psico-neuro-endocrino-immunologiche, *favorisce l'omeostasi del tessuto neuronale, svolge attività antiinfiammatoria, regolarizza i neuromediatori e mette in campo l'azione di endocannabinoidi ed endorfine*.

Potremmo dire che **una combinazione di attività fisica aerobica ed anaerobica**, compatibile con lo stato psicofisico generale della persona, potrebbe rappresentare un intervento ottimale nel campo della **salute mentale** poiché permette di affrontare da "angoli diversi" diverse forme di **disagio mentale**.

Ma dopo queste premesse teoriche, come fare ad impostare **un corretto regime di attività fisica** rivolto all'ambito specifico della **Salute Mentale**?

Per prima cosa è indispensabile prendere atto che **un programma "serio" e consapevole di attività fisica finalizzato al benessere mentale** ha a che vedere con un forte coinvolgimento attivo di una persona nel suo *processo di cura*.

In questo senso le premesse teoriche sono realmente **il primo passo da fare**.

Sarà fondamentale far capire che non si tratta di accettare una "**generica attività di supporto**" ma piuttosto di intraprendere *un sofisticato intervento di prevenzione e di cura*.

Una volta compreso questo **punto fondamentale** ci ritroveremo in quella situazione che abbiamo citato nel *Capitolo 4.0* di **psiq**, ovvero **sapere che cosa è giusto fare ma non riuscire a farlo**.

Come fare quindi a metterci nella condizione di *svolgere regolarmente questa "prevenzione" oppure questa "terapia" aggiuntiva* con il giusto **Mindset**, ovvero con una mentalità che favorisca motivazione ed efficienza?

Nell'Unione europea (UE), **il 45% delle persone afferma di non fare mai esercizio fisico** o praticare sport e una persona su tre ha livelli insufficienti di attività fisica; tutto ciò avrà *un costo enorme per i sistemi sanitari*.

Pensate che con **un aumento dell'attività fisica ai livelli minimi raccomandati** nell'Unione Europea, ovvero *150 minuti di attività aerobica/anaerobica alla settimana*, si eviterebbero in Europa 11,5 milioni di nuovi casi di malattie non trasmissibili entro il 2050, inclusi 3,8 milioni di casi di **malattie cardiovascolari**, 3,5 milioni di casi di **depressione**, quasi 1 milione di casi di **diabete di tipo 2** e più di 400.000 casi di tumori di varia natura (271).

Questi dati non serviranno più di tanto, purtroppo, a favorire una pratica regolare di esercizio fisico, e infatti quello che ho intenzione di fare adesso è di suggerirvi alcune "**strategie motivazionali**" che potrete utilizzare come spunto per creare *il miglior piano possibile di attività fisica*:

- **(0) Qual è il vostro attuale livello di Salute Mentale?** Questo è un punto molto importante da cui partire. Quando ci si trova in una fase depressiva acuta in cui sono presenti sintomi motori o di forte apatia e stanchezza, non è consigliabile (e, spesso, non è possibile) pianificare un programma di attività fisica, a meno che non si sia accompagnati da un professionista dedicato con regimi di sforzo estremamente moderati e brevi; molto meglio iniziare in fase di compenso "pieno" (per mantenere i risultati) o in compenso parziale, per contrastare i sintomi residui. Discorsi analoghi andranno fatti, ad esempio, nel caso di Disturbi del Comportamento Alimentare in cui sarà indispensabile un programma condiviso con un terapeuta esperto.
- **(1) Psicoeducazione:** avete compreso bene in che modo l'attività fisica agisce sulla vostra Salute Mentale? Sono riuscito a fornirvi le basi teoriche per cui si ritiene che l'esercizio fisico è uno strumento terapeutico molto potente in psichiatria? Se non ce l'avessi fatta vi invito a riaffrontare l'argomento da un altro angolo, appoggiandovi ai video che ho fatto sull'argomento e che trovate sulla pagina di presentazione del mio canale YouTube. Fatelo, si tratta in poche parole di un corso gratuito sulla Lifestyle Psychiatry che potrebbe fornirvi informazioni meno tecniche e più pratiche rispetto a quelle che trovate qui su **psiq**.
- **(2) Creare un ambiente "favorente" intorno a voi:** io ripeto spesso una frase, ovvero "l'ambiente vince sempre". È fondamentale costruire intorno a noi un ambiente "facilitante" che ci spinga, in qualche modo, all'azione. Musica, fotografie, libri e riviste possono essere utili a mantenere alta la motivazione. Allo stesso

modo eviterei la presenza di device elettronici distraenti, persiane e tende che oscurano l'ambiente, temperatura di casa troppo elevata, junk food ed alcolici.

- **(3) Condividere il progetto di un piano di esercizio fisico con amici e famigliari:** richiedere l'aiuto delle persone care è realmente fondamentale. La motivazione e la spinta a proseguire aumenta quando ci prendiamo un impegno chiaramente esplicitato con più di una persona del nostro entourage.

- **(4) Fare da soli oppure chiedere ad un esperto?** Come fare a creare il miglior piano di esercizio fisico utile a prevenire il disagio mentale oppure a mantenere i risultati nel tempo? Il punto è che non ci sono molte persone in grado di "disegnare" un programma di allenamento super specifico per la Salute Mentale. Sarà fondamentale seguire delle regole generali che saranno: (a) Gradualità estrema di intensità e tempo (b) Massima compatibilità con la nostra salute e le nostre condizioni generali (c) Miscelare una percentuale maggiore di sforzo aerobico rispetto all'anaerobico (d) Rendere gli allenamenti vari e, possibilmente, divertenti e poco ripetitivi (e) Favorire un buon recupero mentre il corpo si adatta all'allenamento (f) Iniziare sempre con stretching e riscaldamento. Come potete capire per fare le cose bene potrebbe essere una buona idea quella di appoggiarsi ad un personal trainer esperto oppure ad un/una Terapeuta della Riabilitazione Psichiatrica esperto in quest'ambito. Certamente sul web si trovano un sacco di tutorial che possono essere utili anche se spesso sono "sbilanciati" ed eccessivamente rivolti alla ricerca di performance piuttosto che di Salute Psicofisica.

- **(5) Condividere l'attività fisica con una persona amica o con un gruppo:** l'energia che deriva dalle altre persone, sia che ci si ritrovi in coppia oppure in un piccolo gruppo, non ha eguali ed è un ottima strategia di motivazione. Sul web potrete facilmente trovare dei gruppi di Hiking o di Camminata Veloce che operano nelle zone vicino a voi. Un'altra strategia è fare attività sportiva restando in comunicazione remota con un amico o con un piccolo gruppo anche mediante le app di videochiamata come Skype, Whatsapp oppure Facetime, per condividere musica oppure per chiacchierare mentre si cammina.

- **(6) Iniziare con Hiking oppure con le Passeggiate Veloci:** in effetti iniziare con un'attività fisica di tipo "esplorativo" oppure con delle lunghe passeggiate in zone poco conosciute potrebbe essere il modo migliore per avvicinarsi all'attività fisica aerobica.
- **(7) Monitorare l'attività ed i progressi:** ad oggi ci sono centinaia di app per monitorare la corsa oppure l'attività in palestra o in altri contesti sportivi. Ad esempio per la camminata veloce io consiglio la app "Pacer" disponibile gratuitamente sia per iOS che per Android.
- **(8) Restare bene idratati:** utilizzare la classica borraccia eco-friendly in alluminio, magari con acqua addizionata di sali minerali (soprattutto potassio e magnesio) è il modo migliore per favorire un'attività fisica corretta e sana.
- **(9) Attività sportiva al lavoro:** approfittare delle pause per una breve camminata o per brevi serie di esercizio fisico; scendere una fermata prima dal bus oppure usare la bicicletta o le proprie gambe per recarsi al lavoro; parcheggiare in un luogo tranquillo e lontano dal posto di lavoro per fare una camminata; non usare ascensori o altri mezzi; sostituire il coffe break con una passeggiata magari insieme ad un collega. Nel tempo potrete anche unirvi ad una squadra o ad un gruppo che svolge

un'attività sportiva più strutturata come il calcetto, il padel, il tennis, le camminate in montagna o altre forme di sport di gruppo.

- **(10) Utilizzare, quando si è da soli, musica motivante**: da ascoltare ad un buon volume tramite cuffie di qualità in ragione del fatto che la musica che ci piace possiede la capacità di suscitare la motivazione e la persistenza quando si pratica attività fisica. Abituatevi a ricollegare un programma di esercizio ad una certa colonna sonora che possa anche funzionare da "iniziatore" o da "richiamo" per l'inizio del lavoro di allenamento. Fateci caso: tantissimi atleti utilizzano la musica per migliorare le loro performance, gli studi scientifici confermano l'efficacia di questa strategia. Quindi "costruitevi" una buona playlist su Spotify, Apple Music o YouTube Music e poi ascoltatela sempre nelle sessioni di allenamento, avendo cura di cambiare musica ogni 3-4 mesi, non prima.

In questo capitolo di **psiq** abbiamo discusso l'efficacia e i meccanismi dell'**esercizio fisico** come intervento di prevenzione, terapia e potenziamento cognitivo in popolazioni sane e **clinicamente compromesse.**
Nel complesso, oggi esistono **prove incredibilmente convincenti** che l'esercizio fisico, aerobico ed anaerobico, possa avere effetti procognitivi e terapeutici per molti disturbi psichiatrici (*depressione, DOC, disturbo bipolare, schizofrenia, ADHD*).
In effetti, il forte legame tra **l'attività fisica** ed il *funzionamento cognitivo* potrebbe addirittura avere **una base evolutiva ed antropologica**: la rapida crescita del **volume cerebrale** nel genere Homo si è verificata all'incirca nello stesso periodo della storia evolutiva in cui si è verificato

l'aumento dell'attività fisica, a causa dell'avvento dello stile di vita dei **cacciatori-raccoglitori** tra i nostri antenati (272).

Poiché alcuni *fattori neurotrofici* (come il **BDNF**) non solo aumentano la cognizione o il volume del cervello, ma migliorano anche la regolazione dell'energia muscolare e della motivazione, è possibile che la grande richiesta di **capacità fisica aerobica ed anaerobica** ai tempi dei cacciatori-raccoglitori abbia spinto la selezione a favorire gli individui **con una migliore regolazione dell'energia** (grazie a livelli più elevati di *fattori neurotrofici*) e quindi una maggiore **plasticità neurale** (272).

Inoltre, il ruolo congiunto di meccanismi neurofisiologici legati al **BDNF** sia nella **neuroplasticità** sia nelle prestazioni di **esercizio fisico** potrebbe aver conferito un ulteriore vantaggio selettivo a quei soggetti che presentavano **un maggiore aumento acuto del BDNF** in risposta alle prestazioni fisiche.

Tale aumento **a livello del SNC** incrementa temporaneamente le *capacità cognitive*, come la memoria e l'attenzione, che erano fondamentali per il successo durante le lunghe corse di resistenza intraprese **per la caccia o la raccolta** (273).

Pertanto, un aspetto chiave del nostro **benessere fisico e mentale**, legato alla nostra evoluzione psicofisica, potrebbe riguardare la richiesta a tutti noi esseri umani di **impegnarci in un'attività fisica regolare**.

Tuttavia, va anche considerato che **la nostra evoluzione come specie** si è verificata anche in periodi prolungati di **scarsità di cibo**, incoraggiando così gli esseri umani a **evitare sforzi fisici non necessari**.

Questo può spiegare, sempre da una prospettiva evoluzionistica, i livelli estremi di sedentarietà e di evitamento dell'esercizio fisico che si osservano nella **Società Moderna** e i continui sforzi degli esseri umani (*assecondati dal marketing*) per rendere le risorse chiave per la sopravvivenza (come il cibo, le informazioni e le reti sociali) il più facilmente e prontamente disponibili **senza la necessità di muoversi o di agire**.

Per queste ragioni, anche da una prospettiva antropologica, gli interventi terapeutici connessi all'esercizio fisico devono essere sviluppati in modo da essere **intrinsecamente motivanti e avvincenti** se vogliamo coinvolgere con successo gli esseri umani in quei tipi di **attività fisicamente faticose** (e per certi versi "afinalistiche") necessarie per migliorare la salute (274).

Questi fattori motivazionali sono particolarmente importanti da considerare per le persone *affette da malattie mentali più o meno gravi*, che sono generalmente meno attive e affrontano **ulteriori barriere personali e sociali** all'impegno nell'**esercizio fisico** (275).

Aiutare le persone a scegliere **il tipo di attività fisica che preferiscono** può aiutare a promuovere la motivazione e il mantenimento dell'esercizio fisico nel tempo, che è il vero obiettivo difficile da raggiungere.

È importante notare che, come illustrato in questo capitolo, **tutti i tipi di esercizio** (sia l'attività fisica aerobica che anaerobica) possono conferire **benefici cognitivi e terapeutici**; pertanto, la modalità ottimale di esercizio per un determinato paziente *è molto probabilmente semplicemente il tipo di attività che egli è disposto a praticare regolarmente e in modo divertente e appagante*.

Tenendo presente questo aspetto, l'introduzione di **variazioni nei regimi di allenamento** dei singoli individui può promuovere ulteriormente **l'adesione**, e persino massimizzare **i benefici cognitivi e terapeutici**, perché studi recenti hanno dimostrato che sia l'esercizio aerobico, l'anaerobico e quello di resistenza agiscono insieme sul cervello attraverso *meccanismi neurali indipendenti ma complementari* (276).

Un'ultima considerazione importante riguardo alle evidenze qui presentate è se gli aumenti della **connettività neurale**, della struttura cerebrale e delle prestazioni cognitive che si verificano con l'esercizio fisico si traducano effettivamente **in miglioramenti delle capacità del mondo reale** tra i pazienti affetti da patologie psichiatriche.

In particolare, sono necessari **studi a più lungo termine** per verificare se le persone che praticano regolarmente esercizio fisico nell'ambito delle loro cure psichiatriche abbiano *risultati personali e sociali migliori* rispetto a coloro che non lo fanno, ad esempio un più rapido ritorno al lavoro o all'istruzione, una minore necessità di farmaci psichiatrici, **minori sintomi residui** o un compenso più duraturo nel tempo.

Dopo questo primo passo nell'affascinante mondo della **Lifestyle Psychiatry** proseguiremo con *il grande tema dell'alimentazione* e di come la qualità del cibo e la sua quantità possano influenzare grandemente il nostro **benessere mentale**.

4.2 Alimentazione

Da sempre gli esseri umani hanno avuto la percezione che lo **Stile di Vita** che conducevano influenzasse il loro **benessere psicofisico**.

D'altra parte l'idea che ci fosse una parte *"elevata"* e *"nobile"* del nostro essere, ovvero la **Mente**, contrapposta ad un'altra parte meno raffinata e più "grezza", ovvero il nostro **Corpo**, ha rallentato di molti secoli la comprensione **olistica** di molte **malattie psichiatriche** e del più generale concetto di **Benessere Mentale**.

Infatti nel campo delle neuroscienze per molti secoli è stata portata avanti **la teoria del "trauma" psicologico**: una persona avrebbe sviluppato un disturbo mentale ogni qual volta un trauma psicologico si innestava su di una fragilità mentale di tipo "strutturale", considerata quasi sempre ereditata.

Questo per via del fatto che per molto tempo si è pensato che la **sofferenza psichica** dovesse derivare sempre da altrettante **cause psichiche** che dovevano derivare, in prevalenza, da **distorsioni relazionali**; potremmo quasi dire dal concetto di *"menti che danneggiano altre menti"*.

Nessuno nega che questa possa essere una possibile **genesi** (*"patogenesi"*) di una **malattia mentale**, ma la psichiatria contemporanea ha capito che c'è molto di più.

In effetti durante l'800 ed il '900 si è iniziato a prendere in considerazione anche l'influenza di alcune **variabili socio-ambientali**, gettando in qualche modo le fondamenta del concetto generale di **stress** esterno alla nostra psiche (in particolare durante l'*Epoca Industriale* e per via delle conseguenze delle Guerre).

L'attenzione al **Cervello**, fiorita nel corso del '900, ha ulteriormente migliorato la comprensione di molti fenomeni psicopatologici ma solo parzialmente in quanto continuava ad essere presente una "divisione" tra parti "nobili" e parti "meno nobili" del nostro essere, una prospettiva che si opponeva ad una **visione olistica** dell'essere umano.

Il valore che, modernamente, stiamo iniziando a dare al **modo in cui viviamo** come possibile causa o, quanto meno, come con-causa nello sviluppo di molti **disturbi mentali** ha poi dovuto superare altre *barriere culturali ed ideologiche* prima di venire accolto nel campo delle Neuroscienze.

Infatti da metà '900 in avanti, con l'inizio della **moderna Era Psicofarmacologica** (277) l'entusiasmo dei medici-psichiatri per il **Riduzionismo Biologico** (278) e per il trattamento farmacologico dei disturbi mentali ha silenziato parzialmente altri approcci al paziente, inclusi quelli *psicoterapeutici* e *riabilitativi*.

Questo entusiasmo, in gran parte motivato, ha comportato una eccessiva *semplificazione* teorica del nostro **funzionamento psichico** basandolo sostanzialmente su 3 neurotrasmettitori, ovvero *Serotonina, Noradrenalina e Dopamina*.

Questo è stato dovuto, certamente, agli innegabili successi (....anche commerciali....) di molti psicofarmaci che hanno oggettivamente **rivoluzionato le Neuroscienze** ed aiutato milioni di persone.

L'idea alla base della **Psichiatria** per tutta *la seconda metà del '900* è sempre stata quella che il **Disturbo Psichiatrico** per alcune persone era **un destino inevitabile** e che gli unici strumenti in possesso dei medici erano gli **psicofarmaci** o, al massimo, una *combinazione tra psicofarmaci e psicoterapie*.

E quindi l'attenzione della ricerca è rimasta fissata alla **sintesi di sempre nuove molecole psicoattive** che, sino ai nostri giorni, ha comportato un'insufficiente attenzione agli aspetti della **Prevenzione in Salute Mentale** e alla ricerca di conferme circa l'efficacia di interventi di **Lifestyle Medicine**, anche come terapia, in Psichiatria.

In effetti agli inizi degli anni 2000 l'idea che potesse esistere *un'influenza diretta dell'alimentazione sulla salute mentale* era completamente assente sia nell'ambito della formazione universitaria che nella clinica.

In realtà nell'ambito della ricerca di base l'interesse per i **rapporti tra dieta e patologie psichiatriche** è emerso proprio tra la fine degli anni '90 e i primi anni 2000, con le prime evidenze di come alcuni nutrienti potessero avere **un effetto antidegenerativo, neuroprotettivo ed antiinfiammatorio** sul *sistema nervoso centrale* (279)(280)(281)(282).

Sulla base di queste nuove **conoscenze neuroscientifiche "di base"** ha avuto finalmente inizio la ricerca delle conferme cliniche dell'ipotesi che *quello che mangiamo possa realmente cambiare il modo in cui ci sentiamo a livello psicologico* e, addirittura, favorire o contrastare l'insorgenza di alcuni **disturbi mentali**.

Durante questi primi anni sono stati prodotti una serie di studi, *alcuni di buona qualità, altri meno*, che esaminavano i possibili legami tra **aspetti della nostra dieta** (come il totale delle calorie, l'assunzione di pesce o di folati) ed **il rischio di sviluppare disturbi psichiatrici** come la *depressione* (283).

Sono stati prodotti anche studi che esaminavano la possibile utilità di alcuni integratori ("**Psiconutraceutici**"), come ad esempio quelli a base di olio di pesce o di folati per la *depressione* e **altri disturbi mentali** (284)(285).

Vi sono stati anche alcuni lavori di ricerca che hanno esaminato **il possibile legame tra la concentrazione di alcuni micronutrienti nel sangue ed il rischio di sviluppare disturbi mentali** o la risposta ai trattamenti per questi ultimi, come gli antidepressivi (286).

Mentre alcuni di questi studi hanno considerato in maniera appropriata ciascuno di questi fattori, ovvero l'assunzione di alimenti specifici, l'uso di integratori nutraceutici ("**Psiconutraceutici**") o i livelli di nutrienti e micronutrienti nel sangue, considerando tutti questi aspetti di una certa utilità o rilevanza per la **salute mentale**, in molti altri lavori di ricerca (la maggior parte) le ipotesi messe al vaglio e la qualità dei dati erano scarse, il che significa che *non è stato possibile trarre da essi molti spunti utili*.

Ma ormai si era creato **un forte interesse** da parte di molti ricercatori diversi, provenienti da molti campi di studio, *in tutto il Mondo*.

Il grande problema da risolvere in gran parte di questi studi (che fossero di buona o di scarsa qualità) è che noi esseri umani, sparsi per il Pianeta Terra, **non mangiamo solo singoli nutrienti** come i folati o alimenti come il pesce; mangiamo **diete complesse e molto diverse tra loro**, in cui un numero molto elevato di composti diversi interagisce con modalità poco chiare per giungere ad **influenzare la nostra salute**, fisica e mentale.

Ad esempio, i **Folati** (Ac. Folico, Vitamina B9) si trovano in molte verdure, frutta e insalate e, in molti studi condotti in tutto il mondo, **un basso apporto di folati è associato alla depressione** (287).

Ma gli alimenti vegetali, oltre a tutti i componenti nutrizionali che contengono, come i folati, i minerali, le proteine, gli acidi grassi, le fibre, i carboidrati e simili, contengono anche **migliaia di altri composti bioattivi**, come i *carotenoidi* (che si trovano nelle verdure a foglia arancione, rossa e verde), i *flavonoidi* (nel tè, nell'uva, vino rosso, cioccolato fondente, agrumi e frutti di bosco), *glucosinolati* (dalle verdure crucifere, come cavoli di Bruxelles, cavoli e broccoli), *fitoestrogeni* (nella soia, nei cereali, nelle noci e nei semi), *steroli* (negli oli vegetali, nelle noci, nei cereali e in alcune verdure) e *composti solforati* (cipolle, porri e aglio).

Tutti questi elementi interagiscono in modo **molto complesso** (e alle volte opposto) sui **tessuti del sistema nervoso centrale** e possiamo dire di essere solo all'inizio di un lungo percorso per comprendere in che modo la nostra *alimentazione quotidiana* possa influenzare la nostra **Salute Mentale**.

Nell'antico trattato "**Huangdi Neijing**", un antico **trattato di medicina tradizionale cinese** (attribuito a Huang Di, "L'Imperatore Giallo") si parla esplicitamente del **cibo come fonte di cura** (Secondo Metodo), insieme alla *Cura dello Spirito* (Primo Metodo); tra le cinque terapie possibili 4 sono rappresentate da altrettante classi di alimenti, chiamati "*Sapori*"(**Cereali, Frutti, Verdure, Animali Domestici**).

"*Cura con i Farmaci e Guarisci con il cibo*" è una famosa citazione del **Huangdi Neijing** (288).

Nel "**Trattato di Medicina Antica**", un libro che in realtà è stato scritto a più mani nell'arco di molti anni (*450-400 a.c.*), Ippocrate stabilisce che la nascita della vera medicina è avvenuta quando l'essere umano avrebbe compreso **la differenza tra l'alimentazione che rende l'uomo sano da quella che lo rende malato** (289).

In realtà **per molti secoli**, sino agli albori dell'Era Moderna, uno dei compito del Medico era proprio quello di curare con il cibo, prescrivendo diete che migliorassero il decorso delle malattie.

Come anticipato all'inizio, con **il primato della biochimica e del marketing** avvenuto verso la metà del '900, la medicina tutta (psichiatria inclusa) ha iniziato ad appassionarsi alla **verticalizzazione del sapere** ed al **riduzionismo:** gli psichiatri hanno smesso di parlare con gli altri specialisti, così come ogni specialità ha iniziato a chiudersi dentro le sue proprie competenze, eliminando la multidisciplinarietà.

Solo negli ultimi decenni questo *trend* si è improvvisamente invertito in ragione di una **visione olistica degli esseri umani** come unica possibilità di prevenire e curare (290).

Ecco che, in questo momento storico, anche la **psichiatria** si è riappropriata di **antiche intuizioni** che sono state sottoposte al vaglio del metodo scientifico.

È entusiasmante, a mio parere, poter apprezzare come sempre di più, in ambito accademico e congressuale, gli psichiatri stiano acquisendo nuovamente la consapevolezza che la nostra **salute bio-psico-sociale** non possa non tenere in estrema considerazione *le modalità con cui gli esseri umani si nutrono.*

Più di una volta in **psiq** ho accennato ad alcuni concetti fondamentali della medicina moderna: epigenetica, infiammazione cronica di basso grado, neuroprotezione, neurogenesi, microbioma, sistema immunitario.

Adesso vedremo in che modo questi *concetti generali della medicina* possano fornire spiegazioni scientifiche convincenti sul **rapporto tra alimentazione e Salute Mentale**.

Come ho ripetuto più volte in **psiq** (e in molti dei miei contenuti su YouTube, sul mio blog e nel podcast "Lo Psiconauta"), per molto tempo nel corso del '900 noi psichiatri abbiamo pensato che **i disturbi mentali esistessero solo nella nostra testa** e che ci fosse *una netta distinzione tra mente e corpo*.

Oggi, invece, le neuroscienze ci stanno fornendo prove inequivocabili che siamo **un unico sistema altamente complesso** ("Entità Bio-Psico-Sociali"), e che non può e non deve esistere una vera e propria separazione.

In alcuni capitoli precedenti di **psiq** abbiamo già dato una breve occhiata al concetto di infiammazione sistemica, in particolare all'**Infiammazione Cronica di Basso Grado** (291).

Questa condizione **parafisiologica** (ovvero a cavallo tra "normalità" e "patologia") si verifica quando il sistema immunitario, invece di essere attivato a breve termine per aiutare a guarire da una ferita o da un'infezione, viene messo in una modalità di "bassa" attivazione e ci rimane per molto tempo.

Le molecole che ne derivano, che circolano nell'organismo, contribuiscono ad alimentare **il processo infiammatorio** e possono aumentare il rischio di molte malattie, tra cui quelle psichiatriche, cardiache, autoimmuni e l'**Obesità**.

Una delle intuizioni chiave che hanno iniziato a cambiare il modo in cui pensiamo alla **connessione tra Salute Fisica** e **Salute Mentale** è stata proprio la sorprendente evidenza che **l'infiammazione può avere un ruolo importante nella patogenesi della depressione**, nel suo mantenimento, nelle ricadute e nel favorire e sostenere dei sintomi residui che non rispondono alle terapie "classiche".

Come si è arrivati a dimostrare questa **connessione tra mente e corpo?**

I primi indizi sono stati il fatto che la funzione immunitaria è compromessa, in primo luogo, nelle persone sottoposte a stress e questa consapevolezza ha largamente anticipato le ricerche sull'alimentazione.

In effetti ognuno di noi lo può riconoscere **durante la vita**: i periodi di **stress aumentato** sembrano spesso sfociare in un peggioramento dei sintomi di patologie preesistenti (*cefalea, intestino irritabile, aritmie o altro*) oppure nella facilità con cui veniamo infettati dai virus o dai batteri: **chi di noi non ha mai avuto l'irritante esperienza di ammalarsi il primo giorno di vacanza?**

Probabilmente lo **stress** (allo stesso modo dell'*alimentazione*) agisce tramite un influsso negativo sul sistema **endocrino** (292), **immunitario** (293) e sul **microbioma** (294), attivando una serie di percorsi neurotrasmettitoriali e il sistema di risposta allo stress.

Tutti questi sistemi, a loro volta, influenzano **molti componenti importanti del sistema immunitario**, tra cui gli organi linfatici, la milza, il midollo osseo, il timo e l'intestino, mentre il sistema immunitario stesso agisce sul sistema di risposta allo stress in *un rapporto bidirezionale*.

In estrema sintesi, tutto questo significa che quando stiamo sperimentando uno **stress cronico**, come nel caso di un **Disturbo dell'Adattamento** (vedi capitolo 2.7 di **psiq**), il nostro **sistema immunitario** tenderà a non funzionare come dovrebbe.

Ormai sappiamo che **la risposta allo stress** (allo stesso modo dell'alimentazione ipercalorica, basata su Junk Food e povera di nutrienti di elevata qualità) provoca anche la **neuroinfiammazione**, cioè l'infiammazione dei tessuti nervosi che costituiscono il cervello.

Lo **stress**, ovviamente, è solamente *uno dei tanti fattori di rischio* per patologie psichiatriche come il **Disturbo Depressivo Maggiore** (vedi capitolo 2.1 di **psiq**), ma il suo studio ha fornito le prove dell'esistenza di meccanismi che ritroviamo anche come conseguenza di molte forme di **alimentazione malsana**.

Le prove successive del rapporto tra **Alimentazione e Salute Mentale** provengono da alcuni **studi innovativi multidisciplinari** condotti sui pazienti affetti da *sintomi depressivi* clinicamente significativi.

Quando abbiamo un'infezione o una lesione, vengono rilasciati dei messaggeri chiamati **citochine infiammatorie** (come la proteina C-reattiva (CRP), IL-1, IL-6 di cui vi ho già parlato) che sono più alti nel sangue di molte persone che soffrono di **depressione** (295).

Anche alcuni marcatori dello **stress ossidativo**, che si accompagna all'infiammazione, sono più elevati (296); ci sono anche dati interessanti che dimostrano che i livelli di micronutrienti come lo **Zinco, il Selenio ed il Magnesio** possono essere più bassi nelle persone affette da **depressione** (indipendentemente dalla loro dieta), ma che ritornano a un livello più alto una volta che queste persone escono dall'**episodio depressivo** (297).

Lo zinco, i folati e altri nutrienti si abbassano in seguito ai cambiamenti biochimici che si verificano quando si attivano **lo stress** e **il sistema immunitario** (298); in altre parole, la riduzione dei livelli di nutrienti nel sangue potrebbe essere **una conseguenza della malattia mentale stessa**.

In molte persone affette da depressione, anche i livelli ematici degli **Acidi Grassi Omega-3** a catena lunga sono più bassi, e si pensa che ciò sia dovuto almeno in parte all'aumento dello **stress ossidativo** che accompagna l'infiammazione (299).

Le **membrane dei neuroni del cervello** e di altre cellule sono costituite principalmente da acidi grassi e sono molto vulnerabili ai danni ossidativi dei radicali liberi, quindi l'*infiammazione cronica di basso grado* "brucia" gli acidi grassi omega-3, riducendone i livelli nel nostro corpo e nel cervello; questo assume un ruolo di rilievo non solo nel caso della **Depressione** ma anche nel **Disturbo Bipolare**, nell'**ADHD** e nella **Schizofrenia** (300).

La terza prova sul rapporto tra **Alimentazione e Salute Mentale** proviene da numerose sperimentazioni attuate sul **modello animale**.

La somministrazione diretta di **citochine infiammatorie** ai roditori provoca il cosiddetto "*comportamento di malattia*", infatti gli animali non sono diversi dagli esseri umani e **si comportano in modo diverso quando sono malati**: sono meno attivi e passano più tempo a dormire, perdono l'appetito e si puliscono meno, limitano le interazioni sociali con gli altri roditori e sembrano meno interessati a ciò che accade intorno a loro (301).

Questo comportamento di malessere è ritenuto così simile alla **Depressione** nell'uomo da essere considerato **un modello animale di depressione**.

È importante notare che quando una **citochina infiammatoria** (nello specifico l'**interferone alfa**) viene somministrata **come trattamento** per alcuni tipi di cancro e infezioni virali negli esseri umani, induce anche **depressione**, *suicidio*, deterioramento cognitivo, ***Stanchezza***

Cronica e **riduzione della motivazione** in molte di queste persone (302).

È interessante notare che *i farmaci antidepressivi sembrano smorzare l'infiammazione* riducendo la produzione di **citochine "pro-infiammatorie"** e aumentando la produzione di **citochine "anti-infiammatorie"**, anche se questo meccanismo sembra essere compromesso nelle persone con **depressione grave** (303).

Infine, ci sono prove osservative provenienti dal "**Geelong Osteoporosis Study**" ("*GOS*") (304) per suggerire che **l'infiammazione sistemica cronica di basso grado**, indicata da un aumento dei marcatori infiammatori (in questo caso, la **proteina C-Reattiva ad alta sensibilità**) nel sangue, aumenta il rischio di *disturbo depressivo maggiore*.

Per tutti questi motivi, moltissimi ricercatori ritengono che **l'infiammazione cronica di basso grado** possa essere sia una causa che una conseguenza dei **disturbi depressivi** e di altre psicopatologie (**Disturbo Bipolare** e **ADHD** *in primis*).

Ma quali sono **le cause dell'infiammazione?**

Lo **stress cronico** sicuramente (ma ne parleremo più avanti), un **riposo notturno** insufficiente ed inefficace (anche di questo parleremo tra poco) ma anche molti altri aspetti della nostra vita moderna, in particolar modo **quelli connessi all'alimentazione**: i bassi livelli di vitamina D, l'**eccesso di zuccheri semplici** e la resistenza insulinica, fibre insufficienti, micronutrienti insufficienti, carni processate, l'alcol, un numero eccessivo di pasti, *troppe calorie* e molto altro.

Non sarete certamente sorpresi, a questo punto di **psiq**, del fatto che uno dei principali responsabili dell'**infiammazione sistemica** e del **danno al microbioma** (anch'esso correlato a molte psicopatologie tra cui *autismo, adhd, disturbo bipolare e demenza*) è proprio la **dieta occidentale** (305)(306).

Sono ormai **centinaia** gli studi scientifici in letteratura che ci dicono che la qualità della dieta ha un impatto importante sull'**infiammazione** e, di conseguenza, su quelle *variabili immunologiche, endocrine e del microbioma* che influenzano le **patologie psichiatriche**.

Per esempio, nel grande studio di coorte "**Nurses' Health Study: Lifestyle and Health among Women**", prodotto negli Stati Uniti, che ha seguito quasi 45.000 donne per 29 anni, quelle con **un modello alimentare più "sano"**, ipocalorico e con un maggiore apporto di verdura e frutta, cereali integrali, pesce e legumi, avevano livelli più bassi di **proteina C-reattiva** e altre *citochine pro-infiammatorie* (307).

Al contrario, sia in questo studio che in altri studi (**MedLey** e *Moli-Sani*), un modello alimentare non sano ("**occidentale**"), ipercalorico, ricco di carni rosse e lavorate, carboidrati raffinati e altri alimenti trasformati, è stato associato a un aumento dei marcatori infiammatori (308)(309).

Molto banalmente le persone che seguono **una dieta di tipo "mediterraneo"** presentano livelli inferiori di *infiammazione cronica*, di alterazioni immunologiche, endocrinologiche, del microbioma e di generico **disagio psicologico** (310)(311).

Numerosi studi misurano oggi il "potenziale infiammatorio" della dieta utilizzando un *indice infiammatorio dietetico* (**DII, "Dietary Inflammatory Index"**) (312).

In questi studi, **punteggi più alti nel DII** significano che la dieta contiene una maggiore quantità di *alimenti associati a un aumento dei marcatori infiammatori*, con evidenti conseguenze sulla probabilità di sviluppare **disturbi mentali** (Depressione, Disturbo Bipolare, Demenza e ADHD).

Ad esempio, *le fibre contenute nei cibi integrali*, una parte importante della **dieta mediterranea** e delle varie altre diete **favorenti il Benessere Mentale**, sembrano essere particolarmente benefiche per **il sistema immunitario**; i cibi integrali sono ricchi di beta-glucani, noti per regolarizzare la **funzione immunitaria** (313).

Gli *alimenti integrali* ("**Whole Grains**") sono anche ricchi di **sostanze fitochimiche**, che proteggono dallo stress ossidativo, conseguenza dell'infiammazione caratteristica della **malattia depressiva**.

È interessante notare che in letteratura ci sono **molti studi e diverse metanalisi**, che ci forniscono una ragionevole conferma al fatto che **il consumo di cereali integrali** (farro, quinoa, bulgur, riso nero, avena, etc.) è la modifica alimentare **maggiormente protettiva** contro tutte le malattie croniche legate all'alimentazione (inclusi quindi alcuni *disturbi dell'umore*), al pari (o forse più) di frutta e verdura (314)(315).

Un'altro aspetto molto innovativo e meritevole di attenzione nel campo dei **rapporti tra alimentazione e patologie psichiatriche** è quello relativo agli *effetti epigenetici degli alimenti*.

Vi ho parlato nel **capitolo 4.0** di *epigenetica* cercando di far passare il messaggio che, anche quando sia presente una marcata famigliarità per un disturbo mentale, il nostro stile di vita, se adeguatamente compreso ed indirizzato, può opporsi all'idea di un ineluttabile **Destino Genetico** e far sì che un dato disturbo si possa manifestare **in maniera meno grave**, *risponda meglio alle cure* o, addirittura, **non si manifesti proprio**.

La scienza ci sta dicendo sempre di più che, per fortuna o purtroppo, "**Nulla del nostro percorso di vita è scritto nelle Stelle**".

Vediamo che abbiamo molti composti presenti in **molti cibi**, prevalentemente **vegetali**, che possiedono, *in vitro o anche nel modello animale*, la capacità di attuare quei raffinati cambiamenti biochimici **in grado di cambiare il modo in cui il DNA si esprime**.

Ad esempio la **curcumina**, uno dei più importanti composti biologicamente attivi presenti nella **Curcuma**, è in grado di ridurre la metilazione del DNA, regola il microRNA, regola l'iperacetilazione delle code degli istoni; i **Flavonoidi**, che sono composti che forniscono il "colore" a molta frutta e verdura, hanno la capacità di regolare epigeneticamente NF-$\varkappa$B (un fattore di trascrizione nucleare), una delle vie di attivazione infiammatoria della trascrizione dei geni; alcuni *fitoestrogeni*, come la **Genisteina**, sono in grado di demetilare i geni tramite la DNA-metiltransferasi ("DNMT"); in realtà le specie chimiche presenti negli alimenti in grado **di influire a livello epigenetico sul DNA** sono davvero molte e tutte in corso di studio: Vitamina D, Vitamina B12, Tocoferoli, Retinoidi, Acido Arachidonico, EPA ("Acido Eicosapentaenoico"), Resveratrolo e molti altri (316)(317).

Ma **l'effetto epigenetico della dieta** non avviene solo grazie ai suoi "componenti" ma anche attraverso gli **eccessi calorici** e un'assunzione eccessiva di **zuccheri semplici** o **grassi saturi** (è il caso delle diete basate su *Junk Food*): anche in questo caso il fattore di trascrizione nucleare NF-$\varkappa$B viene iperattivato, contribuendo alla genesi dell'**Infiammazione Cronica di Basso Grado**.

In psichiatria poi abbiamo la possibilità di utilizzare sia **integratori alimentari** per "addizionare" la dieta di composti benefici (spesso di derivazione vegetale) o anche di Nutraceutici ("Psiconutraceutici") che il medico può aggiungere come "adiuvanti" a molte terapie in corso come ad esempio il **SAMe** ("S-adenosil metionina") o anche il **NAC** ("N-acetilcisteina").

Eccovi un link (leggi il **QR code** con il tuo smartphone) ad un mio articolo sul blog valeriorosso.com in cui vi illustro **gli integratori nutraceutici per la psichiatria** che possiedono maggiori evidenze scientifiche (trovate la bibliografia in fondo al post), e che possono mostrare una loro utilità come **adiuvanti** (ovviamente se inseriti un adeguato programma terapeutico gestito da un professionista):

Forse vale anche la pena ricordare che sono in corso molti **trials clinici randomizzati e controllati** per valutare l'efficacia di alcuni prodotti di *origine completamente naturale* che potrebbero essere efficaci nel trattamento di alcuni **disturbi mentali**, e tra queste sostanze sottoposte all'attenzione dei neuroscienziati, ve ne voglio citare alcune: *zafferano, lavanda, teanina, ashwagandha ed altri.*

Vi porto l'esempio di una pianta di cui si parla molto **in ambito neuroscientifico** e anche ai **congressi di psichiatria** che è lo **Zafferano** (leggi il **QR code** con il tuo smartphone):

A questo punto di psiq è per me fondamentale parlarvi anche dei rapporti tra il Microbioma e la Salute Mentale, ovvero il grande capitolo della Psicobiotica che verrà in questo libro solo accennato e riassunto poiché ho scritto un libro a parte sull'argomento, **"PSICOBIOTICA, Un nuovo modo di intendere il rapporto tra la Mente ed il Corpo"** che potete trovare su amazon.it. Approfondite "Psicobiotica" tramite questo post sul mio blog valeriorosso.com (leggi il **QR code** con il tuo smartphone):

Ma che cosa è la **Psicobiotica?**
Ve lo spiego brevemente, nel tentativo di incuriosirvi…. anche se ne riparleremo alla fine di **psiq**.
La **Psicobiotica** è un nuovo campo di studio specifico della **psichiatria** che riguarda i rapporti tra la **Mente**, il **Corpo**, il **Microbioma Intestinale** e l'Alimentazione.
Il **Microbioma Intestinale Umano** è l'insieme del *patrimonio genetico* presente nell'intestino umano (ma in realtà residente anche in altre aree tra cui il cavo orale e la cute) e che deriva dalla totalità dei microrganismi che compongono il **Microbiota** (volgarmente chiamato "***Flora Intestinale***"), ovvero una massa di microrganismi simbiontici costituiti da batteri (in prevalenza anaerobi, miceti, micoplasmi e virus) (318).
Con sempre maggior frequenza le più autorevoli fonti del sapere psichiatrico e neuroscientifico internazionale si pronunciano al riguardo dell'interconnessione profonda che esiste tra la **Salute Mentale** e il **Microbioma Intestinale**.

La **Psicobiotica** si dedica direttamente all'analisi del rapporto esistente tra i microorganismi che dimorano nel nostro corpo, in particolare di quelli che sono residenti nell'intestino umano, ed i **Disturbi Mentali**: questo legame è sostenuto sempre di più da **studi scientifici** che suggeriscono nuove prospettive a livello terapeutico e preventivo (319).
Ora che sappiamo che i **batteri intestinali** (e lo stesso sistema nervoso presente nell'intestino, una sorta di nostro "secondo cervello") possono parlare al **sistema nervoso centrale**, influenzando il nostro umore, il nostro appetito, il funzionamento del nostro pensiero e persino i nostri ritmi circadiani, la prossima sfida per i medici ed i ricercatori sarà quella di **controllare questa comunicazione** (319).

La **Psicobiotica**, una disciplina molto recente ma dotata di enormi potenzialità, ad esempio esplora le strategie emergenti per impiantare nell'intestino ceppi batterici in grado di **modificare il sistema nervoso intestinale** e, di conseguenza, il nostro **"primo" cervello**, per fornire benefici fisici, immunitari, ormonali e mentali.

Le parole "**psicobiotica**" e "**psicobiotici**" (ovvero i probiotici ed i ceppi batterici utili a migliorare il funzionamento mentale) rappresentano due termini recenti che si prestano ancora a *fraintendimenti* e a **strumentalizzazioni commerciali**.

È bene sottolineare che, ad oggi, non ci sono ancora evidenze chiare su quali ceppi batterici siano utili nel campo della **Salute Mentale**, piuttosto si sottolinea l'importanza di avere un microbioma "sano" e ben differenziato (in questo senso potrebbe essere utile integrare la dieta con **fibre**, assumere **probiotici** con multipli ceppi differenti, **idratarsi** e praticare **attività fisica**).

Mentre è noto da più di un secolo che **un buon equilibrio dei batteri intestinali** può avere **effetti positivi sulla salute fisica**, solo negli ultimi 10-15 anni si sono potute osservare evidenze che stanno iniziando a dimostrare che esiste **una connessione tra intestino e cervello** (320).

Negli animali da esperimento, **una migliore funzione immunitaria**, una netta azione antiinfiammatoria generale, migliori reazioni allo stress e persino alcuni vantaggi di apprendimento e memoria sono stati attribuiti all'aggiunta dei **giusti ceppi di batteri** nel microbioma intestinale; gli studi sull'uomo sono più difficili da interpretare, ma sono stati senza dubbio osservati alcuni cambiamenti nella fisiologia dell'organismo, come riduzione dei livelli di **ormoni della corticale del surrene** (cortisolo), migliorata immunomodulazione, aumento del **fattore neurotrofico**

BDNF e minori livelli di **infiammazione cronica di basso grado** (321).

"Questi studi ci danno la sicurezza che i batteri intestinali stiano giocando un ruolo causale in processi biologici molto importanti, che possiamo quindi sperare di sfruttare con gli psicobiotici", afferma il **Dr. Philip Burnet**, professore associato di psichiatria all'**Università di Oxford**.

Tuttavia, i **probiotici** ed i **prebiotici** (le fibre e gli elementi di supporto) sono solo una parte della storia: potrebbe essere altamente probabile che non solo farmaci come antidepressivi, ansiolitici o antipsicotici, ma anche **l'esercizio fisico**, alcuni stili di vita e certamente un'alimentazione specifica, potranno fornire effetti benefici e modulanti sui batteri intestinali, rendendo possibile dimostrare **nuove ipotesi eziopatogenetiche** e, soprattutto, **nuove ipotesi di terapia** per molti disturbi psichiatrici.

Quindi che cosa possono consigliare gli psichiatri **sul piano alimentare** ai loro pazienti?

È chiaro che un intervento corretto sul piano scientifico dovrà considerare sia la **psicopatologia di base** (depressione, ansia, ADHD, bipolarità o altro), la presenza di altri **disturbi medico-generali** e le **caratteristiche intrinseche della persona** (età, genere, lavoro, celiachia, intolleranze, gravidanza, presenza di disturbi del comportamento alimentare, altre abitudini di vita e molto altro).

In questo senso fare in modo che il **medico-psichiatra** dialoghi con il **medico-dietologo** potrebbe essere *la chiave di volta*.

Inoltre sarà fondamentale evitare di coltivare **abitudini dietetiche troppo rigide e restrittive**, che spesso fanno diventare le persone **Ortoressiche** (*una forma di attenzione abnorme alle regole alimentari che genera disagio mentale*).

In questo senso, ho pensato che potesse essere interessante e utile dirvi **quali sono le mie abitudini alimentari** (che hanno poi coinvolto anche la mia famiglia).

In primis, personalmente tendo ad evitare completamente ogni forma di **bevanda alcolica** (vino, birra e superalcolici) anche se in occasioni speciali cerco di **essere "flessibile"** e di seguire le regole del gruppo; allo stesso modo assumo caffeina con morigeratezza, consapevole che i benefici del **caffè** sono soggettivi ed ognuno dovrebbe sperimentare come (e "se") utilizzarlo.

Alla base della mia alimentazione c'è un'attenzione speciale alla mia **idratazione**: in prevalenza utilizzo **acqua del rubinetto** in borracce di vetro o metallo che, a volte, addiziono con magnesio e potassio (che **ne migliorano anche il sapore** e mi invogliano a bere di più).

La mia **dieta "solida"** è sostanzialmente basata su **verdure, cereali integrali e frutta**, sempre di stagione, ben lavate e (se possibile) mangiate a crudo o cotte al vapore.

C'è chi la chiama **Paleo-Modificata** oppure **Vegana con Pesce e Uova**, in realtà ho sperimentato su di me molti cibi e combinazioni **ascoltando con attenzione gli effetti sul mio corpo e sulla mia mente** (vi consiglio di fare lo stesso).

Sono solito **non mangiare carni processate e formaggi industriali**, bevo latte fresco con moderazione (alle volte lo miscelo a **proteine idrolizzate** per l'attività di allenamento in palestra).

Mangio **pochissima carne**, e sto pianificando seriamente di non mangiarne più *in primis* per ragioni "etiche"; utilizzo maggiormente **pesce** e, soprattutto, **uova** (non vi dico quante ne mangio perché potreste non crederci....) sia crudi che cotti.

Da tempo **ho limitato al massimo farine raffinate, pasta ed affini**.

La **colazione "perfetta"** per me è a base di **Porridge** e di **Frutta Fresca**, il pranzo e la cena hanno, all'incirca, lo stesso valore calorico (*cerco di essere più contenuto alla sera per dormire meglio*).

Il mio grande sforzo è quello di limitare le calorie al minimo utile per potermi **allenare "bene"** e quotidianamente *in palestra* e **outdoor** a giorni alterni, quindi **seguo una dieta non troppo ipocalorica**.

Vi ripeto che, come persona essenzialmente sana (e anche laureata in medicina), ho avuto il privilegio di potermi prescrivere **una dieta molto personalizzata** che mi "calza a pennello".

Certamente il consiglio che do agli altri è quello di **sperimentare un regime dietetico sano** sotto la supervisione di almeno un medico (medico di medicina generale, psichiatra e dietologo).

Al momento **non assumo integratori alimentari o prodotti nutraceutici** su base regolare.

4.3 Igiene del Sonno

Per gran parte della mia vita ho fatto parte di quelle persone che **non sono attratte dal dormire** come attività *in sé*.

In verità da **adolescente** e per gran parte della **prima età adulta** ritenevo che il sonno fosse una gran perdita di opportunità legate alla veglia e cercavo di andare a riposare a letto non prima della mezzanotte e pensavo: "Meno dormo e più tempo avrò per fare cose interessanti!....".

Nella mia testa c'era l'idea che il **riposo notturno** fosse semplicemente *una perdita di tempo*.

Ad un certo punto, durante il percorso di laurea in medicina, avevo tutti gli **elementi scientifici** per poter affermare alcune cose riguardanti le conseguenze di **un buon riposo notturno** (322):

- Allunga la vita.
- Migliora la memoria.
- Rende maggiormente creativi.
- Favorisce la risoluzione dei problemi ("Problem Solving").
- Favorisce il controllo del peso e diminuisce la fame.
- Protegge dal Cancro.
- Protegge dalla Demenza.
- Diminuisce i sintomi d'ansia e di depressione.

- Diminuisce la predisposizione alle Infezioni.
- Allontana il pericolo di Ictus e di Infarto.

Non male per un'attività che continuavo a considerare **una perdita di tempo**!

Ma che cosa è, dunque, **il sonno** e perché ha tutti questi *benefici*?

Il **sonno** è la principale ***attività ciclica*** a cui il nostro cervello è sottoposto e questa attività fondamentale si è strutturata sull'alternanza **giorno-notte** che scandisce il tempo sul nostro Pianeta.

La **Vita** stessa si è evoluta sotto l'alternarsi inesorabile del **ritmo luce-buio** ed ogni essere vivente, da quelli monocellulari sino agli esseri umani, è stato *"forgiato"* nel profondo dalla necessità di adattarsi a questo **ritmo naturale**.

Noi esseri umani, come animali a prevalente attività diurna, abbiamo strutturato su questo **Ritmo Biologico di fondo** (il riposo notturno) la produzione ciclica e la sincronizzazione di tutte le altre funzioni (ormoni, neurotrasmettitori, citochine, funzioni corporee, attivazione dei vari organi).

Il nostro **Orologio Centrale** si trova nell'ipotalamo anteriore (vicino al chiasma ottico) ed è rappresentato da un piccolo gruppo di neuroni che si chiamano **Nucleo Soprachiasmatico** che possiede al suo interno **un'attività ritmica autonoma** ("Clock") legata all'espressione genica che, però, può subire l'influsso dall'*esposizione della retina alla luce* tramite una breve via di collegamento chiamata **Tratto Retino-Ipotalamico** che non trasmette delle vere e proprie informazioni visive ma si dedica a regolare esclusivamente l'attivazione del **Nucleo Soprachiasmatico**.

Oltre alla **luce** (durata, intensità e "natura", ad esempio artificiale o solare) questo *"**Clock Centrale**"* presente nel cervello subisce l'influenza di altri segnali che arrivano al cervello come ad esempio **il cibo** (quando mangiamo e cosa mangiamo), **l'attività fisica** che facciamo (aerobica, anaerobica e orario in cui la eseguiamo), la pressione arteriosa, l'attività sessuale, la presenza o meno di **sorgenti di stress**.

Il **Nucleo Soprachiasmatico** ha il delicatissimo compito di regolare i ritmi delle altre funzioni fisiologiche: sonno-veglia, temperatura corporea, sistema nervoso neurovegetativo ed assi ormonali.

In relazione al sonno vediamo che il **Nucleo Soprachiasmatico** è in collegamento con diversi assi ormonali.

La **Corticale del Surrene** è maggiormente stimolata a produrre **Cortisolo** e **DHEA** (*"Deidroepiandrosterone"*) nel mattino con un picco tipico verso le 7 che si attenua per raggiungere il minimo intorno alle 2 di notte; ad esempio dormire male con numerosi risvegli notturni aumenta la produzione di *cortisolo diurno* (e relativo aumento della **Resistenza Insulinica**).

Lo stimolo dell'**Epifisi** invece favorisce la produzione massima di **Melatonina** tra la mezzanotte e le 3 di notte mentre *i livelli minimi di melatonina* li abbiamo al mattino quando è massimo il cortisolo.

La **Melatonina** segue dei cicli non solo circadiani ma anche stagionali per cui avremo concentrazioni maggiori nel periodo **Autunno-Inverno** (con la diminuzione delle ore di luce) e concentrazioni minori **in Primavera ed Estate** e relativo *aumento del Testosterone*.

La **Melatonina** è in grado di interagire anche con il sistema immunitario favorendo la ***regolazione della risposta*** *infiammatoria* (e queste funzioni sono importanti, ad esempio, in corso di depressione).

Per chiudere i cambiamenti ormonali che si manifestano durante **il ciclo sonno-veglia** vediamo che durante la notte non abbiamo solamente un aumento degli *ormoni legati alla riproduzione*, come il **Testosterone**, ma anche l'**Ormone della Crescita** (*"GH"*) ha un picco notturno, anticipato rispetto alla melatonina tra le 23 e la mezzanotte.

Come state iniziando ad intuire il **Sonno** rappresenta il più importante segnale di **sincronizzazione** di tutti i ritmi del nostro sistema **Mente-Corpo**.

Durante il sonno manifestiamo due importanti **Stati di Coscienza**, ovvero il **Sonno REM**, che si chiama così perché in quella fase manifestiamo dei rapidi movimenti oculari al di sotto delle palpebre (onde elettriche a bassa frequenza *Theta*, 4-8 Hz), ed il **Sonno NREM**, ovvero "non REM", in cui abbiamo un sonno profondo con maggiore sincronizzazione dell'attività elettrica del cervello.

Potrebbe interessarvi sapere che, *oltre alla veglia ed alle fasi REM e NREM del sonno*, noi esseri umani possiamo esprimere **diversi altri stati alterati di coscienza** a metà tra sonno e veglia.

Ad esempio quando siamo alla guida della nostra automobile e iniziamo a manifestare **stanchezza**, può accadere di percorrere lunghi tratti di strada senza che ce ne ricordiamo; bene, in questo caso stiamo sperimentando uno **Stato di Coscienza Crepuscolare**, in cui manteniamo degli automatismi (*guidiamo in maniera sicura*) ma entriamo in una modalità maggiormente "introspettiva" e soporosa.

Allo stesso modo durante l'attività della **Meditazione** possiamo sperimentare uno stato di **coscienza alterato** che, pur essendo diverso dal "**sonno**", può fornire ristoro e recupero energetico in maniera molto simile al *riposo notturno*.

In ogni caso le **alterazioni patologiche del sonno** causeranno sempre delle alterazioni del ritmo e della quantità di produzione di numerosi ormoni che impatteranno sul **benessere mentale**: ad esempio *il cortisolo aumenta, la melatonina diminuisce, la leptina diminuisce mentre la grelina aumenta* (stimolando la fame e l'abuso calorico).

Tutti questi cambiamenti ormonali (anche legati ad altri assi come gli **ormoni sessuali**, l'**insulina** ed il **GH**) favoriranno in maniera diretta ed indiretta l'aumento dell'**infiammazione cronica di basso grado**, disordini alimentari, l'obesità ed il diabete.

Inoltre avremo anche alterazioni evidenti della **performance cognitiva** e della *regolazione emozionale* con iperattivazione dell'Amigdala e diminuzione dell'attività della corteccia; ci sono evidenze nettissime che mettono in rapporto causale i **disturbi del sonno** (sia come causa che come effetto) con numerose **patologie psichiatriche** (depressione, ADHD, disturbo bipolare) (323).

Tutte queste conoscenze, *suffragate da decenni di evidenze scientifiche*, hanno ormai consolidato in me e in tutti gli altri psichiatri che **il sonno rappresenti un indicatore importantissimo di salute** e che **la sua cura** possa far la differenza nel trattamento di molte patologie psichiatriche, se non in tutte.

Infatti **un sonno che duri a sufficienza e ben strutturato nelle sue fasi** (REM e NREM) permette non solo di ripristinare *l'equilibrio e le scorte dei neurotrasmettitori, stabilizzando le vie che regolano l'umore, la percezione ed il pensiero*, ma favorisce anche l'azione di molti **psicofarmaci** che proprio durante il riposo notturno agiscono con maggiore efficacia (ad esempio **antidepressivi** e **stabilizzatori dell'umore**) (324) (325).

In questo senso la suddivisione delle persone in *"cronotipi"*, ovvero in "**Gufi**" (più attivi nelle ore serali) e in "**Allodole**" (più attivi al mattino e nelle ore diurne) rappresenta probabilmente **un bias legato all'evoluzione tecnologica della nostra società** ed alla presenza di illuminazione artificiale, di monitor a luce blu e di attività ludico-ricreative maggiormente rappresentate nelle ore serali.

Le necessità di sonno, *in termini di ore*, e le caratteristiche maggiormente benefiche di **un riposo notturno ben strutturato** sono, probabilmente, uguali per tutti.

In questo senso il lavoro notturno sarebbe, sempre e comunque, **un'attività dannosa** per la nostra salute che *non potrà mai ricevere una compensazione dal riposo diurno*, dati scientifici alla mano (326)(327)(328).

A questo punto è più che evidente che ogni persona che voglia prendersi cura della propria **Salute Mentale** dovrà essere in grado di valutare *la qualità del proprio sonno* e sapere **cosa fare per migliorarla**, in presenza o meno di **psicofarmaci ipnoinducenti** (che è sempre meglio evitare, se possibile, poiché non risolvono alla radice il problema).

Quali sono, dunque, i disturbi del sonno?

È importante sottolineare come, molto spesso, **un sonno disturbato** è espressione e sintomo della presenza di **un disturbo mentale**, magari non ancora diagnosticato.

La Schizofrenia, il **Disturbo Bipolare**, il *Disturbo Depressivo Maggiore*, il Disturbo Ossessivo-Compulsivo, molti Disturbi d'Ansia, il **Disturbo dell'Adattamento** ed il PTSD, possono tutti avere come **sintomi importanti** l'*insonnia*, il **sonno disturbato** o il riposo notturno non rinfrancante.

In realtà c'è chi sostiene che l'insonnia sia sempre un *"sintomo"* e mai un *"disturbo primario"* anche se nel **DSM-V** e nell'**ICD-10** la diagnosi di **Insonnia** è presente.

Sta di fatto che **il sonno** andrà affrontato **da tutti gli "angoli" possibili**, ovvero sia come causa che come conseguenza di ***disagio mentale***.

In ogni caso sarà senz'altro molto utile identificare **la storia e le caratteristiche del proprio sonno**, in particolare le componenti disturbanti o, addirittura, patologiche.

Eccovi quindi le possibili *caratteristiche "anomale" del riposo notturno*:

- **Caratteristiche Quantitative**, *ovvero qual è il ritmo sonno-veglia di una notte tipica?* - Quanto tempo occorre per addormentarsi? Quanti risvegli notturni ci sono? Qual è la durata totale delle ore di sonno? Quante notti alla settimana accade?
- **Caratteristiche Qualitative**, *ovvero come viene percepito il proprio sonno?* - È rigenerante? È piacevole? È riposante?
- **Effetti sulla Vita Diurna**, *ovvero in che modo il sonno interferisce con le normali attività?* - Mi sento assonnato? Mi sento stanco? Ho problemi di concentrazione? Sono irritabile? Quali cose faccio peggio?

Se risponderete a tutte queste domande potrete avere le idee più chiare se state vivendo una vera Insonnia oppure un "disagio" relativo al riposo notturno che richiede comunque un miglioramento per favorire un miglior livello di benessere mentale.

Ma quali sono i criteri diagnostici dell'**Insonnia "vera"**? Ve li ho riassunti nello schema seguente:

- **Segni caratteristici:** Difficoltà ad addormentarsi e/o difficoltà a mantenere il sonno, oppure sensazione soggettiva di un sonno scarsamente riposante.
- **Frequenza:** tre o più volte alla settimana.
- **Gravità:** Tempo di addormentamento superiore a 30 minuti, tempo degli episodi di veglia notturna superiori a 30 minuti.
- **Durata:** maggiore di 6 mesi.
- **Effetti:** alterazione clinicamente significativa del funzionamento emotivo, cognitivo, sociale e lavorativo durante il giorno.

Esiste **una forma di Insonnia definita "Paradossa"** in cui le persone che ne soffrono hanno *la sensazione di dormire male o, addirittura, di non dormire* mentre i loro famigliari non riferiscono problemi e pure i monitoraggi del sonno sembrano a posto; queste discrepanze tra quanto osservato (ed oggettivato) e la **sensazione soggettiva** della persona non è infrequente e mostra l'affascinante aspetto di come *l'aspetto psicologico sia centrale* quando si ha un'alterazione del sonno (329).

Oltre all'**Insonnia Paradossa** esiste anche un'**Insonnia "Non Percepita"** in cui sono gli strumenti di misurazione e le testimonianze dei famigliari a suggerire **un sonno disturbato** mentre il soggetto **non ha la sensazione** di dormire male.

Infine è anche importante valutare la presenza di *altri disturbi legati al sonno* (**Insonnia "Secondaria"**) che possono stravolgere il riposo notturno e peggiorare o indurre patologie mentali:

- **Disturbi del Sonno legati alla respirazione,** *ovvero è presente il fenomeno del "Russare"?* - Ci sono delle pause respiratorie durante il sonno (riferite dai famigliari)? Risvegli notturni con la sensazione di non respirare? Sensazione di essere assonnato durante il giorno? Addormentamenti involontari durante il giorno?

- **Disturbi del Movimento durante il sonno**, *ovvero difficoltà a dormire per "gambe irrequiete", "tese" oppure "formicolanti"?* - Difficoltà a dormire per crampi, dolore, tensione o fastidi alle gambe? Necessità di alzarsi e camminare per stare meglio? Essere assonnati durante il giorno?
- **Disturbo del Sonno da ritardo di fase**, *ovvero tendenza a dormire bene ma ad orari sbagliati (ritardati)?* - Tendenza a dormire bene solo se si va a letto molto tardi? Buon riposo solo nelle ore del mattino, dopo una notte insonne? Difficoltà ad essere concentrato e vigile anche dopo un buon riposo notturno?
- **Disturbo del Sonno da anticipo di fase**, *ovvero tendenza a dormire bene ma ad orari sbagliati (anticipati)?* - Buon riposo solo se il sonno inizia molto presto? Incapacità a restare svegli dopo il tramonto? Risvegli molto precoci al mattino, con stanchezza?
- **Parasonnie**, *ovvero comportamenti inusuali durante il sonno?* - Presente sonnambulismo? Tendenza a parlare molto o a urlare durante il sonno? Risvegli con comportamenti inadeguati o violenti? Digrignamento dei denti durante la notte (Bruxismo)? Presenza di incubi terrificanti?
- **Narcolessia**, *ovvero sono presenti addormentamenti improvvisi e non voluti durante il giorno?* - Attacchi di sonno improvviso? Impossibilità di rimanere sveglio anche durante compiti o lavori pericolosi? Svenire per una forte emozione? Allucinazioni in presenza di forte sonnolenza diurna? Svegliarsi da un sonno ma sentirsi "paralizzato"?

Sulla base di tutte queste informazioni presenti in questo capitolo di **psiq**, potrebbe essere una buona idea quella di tenere un **Diario del Sonno** in cui annotare, entro un'ora dal risveglio, la presenza di **anomalie** oppure di **disagi** relativi al riposo notturno (330).

Solo in questo modo si potrà avere la consapevolezza della presenza di una vera e propria **Insonnia** oppure di un più generico **Disagio del Sonno** che andrà comunque affrontato per favorire oppure per mantenere il miglior livello possibile di **Salute Mentale**.

Dormire di più, Dormire meglio e Trasformare il *"vissuto negativo"* relativo al sonno, sono questi gli **obiettivi** da perseguire e il processo terapeutico che porta una persona a raggiungerli in maniera efficiente si chiama **Igiene del Sonno**.

Per iniziare un programma efficiente di **Igiene del Sonno** è fondamentale conoscere quali sono i comportamenti da modificare, con **modalità progressive e compatibili**.

Ho deciso di riassumere tutti i punti da *prendere in considerazione* in questo schema:

- **Utilizzo di Caffeina:** Caffè, Tè, Coca Cola, Energy Drink, Cioccolato, alcuni farmaci antidolorifici e alcuni prodotti nutraceutici contengono caffeina o suoi derivati (metilxantine) stimolanti; la caffeina **non è un nutriente** e **non è fondamentale** a meno che non si desideri mantenere volontariamente uno stato di veglia. I benefici "reali" delle bevande stimolanti (in particolare The e Caffè) non hanno a che vedere con la caffeina o la teina (antagonismo dell'adenosina, mobilizzazione del calcio intracellulare e inibizione delle fosfodiesterasi) ma con altre sostanze presenti al loro interno, i cui effetti antinfiammatori e antiossidanti possono essere ritrovati facilmente in altri alimenti. La caffeina esplica l'azione attivante diretta per almeno 4-6 ore ma, in realtà, genera **fenomeni di sovradosaggio e microastinenziali** che possono perdurare a lungo e interferire con il sonno. Infine la caffeina sta mostrando, a livello Globale, **un abuso in crescita costante** per cui molte persone sono a rischio di sviluppare dipendenza, tolleranza, assuefazione e astinenza reali (ne riparleremo in seguito).

- **Utilizzo di Nicotina:** è un altro stimolante che interferisce pesantemente sul sonno e su molte altre funzioni del sistema nervoso centrale, e può essere considerata una sostanza "potenziatrice" degli effetti della caffeina. A poco serve il non fumare nelle ore serali perché la **sindrome astinenziale** renderà irrequieti e ansiosi; ovviamente la sospensione completa dell'uso di nicotina è l'unica via da percorrere sia per favorire un buon sonno che per evitare disturbi cardiovascolari, neoplasie di varia natura e altri problemi legati alla Salute Mentale (anche in questo caso ne parleremo tra poco).
- **Utilizzo di Alcol:** sono in molti a pensare che l'utilizzo di bevande alcoliche nelle ore serali favorisca il sonno. Questo **è completamente falso**, a qualsiasi dosaggio e forma "commerciale" (vino, birra, etc.) lo si utilizzi. In realtà l'alcol, pur favorendo effettivamente l'inizio del sonno, danneggia l'architettura del sonno (alternanza di fasi REM e NREM), favorisce la disidratazione notturna, induce fenomeni microastinenziali, favorisce cefalea o prodromi cefalgici. Ne riparleremo abbondantemente tra poco, per questo e altri problemi di salute mentale.
- **Abitudini Alimentari:** è vero che gli stimoli della fame durante il sonno possono riattivare il cervello tramite un disequilibrio tra grelina e leptina, ma per ragioni simili un pasto serale troppo abbondante genera un disturbo del

sonno ancora peggiore. Il pasto serale dovrebbe essere quello a minor contenuto calorico totale, **con minore carico glicemico** e maggiormente ricco di prodotti idratati e ricchi di fibre, per favorire sia il ritmo dell'evacuazione mattutina che per impedire la disidratazione notturna che è una delle prime cause di risveglio e di sonno non riposante.

- **Peso Corporeo:** il sovrappeso e l'obesità rappresentano delle variabili importanti nei disturbi del sonno, anche degli aumenti modesti di peso possono favorire la compressione di alcuni organi, contrastare una respirazione fisiologica e mobilizzare degli assi ormonali sfavorevoli. Anche diminuzioni repentine ed esagerate del peso, a loro volta, possono disturbare il sonno.
- **Attività Fisica:** questo è un punto davvero fondamentale in quanto un programma di attività fisica *"di impatto"* **ma compatibile** è realmente efficace nel cambiare la qualità del sonno, sia per gli effetti diretti (sul cervello) che indiretti (sul peso corporeo e sul metabolismo). L'attività fisica andrebbe sempre eseguita al mattino, mai nel pomeriggio tardi o nelle ore serali e sarebbe meglio miscelare attività aerobica ed anaerobica, sperimentando la percentuale migliore per noi stessi.
- **Luce Solare:** la luce solare è un elemento fondamentale per sincronizzare i nostri ritmi biologici interni. Il massimo beneficio dell'esposizione alla luce solare lo si ha nelle prime ore del mattino e sarebbe il massimo combinarlo con l'attività fisica (in particolare durante la primavera e l'estate). Alzarsi presto per fare esercizio e per prendere luce solare cambia in maniera incredibile la qualità del riposo notturno, per tutte le ragioni neurofisiologiche di cui abbiamo parlato sino ad ora.

- **L'Ambiente in cui si dorme:** il rumore ambientale è uno dei peggiori nemici del sonno, anche quando non ci accorgiamo di subirlo (spesso ci abituiamo al traffico, ai suoni delle periferiche elettroniche, ai suoni "subliminali" di natura elettrica o elettronica (ad alta o bassa frequenza) che non percepiamo ma che vengono emessi da quasi ogni elettrodomestico, caldaia, trasformatore, IoT, ventola, aria condizionata che abbiamo installato in casa. Se volete potete provare a sperimentare delle cuffiette che possiedano il *Noise Cancelling* (per alcuni funziona) oppure, ancora meglio, dei semplici tappi per le orecchie professionali. Vi parlerò dopo della possibilità (per alcune persone) di addormentarsi ascoltando contenuti audio che si "spengano" con un timer. C'è poi la questione dell'umidificazione della stanza che spesso è molto bassa e favorisce il seccarsi delle mucose che rappresenta un segnale potente per il risveglio (per far fronte a questo problema potete utilizzare degli umidificatori da calorifero). Infine la temperatura della stanza è una variabile molto importante: un eccesso di calore favorisce la disidratazione, i risvegli e l'irrequietezza agli arti inferiori. Anche una stanza troppo fredda può comportare dei problemi (incubi) ma è comunque da preferire una stanza "fresca" tra i 16 ed i 18 gradi centigradi.
- **Qualità dell'Aria:** potrebbe essere una buona idea aerare la stanza un'ora prima di andare a letto (compatibilmente con temperatura ed ambiente esterno) per caricarla di ossigeno e di umidità, e per regolare la temperatura.
- **Illuminazione:** è fondamentale dormire al buio, in assenza di luci artificiali anche minime (led di accensione, segnali, luci esterne, smartphone, smartwatch e sveglie led). La retina percepisce variazioni anche minime di

luminosità al di sotto delle palpebre, in particolare se provenienti da sorgenti impulsive o alternate.
- **Coperta Ponderata:** ovviamente un letto comodo e dei cuscini confortevoli sono importanti per un buon sonno, e qui le preferenze personali sono fondamentali. Voglio però suggerirvi un particolare tipo di coperta definita "ponderata" che, negli ultimi anni, sta ricevendo diverse evidenze scientifiche di utilità per alcune persone. Si tratta di una coperta contenente delle microsfere di vetro o materiale simile che ne aumentano il peso e ne favoriscono la traspirabilità. Pare che un maggiore peso, distribuito su tutto il corpo, favorisca il rilassamento ed il riposo notturno, io la sto utilizzando da diverso tempo e la consiglio ad alcuni pazienti (in particolar modo alle persone ed ai ragazzi "irrequieti" o chi ha gambe "tese" e disturbate o chi presenta alcuni disturbi psichiatrici) con un notevole beneficio (331).
- **Evitare i "sonnellini" diurni:** è un periodo che si sente spesso affermare che fare dei brevi (o brevissimi) riposi diurni potrebbe essere utile per potenziare la nostra attenzione e per rendere di più, i cosiddetti **"Power Nap"**; questo potrebbe essere corretto in un contesto di altissima competitività ma non è utile sul piano del benessere psicofisico. I vantaggi di un buon sonno superano qualsiasi **"biohack"** che sentirete là fuori e, in generale, è dimostrato che **dormire durante il giorno** (poco o tanto che sia) "*desincronizza*" l'orologio interno di cui vi ho parlato prima. Altra cosa è praticare una qualche forma di meditazione, ma di questo parleremo dopo.
- **Utilizzo delle Periferiche Digitali:** tutti abbiamo sentito dire che smartphone, videogame, laptop e televisione possono "attivare" in maniera patologica alcune aree del cervello ed inoltre disperdere la nostra

attenzione su multipli "attrattori" ("**Disturbo da Diffusione Patologica dell'Attenzione**"). Tutto questo non fa bene al cervello che deve predisporsi ad una buona notte di sonno. Anche la *"luce digitale"* genera problemi e anche se stanno tentando di far credere che le modalità "serali" degli smartphone (con luce calda) siano migliori, questo non ha sufficienti evidenze. In ogni caso, se soffrite d'insonnia o se percepite di dormire male, una buona strategia sarà quella di utilizzare solamente un libro (o Kindle, Kobo & Co.) per leggere dopo le 20 di sera, oppure ascoltare contenuti audio. A proposito dell'audio, ci sono evidenze che **addormentarsi con un podcast** come se fosse una "favola per adulti" (non musica!) potrebbe essere una strategia per accelerare l'addormentamento (332). Alla fine troverete il QR code per scoprire i migliori podcast per dormire.

Dunque vi capita di andare a letto e di **non riuscire ad addormentarvi velocemente** oppure di **risvegliarvi molte volte durante la notte**? Bene, se volete *trasformare la vostra vita* vi consiglio vivamente di modificare le abitudini che siete soliti avere *durante la giornata e prima di coricarvi*, basandovi su **questo schema** che avete appena letto.
Un'ora prima di mettervi a letto dovreste iniziare ad eseguire una serie di azioni (sempre le stesse ogni sera....) che "programmeranno" il vostro cervello ad entrare in **Modalità Notte**: *smettere di lavorare, spegnere lo smartphone, rilassarvi, fare meditazione, fare una doccia calda, mettere il pigiama, lavarsi i denti, impostare la sveglia per la mattina....*
È fondamentale pianificare una serie di azioni, ovvero dei *"Rituali"*, che il vostro cervello assocerà all'**imminente inizio del riposo notturno**.

Prima di immaginare di *utilizzare degli psicofarmaci per dormire* (una scelta che andrà sempre e comunque discussa con il vostro medico, meglio se uno psichiatra) potete anche tentare con degli **integratori psiconutraceutici**, come la **melatonina**.

La **Melatonina**, che purtroppo in Italia è stata eliminata nei dosaggi più elevati da 5mg perché ritenuta pericolosa, resta il **miglior integratore** per favorire il ripristino di una buona architettura del sonno.

Sul tema del sonno potrete trovare numerosissimi altri articoli sul mio blog valeriorosso.com e video di approfondimento sul mio canale YouTube **@valeriorosso**.

Per facilitarvi il lavoro di ricerca, eccovi un paio di **QR code** per arrivare ad alcuni articoli sul **mio blog** utili per il vostro sonno:

I Migliori Podcast per Dormire

Melatonina: Effetti ed Indicazioni

4.4 Eliminazione delle Dipendenze

Qualsiasi sia l'obiettivo di salute che una persona decida di perseguire, esiste un passaggio fondamentale per raggiungerlo: **riconoscere ed eliminare le dipendenze**.
La presenza di **una o più dipendenze** (anche "non gravi" secondo certe prospettive), di cui spesso *non si è sufficientemente consapevoli*, rappresenta un limite assoluto al raggiungimento di un buon livello di **Salute Mentale**.

Anche in questa parte di **psiq**, allo stesso modo del capitolo 2.8, non parlerò più di tanto delle **"dipendenze maggiori"** come quella da Eroina, da Cocaina oppure la "grave" dipendenza da alcol, intesa come "Cronica Intossicazione", ho già diffuso sul web molti contenuti al riguardo in cui sicuramente troverete molte informazioni (andate sul mio canale YouTube o sul podcast "Lo Psiconauta").

Certamente, nel caso siano presenti questi ***quadri clinici di intossicazione grave e continuativa***, l'unica cosa da fare è rivolgersi al più presto ad un centro specializzato come un **Ser.D.** (chiamato ancora **Ser.T.** in alcune zone d'Italia), che sicuramente troverete vicino a voi, chiedendo informazioni al vostro *medico di medicina generale*.

In questa parte di psiq vorrei parlarvi del concetto di *"**Normali Dipendenze**"*, ovvero di tutti quei comportamenti che vengono erroneamente scambiati per abitudini (più o meno problematiche), le cui conseguenze sono **grandemente sottovalutate** e, per lo più, *sconosciute alle persone*.

Vi preannuncio che il concetto di *"**Normali Dipendenze**"* io lo utilizzo per descrivere l'utilizzo problematico di Alcol, Junk Food, Caffè, Nicotina, Smartphone, Gioco d'azzardo e Pornografia, tutte dipendenze erroneamente considerate "lievi" o non rilevanti.

Come premessa generale vorrei ribadire che io, come molti altri psichiatri nel Mondo, quando mi dedico ad **un problema di dipendenza presente in una data persona**, non faccio poi troppa distinzione tra alcol, Junk Food, nicotina, smartphone, cocaina, relazioni, eroina, caffeina, gioco o sesso.

Ovviamente ognuna di queste **aree di potenziale abuso e dipendenza** avrà delle caratteristiche specifiche ma, a questo punto, vorrei che continuaste a concentrarvi soprattutto su **quello che le accomuna** piuttosto che su quello che le differenzia.

Certamente sappiamo bene che, ad esempio, **il potenziale di pericolosità "generale"** delle varie sostanze non è uguale per tutte.

A tal proposito vi voglio riportare il famoso schema prodotto da **David J. Nutt** che ha stabilito una vera e propria classifica sulla base del *potenziale di pericolosità delle varie sostanze* utilizzando un criterio inclusivo che comprende **(1)** pericolosità per l'utilizzatore, **(2)** danno per la Comunità e per l'intorno socio-ambientale (333):

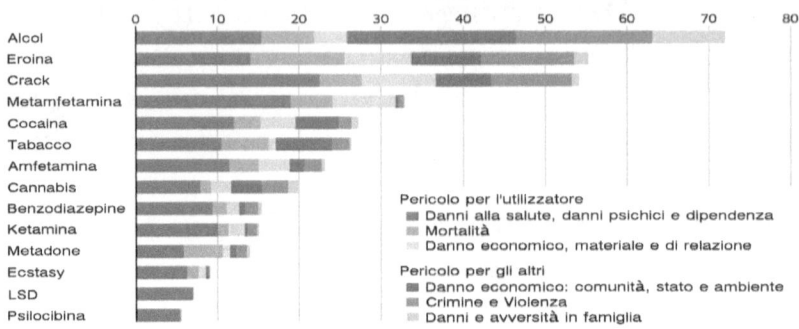

A parte la **netta predominanza dell'alcol**, in tutte le sue forme, come sostanza "globalmente" più pericolosa di tutte, è evidente che il danno che l'**eroina** fa all'utilizzatore non è paragonabile a quello della **cannabis**.
Ma il punto non è questo.
Come medici (e come opinione pubblica) non possiamo avvicinarci al **grande problema delle dipendenze** tenendo in considerazione solamente *il potenziale di danno*.
Questa è **una visione poco "moderna" del problema** e, certamente, non aiuta la gente, in quanto un individuo potrebbe decidere sulla base di **questa classifica** che una sua dipendenza *non generi problemi* oppure che **non meriti attenzione** semplicemente per il fatto che sia considerata meno "danneggiante" per lui o per gli altri, o perchè, semplicemente, *non la si ritrova in classifiche come questa*.
Ad esempio **la dipendenza da Junk Food**, ovvero da cibi ipercalorici, ricchi di zuccheri semplici e di grassi, sta letteralmente **uccidendo la popolazione occidentale** molto più di eroina e cocaina messe assieme per via

dell'obesità, del diabete, delle patologie cardiovascolari e dei tumori, ad essa direttamente correlati.

Ma pochissimi medici ne parlano seriamente come di **uno dei più importanti problemi di salute pubblica** e quelli che lo fanno, implicitamente, vengono considerati "esagerati" oppure complottisti.

Inoltre qualcuno dipende dai **Junk Food** ma altri no, e questo introduce il concetto che, a parità di "rischio" di dipendenza e di danno, ci siano anche **altre variabili da tenere in considerazione**.

Ma quali?

Nel capitolo 2.8 sulle Dipendenze, vi ho già parlato del **Prof. Bruce Alexander**, uno psicologo di Vancouver, Canada, e del **Prof. Peter Donald Albert Cohen**, uno psicologo sociale e sociologo di Amsterdam, Olanda.

L'esperimento del "**Rat Park**", ideato dal **Prof. Bruce Alexander**, di cui spero che vi ricordiate bene, ci dice chiaramente che **l'intorno socio-ambientale in cui siamo immersi** assume un ruolo fondamentale nello sviluppo di una qualsiasi dipendenza.

Invece il **Prof. Peter Cohen** ci ha fornito le basi teoriche e sperimentali di un altro importante passaggio culturale, quello che sposta la nostra attenzione dal concetto di "**dipendenza**" a quello di "**legame**", nell'ipotesi che ogni legame presente nella nostra vita (persone, oggetti, sostanze, comportamenti) sia in grado di portarci **sia felicità che problemi** sulla base di come lo viviamo.

Se volete capire bene questa importante prospettiva **sui fenomeni delle dipendenze** dovrete continuare a riflettere sull'affascinante e dirompente concetto che il contrario di "**dipendenza**" non è "**astensione**" oppure "**sobrietà**", questo assunto *non è corretto*.

Le moderne neuroscienze hanno ormai stabilito che **il contrario di "dipendenza" è "connessione"**, ovvero legame con gli altri e con l'ambiente intorno a noi.

Quindi per capire se siamo davvero **versatili e liberi** rispetto a sostanze, oggetti o relazioni la prima domanda, che riguarda noi stessi, a cui dobbiamo rispondere sarà: *sono "connesso" in maniera passionale, curiosa e fruttuosa con l'ambiente e con le persone intorno a me?*

D'altra parte non ha senso negare il problema che **l'ambiente intorno a noi possiede anche delle caratteristiche nocive** che meritano di essere monitorate e, alle volte, "disconnesse" da noi.

Quindi, ad un livello ancora diverso, potremmo dire al **Livello "Zero"** del problema che gran parte di noi ha con le *"Normali Dipendenze"*, c'è la constatazione che pochissime persone riescono ad essere realmente consapevoli del **rapporto disfunzionale** che hanno sviluppato con alcune sostanze, oggetti e comportamenti.

Stiamo parlando di **oggetti, sostanze e comportamenti** che appartengono *al lato "normale" della nostra vita*, ovvero a quello che moltissimi fanno.

Tutto ciò avviene per opera di *specifiche caratteristiche* che possiede l'ambiente intorno a noi, ovvero lo stile di vita che caratterizza la **Moderna Società Occidentale**.

Quello che ci capita ogni giorno, ogni ora e ogni secondo della nostra vita è di essere **costantemente distratti** e di ricevere frequentissimi segnali dall'ambiente che ci **rassicurano** sul fatto che *"va tutto bene così"*.

In realtà, nel nostro presente, *le cose non vanno così bene* ed è davvero necessario riprendere il controllo e **tentare di capire che cosa ci accade** a nostra insaputa.

Alcol e bevande Alcoliche

Sul web sono spesso considerato **un estremista** per le posizioni che ho preso *sul tema dell'alcol*, in realtà io non credo di avere una posizione "ideologica" ma semplicemente di dar voce a dei fatti e a delle **evidenze scientifiche**.

È certamente un'evidenza epidemiologica che, nel Mondo, sono circa 3.000.000 (tre milioni) le persone che ogni anno muoiono a causa dell'alcol (334).

Tra *tutti i decessi di cui l'alcol è responsabile*, il 28% è dovuto a cause traumatiche, ovvero incidenti stradali e domestici, suicidio e violenza interpersonale; il 21% a causa di disturbi dell'apparato gastrointestinale; il 19% per malattie cardiovascolari e il resto per tumori, demenza, disturbi mentali e altre condizioni di salute (334).

Tutte le *bevande alcoliche* possiedono **effetti negativi neurotossici e di danno cardiovascolare, inducono diverse forme di cancro ed espongono al rischio di sviluppare dipendenza**, a qualsiasi livello di utilizzo (335).

L'alcol funziona così: *se ne bevo poco mi fa poco male, se ne bevo tanto mi fa tanto male.*

In questo senso il consiglio *"Bevi pure ma con moderazione"*, che spesso sento girare anche **in ambito sanitario**, è privo di senso e vi spiego perché.

L'alcol è un liquido particolare e, nonostante sia **di facile reperibilità ovunque**, fa parte di quelle sostanze che possiedono dei rischi intrinseci di portare alla dipendenza perché agisce, a livello recettoriale, su sistemi neurali sui quali tutti noi **non abbiamo il controllo** (335).

In particolare l'alcol interagisce con **i recettori GABA** del nostro cervello che possiedono *una porzione specifica di legame*.

Ogni persona possiede **una sensibilità personale** rispetto al modo in cui l'alcol interagisce su base recettoriale con il nostro cervello e *nessuno di noi sa a quale categoria di rischio appartiene* su base genetica (336).

In poche parole nessuna persona può conoscere, a priori, quanto sia **sensibile** e **vulnerabile**, su base recettoriale, all'**etanolo**.

Certamente si tratta di *un fenomeno complesso*, ancora poco conosciuto ma presente su **base famigliare/genetica**: se abbiamo avuto un famigliare alcolista l'epidemiologia ci dice che saremo maggiormente sensibili alla dipendenza da alcol.

Ma questa non è l'unica variabile in gioco.

Il secondo punto riguarda il fatto che **la dipendenza da alcol** non si manifesta mai in maniera nettamente, ed inequivocabilmente, distinguibile dalla **non dipendenza**, o meglio da quello che alcuni medici si ostinano a chiamare *"uso moderato"*.

Non esistono **due poli contrapposti**, ma piuttosto uno spettro di possibili comportamenti via via sempre più problematici e pericolosi.

In sostanza **è un mito da sfatare** che se non sei un alcolizzato all'ultimo stadio allora sei, automaticamente, un *"bevitore moderato"*.

Infatti sono descritti moltissimi **pattern di utilizzo problematico delle bevande alcoliche** che passano inosservati a noi sanitari.

Alcune forme di **"Binge Drinking"** sono esempi molto calzanti di questo discorso: esistono persone che bevono poco, quasi nulla, durante la settimana e poi **3 o 4 volte al mese** assumono alcol in maniera più massiccia superando i livelli di guardia (337).

Questa modalità di utilizzo dell'alcol **è già una forma patologica**, fatevene una ragione.

Il terzo punto riguarda il famoso *esperimento del Rat Park,* che conoscerete ormai "a memoria", ed è legato alle *dimensioni socio-ambientali e di vita* che influenzano la nostra **vulnerabilità all'alcol.**

Tutti noi riteniamo di essere **solidi come delle rocce** e, tutto sommato, quasi sempre in controllo rispetto alle nostre esistenze.

Purtroppo **non è sempre così.**

Ogni persona che vive sul **Pianeta Terra** può subire, improvvisamente, degli insulti dalla vita, essere esposta *forme di stress aggiuntivo,* subire un trauma, tutte eventualità che possono favorire in maniera importante **una dipendenza da alcol**; quello che si definisce *un utilizzo autoterapeutico e compensatorio.*

In realtà la nostra stabilità apparente e la capacità di autocontrollarci non rappresentano **delle parti immutabili di noi** ma sono **condizioni dinamiche** che possono cambiare repentinamente nel corso della vita, sulla base del modo in cui viviamo e di quello che ci accade.

Ogni anno in Italia muoiono **decine di migliaia di persone** per i danni diretti dell'alcol: secondo voi erano tutti individui *stupidi, sprovveduti oppure deboli?*

Quindi la mia domanda è: perché esporci ad una sostanza pericolosa su cui molti di noi potrebbero, in qualche momento della loro vita, non avere il controllo e che può danneggiare in maniera involontaria una grande fetta della popolazione?

È davvero così indispensabile l'alcol?

A questo punto vi voglio proporre **un piccolo esercizio** che potrà "rivelare" e confermare se realmente non avete alcun problema con le bevande alcoliche.

Si chiama **Test dei Sette Giorni**: vi propongo di *astenervi completamente dall'assunzione di qualsiasi tipo di* *bevanda alcolica per sette giorni* e di tenere un piccolo diario su cui potrete documentare la presenza o meno di effetti negativi o spiacevoli, con il fine di valutare se, effettivamente, sarà stato un compito semplice.

Junk Food e "Bliss Point"

La condizione di dipendenza che genera più danni alla salute e decessi in tutto il Mondo non è correlata a sostanze ma piuttosto **ad alcune forme di dipendenza da cibo** (338).

I danni di una nutrizione basata su **zuccheri semplici**, ricca di **grassi saturi, sale** ed *ipercalorica* sono epidemiologicamente connessi ad un maggiore sviluppo di obesità, diabete, patologie cardiovascolari e **disturbi mentali** (339).

Sapete che cosa è il "**Bliss Point**"? Avete mai sentito parlare del *"Mercato della Dopamina"*?

In realtà ne ho parlato molte volte sul mio canale YouTube (@valeriorosso) e sul mio blog valeriorosso.com, e in questo momento mi voglio riferire esplicitamente **al grande mercato del cibo**, gestito da multinazionali che stanno portando molto dolore e malattia nel Mondo grazie a *"Cibi Spazzatura"* ("**Junk Food**") che ci stanno rovinando la nostra salute fisica e mentale.

Possiamo dire che tutto il Mondo si sta assuefacendo a cibi che contengono una miscela molto ben studiata a tavolino di **zucchero, grassi saturi, grassi trans (TFA) e sale** (340) che sta generando nella popolazione un aumento esponenziale di *diabete, obesità e malattie cardiovascolari*, una specie di gigantesco **Disturbo dell'Alimentazione** di tutta la popolazione mondiale.

Inoltre, come abbiamo visto nel capitolo 4.2 di **psiq** sulla **psiconutrizione**, un'alimentazione di questo tipo non solo è di per se un problema di salute mentale, in quanto è connessa ad una **disregolazione emotiva** e genera **dipendenza**, ma a sua volta collabora e sostiene la genesi di **altri disturbi psichiatrici** come la *depressione, disturbi d'ansia, disturbo bipolare, schizofrenia e ADHD* (341)(342).

Probabilmente tutti voi che state leggendo **psiq** mi avrete già ascoltato quando, attraverso il mio *ecosistema digitale*, affronto il tema di come la nostra **salute mentale** sia connessa anche a quello che mangiamo, in accordo alle ultime **teorie neuroscientifiche** e, allo stesso modo, di come tra le dipendenze dannose per l'essere umano ci sia anche quella da certi cibi, in particolare dai **cibi spazzatura** ("*Junk Food*").

La parola "dipendenza", nel caso della **disregolazione alimentare** (ma come anche quando parlo di alcol, caffè, smartphone ed altro), non è un'iperbole ma è un concetto molto concreto (343).

Infatti abbiamo **una notevole mole di studi clinici ed epidemiologici** che indicano chiaramente che quando mangiamo cibi che presentano un alto contenuto di zuccheri raffinati (*per essere più precisi parlo del saccarosio*), ma anche di sale (*cloruro di sodio*) o grassi (*insaturi e TFA*) il nostro cervello, a livello del **Sistema del Reward** dopamino-dipendente, reagisce con sintomi di *tolleranza, assuefazione ed astinenza* (344).

Molti studi confermano che queste specifiche componenti alimentari (*saccarosio, grassi saturi, TFA e sale*), in particolari combinazioni ed in elevate quantità, agiscono sul **Sistema del Reward** costituito dal circuito **Corteccia<->Gangli Basali<->Talamo** (con neuroni glutammatergici, GABAergici e la *via dopaminergica mesolimbica*) allo stesso modo di alcuni **oppiodi endogeni**, favorendo in noi il desiderio di ripetere l'esperienza connessa ad un dato "sapore", "odore" e quantità calorica (345).

Quindi di cosa parliamo quando diciamo "*cibo spazzatura*" e, soprattutto, che significato ha il termine "**Bliss Point**"?

L'**industria alimentare**, da molti decenni ormai, sta investendo molte risorse in ricerca e sviluppo per produrre alimenti che stimolino il più possibile *i centri del piacere* a produrre **dopamina** fino al punto da far sviluppare **una vera e propria dipendenza**, come accade con l'alcol, le droghe o altri comportamenti tipo il gioco d'azzardo o la dipendenza da social network.

E che cosa hanno scoperto queste grandi multinazionali del **Mercato del Cibo** che si occupano di produrre e di erogare in luoghi accattivanti ("**Fast Food Restaurant**") queste **miscele di zucchero, grasso e sale**?

L'equilibrio "perfetto" di queste componenti del cibo, quell'equilibrio **che stimola maggiormente la dipendenza**, viene definito tecnicamente "**Bliss Point**", che potremmo tradurre in italiano come "punto di beatitudine" o "punto di assuefazione".

Le aziende che producono alimenti come dolci, cibi precucinati, trash food surgelati o il cibo delle grandi catene di Fast Food sono costantemente alla ricerca del miglior "**Bliss Point**" possibile per una data popolazione, ovvero di quella combinazione di sale, zucchero e grassi animali che conduca al **massimo stimolo del sistema dopaminergico del reward**, della gratificazione, in modo tale da fidelizzare e far tornare i clienti ad assumere quel dato cibo.

Diverse fasce d'età, in diverse parti del pianeta, richiederanno degli **aggiustamenti specifici** nelle componenti del cibo, nella presentazione e nella quantità, per ottenere il miglior **Bliss Point** possibile.

Esiste **una spiegazione evolutiva** di questa *vulnerabilità* degli esseri umani che si manifesta solo in specifiche condizioni ambientali in cui le **pressioni di marketing** e la *disponibilità costante di cibo* saturano la nostra capacità di **scegliere consapevolmente.**
Nelle ere passate, infatti, siamo stati programmati, o meglio *selezionati dall'evoluzione*, a preferire quegli alimenti dolci o salati, ricchi di grassi, con un'alta densità energetica in modo da mettere da parte **scorte energetiche per il futuro.**
Ovviamente tutto questo avveniva in un contesto ambientale in cui **l'essere umano era molto attivo e dinamico**, andava a caccia e faceva molta attività fisica finalizzata **alla ricerca del cibo** ed era quindi normale che i nostri antenati fossero programmati per una ricerca di alimenti con una maggiore concentrazione di sali minerali, zuccheri semplici e grassi animali.
Ma oggi? Che succede?
In un Mondo che ha smesso di avere un'attività fisica intensa, vediamo intorno a noi soltanto cibi **ad alto impatto energetico**, con *una palatabilità studiata a tavolino* ed un gusto "esagerato" ma totalmente controproducenti per **il nostro stile di vita sedentario.**

Questi cibi a cui ci leghiamo **tendono a farci sviluppare dipendenza** allo stesso modo in cui lo fanno le droghe, l'alcol ed altre cose che giudichiamo, mediamente, **molto più negative** di merendine, hamburger, soft drink o cibi precotti e surgelati.

E a favorire questo grave "errore di valutazione" sono **i messaggi fuorvianti del marketing** (tramite pubblicità e social media) e dei **bias cognitivi** che abbondano tra noi esseri umani.

In altri termini lo scopo delle **Aziende del Food**, sia quelle che producono cibi costosi che a basso prezzo, è realmente quello di **massimizzare le vendite** suscitando una vera e propria **dipendenza dal gusto di determinati alimenti**, bilanciandone con estrema cura e scientifica scelta le componenti chiave, sale, zucchero e grassi animali.

Ovviamente **a nessun CEO di queste multinazionali** interessa minimamente *la Salute Fisica e Mentale delle persone*, dato che quello sarà un "problema" dei vari sistemi sanitari e delle assicurazioni che **dovranno sborsare miliardi di dollari ogni anno** per curare la popolazione mondiale.

In realtà, visto che, molto spesso, *queste multinazionali produttono anche farmaci*, sarà un ottimo **business "incrociato"** quello di favorire un notevole numero di malattie mediche e psichiatriche nella gente per poi curarle con i farmaci prodotti, alla fine, sempre da loro.

Il vero problema della Medicina e dei Sistemi Sanitari, a livello mondiale, è che **la prevenzione non è un prodotto** ma deriva da *processi di consapevolezza e di conoscenza* difficili da realizzare autonomamente.

Credo che adesso avrete capito perché questo tema è realmente di pertinenza psichiatrica, come *una qualsiasi altra forma di dipendenza* anche se in molti la vogliono continuare a vedere come **una condizione "normale" dell'Umanità**.

Fateci caso: la **Dipendenza da Cibo** e la *Disregolazione Alimentare* iniziano proprio nelle fasi precoci della nostra vita, quando siamo bambini, quando veniamo nutriti, anzi sovranutriti, con cibi che danno un "**Priming**", un primo innesco, che poi ci portiamo avanti per tutta la vita (346).

Tutte le "**Normali Dipendenze**" avranno sempre degli apparenti vantaggi per i genitori: "**Se stai bravo poi ti do una caramella....**" oppure "*Se stai bravo poi ti do il tablet....*".

In ogni caso abbiamo evidenze solidissime circa il fatto che le nostre **abitudini nutrizionali** iniziano proprio durante lo svezzamento, e queste prime esperienze alimentari ci indurranno a "congelare" per sempre, le scelte di gusto a cui siamo stati sottoposti sulla spinta di **false credenze**, *pubblicità* e **fake news** diffuse dal mercato del cibo pilotato dalle multinazionali che lo gestiscono.

Caffè e altre Bevande Stimolanti

Quello delle **bevande a base di caffeina** è un argomento controverso, ancora di più delle altre "**Normali Dipendenze**".

Discutere sull'opportunità o meno di bere **Caffè**, per molte persone (*e per molti medici*), rappresenta un argomento in apparenza **di poco conto**; viene percepita dai più come una "abitudine" molto famigliare e "intima".

In effetti i dati di marketing ci dicono chiaramente che **la caffeina** (*insieme all'alcol*) è una delle **sostanze psicoattive** più consumate nel mondo (347) e le aziende che producono e vendono **bevande a base di caffeina** presentano **bilanci in crescita costante**.

Come mai questo primato? E come mai le persone si fanno (giustamente) molti problemi sull'utilizzo di **sostanze psicoattive** ma escludendone alcune, come **la caffeina**, in accordo a degli evidenti preconcetti?

Tanto per iniziare cerchiamo di capire di che cosa stiamo parlando.

La caffeina è **un alcaloide psicoattivo** derivato della xantina ed esplica la sua azione stimolante sia attraverso il blocco dei **recettori dell'adenosina** che tramite l'inibizione dell'enzima fosfodiesterasi e, probabilmente, agisce anche tramite l'induzione della traslocazione del calcio intracellulare.

In estrema sintesi la caffeina stimola indirettamente **l'aumento dei livelli di adrenalina e noradrenalina**, stimolando il sistema nervoso simpatico, e **facilita la neurotrasmissione mediata dalla dopamina e dal glutammato** (348).

Insomma si tratta di una vera e propria **sostanza psicoattiva**, uno *psicofarmaco*, per certi versi, con degli effetti piuttosto definiti, non solo **stimolanti** ma anche di potenziamento nel trattamento del dolore (349); inoltre, nel caso di alcune **patologie neurodegenerative**, potrebbe avere degli effetti protettivi (con rilevanti differenze di genere tra maschi e femmine) anche se **il bilancio rischio/beneficio**, così come **il meccanismo d'azione** meritano di essere *ulteriormente investigati* (350).

Dopo questa *premessa farmacologica* è risaputo che la caffeina, e altri suoi composti derivati molto simili alle metilxantine, li ritroviamo in varie forme alimentari e farmaceutiche come ad esempio nel **Caffè**, nel Tè, nelle bevande a base di cola, negli **Energy Drink**, nel cacao e **in diversi farmaci e nutraceutici**, come alcuni analgesici, integratori e prodotti dietetici.

La **caffeina** ha senza dubbio il potenziale di *indurre una dipendenza*, studi clinici alla mano (351)(352), anche se non sembrano esserci espliciti interessi ad approfondire la questione per **evidenti interessi economici** e per *un'impostazione ideologica* legata al mito che "la caffeina rende le persone più produttive ed energiche".

Nonostante ciò il **Disturbo da Uso di Caffeina** è stato introdotto nel *DSM-5* tra le categorie diagnostiche che richiedono ulteriori studi ed approfondimenti.

Anche la caffeina fa parte, quindi, di quei prodotti alimentari **a diretta azione psicotropica** che vengono sfruttati dal marketing in ragione del fatto che ogni prodotto che possiede intrinsecamente la proprietà, più o meno intensa, di **suscitare dipendenza** costituirà **una fonte sicura e costante di guadagni** (le aziende che producono *bevande a base di cola* sono tra le più stabili sul mercato azionario) (353).

Infatti la caffeina, che genera **craving** ("desiderio", "brama") ed **una Sindrome Micro-astinenziale** dopo un periodo di costante utilizzo, spinge bambini ed adulti ad **un'assunzione periodica**, come accade con altre sostanze stimolanti, ad esempio la nicotina (354)(355).

La **Sindrome Micro-Astinenziale** da caffeina, abbondantemente descritta in letteratura, si riferisce a una serie di sintomi e segni, limitati nel tempo, che si sviluppano **dopo la cessazione completa ed improvvisa** della somministrazione cronica quotidiana di caffeina (356).

È stato dimostrato che **l'astinenza da caffeina** si verifica in diverse specie animali, non solo nell'essere umano (357), e anche nell'uomo è stata ben documentata **una sindrome da astinenza da caffeina** chiaramente definita (358).

I sintomi più comuni includono *cefalea, insonnia, affaticamento, difficoltà di concentrazione e umore disforico* (359).

È stato anche dimostrato (e questo è molto interessante perché *rende questa forma di astinenza simile ad altre come l'alcol e gli oppiacei*) che la somministrazione di basse dosi di caffeina **sopprime questi sintomi** (360).

In poche parole, paradossalmente, se ci sentiamo agitati, per effetto astinenziale, l'assunzione di questo stimolante ci calma perché **interrompe la sindrome astinenziale.**

È ovvio che la caffeina, nell'immaginario delle persone, nelle narrazioni cinematografiche e sui media, **non è mai stata considerata una vera e propria sostanza d'abuso.**

Ci sono anche importanti conseguenze farmacologiche derivate dal suo uso diciamo incauto o esagerato sia in acuto che cronico; a partire dagli anni '70 era stata individuata e descritta una sindrome clinica detta "**caffeinismo**", caratterizzata da *molte manifestazioni a carico del sistema nervoso centrale* come ad esempio ansia, disturbi del sonno, alterazioni del tono dell'umore e disturbi fisici quali tachicardia, palpitazione, tensione muscolare, alterazioni del respiro ed altro.

Questi **sintomi psicofisici** possono iniziare a dosaggi maggiori di 400mg/die (calcolate che *in Europa il consumo medio giornaliero di caffeina* è compreso tra **280-490mg/die**).

Se è vero che la dose letale di caffeina si aggira intorno ai 10g (70 tazzine di caffè, circa) è anche vero che sempre di più abbiamo soggetti che, in risposta alla necessità di performare maggiormente in ambito lavorativo o per far fronte a sintomi di **Stanchezza Cronica**, raggiungono frequentemente (e superano) il grammo al giorno.

Insomma ci ritroviamo, anche nel caso della caffeina, a sentire consigliare un suo "**utilizzo moderato**" così come accade con l'alcol, il cibo, gli smartphone & Co.

Ma come sempre il problema, parlando di dipendenza da sostanze, riguarda sempre **4 variabili:**

- Il potenziale di dipendenza della sostanza.
- La sensibilità personale dei sistemi influenzati dalla sostanza.

- La connessione con l'intorno Socio-Ambientale (il solito esperimento del **Rat Park** del Prof. Bruce Alexander).
- Le pressioni sociali e di marketing.

Insomma il circolo vizioso che porta ad una **disregolazione dell'utilizzo di caffeina**, o meglio di metilxantine stimolanti, in tutte le loro forme (caffè, Tè, Energy Drink, Cole, Cioccolato, Farmaci) può essere imprevedibile ed iniziare già *con dosaggi in apparenza bassi*.

Ma a questo punto è d'obbligo parlare anche dei **rapporti diretti tra Caffeina e Cervello**, infatti la caffeina può influenzare direttamente alcune condizioni di **disagio psichico**.

Ad esempio **l'utilizzo cronico**, a scopo di stimolante, può influenzare molto negativamente il ritmo sonno veglia, anche se assunta lontano dalle ore serali, dato che la sua emivita varia tra le 5 e le 10 ore a seconda del soggetto e alcuni effetti indiretti perdurano anche più a lungo; molti **disturbi del sonno**, in particolare tutti i disturbi dell'addormentamento, potrebbero essere correlati ad un utilizzo neppure troppo eccessivo di caffeina nelle sue varie forme (361).

Poi vi voglio segnalare che è ormai dimostrato che, sebbene la caffeina non possa generare autonomamente dei disturbi d'ansia, peggiora in maniera netta quelli pre-esistenti come l'**ansia generalizzata** e, soprattutto, il **Disturbo da Panico** (362).

Nel caso del **Disturbo Depressivo Maggiore** invece, un utilizzo eccessivo di caffeina, può spingere verso la manifestazione della cosiddetta **depressione-ansiosa** o agitata; inoltre può rappresentare un possibile fattore sia di augmentation (quindi positivo) che di resistenza (quindi negativo) alla terapia classica antidepressiva di prima linea, quindi attenzione (363).

Poi ancora nei **pazienti schizofrenici** l'eccesso di caffeina porta spesso ad **un circolo vizioso** di abuso di nicotina, di insonnia e di irritabilità (364).

Vediamo poi che l'eccessivo utilizzo è spesso associato alle fasi euforiche del **Disturbo Bipolare**, anche li peggiorando il circolo vizioso euforia-irritabilità (365).

Ancora è importante sottolineare che abbiamo studi che indicano che la caffeina sembra peggiorare i **disturbi del comportamento alimentare**, in particolare nell'Anoressia Nervosa, quindi andrebbe monitorata attentamente anche in quel caso (366).

Abbiamo poi **l'effetto diretto della caffeina sulla circolazione cerebrale**: è in corso di studio **l'effetto della caffeina sul flusso sanguigno cerebrale** che sembra essere ridotto dalla sostanza, anche se sono in corso ulteriori studi per capire meccanismo e conseguenze (367).

Infine un dato importante e complesso riguarda **la sindrome d'astinenza** che *non è sempre dose-dipendente*, infatti alcune persone la sperimentano anche dopo la sospensione di 3-4 tazzine al giorno (368).

Spesso accade che i sintomi di astinenza si manifestino **durante il week-end o le vacanze**, quando magari si diminuisce o si interrompe il suo utilizzo *nel tentativo di rilassarsi*; è interessante il rilievo che, in alcuni casi, *la sindrome di astinenza da caffeina potrebbe essere interpretata come difficoltà nei rapporti interpersonali o familiari*, mentre invece è semplicemente **un aumento dell'irritabilità della persona** (368).

Insomma io ritengo che, alla luce di quanto detto sino ad ora su **Caffè & Co.**, potrebbe essere realmente utile attuare una riflessione personale, accurata e consapevole, sugli effetti e sulle modalità con cui ogni persona si rapporta a **questa famiglia di stimolanti**, il cui utilizzo è in costante ascesa nel *Mondo Occidentale*.

Nicotina, Sigarette e Vaporizzatori

Nel caso di **Nicotina & Co.** non mi dilungherò più di tanto, anche se in Italia sono ancora circa **10 milioni**, ovvero poco meno del 20% circa della popolazione, ad utilizzare prodotti a base di nicotina (*sigarette, tabacco e vaporizzatori*).

In ogni caso **i prodotti del tabacco** non solo aumentano il rischio di tumori e di patologie cardio-vascolari ed ictus, ma possiedono anche **effetti negativi psicotropi** ben conosciuti.

Specificatamente di questi volevo parlarvi.

Vediamo che **la nicotina** possiede un'azione sia stimolante che deprimente il sistema nervoso a seconda del dosaggio (370) ed il livello di piacere dipende dalla sua capacità di stimolare il solito e ben conosciuto **Sistema del Reward dopamino-dipendente** localizzato all'interno del circuito **Corteccia<->Gangli Basali<->Talamo** in cui ritroviamo interneuroni glutammatergici, GABAergici, e neuroni a proiezione dopaminergica.

Una volta che **la nicotina arriva al cervello**, oltre che iniziare ad agire sui **neuro-recettori dell'acetilcolina**, inizia anche a stimolare gli eterorecettori nicotinici che si trovano sulle fibre pre-sinaptiche dei *neuroni dopaminergici del centro del piacere* provocando piacere tramite un aumento del **rilascio di dopamina**.

Inoltre recentemente si è scoperto che alcuni altri alcaloidi presenti nel fumo delle sigarette funzionano anche come potenti **inibitori delle mono-ammino-ossidasi**, come fanno alcuni antidepressivi, *inibendo quindi la degradazione della dopamina stimolata dalla nicotina* (371).

Insomma un sistema di **produzione di piacere** soggettivo molto efficace.

Tra gli **effetti della nicotina ricercati dai fumatori** c'è anche un certo diminuito bisogno di sonno, diminuzione dell'appetito ed aumento della lucidità sempre per meccanismi di stimolo di alcune **vie dopaminergiche** presenti nelle strutture del circuito corteccia-gangli basali-talamo (372).

Invece gli effetti psichici negativi della nicotina sono decisamente importanti e controbilanciano ampiamente quelli positivi.

Per prima cosa si deve segnalare il fenomeno della **rapida insorgenza di astinenza** che, come dicevo prima, entro poche decine di minuti, quando i livelli di nicotina nei tessuti nervosi scendono, provoca *irrequietezza, tachicardia, ansia e ricerca compulsiva della sostanza* (373).

Questo fenomeno ha conseguenze comportamentali importanti tra cui una evidente **limitazione della libertà personale**, un notevole spreco di denaro e l'esposizione a malattie fisiche inevitabili che la persona vive con grosso senso di colpa.

Inoltre il fumatore non riuscirà mai ad ingaggiarsi in attività **di concentrazione** e di lavoro "profondi" ("**Deep Work**") proprio perché *costantemente disturbato dall'alternanza tra piacere e fenomeni di micro-astinenza*.

Parlando di **disturbi d'ansia**, vediamo che *la nicotina facilita enormemente l'insorgenza di crisi acute di ansia o di episodi di panico* non in maniera diretta ma mediante la stimolazione di quei fenomeni fisici che **innescano la risposta psicologica del panico**, sia con modalità dirette che indirette (374).

Sto parlando di *alterazioni del respiro, tachicardia e palpitazioni, sensazione di "testa leggera" e contratture addominali*, tutti sintomi che **stimolano l'inizio della catena del panico** (375).

Inoltre negli ultimi anni è stata evidenziata **una potenziale relazione tra fumo e depressione** dato che è stato notato un aumento della prevalenza di fumatori in persone con patologia depressiva grave e, viceversa, anche una correlazione tra storia di depressione e difficoltà a cessare il fumo di tabacco (376)(377).

Una possibile spiegazione neurofarmacologica potrebbe essere ricercata **nell'interazione tra acetilcolina e le altre monoamine** che potrebbero influenzare l'inizio ed il decorso della **depressione** (378).

Per concludere è interessante notare che **i sintomi di astinenza da nicotina**, molto difficili da tollerare, sono prevalentemente sintomi psicologici: sonnolenza, astenia, irrequietezza, difficoltà di concentrazione, riduzione della vigilanza, insonnia, sensazione di vertigine, mal di testa, parestesie agli arti, fame, e ovviamente forte desiderio per il fumo sono i sintomi più frequenti, oltre ad essere noto che il soggetto sul piano psichico appare anche disforico, irritabile, ansioso e spesso depresso.

Infine l'utilizzo del tabacco innalza, in generale, **i livelli di infiammazione del nostro corpo**, aumentando ulteriormente il rischio di disturbi d'ansia e di depressione, secondo quanto precedentemente discusso su **psiq**.

Smartphone, Social Media e Gioco d'Azzardo

A questo punto parliamo di "**Dipendenze Comportamentali**", che sono un punto realmente fondamentale da comprendere per raggiungere e mantenere *un buon livello di Salute Mentale*.

La più grande risorsa che possediamo tutti noi, in realtà, non è il denaro ma il **Tempo**.

E il Tempo potrà essere utilizzato per perseguire il nostro benessere solamente se noi siamo in possesso della nostra **Attenzione**.

Infine, per poter portare avanti un'esistenza appagante, abbiamo anche il bisogno assoluto di **Versatilità**.

Bene, adesso vi spiegherò come gli **Smartphone**, i **Social Network** ed il **Gioco d'Azzardo** ci rubano *il Tempo, l'Attenzione e diminuiscono la nostra Versatilità*, allo stesso modo di come accade quando usiamo in maniera problematica una sostanza d'abuso come l'**eroina** o l'**alcol** (379).

Il **Tempo** a nostra disposizione e la capacità di direzionare e mantenere l'**Attenzione** su attività produttive, che ci appassionano e che ci fanno crescere, è il vero punto cardine della nostra **Vita**.

Leggendo **psiq** penso che abbiate capito che esistono disturbi mentali particolarmente subdoli ed invalidanti che vanno a compromettere proprio la nostra attenzione (oltre ad altre funzioni) come l'**ADHD** e anche, in parte, il **Disturbo Bipolare**.

In realtà negli ultimi anni, con la diffusione di massa degli **smartphone** e dei **social media**, si sta facendo strada una condizione patologica della nostra mente che, in realtà, non ha ancora un nome su cui gli scienziati concordino, ma che io ho chiamato *"**Disturbo da Diffusione Patologica dell'Attenzione**"* ("**DDPA**") (380).

In quest'era digitale siamo tutti a rischio di sviluppare un *"**Disturbo da Diffusione Patologica dell'Attenzione**"* ("**DDPA**") perché intorno a noi si stanno sviluppando delle condizioni **fortemente favorenti questo problema**.

Infatti siamo tutti oggetto di **Campagne di Marketing** che cercano di attirare la nostra attenzione (*nel Mondo Reale, sul web e sui Social Media*) ed inoltre **la crisi economica**, le Guerre, i Cambiamenti Climatici e la perdita di spiritualità e di valori solidi stanno portando l'umanità ad una sorta di **Depressione Esistenziale** che necessita di essere lenita.
Che cosa sta accadendo, quindi, nel nostro attuale **Mondo**, che si sta anche caratterizzando per una velocità eccessiva, richieste di performance elevatissime e dalla **presenza del digital** che è una fonte enorme di connessione, di contenuti accattivanti e di opportunità sensoriali?
La conseguenza di tutto ciò è stata una moltiplicazione dei cosiddetti **attrattori di attenzione** *che assorbono e diffondono la nostra attenzione con conseguenze non ancora completamente chiare sul piano psicopatologico.*

Il concetto di **diffusione patologica dell'attenzione**, che poi, in termini pratici, si traduce in un sequestro del nostro **limitato capitale attentivo**, è un fenomeno noto da diverse decine di anni, in sostanza da quando l'**Umanità** ha iniziato ad utilizzare mezzi e media che hanno potenziato e facilitato la comunicazione, negli anni '60 e '70.

"**Superficialità**", purtroppo è questa una delle conseguenze di una diffusione costante della nostra attenzione, sequestrata da mille attrattori digitali, reali ed intrapsichici, che a fatica ce la restituiscono.

Andando avanti in questo ragionamento possiamo affermare che la **diffusione patologica della nostra attenzione** nel mondo digitale ed in quello reale iper-accelerato, favoriscono la costante presenza di ansia e rimuginazione.

Perché tutto questo?

L'ansia e la rimuginazione, intese in senso "classico", erano sostenute da **processi psicopatologici** di tipo *implosivo*, ovvero che spesso affondavano le loro radici in una sorta di **deflessione dell'osservazione verso il nostro interno** a scapito della realtà esterna; spesso rappresentano dei veri e propri bias interpretativi dei dati in nostro possesso.
Ansia e rimuginazione sono emersi e si sono diffusi tra le persone come entità psicopatologiche nel corso di tutto il '900.
Allo stato attuale **ansia** e **rimuginazione** sono ancora molto presenti tra le persone nel mondo occidentale iper-accelerato e digitalizzato, ma non più come entità patologiche ma come segni e sintomi del **Disturbo da Diffusione Patologica dell'Attenzione**. Inoltre queste forme di ansia e di rimuginazione assumono una *valenza esplosiva*, ovvero diretta completamente verso l'esterno (381).

Nel momento in cui **il nostro capitale di attenzione è completamente depauperato** la nostra mente subisce una sorta di *Effetto "colapasta"*, ovvero la dispersione dell'attenzione rende **la nostra mente simile ad un "colapasta"** che non trattiene le informazioni per il tempo sufficiente alla loro elaborazione e questo ci impedisce di soffermarci sulle memorie e sui dati sensoriali, generando *sensazioni di incertezza, allarme e disagio scarsamente definibili* (382).

Quali potrebbero essere, quindi, le conseguenze cliniche ed esistenziali del **DDPA**?

Di seguito riporto una tabella riassuntiva dei **più probabili sintomi e segni** che potrebbero caratterizzare un disturbo costante della capacità di portare attenzione secondaria ad una costante diffusione (leggi "depauperizzazione") dell'attenzione stessa:

- Ansia e Rimuginazione.
- Attacchi di Panico.
- Disturbi da desiderio sessuale, anorgasmia.
- Difficoltà relazionali.
- Difficoltà di apprendere nuovi task.
- Anedonia e Alessitimia.

Per poter provare **sentimenti autentici**, vivere le nostre **passioni** e *scrivere il nostro futuro* abbiamo bisogno di riuscire a soffermarci sulle cose, di focalizzare i nostri pensieri e le nostre azioni, in poche parole ***abbiamo bisogno di poter disporre della nostra attenzione***. Se questa qualità della nostra cognizione ci viene sottratta, proprio perché diluita e diffusa in plurime direzioni, rischiamo di perdere il motivo per cui la vita vale la pena di essere vissuta: *la nostra possibilità di autodeterminarci e di essere liberi.*

In tutto questo discorso, complesso ma anche affascinante, trova posto anche il **Gioco d'Azzardo Patologico** che oggi si innesta e si incarna non solo nel **Mondo Reale** (*slot machine e sale da scommessa, per i più "tradizionali"*) ma anche in quello digitale.

Mi riferisco non solo ai *"classici" siti di gambling*, ma anche e soprattutto, alle nuove attività legate al mondo delle **Criptovalute**, al **Metaverso** ed a certe forme di **Trading Online** (383)(384).

Infine è chiaro che il **"Dopamine Drive"** (*"Rinforzo Dopaminico"*) presente in tutte queste attività suscita **un potenziale di dipendenza** tutt'altro che irrilevante ed ampiamente descritto, anche se *non ben definito e misurato* (385).
Se avete letto **psiq** sino a qui con una certa attenzione avrete ormai chiaro che *la principale conseguenza negativa di ogni forma di dipendenza* è, senza dubbio, la **perdita di versatilità**.
E la "triade" si chiude….

Pornografia

Mai come nel caso della **"Pornografia Problematica"** vale il detto che il *"Come"* è molto più importante del *"Cosa"*.
Per prima cosa *una domand*a: esiste realmente la **Dipendenza da Pornografia?**
Non abbiamo **dati epidemiologici inequivocabili** (come quelli relativi alle varie forme di **"Web Addiction"**) ma alcune osservazioni preliminari sostengono di sì, in particolare nella *popolazione giovanile* (386).
In realtà la domanda potrebbe anche essere **riformulata** in questo modo: *il sesso e la sessualità stanno realmente diventando delle aree problematiche e rischiose per la nostra* **Salute Mentale?**
Sino a qualche decennio fa la **liberalizzazione dei costumi sessuali** e la diffusione, certamente anche mediante la **pornografia**, di una sessualità più esplicita, meno "segreta" o puritana ha sicuramente fatto bene alla nostra Società che arrivava da millenni di *colpevolizzazioni, deviazioni e coartazioni* di questa fondamentale area del nostro **benessere mentale**.
Certamente quella che definiamo **Sessualità "non riproduttiva"**, ma piuttosto giocosa, consapevole ma anche disinibita, ha invaso le nostre esistenze e tutto questo non è piaciuto a molte **istituzioni tradizionali** (alla **Chiesa**

Cattolica in primis), ma bisogna dire che tutto questo **ha fatto piuttosto bene sul piano psicologico** a noi esseri umani, o almeno questo è quello che penso io.

Ma poi abbiamo osservato *una totale digitalizzazione del fenomeno*, un trasferimento massivo della sessualità sul web, con il prevalere di **modalità esclusivamente egoriferite e masturbatorie**.

Negli ultimi decenni stiamo assistendo ad una estrema ed angosciante apertura di questa "**forbice del sesso**", ovvero vediamo che stanno aumentando sia i casi di persone che diventano quasi estranee e avverse alla **sessualità "reale"**, matura, diciamo quella scambievole tra esseri umani; mi riferisco a persone che negano e rifiutano la loro sessualità "concreta", in particolare giovani, che preferiscono ritirarsi in **un Metaverso Pornografico** contrapposto al Mondo Reale.

E quindi ritroviamo una fascia della popolazione che ha iniziato a manifestare una sorta di *"ossessione per il sesso on line"* (per dirla con un termine che è già *Vintage*), chiamiamola una vera e propria **dipendenza dal sesso** in tutte le sue forme, il cui significato non è facile da chiarire (387).

Questo fenomeno che si chiama tecnicamente **Ipersessualità Digitale** (che quasi sempre non coincide con una *Ipersessualità anche nel Mondo Reale*) ha delle caratteristiche davvero simili alla dipendenza da sostanze o dal gioco d'azzardo e si manifesta come un bisogno anomalo e patologico di avere **un'intensa attività masturbatoria** o comunque di pensare o di dedicarsi al sesso, prevalentemente visionando compulsivamente materiale pornografico.

Come accade con altre dipendenze si hanno **molti pattern diversi** per manifestare questi comportamenti e queste ossessioni e *non è sempre facile definire cosa sia patologico e cosa non lo sia*.

Ad esempio, recentemente, si sta diffondendo molto il **"Binge Watching"** di materiale pornografico, oppure l'accumulo di contenuti pornografici specifici per varie perversioni o parafilie, una sorta di **"Pornographic Hoarding Disorder"** (*"Disturbo da Accumulo di materiale Pornografico"*), che può intasare hard disk interi.

Insomma la situazione è complessa e difficile da definire in maniera chiara, ma sicuramente questi comportamenti, **anche quando siano "nascosti" e non francamente patologici**, frequentemente hanno delle conseguenze a vari livelli sull'esistenza, sul *funzionamento* e la qualità di vita della persona che li manifesta.

Molto spesso si ha la difficoltà ad avere una relazione stabile, si ha una diminuzione dell'attenzione, si possono presentare periodi di ritiro relazionale, apatia, diminuzione della creatività, difficoltà a progettare il futuro, sensazione di vuoto, alle volte *sintomi francamente depressivi*.

Secondo una prospettiva psicodinamica **il comportamento sessuale eccessivo e patologico mediato dalle tecnologie digitali** potrebbe essere attivato da momenti di ansia, paura o frustrazione come strumento di gestione di queste **emozioni negative** o addirittura come elemento di negazione di una *depressione profonda*, che si tenta di ignorare e contro cui si combatte magari sin dall'infanzia.

Certamente la tendenza a saturare di **stimoli piacevoli immediati e continuativi** il nostro cervello, inclusi quelli sessuali (*che sono forti attivatori del nostro sistema di ricompensa dopamino-dipendente*), hanno la funzione di contrapporsi ad una sorta di "**horror vacui**", che è tipicamente presente nelle depressioni latenti (388).

Con il termine "**horror vacui**", ovvero la "*paura del vuoto*", si intende **la tendenza a saturare continuamente la nostra psiche con stimoli dopaminergici** per cercare di evitare il riaffiorare di memorie, traumi o contenuti del passato che giudichiamo **intollerabili** e che ci rifiutiamo inconsapevolmente di elaborare.

4.5 Regolarizzazione dello Stress

"*Last but not Least*", ecco a voi il quinto pilastro per "costruire" un corretto stile di vita che possa favorire il massimo livello di **Salute Mentale e Fisica** ("Psicofisica" e Olistica, in realtà).

Questa parte di **psiq** è particolarmente importante e, *dopo l'eliminazione di* **tutte le dipendenze**, *"normali" o meno*, potremmo dire che il grande tema della **Regolarizzazione dello Stress** rappresenta il "secondo basamento" della **Lifestyle Psychiatry**.

È interessante anche notare come molte correnti di pensiero nate alla fine degli anni '90, come il **"BioHacking"** (parola che io non apprezzo), fossero tutte nate e cresciute su questi **basamenti del lifestyle** e sull'ipotesi che le nostre performance psicofisiche necessitassero principalmente di **"blocchi" da eliminare** (patologie psichiche e fisiche), piuttosto che di **funzioni da potenziare** (389).

Ed è effettivamente così: nel corso della nostra vita costruiamo intorno a noi una gabbia di "Dipendenze" (*Esplicite e Nascoste*) e di "Stress" (*Esplicito e Nascosto*) che non solo peggiora la nostra **Salute Mentale** ma, in conseguenza di questo, anche le nostre **performance**.

Certamente per molti Guru ed "esperti" del **BioHacking**, aiutati dai *principi del marketing*, è molto più interessante

vendervi maree di integratori miracolosi, nutraceutici e *"innovativi"* accessori digitali (ad oggi quasi completamente inutili) piuttosto che fornirvi **informazioni utili a sbloccare le vostre potenzialità** e la vostra salute mentale. Quando si parla di **Lifestyle Medicine** il segreto è quasi sempre **"togliere"** piuttosto che "aggiungere" qualcosa.
Eccovi quindi un'altra "riformulazione" del percorso che spero riuscirete a padroneggiare tramite **psiq**:

- **Conoscenza** (*Acquisire le basi scientifiche dei Disturbi e dei Percorsi di Terapia e Miglioramento*).
- **Consapevolezza** (*applicare le conoscenze a noi stessi tramite la scoperta dei nostri limiti e dei nostri punti di forza*).
- **Proattività** (*trovare delle proprie buone motivazioni personali al cambiamento*).

Io credo che tramite **psiq** potrete trovare gran parte delle risorse per iniziare questo percorso verso una **migliore salute psicofisica** e, in caso di necessità, imparare quando e come chiedere aiuto (*pur mantenendo sempre un atteggiamento proattivo anche in presenza di una figura professionale sanitaria*).
Ma ritorniamo a questo *"quinto pilastro"*, lo **stress**.
Ma perché la **regolarizzazione dello stress** è così importante?
Quando una persona viene da me in ambulatorio per chiedermi aiuto, prima di entrare nel campo "diretto" della **psichiatria**, per prima cosa esploro queste 3 **dimensioni fondamentali**: *il riposo notturno, le dipendenze presenti e gli aspetti quantitativi e qualitativi dello stress, manifesto e nascosto.*
Come accade per le dipendenze, anche per quello che riguarda lo **stress**, in prima battuta ottengo **informazioni generiche**, banali oppure *minimizzanti*.

"Sono stressato come tutti!…. in questa società come si fa a non essere stressati….", "Ma no, dai…. più o meno va tutto bene….".

Esiste un punto *importantissimo ed oscuro* del benessere di ogni persona che ha a che vedere con il quantitativo di **Stress Nascosto** presente.

La ricerca di (plurime) **sorgenti di stress nascosto**, molto frequentemente, irrita, rende perplesse e disorienta le persone: "….ma se non mi accorgo della presenza di un possibile stress, perché dovrei preoccuparmene?! Torniamo a parlare della mia depressione!….".

In realtà, se si mantiene un atteggiamento supportivo e rispettoso, è possibile far comprendere come lo **Stress Nascosto**, sebbene sia "qualcosa" a cui le persone tendono ad abituarsi, lavora silenziosamente dentro di noi creando le basi per il manifestarsi di un **disagio psichico** o per il peggioramento di una **psicopatologia già presente**.

Molti di noi **si abituano** ai sintomi della gastrite, ad un dolore articolare oppure alla stitichezza, sino a non farci neppure più caso, ma questo non vuol dire *che le cose vadano bene*.

Ma prima di proseguire su questo discorso vorrei essere sicuro che condividiamo la stessa **definizione di Stress**.

La parola "**Stress**", che ormai tutti usano nella sua accezione negativa, deriva dal *lessico ingegneristico* e si riferiva, originariamente, alle caratteristiche della tensione a cui può essere sottoposto un corpo rigido in condizioni di sollecitazione.

In campo bio-psico-sociale, con la parola "**Stress**" intendiamo la **risposta psicofisica** che otteniamo quando un individuo è sottoposto ad uno stimolo (*tossico, termico, acustico, emozionale, relazionale o sociale*) (390).

Questo termine, che ha rivoluzionato il modo in cui pensiamo la salute e la malattia, è stato introdotto in campo biomedico da **Hans Selye**, un medico austriaco poi naturalizzato canadese, nel 1956 insieme al concetto di *Sindrome Generale di Adattamento allo Stress*.

È importante comprendere come esiste una forma positiva di stress ("**eustress**", "stress buono") che rappresenta una fondamentale reazione di rafforzamento, di difesa, di adattamento positivo e di evoluzione personale, quando le richieste ambientali sono *sotto il nostro controllo e riusciamo a dominarle*.

Contrariamente a quanto si possa pensare, non potremmo vivere senza stress, e sono il **Bilanciamento dello Stress** e la possibilità o meno di attuare **un controllo attivo** su di esso che possono avere conseguenze sul nostro **equilibrio olistico di salute**.

Quando parliamo di reazione allo stress, in realtà, parliamo di due elementi molto affini alla psichiatria generale, ovvero l'**Attivazione Emozionale** ed il ruolo dei **Fattori Cognitivi**.

Infatti abbiamo ormai molte evidenze che ci dicono che la complessa reazione patologica allo stress è scatenata *in primis* dall'**attivazione emozionale** che lo stress stesso suscita in noi (391).

Sul piano neurofisiologico questa reazione è secondaria all'attivazione di specifiche strutture cerebrali a livello **limbico-ipotalamico** e **ipotalamico-ipofisario**, cui consegue tutto il complesso delle modificazioni dell'equilibrio **neurovegetativo**, *neuroendocrino* ed immunitario.

Inoltre la componente di "danno", legata all'attivazione emozionale, viene mediata **sul piano cognitivo ed interpretativo**, *consapevole ed inconsapevole*, dal significato che la nostra psiche attribuisce agli **stimoli stressanti**, sulla base delle precedenti esperienze, degli *archetipi*, delle proprie credenze, convinzioni e aspettative.

Quando siamo sottoposti ad *una o più sorgenti di stress* è possibile rilevare e, addirittura, misurare diverse modificazioni dei **sistemi biologici** presenti nell'organismo umano: il sistema nervoso vegetativo (o neurovegetativo, o **autonomo**) è senza dubbio uno dei più studiati e meglio compresi (392).

Le modificazioni delle **funzioni neurovegetative** più documentate sono rappresentate dall'aumento della frequenza cardiaca con alterazioni della **Heart Rate Variability** - **HRV** (*l'oscillazione della frequenza cardiaca su una serie di battiti cardiaci consecutivi per un periodo di osservazione variabile; è un importante indice di funzione del sistema nervoso vegetativo determinato dalla bilancia simpatovagale*), attivazione del **sistema renina-angiotensina** ed elevazione della pressione arteriosa, vasocostrizione periferica, aumento dell'attività elettrica cutanea, a seconda dei casi inibizione o incremento della secrezione e della motilità gastrointestinale, alterazioni della reattività dell'albero bronchiale, **dilatazione della pupilla** e aumentato consumo di ossigeno.

Un secondo sistema che è molto sensibile agli *stimoli stressanti* è quello **neuroendocrino**: esso presenta modificazioni in situazioni sia di **stress psicofisico** che di stress anche puramente *emozionale, relazionale e socio-ambientale*.

Sono documentati in condizioni di stress acuto e cronico aumenti dei livelli plasmatici di numerosi ormoni ipofisari come l'**ormone adrenocorticotropo** ("**ACTH**"), il somatotropo ("**GH**", "Ormone della Crescita"), la

prolattina, e diminuzione di gonadotropine come l'ormone follicolostimolante ("**FSH**") e luteinizzante ("**LH**").
A livello delle **strutture ormonali periferiche** si rilevano un aumento di **cortisolo**, di noradrenalina e adrenalina, e *una riduzione di ormoni sessuali come il testosterone.*
Lo stress produce anche complesse, e non completamente chiarite, modificazioni a carico dei sistemi peptidergici, con aumento dei livelli di β-endorfina e metencefalina, e alterazione di vari altri peptidi.
Il terzo fondamentale sistema biologico influenzato da esposizione a condizioni croniche di stress è il **Sistema Immunitario**.
Sono stati rilevati in ricerche sia negli animali che nell'uomo **riduzione della funzionalità immunitaria umorale**, con riduzione e ritardo della sintesi di anticorpi, e cellulare, con minore reattività dei **linfociti T** a mitogeni, ridotta risposta a test di ipersensibilità cutanea, diminuzione del numero e dell'attività delle cellule **Natural Killer**, possibili alterazioni dei **linfociti Helper**.
A questo punto di **psiq** dovreste avere sufficienti informazioni per comprendere come tutte queste **Modificazioni Neuro-Endocrino-Immunologiche** avranno conseguenze rilevanti e, addirittura, radicali su alcune *condizioni psichiatriche* (disturbo dell'adattamento, PTSD, depressione, ansia, disturbo bipolare, ADHD ed altro) e sul livello generale di **Benessere Mentale** di un dato individuo (393)(394)(395)(396).
Ormai abbiamo, da decenni, buone evidenze che indicano che **reazioni disadattative allo stress** ed al trauma sono senz'altro responsabili del **Disturbo dell'Adattamento** e del *PTSD* (vedi capitolo 2.7 di psiq) ma anche di molte forme di **resistenza al trattamento**, della presenza di *sintomi residui cronici*, della frequenza delle ricadute, della

gravità di alcune dipendenze e, **in ambito medico-generale**, della genesi di tumori, eventi cardiovascolari e di fenomeni neurodegenerativi (397)(398).
Alla luce di tutto questo, possiamo affermare che lo **Stress Cronico** danneggia davvero il **Cervello**?
Un lungo percorso, che va dalla *"classica"* **Medicina Psicosomatica** per arrivare alla moderna **Psico-Neuro-Endocrino-Immunologia**, ha ormai accertato che lo **stress cronico** effettivamente danneggia il cervello, *a livello sia anatomico che funzionale.*
Gli studi "classici" più interessanti al riguardo derivano dalle ricerche dei laboratori di *neuroendocrinologia* della **Rockefeller University** di New York ad opera del **Prof. Bruce McEwen** (è lui che ha coniato il noto termine *"Carico Allostatico"*) (399)(400) e del suo successore il **Prof. Robert Sapolsky** (401).
I risultati di **una lunga serie di lavori scientifici** dimostrano chiaramente che alcune aree del cervello *perdono neuroni*, diventando **atrofiche**, mentre parallelamente altre aree si trasformano mediante un processo di aumento dell'arborizzazione dendritica e di *connessioni tra i neuroni*, generando di fatto un'**ipertrofia del tessuto nervoso.**
L'**ippocampo** e la **corteccia prefrontale** *laterale e mediale* sono le aree che maggiormente diventano atrofiche in seguito a **stress cronico** ma è importante anche sottolineare un'altro fenomeno, ovvero **il blocco dell'attività delle cellule staminali** che sono presenti nell'ippocampo per cui si ha una sorta di *blocco della neurogenesi* che impedisce la reversibilità del fenomeno (402).
A diventare invece ipertrofica è l'**amigdala** e le conseguenze di queste alterazioni sul piano psicopatologico sono proprio alcuni sintomi del **Disturbo dell'Adattamento** e dei disturbi affettivi che, nel tempo,

possono emergere: ***ansia e tono dell'umore depresso***, per l'alterazione dell'amigdala, **alterazioni comportamentali** ed esecutive per la compromissione della corteccia prefrontale e danno alla memoria per le modifiche dell'ippocampo (403).

A tutti questi studi *"fondamentali"* si possono aggiungere anche quelli dei coniugi **Ronald Glaser** e **Janice Kiecolt-Glaser**, rispettivamente *immunologo* e *psicologa*, che si sono dedicati per molti anni all'osservazione di persone sottoposte a **stress cronico** come malati cronici e persone che hanno subito abusi o violenze per lunghi periodi (404).

I risultati dei loro lavori indicano chiaramente che lo ***stress psichico di tipo cronico*** dà origine a importanti alterazioni del **sistema immunitario** che è anch'esso in stretta correlazione con il sistema nervoso centrale (404).

Quindi la gestione dello stress a cui siamo sottoposti, la correzione di **stili di vita dannosi** ed il recupero di una salute il più naturale possibile sono argomenti da approfondire costantemente se vogliamo vivere bene, a lungo e con **un buon livello di Salute Mentale**.

Non solo per chi non ha esplicite **patologie psichiatriche**, ma anche e soprattutto per chi soffre già **di qualche disturbo**, in particolare di patologie dello spettro affettivo come il *disturbo bipolare* o la depressione ma anche *i disturbi d'ansia più gravi* come il panico oppure l'**ADHD**.

Come vi ho accennato all'inizio non è facile capire il nostro **carico di stress**, in particolar modo perché gran parte di esso ci risulta "**nascosto**" o meglio, come accade con tanti piccoli diversi "fastidi" cronici che fanno parte della nostra vita, la tendenza naturale è quella di spostare tutto *nella zona d'ombra del preconscio* (405).

Una cosa è sicura: per **risolvere un problema** è fondamentale capirne la natura e da che cosa possa derivare.

Questo è fondamentale, *rileggi quest'ultima frase*.

Ma iniziamo adesso ad approfondire il concetto che la gran parte dello **stress** a cui siamo sottoposti **diventa "nascosto" ai nostri occhi** ed è come se dovessimo combattere con un nemico all'interno di una stanza buia.

La prima cosa da fare è *"accendere la luce"*.

Quali sono queste sorgenti di **Stress Nascosto**? Ho deciso di semplificare le cose e di farvi una vera e propria lista:

- **Stress Acustico:** viviamo in contesti pieni di inquinamento sotto tutti i punti di vista; il "rumore di fondo" negli ambienti esterni delle grandi città, e anche all'interno delle nostre case, si è elevato in maniera esponenziale negli ultimi decenni (406) ed abbiamo studi che correlano molto negativamente questi dB di rumore con la nostra Salute Mentale per via dell'interferenza con il sonno, con la cognitività, con il livello di allarme generale e con l'*iperattivazione simpatica* (407); la protezione diurna con apparati di *"noise reduction"*, la protezione notturna con dispositivi per attenuare i rumori ("tappi per le orecchie") in molti casi è fondamentale. Questa protezione antirumore è fondamentale *per i bambini* che hanno maggior rischio di sviluppare disagio mentale correlato (408).
- **Stress Tossico:** sono in costante aumento (nei cibi, in particolare) le concentrazioni di sostanze tossiche come gli Endocrine Disruptors ("ED"), ovvero ftalati, diossine, idrocarburi policiclici aromatici, bisfenolo A, DDT, che si concentrano nei grassi di origine animale (409), hanno grossi effetti di *disregolazione su molti assi ormonali*; poi ci

sono gli inquinanti più classici come le polveri PM 2.5, i residui delle combustioni (monossido di carbonio, anidride solforosa, vapori nitrosi, etc.), ossido di azoto, biossido di zolfo e molti altri, nell'aria e nelle acque. Abbiamo evidenze circa una loro azione negativa sia sulla cognitività generale (attenzione, memoria, capacità logico-associative) che su altre variabili psicopatologiche come affettività, impulsività, aggressività e suicidio (410) (411). *Cambiare il luogo in cui si vive* e diminuire radicalmente l'alimentazione *con cibo di derivazione animale* sembra essere l'unica soluzione.

- **Stress Economico:** >>>>ne parlerò tra poco come una delle principali sorgenti di Stress Nascosto<<<<.
- **Stress Lavorativo:** deriva da plurime variabili e dimensioni a cui ormai siamo assuefatti, ovvero *pendolarismo estremo* (spostamenti in luoghi affollati, mezzi precari, lunga durata del viaggio, stress relazionale, ripetitività), *precarietà lavorativa* (sottopagati, alte richieste prestazionali, assenza di diritti, richieste illecite ed immorali), *totalizzazione dell'esistenza* (scarso tempo residuo giornaliero, impossibilità di spazio mentale per immaginare alternative), *assenza di monitoraggio sui rapporti tra lavoratori* (bullismo, discriminazioni LGBTIQ+, bossing) (412)(413).
- **Stress Relazionale:** avviene sia in ambiente intra famigliare che extra famigliare; abbiamo una evidente difficoltà ad impostare relazioni intime e scambievoli per via di una *disregolazione narcisistica globale* in cui ogni persona semplicemente aspetta il proprio turno per parlare; perdita di interesse autentico nell'ascolto; relazioni evacuative e disperatamente supportive che si basano solo sulla comunicazione di lamentele e recriminazioni, senza soluzioni e strategie; distrazione

dell'attenzione relazionale da periferiche digitali (si parla con in mano lo smartphone, chattando con altri e consultando i social media); elevati livelli di reattività ed aggressività con allarme ed ansia durante gli incontri; perdita di luoghi e tempi dedicati alla cura delle relazioni, per cui in famiglia diventa impossibile discutere, pianificare e prendersi cura. Il tempo e la perdita di versatilità sembrano essere le variabili chiave, così come la distrazione costante e la diffusione dell'attenzione su plurimi attrattori (414)(415).

- **Accelerazione della Società:** ogni attività umana richiede, anzi pretende, un minor tempo per essere eseguita (alimentazione, funzioni corporali, grooming, sessualità, riposo e vacanze, compiti al lavoro, sport, etc.) e, parallelamente, si stanno aumentando gli standard qualitativi richiesti. Far fronte a questo disagio mentale richiede, purtroppo, cambiamenti radicali che in pochi possono fare o hanno il coraggio e la motivazione per farli (416)(417).

- **Iperstimolazione Digitale e Disturbo da Diffusione dell'Attenzione:** ne abbiamo già parlato ed è evidente che è una variabile chiave dell'aumento del carico globale dello stress. Siamo costantemente reperibili (email, chat e messaggi), siamo presenti su multipli social media e costantemente "notificati" dagli smartphone, abbiamo con noi una sorgente costante di distrazione che permette di affittare, acquistare, vendere, abbonarci e pianificare "vacanze" 24h/7day. Questo comporta un danno cognitivo, relazionale ed emotivo in costante crescita.

- **Che cosa ho dimenticato?** Molto credo…. aspetto vostri suggerimenti e consigli al riguardo di altre sorgenti di *Stress Nascosto (scrivetemi a partire da* https://www.psiq.it*).*

Non è facile analizzare tutte queste **sorgenti di stress** e cercare di identificarle o di escluderle nel nostro contesto personale.
In effetti stiamo parlando di "**condizioni**" e di "**stati**" a cui noi stessi, frequentemente, apriamo le porte….
"*Il mostro che fa più spavento è quello che inviti tu stesso a entrare nella tua casa*", eccovi di nuovo la famosa citazione di **Sarah Pardee Winchester**, la vedova del famoso fabbricante di armi che veniva perseguitata dai fantasmi delle persone uccise dai fucili di famiglia (418).
Ma è proprio così? *Abbiamo davvero noi tra le mani il "**timone della nave**"?*
Molto spesso è così anche se, come vedremo, **la nostra versatilità è costantemente messa in crisi anche dall'ambiente** che, come solitamente dico, "vince sempre".
Si, purtroppo *"l'ambiente vince (quasi) sempre"*.
Ma probabilmente *uno spazio di azione e di cambiamento profondo* è ancora presente per ognuno di noi.

Infatti, in questa mia riflessione, vorrei andare contro la narrazione, molto diffusa tra le persone, che **lo stress sia qualcosa che ci "accade"**, che deriva da "sfortunati eventi" o che semplicemente *"si subisce"*.
Certo ci sono **eventi** o concomitanze di vita che *non possiamo scegliere* e che non avremmo mai immaginato di subire, questo è vero.
Ma il vero punto caldo, quando si parla di **gestione dello stress**, è sempre la nostra possibilità di essere *"versatili"*.

"**Versatilità**" è una parola che preferisco di gran lunga ad un'altra che, di questi tempi, è ben più famosa, ovvero "*resilienza*".
Sono spiacente ma a me il concetto di "**Resilienza**", secondo il significato comune che attribuiamo a questa parola, piace *sempre meno*, perché è un termine travisato che spesso sostiene una qualità "angosciante" di noi esseri umani ovvero la capacità di "resistere", che dovrebbe permetterci di **subire eventi nefasti**, a ripetizione, senza soffrirne troppo e permettendoci di andare avanti, in *un orizzonte temporale indefinito*.
A me piace molto di più il concetto di "*cambiamento*", anche **radicale** a volte, che rappresenta la conseguenza diretta di un'altra qualità molto, molto importante e preziosa che è la **versatilità**.
Cambiamento Radicale, ne riparleremo in futuro….
La nostra scarsa capacità di far fronte a cambiamenti improvvisi o a imprevisti (lo stress non governabile) deriva da **un Sistema** che, necessariamente, ci vuole precari ed ***instabili***.
Spesso siamo "bloccati" e tutti noi cerchiamo di andare avanti con **grandi o piccole gratificazioni dopaminiche** il cui risultato è solo quello di bloccarci ulteriormente.
Se sei benestante (*e pensi di essere felice perché guadagni bene*) resisti allo stress comprando automobili costose o facendo "mini vacanze" (horror) nel weekend, e se invece sei povero acquisti smartphone, Junk Food, Alcol e abbonamenti a Netflix.
Ma visto che siamo "in tema", come vi ho anticipato prima, vi voglio parlare di una forma di **stress nascosto** che, in realtà, ci riguarda (quasi) tutti, lo **Stress Economico**.
Ho fatto molti video al riguardo, andateli a cercare **sul mio canale YouTube**….

Io penso realmente che lo **Stress Economico** rappresenti la principale e più grave forma di **Stress Nascosto** del *Mondo Occidentale*.

Sappiamo che moltissimi italiani, negli ultimi decenni, hanno usato ed usano psicofarmaci, in sempre di più lamentano **sintomi depressivi, di ansia o di insonnia** e moltissimi, allo stesso modo, chiedono aiuto psicologico e psichiatrico in maniera massiva, con un ulteriore aumento dopo il **COVID-19** (419).

Un numero incalcolabile di persone cerca (e trova) sostanze d'abuso per gratificarsi, **l'alcol è ovunque** ma anche la **cocaina** è ovunque (e costa sempre meno *perché miscelata ad altri stimolanti meno costosi*).

Possiamo dire che tantissime persone (sempre di più), in questi primi decenni degli **anni 2000,** presentano *una qualche forma di disagio mentale* (420).

Come psichiatri siamo in molti a sospettare che, probabilmente, *una percentuale molto bassa* di queste persone che presentano **disagio mentale** stia manifestando **un disturbo psichiatrico maggiore** propriamente detto (*Schizofrenia, Disturbo Bipolare, Disturbo Depressivo Maggiore ed altri*).

Molti studi ci dicono chiaramente che **gli psicofarmaci sono iper prescritti** e che molte diagnosi, attribuite a milioni di persone nel Mondo, potrebbero essere poco accurate (421).

Che cosa sta succedendo, quindi?

Riflettiamoci insieme: sulla carta quello in cui viviamo dovrebbe essere **il miglior Mondo possibile in cui l'Umanità abbia mai vissuto** e, forse, per molti di noi lo è realmente.

In fin dei conti il Mondo in cui hanno vissuto i nostri genitori, i nostri nonni e, andando ancora più indietro nel tempo, i nostri avi era indubbiamente peggiore: *molte più guerre, molte più malattie incurabili, minore assistenza, vita media molto più bassa.*

Nonostante questo, però, il Mondo sembrava **molto più dinamico**, *più votato al cambiamento*, le persone erano più propense **a soluzioni avventurose**, si partiva e si cambiava paese, si inseguivano opportunità, si cercavano vie alternative e meno battute per raggiungere **una vita sufficientemente serena ed appagante.**

Tutto questo, probabilmente, per la semplice ragione che i nostri avi sapevano chiaramente che *"restando fermi"* le cose sarebbero andate sicuramente male.

Quindi i nostri antenati **o cambiavano,** oppure sapevano con certezza assoluta che la loro vita sarebbe stata certamente miserabile e disperata.

Non avevano alcuna forma di **Illusione Compensatoria**, per cosí dire, che si **opponeva al cambiamento.**

In realtà la nostra attuale situazione, che si configura subdolamente come **un Mondo "perfetto"**, in realtà presenta molte **"trappole"** ed *aspetti oscuri*, ed è un ambiente in cui molti si ritrovano a vivere male o anche *molto male*.

L'esperienza ambulatoriale di noi medici psichiatri, ma anche i dati che derivano da studi epidemiologici, ci indicano che una fetta molto elevata della popolazione **soffre di disadattamento**, è colpita quotidianamente **da "misteriose" forme di stress** che alcuni liquidano come "tutte scemenze!", oppure *"abbiamo troppo e non ci accontentiamo mai"*, "siamo un mondo di rammolliti" o cose simili, in sintesi c'è **un atteggiamento colpevolizzante** spesso proprio da chi, in realtà, partecipa ed è complice di questo **meccanismo** che sto per spiegarvi.

Quello di cui vi sto parlando, ha a che vedere con forme di *"**pressione psicologica**"* tipiche della nostra società difficili da notare, da mentalizzare e da raccontare ma che agiscono realmente su di noi generando *una tra le più diffuse condizioni di disagio mentale della nostra società* che è il **Disturbo dell'Adattamento**, di cui vi ho già parlato più di una volta.

Davvero molto frequentemente **il disadattamento ad un grosso carico di stress**, spesso "nascosto", porta le persone ad affidarsi a *sostanze d'abuso*, perseguire comportamenti disfunzionali o, quando va bene, appoggiarsi a psicofarmaci o infinite psicoterapie che **spesso non danno sollievo**, perchè aumentano magari la *"resilienza"* ma non portano a dei *reali cambiamenti radicali*.

Ma per arrivare al punto che vi ho anticipato, io ritengo che una delle prime forme di **stress nascosto** della nostra società contemporanea sia quella correlata ad *una cattiva gestione delle nostre risorse economiche* che sono (nel 90% dei casi) una conseguenza diretta di **comportamenti di acquisto compensatori**.

Rifletteteci bene: quanti **oggetti inutili** compriamo? Quanta parte delle nostre spese deriva dall'influenzamento delle pubblicità, in particolare online? Quanti **abbonamenti** a servizi di intrattenimento abbiamo attivi? Quanta parte della nostra felicità viene da noi affidata ad acquistare oggetti o *"**vacanze**"* o abiti oppure a perseguire uno stile di vita simile a quello che ci viene proposto dai social media o dalle *narrazioni mainstream*?

Tyler Durden, il protagonista di **Fight Club**, il romanzo di *Chuck Palahniuk*, ci dice una cosa davvero interessante ed arguta: "Compriamo oggetti che non ci servono, con soldi che non abbiamo, per impressionare persone che non ci piacciono".

E non sto parlando (o almeno non solo) di comportamenti che possano derivare da un discontrollo degli impulsi legato ad un *disturbo mentale*, questo problema è legato ad **un rapporto malato tra la nostra mente e l'ambiente in cui viviamo**.

Certamente **le conseguenze di tutto questo** ci possono far ammalare sul piano psicologico.

In realtà **sperperiamo il nostro denaro** anche per una vera ragione neurobiochimica che viene sfruttata dal marketing, ovvero il nostro sistema neurale di appagamento (il famoso *"Reward System"* di cui vi ho già parlato più volte): quando attuiamo un gesto di acquisto attiviamo **un circuito neuronale**, costituito dalla corteccia, dai gangli basali e dal talamo, in cui è presente una via dopaminergico-mesolimbica, che scatena **ondate di gratificazione** che il nostro cervello arcaico legge come comportamenti di ricompensa seguenti a gesti che richiamano quelli della caccia e della raccolta di cibo o di risorse indispensabili.

Quindi quando noi **sperperiamo i nostri soldi** in oggetti più o meno costosi, vacanze che non ci possiamo permettere, automobili al di sopra delle nostre possibilità, cene, abbonamenti, telefoni, vestiti e tutto il resto che ben conosciamo, accadono due cose: **(1)** siamo aiutati *a sopportare e ad accettare* quello che non ci piace della nostra vita e **(2)** saliamo sulla **Giostra dell'Indebitamento** che ci impedirà di valutare e di cambiare le cose importanti della nostra vita.

Sperperando i nostri soldi e riempiendoci di rate e mutui perdiamo la nostra indipendenza economica e, quindi, la nostra **Versatilità**.

Se perdiamo la **Versatilità**, ovvero *la possibilità di immaginare, di programmare e di attuare dei cambiamenti strategici della nostra* *vita*, entriamo in un circolo vizioso di sofferenza da cui sarà molto difficile uscire.

La perdita dell'**Indipendenza Economica** è una sorgente di **stress nascosto** realmente impattante e che ci rende impossibilitati a cambiare, anzi, di più, ci impedisce addirittura di **contemplare** come possibile un qualsiasi cambiamento.

Non avete idea di quante persone, nella mia *pratica clinica quotidiana*, mi portano problematiche anche molto gravi di **Salute Mentale** che, in realtà, hanno a che vedere quasi completamente con la **Giostra dell'Indebitamento**.

Se il nostro **conto in banca** è in bilico ogni fine mese, quando attendiamo lo stipendio, se le rate ci rendono **dipendenti** da ogni singolo euro che guadagniamo, se la nostra vita è un eterno *"turbinio"* di beni di consumo, di abbonamenti e di vacanze compensatorie acquistati con soldi che non abbiamo, ottenuti da agenzie di credito, è ovvio che ci sembrerà impossibile **immaginare qualsiasi cambiamento**.

Siamo bloccati in questa **catena infinita** di acquisto a credito-rate-restituzione dei soldi.

Fatevene una ragione, questo è *un reale problema di Salute Mentale*.

Quindi siamo spinti e obbligati a **non cambiare nulla della nostra esistenza** sia dalle micro-gratificazioni d'acquisto, sia dai soldi che spendiamo in "sostanze d'abuso" (sigarette, aperitivi, droga), sia dall'incapacità di attuare una oculata forma di **risparmio** o di **investimento** (che è SEMPRE possibile!), e tutto questo ci genera una fonte inesauribile di stress nascosto:

- Stress perché stiamo compensando delle vite grame con delle gratificazioni inutili.

- Stress perché stiamo confondendo il "piacere" con la "felicità".
- Stress perché stiamo seguendo un ideale di vita che non abbiamo scelto ma ci è stato imposto.
- Stress perché il denaro diventa una risorsa di cui abbiamo perso il controllo.
- Stress perché siamo dipendenti da oggetti che non ci servono, è solo l'acquisto che conta, un minuto dopo siamo di nuovo insoddisfatti e pronti ad acquistare altro.
- Stress perché poi trascuriamo le relazioni, diventiamo più nervosi, più pessimisti, più insopportabili, arrabbiati, rancorosi.
- Stress perchè, in fin dei conti, sappiamo che stiamo mentendo a noi stessi e agli altri simulando felicità e soddisfazione.

Quindi, a mio parere, per molti di noi una fonte inesauribile di disagio psicofisico è di tipo **soprattutto economico**, ovvero ha a che vedere con un **problema di gestione economica** (o di "consumismo" se volessimo usare una parola davvero fuori moda).

In effetti *una gestione impulsiva e compensatoria del nostro denaro*, sulla spinta delle manipolazioni del marketing, potrebbe rappresentare una delle prime fonti di disagio mentale del Mondo contemporaneo e, sicuramente, la più diffusa e subdola forma di **stress nascosto** che assume la forma di una reale **dipendenza comportamentale**.

E come vi ho detto prima tutto questo ci rende **impossibilitati a cambiare**, anzi, di più, ci impedisce addirittura di contemplare come possibile un qualsiasi cambiamento.

Devo pagare la casa in centro, devo abitare in luoghi che mi hanno detto essere quelli giusti, poi c'è l'auto, la palestra, gli abbonamenti, il telefono, gli aperitivi, le vacanze….

Io trovo che a livello mediatico, ma anche in ambito accademico, si stia utilizzando parecchio male il concetto, peraltro molto interessante, di **"Resilienza"**.

Siamo davvero sicuri che abbiamo bisogno di *essere maggiormente resilienti*?

Siamo realmente sicuri che avere delle **risorse aggiuntive** per "resistere" e per tollerare un enorme carico di **stress nascosto** sia la strada giusta verso una vita serena ed appagante?

La nostra **felicità**, molto probabilmente, non dipende da questo turbinio di acquisti, di carte di credito e mutui a cui siamo ormai tutti abituati a sottostare, **tutto questo è solo fonte di stress**, una delle più importanti perché, ve lo voglio ripetere, è collegata anche alla ***nostra possibilità di cambiare in maniera radicale***: di cambiare vita, di cambiare il nostro sistema di valori, di cambiare le nostre priorità.

Dico questo perché, molto spesso, l'unico modo per contenere o, quanto meno, **regolarizzare lo stress** a cui siamo sottoposti è riuscire a "cambiare".

Cambiare noi e non il Mondo intorno a noi che, se non ve ne foste accorti, non ha particolarmente a cuore il nostro benessere.

Questo è un dato di fatto che è innominabile in ambito psicologico e psichiatrico in quanto spesso si confonde il "cambiamento" con la "resilienza".

Cambiare la nostra vita non significa affatto cambiare alcune nostre abitudini ed acquisire tecniche per tollerare meglio e più a lungo un carico sempre più grande di stress nascosto.

Alla fine bisogna recuperare e riattualizzare il concetto "antico" (ben noto ai nostri avi, come dicevamo prima) del **Cambiamento Radicale**.
Cambiamento Radicale che deve essere sentito, e pensato, come graduale e strutturato in maniera strategica.
Prudenza e Consapevolezza saranno gli strumenti migliori per realizzarlo concretamente.
Probabilmente la Preghiera della Serenità ("Serenity Prayer") del teologo protestante Reinhold Niebuhr, in questa prospettiva, continua a fornirci un grande insegnamento:

«Dio, concedimi la serenità di accettare le cose che non posso cambiare, il coraggio di cambiare le cose che posso, e la saggezza per conoscere la differenza»

Il punto fondamentale è che dobbiamo **smettere il più presto possibile di lamentarci e di sopportare quello che di negativo ci accade intorno** ed iniziare a contemplare la possibilità di cambiare.
Di **cambiare davvero**, soprattutto in quelle aree in cui non pensavamo di poterlo o di doverlo fare.
Ci sono persone che sono inserite in un "**Loop**", quello che io chiamo **un circolo vizioso esistenziale**, da cui non è facile uscire.

Eccovi un tipico esempio: *vivo in un posto metropolitano dove gli affitti sono elevati, l'aria fa schifo, il rumore è costante, per vivere li faccio un lavoro che odio e i pochi soldi che guadagno non vedo l'ora di spenderli in beni di consumo inutili, oppure in aperitivi o in droghe nel weekend, per poi ripartire da capo il lunedì.*
Vi ricorda nulla? Vi riguarda, in qualche modo?

In realtà le varianti che possono complicare il tema dello **Stress Economico** sono mille: un capo sadico al lavoro, colleghi lamentosi, un lavoro in cui siamo sfruttati, precarietà, lunghi spostamenti stressanti, e a tutto questo poi possiamo aggiungere alimentazioni sbagliate per "compensare", la marijuana alla sera per riuscire a dormire e a gestire il nervosismo, piccole ma costanti quantità di alcol che nel tempo sono destinate ad aumentare, poca o nulla attività fisica e molto, molto altro.

E poi, sicuramente, ad un certo punto sentiremo il bisogno di chiedere aiuto ad uno **psicologo** o ad uno **psichiatra** ma, molto spesso, quello che riusciremo a dirgli sarà: *"Dottore, sono depresso, ma non so perchè...."* oppure *"Sono ansioso e dormo male.... anche se le cose, poi, non vanno cosí male...."*.

Alle volte ci vogliono mesi o anni (oppure non accade mai) per incontrare il **professionista giusto** che sappia discernere tra **Disturbi dell'Adattamento** ed altre condizioni psicopatologiche, che sono spesso aggiuntive.

Insomma, anche nel campo dell'aiuto medico-psicologico è sempre fondamentale **un atteggiamento consapevole e pro-attivo del paziente**, altrimenti son dolori.

Questa *"storia"* la vedo accadere molte volte nel corso della mia attività professionale.

Non voglio certo dire che tutti quelli che vengono da me a chiedere una valutazione per una psicoterapia o un aiuto psicofarmacologico abbiano esclusivamente dei problemi di **disadattamento da stress**, ma una buona parte di loro, in realtà, ha ANCHE un grosso carico di stress nascosto che si aggiunge al resto.

L'obiettivo di tutti noi, chi più o chi meno, sarà senz'altro quello di riuscire a rompere questo *"**Loop Esistenziale**"*, il "ciclo" negativo della nostra esistenza, o per lo meno quelle parti di esso che ci fanno stare più male.

Questo, ricordatevelo, può anche voler dire cambiare partner, cambiare luogo in cui viviamo, lavoro, il modo in cui gestiamo il denaro o cose simili, in poche parole significa percorrere la strada del **Cambiamento Radicale**, da lì non si scappa.

Alle volte non ci sono altre soluzioni, altrimenti *se faremo sempre le stesse cose otterremo sempre gli stessi risultati*.

Quello che voglio dire è questo: siamo davvero sicuri che **vogliamo "sopportare" meglio tutto lo stress** che subiamo invece di provare a contenerlo concretamente o ad eliminarlo, almeno in parte?

Anche con la marijuana, con la cocaina o con l'alcol lo stress si può gestire meglio e può far diventare, paradossalmente, più "resilienti", ma il discorso è sempre quello: vogliamo **sopportare** sempre maggiori quantità di stress oppure provare ad uscire da questa **giostra infernale**?

Molti **psicofarmaci**, quando utilizzati male ed in maniera superficiale, hanno il semplice scopo di aumentare la resilienza e di **favorire una "resistenza" inutile** e priva di senso.

Quindi, per concludere questo capitolo di **psiq**, il messaggio che vorrei lasciarvi è questo: evitate di pensare negativamente di *non avere controllo* su quello che vi accade, in realtà **molto spesso lo avete**, soltanto dovrete iniziare a pensare che potete concretamente lavorare su dei **Cambiamenti Radicali** che non avevate mai pensato di potere o dovere fare, e che magari vi spaventano.

La **Vita** è la vostra ed è **una soltanto**.

Infine, diciamolo chiaramente, cosa mai potrà accadere di **così spaventoso**?

Iniziate a contemplare il **Cambiamento Radicale**, sentitelo, pensatelo e poi portatelo avanti **con strategia e prudenza**.
Ne riparleremo spesso, continuate a seguirmi e ad interagire con me e la community che è nata intorno ai miei canali digitali.
In sintesi ci sono molti metodi e presidi farmacologici per **lenire lo stress** e per aumentare la **resilienza**, questo è chiaro:

- Meditazione e Mindfulness.
- Psicofarmacologia.
- Psicoterapia.
- Tecniche basate sulla Teoria Polivagale.
- Lifestyle Psychiatry.

Tutti questi "**strumenti**" sono efficaci e possiedono robuste evidenze sulla loro utilità (soprattutto se abilmente combinati tra loro) sia nell'affrontare le **patologie psichiatriche** maggiori che le **sindromi da disadattamento** allo stress (e la loro combinazione, cosa che capita molto frequentemente).
Ma quello che sarà realmente importante tenere a mente è che "resistere" al carico di stress che pesa su di noi ha senso solamente se, parallelamente, si porterà avanti un percorso di **Cambiamento Radicale**.

Tenete bene a mente che anche i migliori e più efficaci aiuti nel campo della **Salute Mentale** possono diventare **perversi "alleati" del disagio** e sostenere stili di vita drammatici e fallimentari.
Vi prego, rileggete quest'ultima frase.

5.0 Il Futuro della Psichiatria

La **Psichiatria**, come tutte le altre specialità mediche, sta attraversando **un periodo di evidente crisi** ma anche di grandi cambiamenti (422)(423).
In un Mondo in costante e rapido mutamento la domanda che **la Società intera** pone agli psichiatri è questa: *riuscirete a tenere il passo con la realtà e ad essere presenti ed efficaci rispetto alle nuove sfide che vediamo all'Orizzonte?*
Una cosa è certa, ovvero che il "**futuro**" e l'evoluzione di una materia delicata come la psichiatria devono necessariamente prendere il via dai **bisogni delle persone**, prima che dalle possibilità delle neuroscienze, delle biotecnologie e del digitale, questo va chiarito subito.
Inoltre dovrebbe essere chiaro a tutti noi psichiatri che il **Futuro** andrebbe sempre *immaginato e costruito* a partire da quanto accaduto nel Passato e da un'attenta osservazione del **Presente**.
Nel passato della psichiatria ci sono state molte cose meritevoli di essere ricordate, ma anche altre che hanno gettato un'ombra sulla nostra materia.
A partire dalla fine del **XIX secolo** hanno preso il via **le grandi correnti di pensiero psicoanalitiche e fenomenologiche** che hanno cambiato il modo di rapportarci alla malattia mentale.

Poi nel corso del *'900* abbiamo ottenuto un grandissimo risultato, ovvero la fine della **Psichiatria Manicomiale** in relazione allo sviluppo della psicofarmacologia.

Oltre a queste cose estremamente positive c'è anche **un altro lato della medaglia** che dobbiamo ricordare, per non ripeterlo e per migliorare:

- La psichiatria è stata spesso **lontana dai bisogni della gente** ed ha avuto per troppo tempo un atteggiamento elitario.
- Molti psichiatri si sono prestati a **collaborare con regimi totalitari** perdendo completamente di vista la volontà di perseguire il bene.
- Molte minoranze, come quella **LGBTIQ+**, sono state patologizzate e danneggiate da sentimenti omofobici e transfobici.
- La **Psicofarmacologia** è stata troppo spesso assoggettata alle esigenze di mercato piuttosto che ad un suo utilizzo basato sulle migliori evidenze scientifiche.
- La psichiatria non è mai intervenuta nel dibattito pubblico per quello che riguarda le **Determinanti Socio-Ambientali** come elementi importantissimi nello sviluppo del disagio psichico.
- La tanto decantata **Lotta allo Stigma** non è mai stata una priorità concreta.
- Lo **Stile di Vita**, una fondamentale determinante di benessere e di malattia, non ha mai ricevuto l'adeguata attenzione da parte della psichiatria.

In effetti, sulla base del **Passato**, c'è ancora molto che possiamo chiedere al **Presente** prima di proiettarci verso il **Futuro**.

Vi voglio confidare che ho iniziato a scrivere **psiq** partendo proprio dal presupposto che gli interventi terapeutici attuali fossero, troppo spesso, ancora carenti sul piano della **psicoeducazione**, *della consapevolezza personale rispetto alle cure* e degli interventi di **Lifestyle Psychiatry**.

In effetti sono in molti a pensare che gran parte degli *interventi terapeutici attuali* abbiano ampi margini di miglioramento in relazione ad un loro **difetto di base**, ovvero il loro non essere ancora completamente **Multimodali e Multidisciplinari**.

Il libro che avete tra le mani, e tutto il progetto **psiq**, ha l'esplicito obiettivo di portare all'attenzione delle persone (*pazienti, caregivers, operatori*) l'importanza di tre aspetti che, nel **Presente**, stanno ricevendo ancora poca attenzione: la comprensione profonda e diffusa di che cosa sia il disagio mentale ("**Psicoeducazione**"), la conoscenza chiara e precisa di come vengono attuate le migliori cure nel campo della salute mentale ("**Consapevolezza delle Cure**") e il grande tema del ruolo dello **Stile di Vita** nel campo della Salute Mentale ("**Lifestyle Psychiatry**").

L'integrazione stabile e consapevole nella pratica quotidiana della Psichiatria di questi tre elementi dovrebbe rappresentare il **Presente**, o per meglio dire, **un presente auspicabile** che sarebbe di grande aiuto rispetto a molti bisogni non ancora soddisfatti delle persone.

E parlando di **bisogni non soddisfatti** non posso non accennare velocemente, ma con forza, a come l'aspetto assistenziale (*strutture, centri diurni, comunità e luoghi riabilitativi*) sia ancora piuttosto carente per molti pazienti che esprimono forme complesse **di disagio mentale e di neurodiversità**, ma entrare in questo ambito aprirebbe un'altra area enorme di discussione.

Ma allora, a partire da tutta questa lunga premessa, quale sarà **il Futuro della Psichiatria**?

Io credo che il primo passo sarà quello di analizzare attentamente **il cambiamento rapido della malattia mentale**: tutti gli psichiatri concordano che "qualcosa è cambiato" negli ultimi decenni e le attuali presentazioni del **disagio mentale** sono quanto mai diverse da quelle, per esempio, della metà del '900.

Le trasmutazioni socio-ambientali, l'adozione di massa delle tecnologie digitali, i cambiamenti degli stili di vita e alcuni **Grandi Eventi Trasformativi** (*cambiamento climatico, epidemie, guerre*) stanno alterando profondamente il modo in cui il disagio mentale si manifesta nella pratica clinica quotidiana.

Un tempo, all'inizio del secolo scorso, si parlava prevalentemente di **Isteria**, poi a prevalere sembravano essere la **Schizofrenia** e la **Depressione**; in seguito abbiamo ampliato la complessità del nostro lavoro inserendo una particolare sensibilità per i **Disturbi di Personalità**.

Alla fine degli **anni '90** abbiamo iniziato a capire che molti disturbi di personalità e manifestazioni di psicosi erano in realtà sintomi del **Disturbo Bipolare**.

Più recentemente, la complessità del nostro lavoro si è arricchita con i **Disturbi del Neurosviluppo**, come l'**ADHD**, i vari livelli e sfumature dell'**Autismo** ed il vastissimo tema delle *Neurodivergenze*.

Nel corso degli ultimi 10-15 anni stiamo assistendo ad **un altro cambio di paradigma** nel campo della Salute Mentale con il prevalere di *quadri clinici complessi*, mutevoli, in cui forme psicotiche attenuate si intersecano su complicati tratti di personalità, con la presenza variabile e mutevole di neurodivergenze, ritiro sociale ("Hikikomori"),

Disturbi del Comportamento Alimentare e "**Minority Stress**" (*una forma di stress connesso all'appartenenza a sotto gruppi sociali e a subculture come quella LGBTIQ+*).

Tutto questo in un clima di *trasformazione della popolazione* e di **ibridizzazione culturale** in conseguenza delle **ondate migratorie** (in questo senso nel futuro della psichiatria l'attenzione verso l'**Etnopsichiatria** sarà un trend indispensabile).

Per queste ragioni ha senso immaginare un cambiamento anche del sistema diagnostico categoriale della psichiatria, affidato da molti decenni al **DSM**, il **Manuale Statistico e Diagnostico** redatto dall'Associazione Americana degli Psichiatri, arrivato alla sua quinta edizione.

Sempre di più si sente parlare di un approccio alla descrizione ed alla diagnosi della **sofferenza mentale** basato sui "**processi di adattamento**" di ogni individuo a fronte delle richieste socio-ambientali e sulle peculiari caratteristiche biologiche e socio-culturali specifiche di ogni essere umano (424).

In questo senso le **Tecnologie Digitali** e l'**Intelligenza Artificiale** potranno fornire un contributo insostituibile per analizzare dati provenienti dallo *studio del linguaggio*, della motricità e delle **interazioni relazionali**, misurate da periferiche digitali sempre più diffuse come i nostri *smartphone*.

Poi, ancora, assisteremo all'evoluzione degli **Interventi Terapeutici** nel campo della Salute Mentale che, indubbiamente, vedrà due linee di innovazione: la **psicofarmacologia** e la **psichiatria digitale**.

Nel campo psicofarmacologico, oltre allo studio di nuove vie neurobiochimiche come quella del **glutammato** (e dei recettori *NMDA*), assisteremo anche al recupero della *Cultura Psichedelica* e di quelle sostanze che l'Umanità ha utilizzato per secoli per lenire la **sofferenza psichica** in contesti rituali, come la **Psilocibina** e l'**Ayahuasca**.

E per finire, sia per prevenzione che per cura, siamo sul punto di sviluppare **tecnologie digitali**, altamente efficaci, finalizzate alla modifica di comportamenti disfunzionali nell'ambito della *Lifestyle Psychiatry*.

In pratica utilizzeremo **il grande potere trasformativo della tecnologia** non tanto per "manipolare" e "sfruttare" il capitale umano ma per compiere *modifiche strategiche del nostro stile di vita*, con il fine di migliorare la Salute Mentale ("Terapie Digitali", **DTx**).

Per concludere questa riflessione sul **Futuro della Psichiatria**, vorrei ribadire alcuni concetti che riguardano, al di là degli sviluppi tecnologici e biomedici, l'integrazione delle conoscenze e l'**Approccio Olistico** al paziente, che rappresentano due orientamenti di fondo che dovrebbero guidare l'evoluzione di tutte le neuroscienze.

Per parlare di questo delicato tema vi voglio raccontare la famosa storia dell'**Elefante e dei Sei Ciechi**.

C'erano una volta.... in un piccolo villaggio, **sei uomini saggi**, tutti e sei ciechi.

Un giorno, qualcuno portò a loro un elefante e, di fronte a un essere per loro sconosciuto, i sei saggi, che non potevano vedere, cercarono di scoprire com'era fatto l'elefante, *provando a toccarlo*.

"L'elefante ha la forma di un grande ventaglio" disse il primo saggio toccando **le orecchie**.

Il secondo saggio, toccando **le grandi zampe** dell'animale, disse "È come un albero enorme".

Vi sbagliate entrambi, disse il terzo saggio, e dopo aver esaminato **la coda** dell'elefante, disse "L'elefante assomiglia ad una corda".

A quel punto il quarto, che aveva iniziato a toccare **le zanne**, disse "Sembra come una lancia incurvata".

"No! No!" gridò il quinto saggio "È alto come un muro", accarezzandolo di lato.

Alla fine il sesto saggio, per ultimo, tenendo in mano **la proboscide** disse "Vi sbagliate tutti, l'elefante è come un grande serpente".

Vi ho voluto ricordare questo famoso racconto dei **Sei Ciechi**, perché a me ha sempre ricordato il comune e diffuso approccio ai **disturbi mentali** che tende a mettere in rilievo uno specifico tipo di causa, una specifica prospettiva esplicativa e, di conseguenza, un corrispondente tipo specifico di terapia come se non ci fossero, in realtà, tantissimi **angoli diversi** da tenere in considerazione.

Sono decine e decine di anni che **la Salute Mentale è frammentata** in questa maniera, e noi che ci lavoriamo "dentro" alle volte non ce ne accorgiamo neppure più ma se ne accorgono bene i nostri pazienti che ci chiedono risposte diverse, variegate, **ritagliate sull'unicità di ogni essere umano** e maggiormente inclusive rispetto a tutte le dimensioni di cui è costituita la sofferenza di ognuno di noi. Allora vediamo che i medici che indagano i **fattori genetici ed ereditari**, o che si occupano di mediatori biochimici del segnale nervoso puntano molto sui **farmaci**.

Gli psicoterapeuti che danno la colpa delle sofferenze umane alle *esperienze infantili* e ai conflitti precoci con le figure genitoriali consigliano la psicoterapia e la **psicoanalisi**.

Molti altri clinici che si concentrano **sulle distorsioni del nostro apprendimento** vorrebbero trattare gran parte del disagio mentale con la **Terapia Comportamentale**, e poi abbiamo quelli che si focalizzano **sulle distorsioni del pensiero** che raccomandano la **Terapia Cognitiva**.

Ci sono poi alcuni terapeuti che sostengono che la maggior parte dei problemi derivi dalle **dinamiche familiari** e che consigliano, per l'appunto, la terapia sistemica o familiare.

Infine poi ritroviamo i terapeuti con **un orientamento più spirituale** che promuovono la meditazione e, alcuni, addirittura la preghiera.

Ecco che le persone, inserite all'interno di questo frullatore di **posizioni teoriche**, di orientamenti e di possibilità di essere aiutati, **perdono il filo**, si confondono, e pagherebbero oro per essere consigliati su chi o cosa scegliere.

Già nel **1977** lo psichiatra **Dr. George Engel** si rese conto di questo problema e propose il famoso «**modello bio-psico-sociale**» *integrato*.

Tutti sappiamo che da allora non è passato anno senza che la gran parte dei medici si schierasse a favore di un'integrazione di tutte *queste anime della psichiatria e della salute mentale*, ma purtroppo con il passare degli anni la frammentazione della psichiatria è addirittura aumentata.

Le complesse e spesso caotiche manifestazioni dei **disturbi mentali** vengono adattate ad una o all'altra corrente di pensiero, nonostante intere schiere di dotti psichiatri ai convegni, *che in psichiatria quasi sempre hanno gli psicofarmaci come argomento principale*, perorano la causa dell'integrazione dei saperi e dell'**Approccio Olistico**.

Ma poi, sul piano molto pratico del denaro investito, le commissioni che decidono come ripartire **i fondi per la ricerca** e per le risorse, in ospedale e sul territorio, sostengono solo progetti che fanno rigido riferimento ad **un modello medico "classico" della psichiatria**, in cui tutte le altre variabili che regolano la nostra salute mentale sono solo *"fronzoli"* nella testa di alcuni psichiatri un pochino sciroccati.

A che cosa mi riferisco?

Ad una lotta reale a tutte le dipendenze, al recupero delle passioni tra le persone, al ripensare le città, a politiche sociali più eque, a contrastare le discriminazioni delle minoranze (**LGBTIQ+** e immigrati *in primis*), a **migliorare lo stile di vita della gente**, ovvero il modo in cui ci alimentiamo, l'importanza dell'attività fisica e, soprattutto, il rendere consapevoli le persone sull'importanza del mantenimento, sin da piccoli, di un adeguato equilibrio psico-fisico e, quindi, **l'importanza della prevenzione**.

Prevenzione, ecco un altro "angolo" importante da cui osservare la *Psichiatria del Futuro*.

Sì, perché in salute mentale la prevenzione **è possibile**.

In che modo? Informando le persone, aiutandole a capire l'importanza di **scelte malsane** che tutti facciamo, di uno **stile di vita** piuttosto che un altro, di vivere secondo canoni più razionali e *a misura d'uomo*.

Anche questa, a mio parere, è la **Psichiatria del Futuro**.

5.1 La Rivoluzione Digitale

Negli ultimi decenni gli **sviluppi tecnologici** che hanno coinvolto la nostra società si sono diffusi e consolidati con **un'accelerazione di tipo esponenziale** (425).

Allo stesso modo, in passato, molti elementi di innovazione, come la *radio*, la *televisione*, la moda e molti diversi cambiamenti culturali e di costume, hanno presentato **un iniziale lento sviluppo**, quasi sotto la soglia della percezione, per poi **esplodere rapidamente** e prepotentemente in un periodo di tempo molto breve (426).

Questo specifico tipo di **diffusione esponenziale** ha certamente riguardato anche le attuali **Tecnologie Digitali**, che hanno progressivamente **trasformato tutte le attività umane**, dalla comunicazione al marketing, dalla musica al cinema, dalla mobilità quotidiana alla gestione delle vacanze, dall'economia alla politica, dall'editoria alla televisione e così via (427).

Questa **dirompente trasformazione digitale** è stata sostenuta principalmente dalla *diffusione globale del web* e dalla possibilità, per una larga parte della popolazione, di accedervi in mobilità.

In estrema sintesi la domanda a cui questa sezione di **psiq**, dedicata a veri "appassionati" delle **psicotecnologie**, cerca di rispondere è: *in questo contesto globale di trasformazione* *digitale, cosa è accaduto alla medicina in generale e alla psichiatria in particolare?*

Ovviamente molte cose sono cambiate, in ambito sanitario, grazie alle **nuove tecnologie** ma, per vari motivi, la curva esponenziale del cambiamento non ha ancora raggiunto la fase di **completa trasformazione digitale** (428).

Come mai *la medicina e la sanità* saranno, a questo punto, agli ultimi posti nella lista delle attività umane completamente trasformata dalle **tecnologie digitali?**

Sono diversi i fattori che hanno contribuito a questo rallentamento della **trasformazione digitale della medicina.**

La **Sanità**, infatti, a differenza dell'economia, del marketing, della musica, del cinema, è dotata di **un elemento di "sacralità"** e di una quota di importanza oggettiva per l'umanità che ha imposto *una maggiore prudenza.*

In medicina non è mai sembrato opportuno *"osare troppo"* per via del fatto che il **rischio di sbagliare** o di alterare equilibri precostituiti potrebbe generare molti danni e avere conseguenze nefaste sulla popolazione, senz'altro molto difficili da prevedere e da gestire; inoltre, ci sono complesse **questioni etiche** da non sottovalutare (429).

Tra l'altro, la **Medicina** in generale, e la **Psichiatria** in particolare, devono affrontare **"scenari"** di maggiore complessità (430), rispetto ad altre attività umane, per cui necessitano di **un maggiore affinamento delle tecnologie di base** prima di poterle applicare in sicurezza.

Certamente i **medici** non sono stati e, lasciatemi dire, non avrebbero potuto mai essere degli *Early Adopter* della **trasformazione digitale** (431)(432)(433).

Ci sono anche alcuni **aspetti ideologici** tipici della **Medicina** e della **Salute Pubblica** che hanno indubbiamente rallentato una massiccia adozione di tecnologie digitali: la mancanza intrinseca di **propensione al cambiamento**, la mancanza di lungimiranza, i timori ingiustificati degli operatori sanitari di perdere *il loro primato*, la sfiducia generica verso il nuovo (434)(435).

Per concludere questa introduzione sul tema del **Futuro Digitale della Psichiatria**, è essenziale anche sottolineare che, ad oggi, sono ancora poche le figure professionali che hanno le adeguate **competenze trasversali** per accogliere e governare questo cambiamento; mi riferisco a **competenze informatiche**, competenze di *comunicazione digitale*, analisi dei dati, conoscenza delle infrastrutture tecnologiche e specifiche **conoscenze etiche e giuridiche** (436).

Ma dopo queste doverose **premesse iniziali** vorrei arrivare al punto: *in che modo le tecnologie digitali hanno cambiato, stanno cambiando e cambieranno la psichiatria?*

Per rispondere a questa domanda è opportuno, come abbiamo accennato prima, raffigurare la **trasformazione digitale della psichiatria** in tre diversi spazi temporali, ovvero **Passato, Presente e Futuro**, relativi a tre diverse fasi di cambiamento: ciò che poteva già accadere (*ma non è ancora accaduto*), ciò che potrebbe accadere oggi (*ma stenta a prendere piede*) e ciò che (*senz'altro*) accadrà in **Futuro**.

Secondo questa prospettiva vorrei raggruppare i campi specifici della **psichiatria digitale** in questo modo (437):

- Comunicazione digitale, Telepsichiatria, Realtà virtuale e aumentata, Raccolta dati (EHR, "electronic health record"), appartengono senza dubbio al **passato** (anche se non sono mai state integrate concretamente nella pratica clinica).
- Il **presente** potrebbe essere il tempo dell'Intelligenza Artificiale, dei Big Data, della Fenotipizzazione Digitale, della Terapia Digitale e della Blockchain.

- Nel **futuro** potremmo assistere all'aggregazione di tutti questi campi della psichiatria digitale in una vera e propria pratica clinica guidata dai dati chiamata "Psichiatria Aumentata".

Il passato della Psichiatria Digitale: una sfida non ancora raccolta

Tra gli anni '90 e i primi anni 2000 è stato raggiunto **un tale sviluppo tecnologico** che avrebbe potuto consentire alcuni importanti cambiamenti per la psichiatria (*che non sono avvenuti*), mi riferisco a questi aspetti:

- la possibilità di comunicare digitalmente attraverso il web, per attuare la formazione del personale, la prevenzione primaria, la lotta allo stigma e la psicoeducazione (438) (439).
- realizzare interventi di diagnosi e terapia a distanza (440).
- organizzare i dati clinici in formato elettronico (la cosiddetta **"EHR"**, o cartella clinica elettronica) (441), per importanti fini di ricerca e di pianificazione.

Il primo punto riguarda il fondamentale tema della "**Comunicazione e Divulgazione Sanitaria Digitale**": possiamo tranquillamente affermare che la **comunicazione digitale** nel campo della sanità è stata una delle principali innovazioni che la medicina non ha sviluppato in passato e che neppure oggi riesce ancora a padroneggiare.

Al confine del nuovo millennio, l'inizio della **trasformazione digitale** avrebbe potuto cambiare completamente gli aspetti comunicativi della sanità, ma tutto questo per molti anni è passato **completamente inosservato ai medici**, anche ai più lungimiranti.

Ci sono voluti molti, troppi anni perché tutti noi lo comprendessimo veramente, e ancora oggi rappresenta, purtroppo, un vero e proprio **potenziale non espresso**.

Infatti, le opportunità del web, dei blog, dei social media, di YouTube e di tutto il web 2.0 e 3.0 mostrano enormi possibilità nei campi della formazione a distanza, della prevenzione primaria, della **lotta allo stigma**, della **psicoeducazione** e, in generale, della **divulgazione scientifica della salute**.

Possiamo dire che **psiq** è "figlio" di questo genere di attività che ho personalmente portato avanti per diversi anni all'interno del mio **ecosistema digitale** (www.valeriorosso.com).

Come mai questa **opportunità** non è mai stata sfruttata adeguatamente? Perché la medicina, e la psichiatria in particolare, **hanno trascurato la grande opportunità di parlare alle persone** in modo molto efficiente attraverso il **digitale**?

Prima di tutto penso sia giusto menzionare una notevole **resistenza di fondo** da parte di tutte le professioni sanitarie al **cambiamento**, in relazione a una paura strisciante di **perdere il primato ed il controllo** su un'area della scienza che era, ed è, fortemente legata ai grandi interessi economici e all'influenza sulla popolazione.

Ricordate le prime reazioni dei medici alla possibilità che le persone si dedicassero in maniera autonoma alla loro salute e **si informassero sulle terapie e sulle malattie** tramite google o wikipedia?

È chiaro che, per molti anni, *gli operatori sanitari non hanno mai considerato il web un'opzione così utile*, interessante o rivoluzionaria per mantenere una relazione efficace con i pazienti.

Senza contare che, durante la formazione universitaria e specialistica, **ai medici non viene neppure insegnato a comunicare efficacemente**, sia in termini generali che sul web, in maniera divulgativa nei confronti del grande pubblico e dei pazienti; questa mancanza risulta piuttosto preoccupante in **un Mondo Digitale** dove gran parte della **Prevenzione Primaria** potrebbe essere attuata su canali social, su YouTube e su siti web, utilizzando *uno storytelling moderno ed efficace*.

Internet e il web hanno generato in molti settori del sapere umano, in particolare nella **medicina**, la sensazione di scoperchiare **un vaso di pandora** ricolmo di conoscenze complesse e "segrete" che sono diventate improvvisamente accessibili a tutti.

Noi medici sappiamo bene, e ormai l'abbiamo accettato, che tutti i nostri pazienti, quando lasciano i nostri ospedali, prima ancora di raggiungere la loro abitazione, hanno già **consultato Google** per approfondire le loro conoscenze sulla **diagnosi** che abbiamo fatto loro o sulle **terapie** che abbiamo prescritto.

Questo comportamento è stato a lungo percepito come *una potenziale fonte di danno*, un problema, addirittura **un oltraggio alla classe medica**, mentre solo recentemente ci siamo resi conto che rappresenta **un'enorme opportunità comunicativa** per raggiungere le persone al momento giusto, proprio quando hanno bisogno di conferme e rassicurazioni.

Mentre gran parte della classe medica criticava e si opponeva, fantasticando di poter **arginare la trasformazione digitale della comunicazione**, altri tipi di "professionisti" (venditori, marketer, truffatori, antipsichiatri, ecc.) hanno presidiato **le alte posizioni di Google e YouTube**, favorendo incomprensioni, **Fake**

News, stigmatizzazione e grosse manipolazioni dell'**informazione sanitaria**.

In qualche modo i medici e soprattutto **gli psichiatri**, che dovrebbero essere dei veri *tecnici della comunicazione*, si sono recentemente svegliati da un torpore narcisistico che li aveva portati a pensare di poter controllare la presenza di contenuti medici sul web, invece di dedicarsi all'approfondimento ed allo studio di **questo cambiamento di paradigma della comunicazione**, cercando di capire come cavalcare questa **trasformazione digitale** in modo creativo ed efficace.

Come potete facilmente immaginare, *"governare la trasformazione digitale invece di opporvisi e, quindi, di subirla"* sarà il *leitmotiv* del Futuro di noi psichiatri.

Gli psichiatri hanno perso la grande opportunità di imparare ad utilizzare lo strumento della **comunicazione digitale** sanitaria, molti anni fa, ma forse sono ancora in tempo per rimediare rapidamente a questa mancanza.

Rimanendo nel **Passato** della Psichitaria Digitale, che ne è stato dell'opportunità della **telemedicina** nell'ambito della salute mentale? (440)(441)

All'inizio dello sviluppo del moderno concetto di **sviluppo digitale della medicina** (fine anni '90 e inizio 2000) pochissimi medici compresero l'opportunità di **raggiungere i loro pazienti** in contesti innovativi e maggiormente sostenibili.

Per molti medici dell'epoca lavorare a distanza su di un paziente rappresentava un limite (*ed una grave violazione di setting*) piuttosto che **un'opportunità**.

Anche in questo caso questa forte ambivalenza assumeva la forma di **un'impostazione ideologica spesso rigida e inflessibile** ("con la webcam non è una visita", "il rapporto medico-paziente è distorto") e per nulla basate su **evidenze scientifiche**.

Al contrario la pratica della **Telemedicina**, con pochi limiti e grandi vantaggi, avrebbe potuto, e può a maggior ragione tutt'oggi, **diffondere l'aiuto psicologico e psichiatrico** in aree svantaggiate, a persone che non possono raggiungere i grandi ospedali, aumentando l'efficienza degli interventi.

Non dimentichiamo che, tra tutte le specialità mediche, la **psichiatria** avrebbe potuto beneficiare fin dall'inizio della telemedicina, ma *pochissimi psichiatri del Servizio sanitario nazionale hanno cercato di utilizzarla*.

È incredibile dover constatare che **la vera spinta al cambiamento** ed alla diffusione della telemedicina sia stata provocata dall'**epidemia di COVID-19** all'inizio del 2020.

Questo evento catastrofico, che ha comportato l'obbligo del **distanziamento sociale** e del *lavoro a distanza* ha improvvisamente abbassato tutte le resistenze alla telemedicina del personale medico-sanitario, permettendo di avviare un percorso non più lento e lineare ma **molto più veloce ed esponenziale** di sviluppo e sperimentazione di nuove piattaforme di telemedicina (*in particolar modo in ambito privato, bisogna sottolineare*).

Rimanendo ancora su quello che chiamiamo **il Passato della Psichiatria Digitale**, un'importante riflessione riguarda l'utilizzo della **Cartella Clinica Elettronica** in psichiatria ("**Electronic Health Record**" di solito chiamato "**EHR**"), che in realtà potrebbe rappresentare un ponte tra passato, presente e futuro, nell'ambito delle varie applicazioni della psichiatria digitale: **blockchain**, big data, intelligenza artificiale e psichiatria aumentata (434)(442).

L'EHR potrebbe essere una delle principali fonti di **big data clinici** per il presente e per il futuro e, nonostante sia uno strumento utilizzato quotidianamente già da qualche anno, non è ancora orientato ai processi clinici integrati ed alla **raccolta strutturata di dati** e, quindi, non sfruttato appieno in tutte le sue potenzialità, anche se avrebbe dovuto suscitare molto interesse in chi lavora nel settore sanitario **fin dagli anni Novanta**.

Purtroppo, nello sviluppo delle **cartelle cliniche elettroniche**, medici e psichiatri non sono stati presi minimamente in considerazione, creando strumenti **non perfettamente adeguati alle esigenze cliniche e di ricerca**; questo ha portato alla realizzazione di strumenti che non sono poi così utili nella pratica quotidiana, ed **il loro enorme potenziale come fonte di dati** non può ancora contribuire a migliorare il lavoro degli operatori sanitari e dei ricercatori.

"Cartella clinica elettronica", tutti dovrebbero saperlo, non significa affatto "**scrivere su un computer invece che su carta**".

Infatti si tratta di raccogliere dati, organizzarli e renderli prontamente disponibili ai medici, **segnalando anomalie**, *suggerendo interpretazioni*, aiutando l'interpretazione delle osservazioni cliniche e consentendo **il trasferimento di informazioni tra gli operatori sanitari** nell'interesse della cura olistica e multidisciplinare di un dato paziente; significa anche usare la tecnologia della blockchain per garantire validità, privacy e sicurezza.

In breve, anche l'**EHR**, dopo molti anni, non ha ancora espresso tutte *le sue grandi potenzialità*.

Alla fine di questo capitolo sulle possibilità non ancora espresse della **psichiatria digitale del passato**, vorrei parlare di quello che per molti è **il "mistero" della Realtà Virtuale** e della *Realtà Aumentata* ("**VR**" e "**AR**").

È un vero e proprio mistero il fatto che, per oltre 40 anni, i ricercatori abbiano combinato la scienza psicologica clinica con **le migliori tecnologie di Realtà Virtuale immersiva** per valutare, comprendere e trattare i problemi di salute mentale, ma non siano stati ancora ottenuti risultati concreti da poter utilizzare nella **pratica clinica quotidiana**.

Forse perché le tecnologie per offrire una buona esperienza al paziente non sono ancora perfette ed i **Visori della Realtà Virtuale** sono accessibili al grande pubblico solo da pochi anni.

O forse perché la **Realtà Virtuale** è ancora un "*gadget*" o "un giocattolo" nella mentalità della maggior parte degli psichiatri, e chi lavora sul campo semplicemente non si fida. In Italia l'unica realtà che sta producendo risultati rimarchevoli nel campo della Realtà Virtuale ed Aumentata applicata alla Salute Mentale è l'azienda **"Become"** (www.discoverbecome.com), con cui ho il privilegio di collaborare da alcuni anni.

Resta il fatto che una grossa mole di studi clinici di qualità sostiene fortemente **l'utilizzo della VR e della AR in psichiatria** per il trattamento delle fobie specifiche, della fobia sociale, per il social skill training, per i **Disturbi del Comportamento Alimentare** e per una moltitudine di altre condizioni psicopatologiche (454)(455)(456).

Il presente della psichiatria digitale: sembra il futuro ma non lo è ....

Intelligenza artificiale e **Big Data**, *Terapie Digitali*, Digital Phenotyping e **Blockchain** sono il presente, ma purtroppo, le opportunità del "*qui e ora*", sicuramente disponibili, appaiono ancora futuristiche agli occhi di molti psichiatri ed operatori sanitari (447)(448)(449)(450).

Questo è un punto particolarmente dolente, e manca completamente la **sensazione di urgenza**.

Mentre l'interesse per **nuove soluzioni diagnostiche e terapeutiche** è sempre stato alto, la ricerca di innovazione tecnologica nella comunicazione sanitaria e tra sanitari è sempre sembrata un problema secondario, differibile, a scapito delle **nuove possibilità di diagnosi e cura** per i pazienti che soffrono di una malattia mentale.

Anche perchè è sempre più evidente che, inaspettatamente, *sarà proprio la psichiatria ad essere la specialità medica che trarrà il massimo beneficio dall'adozione di queste nuove tecnologie.*

Cominciamo quindi con i due grandi temi della psichiatria digitale contemporanea: l'**intelligenza artificiale** e i "grandi dati" ("**Big Data**") (453).

Negli ultimi dieci anni, gli investimenti economici nella **medicina digitale** sono aumentati in modo esponenziale proprio **in questi due campi specifici delle neuroscienze**, e si stima che il valore del mercato delle nuove tecnologie (**AI e Big Data**) applicate in campo medico-farmaceutico abbia un valore di circa **100 miliardi di dollari**.

Allo stesso modo, c'è stata una forte espansione nella produzione di articoli scientifici che trattano argomenti legati **all'utilizzo delle tecnologie digitali nelle neuroscienze**, in particolare **AI e Big Data**.

Quali sono, quindi, **le applicazioni più interessanti** dell'intelligenza artificiale e dei Big Data **in psichiatria**?

Alcune di esse saranno rivolte alla gestione e all'interpretazione delle **informazioni cliniche**:

- Automazione di studi clinici e meta-analisi
- Ricerca e studio di nuove molecole candidate ad essere nuovi farmaci
- Produzione autonoma di studi clinici retrospettivi

- Studio dei social network come fonte di dati anamnestici ("Web Scraping")

Inoltre, **l'intelligenza artificiale** e i "grandi dati" miglioreranno la capacità degli psichiatri di fare previsioni sui loro pazienti:

- Predire comportamenti pericolosi o autolesionistici
- Valutare il rischio di suicidio, studiare gli inizi psicotici
- Analizzare le fluttuazioni dell'umore

Infine, il nuovissimo campo di studio dei **biomarcatori digitali** e della **fenotipizzazione digitale** (*"Digital Phenotyping"*) (457) deriva direttamente dall'uso dell'intelligenza artificiale e dei Big Data nello **studio del comportamento** e nella **comunicazione umana** al fine di *estrapolare modelli* che possano essere utilizzati *per confermare la diagnosi o implementare previsioni di efficacia* di vari interventi terapeutici digitali e psicofarmacologici.

Quest'applicazione della **psichiatria digitale** riveste un ruolo di particolare importanza per via del fatto che **la psichiatria ha sempre sofferto di una mancanza di dati oggettivi** e di misure oggettive dei *fenomeni clinici*, in un contesto di sostanziale assenza di esami ematochimici, genetici e strumentali significativi e dirimenti.

La possibilità di ottenere **Digital Biomarkers** in relazione *alle varie psicopatologie* presenta anche un profilo di **sostenibilità economica particolarmente favorevole**, in ragione delle tecnologie che potrebbero produrli (458).

Infatti gli **Smartphone**, oggetti posseduti da tutti gli Esseri Umani, sembrano essere particolarmente adatti alla **raccolta di dati** utili alla **fenotipizzazione digitale**, data la loro grande diffusione e potenza di calcolo, ma anche in relazione **al modo in cui gli utenti sono ingaggiati con questi dispositivi** ed alla quantità di dati che possono essere raccolti dagli stessi.

Gli **smartphone** sono, in realtà, periferiche intime, sensibili e rappresentano vere e proprie *"sonde psichiche"*: i dati degli smartphone possono essere utilizzati, tra l'altro, per studiare **le abitudini comportamentali**, le *interazioni sociali*, la mobilità fisica, l'attività motoria, i modelli psicomotori, la produzione del linguaggio e l'analisi del linguaggio.

Passiamo, infine, alle **Terapie Digitali**, spesso abbreviate con l'acronimo "**DTx**".

Le **terapie digitali** sono probabilmente una delle applicazioni **più interessanti e rivoluzionarie** della psichiatria digitale nel contesto clinico quotidiano (459).

Stiamo parlando di **uno strumento software** che potrà affiancare il medico e lo psicoterapeuta in una prospettiva di **trattamento multimodale del paziente**, con o senza farmaci.

Con il termine **Terapia Digitale** ("**DTx**") si intende un software, sotto forma di app, videogame o web app, che mira **a modificare il comportamento disfunzionale di un dato paziente** attraverso la digitalizzazione, e la riduzione algoritmica, di interventi terapeutici derivati dalla *Terapia Cognitivo-Comportamentale* (**CBT**), dal ***Colloquio Motivazionale***, la Psicoeducazione e la modifica dei comportamenti e degli stili di vita dannosi, ovvero **Lifestyle Psychiatry** (460).

Ciò che differenzia una **Terapia Digitale** da una semplice app di eHealth (ovvero quelle che si trovano sui vari Google Playstore o sull'Apple Store) è il fatto che **la sua efficacia è studiata attraverso studi clinici randomizzati ("RCT")** allo stesso modo degli studi clinici attuati sui farmaci; inoltre un DTx **non è liberamente scaricabile** da un app store ma *deve essere prescritto da un medico* in associazione o meno con un farmaco.

Il Futuro della Psichiatria sarà la "Psichiatria Aumentata"

Il futuro non è prevedibile, lo sappiamo.

Nessuno, all'inizio del **XX secolo**, aveva previsto, per esempio, internet, il web e quasi nessuna delle trasformazioni digitali della nostra Società.

Ad esempio **negli anni '60** si immaginavano gli anni '20 di inizio 2000 dominati da "mezzi volanti" personali per muoversi nel Mondo con rapidità mentre, al contrario, la realtà è che tutti noi ci stiamo affezionando al viaggiare senza muoverci **tramite il web ed esperienze utente immersive e virtuali**.

Quindi in queste ultime considerazioni di questa parte di **psiq** mi limiterò **a immaginare un futuro non molto lontano**, diciamo che penserò a come potrebbe essere lavorare come psichiatra in un Dipartimento di Salute Mentale italiano all'inizio dei prossimi **anni '30**; dico questo in ragione del fatto che, probabilmente, ci vorranno altri 7 o 8 anni di **inerzia al cambiamento** prima che tutte queste **innovazioni digitali** prendano piede nella pratica clinica quotidiana della psichiatria.

A quel punto ciò che si può immaginare **non sarà la sostituzione dello psichiatra**, o di altri operatori della salute mentale, con una macchina (nonostante gli sviluppi di tecnologie come **ChatGPT**), ma piuttosto possiamo pensare ad **una stretta integrazione** tra le nuove tecnologie e gli esseri umani.

Con il termine "**Psichiatria Aumentata**" si intende un intervento di diagnosi e terapia governato dall'essere umano, ma costruito a partire da molteplici fonti digitali di informazione e di **analisi automatica** (*Intelligenza Artificiale*, "**AI**") della realtà clinica e delle **migliori evidenze disponibili**, che guideranno le scelte del medico e dell'equipe di lavoro (461).

Immaginate questo **scenario futuro**: avete **una cartella clinica** che, mentre la compilate, suggerisce automaticamente i migliori articoli scientifici a sostegno o contro il vostro ragionamento clinico, oppure che possa confermare la vostra **ipotesi diagnostica** utilizzando l'analisi del linguaggio e del comportamento del paziente, permette **un pensiero medico cooperativo** con colleghi sparsi per il pianeta e che suggerisce la migliore terapia basata sull'evidenza.

Suona piuttosto bene, vero?

Allo stesso modo un medico potrà **seguire in tempo reale** i cambiamenti emotivi di un paziente attraverso l'analisi ritmica e prosodica **della sua comunicazione** e della sua mobilità, attraverso *periferiche indossabili*, ottenendo marcatori precoci di risposta ad una data **terapia farmacologica.**

Oppure essere avvisato all'inizio del turno di lavoro, attraverso un sistema di raccolta dati multicanale e "Smart" localizzato nel **cloud**, di quali potrebbero essere, in quel dato giorno, **i pazienti più a rischio di suicidio** o di *autolesionismo.*

Come si può immaginare, **le possibilità sono infinite** e la loro utilità è legata alla preparazione specifica del sanitario in ambito tecnologico ed **alla qualità degli strumenti** che permetteranno all'operatore ed all'equipe di lavoro di sfruttare queste informazioni e questi **suggerimenti digitali.**

Conclusioni sul Futuro Digitale della Psichiatria

Spero sia chiaro, a questo punto, **quanto sia importante per noi psichiatri iniziare subito a guidare la trasformazione digitale delle neuroscienze** piuttosto che subire, a breve termine, i suoi cambiamenti attuati, come già accaduto in passato, da altre figure professionali (*ingegneri o tecnici*) che detengono il primato del **superspecialismo tecnologico.**

Un esempio paradigmatico di questa preoccupazione è, ancora una volta, l'esempio della *cartella clinica elettronica* (**"EHR"**): all'inizio nessuno ne ha parlato in ospedali e cliniche, in molti la ritenevano **superflua o inutile** e poi, all'improvviso, è arrivata e **ci ritroviamo ad utilizzarla ogni giorno.**

Parlando di questo presente, quanti di voi pensano che **le nostre cartelle cliniche elettroniche**, ormai ampiamente adottate in ogni ambito del **Sistema Sanitario Nazionale**, siano strumenti ottimizzati per la nostra **pratica clinica?**

Chi di voi sa chi le ha progettate e secondo quali criteri? Soddisfano le necessità di una sanità in rete? Possiedono il potenziale di **raccogliere dati a scopo di ricerca?** Sono strumenti **scalabili?**

Probabilmente **la risposta** a tutte queste domande è **"no"**.

Ebbene questo esempio è, a mio avviso, da **tenere bene a mente**: qualcosa di così importante e fondamentale come l'**Electronic Health Record** (*EHR*), in Italia come in molte altre parti del Mondo, possiede **un valore prevalentemente amministrativo** e non è stato progettato in modo collaborativo con gli *operatori sanitari* che lo utilizzano ogni giorno e, di fatto, ***non riflette le loro esigenze***.

Tutto questo per ribadire ancora una volta che **le cose cambiano rapidamente** in questo Mondo dominato dal **digitale** e cambieranno con **modalità *disruptive*** anche in medicina nei prossimi anni '20 e '30, ed i medici devono assolutamente **collaborare alla loro progettazione.**
"*Governare il cambiamento piuttosto che subirlo*" dovrà essere **lo slogan** che tutti gli operatori sanitari, medici, infermieri psicologi ed altri, dovranno **tenere bene a mente**.

Infine vale la pena ricordare anche che la **diffusione trasversale delle tecnologie e del web** permetterà anche un ulteriore cambiamento di paradigma nella sanità dove, sempre più, **il paziente diventerà parte attiva e collaboratore del medico** nello studio e nel miglioramento delle cure (il cosiddetto "**paziente esperto**").
Sono molte le industrie del farmaco e le **startup innovative in ambito sanitario** che stanno utilizzando i *pazienti esperti* come acceleratori di conoscenza e portatori di una quota maggiore di etica nei loro progetti, sia che si tratti di farmaci tradizionali che di **tecnologie per la medicina e la salute.**

Quindi **la parola chiave per il presente e per il futuro è "rete"**, che significa macchine, **intelligenze artificiali**, medici e pazienti, che **collaborano come una squadra** con l'unico fine di *migliorare il benessere dell'umanità.*
È ormai evidente che **negli attuali anni '20 di questo primo secolo** del nuovo millennio la psichiatria, e la medicina tutta nel suo complesso, saranno "*ribaltate*" dal **mondo digitale**, offrendo a noi e ai nostri pazienti un enorme potenziale per la ricerca, la diagnosi e la cura, **un vero e proprio salto di qualità.**

La *grande onda digitale* sta arrivando velocemente anche in **psichiatria** e la domanda che pongo a me stesso e a tutti i miei colleghi è: **vogliamo cavalcare quest'onda?**

5.2 La Psichiatria Psichedelica

Verso la fine degli **anni '90**, quando io iniziai il mio percorso di specializzazione in psichiatria, pochissimi *neuroscienziati* parlavano di un possibile utilizzo del web, dell'intelligenza artificiale oppure della realtà virtuale nel campo della **Salute Mentale**.

Certamente ancora meno persone stavano immaginando che alcune sostanze considerate **"droghe da strada"** sarebbero diventate, in meno di 20 anni, degli psicofarmaci utilizzati in tutto il Mondo e, in alcuni casi, addirittura considerati *"salvavita"*.

Mi riferisco, ad esempio, al caso della **Ketamina** e dell'*Esketamina* che, in tutto il Mondo, vengono utilizzate per il trattamento della **Depressione Maggiore Resistente** (462).

Stesso discorso per la **cannabis**, ovviamente.

Attualmente sono in corso studi clinici che mettono a confronto la **Psilocibina** con alcuni dei più comuni ed efficaci antidepressivi e *la psilocibina potrebbe vincere la gara* (463).

È importante sapere che, negli ultimi anni, molti neuroscienziati stanno portando la loro attenzione verso il possibile utilizzo di molte altre "droghe psichedeliche", come *la Psilocibina, l'**Aiahuasca**, l'LSD, l'MDMA o il DMT* nel campo della Salute Mentale (464).

Quest'idea di riconsiderare alcune delle droghe "da strada", come appunto la **Cannabis**, la *Ketamina* o la **Psilocibina**, come sostanze con un potenziale di utilità nel trattamento di alcuni disturbi mentali è stata in giro in alcuni ambienti scientifici "alternativi" per decenni, o addirittura per secoli in alcune *culture non occidentali*.

L'analisi della **letteratura scientifica recente** conferma che lo slancio verso un'approccio più scientifico e clinico al problema è aumentato drasticamente negli ultimi anni, quando **gli investitori, le aziende, alcuni medici e molti neuroscienziati** hanno preso atto che il paradigma "classico" di sviluppo di **nuovi farmaci in psichiatria** sta arrivando ad *un binario morto* (465).

Infatti da alcuni decenni stiamo "clonando", per così dire, sempre gli **stessi antidepressivi**, gli stessi *antipsicotici* e altri psicofarmaci senza indagare **reali nuove strade**.

Perché questo blocco? Perché non ci si dedica più intensamente alla **Psichiatria Psichedelica**?

In primo luogo perché molti di questi composti psichedelici, utilizzati da secoli da molte culture diverse in tutto il Pianeta, **non sono brevettabili** e quindi non forniscono la possibilità ad un'azienda produttrice di sfruttarne l'esclusiva, alzandone a dismisura il prezzo.

È vero che, in alcuni casi, si è utilizzato l'*escamotage* commerciale di ottenere l'esclusiva attuando lo studio clinico su di **un enantiomero**, ma prima di fare investimenti di questo tipo le aziende vogliono sondare bene il terreno (forse giustamente dal loro *"punto di vista"*).

Parallelamente **l'ambito accademico psichiatrico** sta mostrando, dagli anni '90 in avanti, un atteggiamento soporoso e per nulla pro-attivo nei confronti dello studio di "nuove strade" che riescano a vivificare **il campo di studi della psicofarmacologia**.

È un fatto accertato, analizzando i movimenti di mercato, che il "**nuovo**" nel campo della salute mentale (*Digitale e Psicofarmacologia*) provenga sempre di più **dall'ambito imprenditoriale autonomo** degli Stati Uniti (start up e spin-off universitari) piuttosto che **dagli ambienti universitari europei**.

Lasciatemi aggiungere che, a livello Mondiale, *la scarsa disponibilità delle università e dei ricercatori* in ambito medico-psichiatrico a spingersi in terreni poco praticati (anomali secondo alcune prospettive) è legato anche al fatto che si tratterebbe di attuare "sforzi" sganciati completamente dagli sponsor e dagli **interessi delle aziende farmaceutiche**.

Infine un altro punto importante è la difficoltà di togliere dalle **tabelle degli stupefacenti**, tramite una legalizzazione o, quanto meno, una depenalizzazione, alcune sostanze con potenziale terapeutico ormai accertato, ed **il caso della cannabis** è assolutamente emblematico.

In ogni caso, come anche la prestigiosa rivista "**Nature**" ha affermato, nel Gennaio del 2021, sembra proprio che siamo all'alba di quella che è stata definita la *Nuova Psichiatria Psichedelica*, "**The Rise of Psychedelic Psychiatry**" (466).

Ma perché potrebbe essere così utile studiare queste nuove, anzi "vecchie" (….vecchissime!), **sostanze psichedeliche**, che sul piano antropologico fanno parte di una specie di storia arcaica della psicofarmacologia?

Innanzitutto perché abbiamo una storia di **successo terapeutico** documentata dagli studi antropologici, appunto (467).

I funghi della varietà psylocibe, il Peyote, l'Ibogaina e l'Ayahuasca sono stati, e continuano ad essere, usati nelle **culture indigene** del centro America ed in altre parti del

Mondo in contesti religiosi, divinatori, spirituali e soprattutto **in ambito realmente terapeutico**.

Questi funghi sono stati venerati per secoli come potenti strumenti utili non solo per avere accesso al sacro ed alla **crescita mistica**, ma anche per alleviare il dolore fisco e psichico in varie fasi della vita, tra cui, giusto per fare un esempio eclatante, *lo stress e l'angoscia della morte imminente*.

Di sicuro, infatti, gli sciamani non possedevano strumenti raffinati per "curare" in termini biologici (e nel senso moderno del termine) il danno fisico o la lesione patologica nelle persone della loro comunità ma, tramite alcune sostanze come **la psilocibina**, gli era possibile dare ai loro assistiti la capacità di attendere la guarigione oppure una buona morte, senza ansia, angoscia o il carico di tristezza immenso che gli esseri umani hanno in quei momenti disperati.

Infatti pare che la **psilocibina**, come *prototipo di sostanza psichedelica*, potrà essere utile (**sempre che gli studi clinici lo confermino**) sia per la depressione resistente, sia per il disturbo da stress post-traumatico, per l'ansia, **l'angoscia e la depressione pre-morte** e, addirittura, per *il trattamento farmacologico dei* **disturbi di personalità**.

Esiste però anche il problema che molte persone sono affascinate e sedotte dai temi del *"naturale"*, dell'esotico e del **"tradizionale"**, per cui mostrano esagerata diffidenza e astio nei confronti della **Medicina e della Psichiatria** moderne mentre sembrano essere completamente, ed irragionevolmente, entusiaste di partecipare, ad esempio, ad **un rituale a base di Ayahuasca**.

Questo, alle volte, comporta "**brutte sorprese**".

Infine è importante anche sapere che alcune sostanze psichedeliche come la **psilocibina** e l'**Ayahuasca** non sono ancora state studiate adeguatamente se non per il trattamento di alcune dipendenze da alcol e droghe (468) (469). Ma certamente c'è molto fermento.

Ad esempio, in uno studio condotto presso l'Università Johns Hopkins, la **psilocibina** è stata utilizzata per il trattamento della **dipendenza da tabacco**: i pazienti che hanno ricevuto la psilocibina hanno riportato un tasso di successo dell'80% nell'abbandono del tabacco (470).

Per concludere vale la pena ricordare che, ad oggi, *l'utilizzo di sostanze psichedeliche in psichiatria* è ancora **un argomento controverso**, poiché esistono benefici e rischi associati a queste sostanze.

È chiaro che, come accade per la cannabis o altre "droghe", ***non stiamo parlando di sostanze innocue o prive di rischi***, ma piuttosto di veri e propri psicofarmaci che potrebbero (una volta ricevute **inequivocabili conferme** dai trial clinici randomizzati e controllati) avere **un rapporto rischio/beneficio** a favore del beneficio *in alcuni contesti specifici di malattia mentale*.

Quindi evitate di imbottirvi di **Cannabis**, *Psilocibina* o di Ayahuasca senza sapere quello che fate e prima che la scienza ne confermi le potenzialità terapeutiche; quello che dico sempre è che **in medicina e in psichiatria** l'atteggiamento vincente deve essere quello di valutare con ragionevole certezza **se i benefici siano superiori o meno ai rischi.**

5.3 La Psicobiotica

Qualche anno fa (nel 2018) scrissi un breve saggio sul tema dei **rapporti tra il Microbiota Intestinale ed il Cervello**, un tema che stava iniziando a diffondersi a livello della *comunità neuroscientifica* (471).

"Psicobiotica" è il titolo di questo piccolo volume che parla della relazione esistente tra il nostro Cervello e *la grande massa di microorganismi presenti nell'intestino*, e di come il sistema nervoso intestinale (spesso chiamato "**Secondo Cervello**") si ponga in una relazione biunivoca con il sistema nervoso centrale tramite diverse vie (*nervose e neuroendocrine*) tra cui il **Nervo Vago** (472).

Questa parte di **psiq** deriva direttamente dal lavoro di scrittura svolto per "**Psicobiotica**" per cui, se foste già in possesso di quel libro, sarete già entrati in contatto con gran parte di queste informazioni.

Essendo **il tema della psicobiotica** un'area delle neuroscienze in rapido sviluppo, che appartiene al **futuro della psichiatria**, ho pensato di proporre ai lettori di **psiq** un piccolissimo richiamo a questo tema.

Sappiamo da molti decenni che **il tratto gastro-intestinale** di ogni individuo è un grande contenitore di microorganismi, soprattutto di **batteri**, ma anche di *miceti*, di protozoi e di **virus**.

Questi microorganismi sono una presenza antichissima (sul piano evolutivo), inevitabile ed insieme essenziale per la nostra esistenza.

Il **Microbiota Intestinale** (questo è il nome di questa massa) rende disponibili dei nutrienti che sarebbero altrimenti inutilizzabili e fornisce **vitamine essenziali**, proteggendo lo spazio del lume intestinale che altrimenti verrebbe colonizzato da *microorganismi patogeni*.

Ma questo non è tutto.

Il Microbiota interagisce in maniera profonda **con il sistema immunitario** rendendolo tollerante a stimoli che invece potrebbero attivare una risposta immunitaria esagerata o inopportuna (*regolazione dell'infiammazione*).

È stato durante gli **anni '90** che medici e biologi hanno iniziato ad osservare da questa **nuova prospettiva** il nostro intestino.

Dopo i lavori di autori fondamentali come **Michael D. Gerhson** e **Steven R. Gill** si iniziò a definire l'insieme di tutti i microorganismi gastro-intestinali "Microbiota" e a definire **il patrimonio genetico** di tutti questi microorganismi "Microbioma".

Quindi la parola **Microbiota Intestinale** definisce la comunità di tutti i microorganismi presenti nel tratto gastro-intestinale.

Mentre la parola **Microbioma Intestinale** definisce l'insieme dell'informazione genetica che caratterizza i microorganismi del tratto digerente, come il **Genoma Umano** è l'informazione genetica che caratterizza l'essere umano.

L'introduzione dei nuovi termini **Microbiota** e **Microbioma** ha fatto seguito ad un nuovo modo di vedere il rapporto tra l'essere umano ed i microorganismi che ospita.

In passato si parlava di *"flora intestinale"* che poteva rappresentare una presenza quasi "decorativa", con connotati "vegetali", "benefici" e "tranquillizzanti", e anche con il significato di allontanare il pensiero che dentro di noi potessimo ospitare una **misteriosa "fauna"** di microorganismi in gran parte ancora sconosciuta.

Verso **la fine degli anni '90** il New York Times pubblicò un articolo divulgativo sul **Microbioma Intestinale** parlando per la prima volta al grande pubblico di **Secondo Cervello**, ovvero di quell'insieme di cellule nervose che costituiscono il **Sistema Nervoso Enterico** che sarebbe "secondo" solo al "primo cervello" ovvero il *Sistema Nervoso Centrale*, facendo riferimento ad un nuovo campo della medicina definito **Neuro-Gastro-Enterologia**; i ricercatori citati in quell'articolo, incluso il famoso *Michael D. Gerhson*, hanno dimostrato che l'intestino contiene **circuiti neuronali indipendenti**, che garantiscono che il tubo digerente al di sotto dell'esofago *funzioni anche in assenza di connessioni con il resto del Sistema Nervoso Centrale*.

Queste due acquisizioni, ovvero la rivalutazione dell'importanza della *Flora*/Microbiota Intestinale e la scoperta che il *sistema nervoso intestinale*/Secondo Cervello ha una sua autonomia, hanno gettato le basi della **Psicobiotica**.

Di che cosa si occupa la Psicobiotica?

La Psicobiotica si interessa di come il **Microbiota Intestinale**, l'intestino e *il suo sistema nervoso* siano in grado **di influenzare e di regolare le funzioni del Cervello** e, in conseguenza di ciò, di contribuire al mantenimento del nostro Benessere Mentale.

Queste sono, in estrema sintesi, le dimensioni teoriche che definiscono il concetto di **Psicobiotica**.

Nonostante abbia provato, forse troppo precocemente, a calare nell'ambito divulgativo della medicina l'argomento della **psicobiotica**, è chiaro che le relazioni tra la cosiddetta *"rivoluzione del microbioma"* e la **psichiatria** rappresentano un tema che è indubbiamente ancora piuttosto di nicchia per le neuroscienze.

In effetti, tradizionalmente, la psichiatria si è occupata prevalentemente **del cervello** e dei fenomeni mentali patologici che esso può generare, e solo transitoriamente tende ad includere nel fuoco della sua attenzione **altri organi o sistemi**.

Nonostante questo non possiamo ignorare la mole di studi scientifici che fanno parte della **Psico-Neuro-Endocrino-Immunologia** che, di fatto, include anche la **psicobiotica** al suo interno (473)(474).

In effetti quello che sta accadendo alla **psichiatria** negli ultimi anni è qualche cosa di piuttosto *rivoluzionario ed innovativo*, che esemplifica i corsi e i ricorsi da cui **questa disciplina medica** è stata spesso coinvolta e cambiata.

La psichiatria, come tutta la medicina, la filosofia e l'epistemologia, ha subito pesantemente le oscillazioni delle prospettive connesse al **dualismo mente-corpo** o alla sua negazione.

Queste oscillazioni devono ricordarci quello che tutti coloro che si occupano di **scienza** dovrebbero sapere bene: ogni scienziato (medico, biologo, fisico, chimico) porta con sé *l'arroganza di pensare di essere stato il primo ad avere certe intuizioni*, al contrario certe "scoperte", in realtà, sono solo delle **(ri)scoperte**, degli approfondimenti di precedenti intuizioni.

Quello che voglio dire è che la scienza raramente procede "**a salti**", o per cosiddetti *Quantum Leap*, ma più spesso dimostra di avere un andamento continuo.

È questo anche il caso della **Psicobiotica**, che rappresenta semplicemente il più recente tentativo di ricomposizione **dell'antichissima dicotomia tra Mente e Corpo**.

Si è passati da visioni completamente **organicistiche** ad altre, di polarità opposta, basate prevalentemente sulla **psicoanalisi**, o ancora a prospettive che hanno privilegiato le **dimensioni sociali**, prima di raggiungere, faticosamente, una accettabile integrazione.

Questa **integrazione**, che si sta concretizzando solo negli ultimi anni, sta portando psichiatri e neuroscienziati a dirigere l'attenzione verso *orizzonti nuovi*.

Ecco perché alcune delle più interessanti innovazioni della psichiatria contemporanea stanno provenendo dalla Psiconeuroimmunologia, dalle **Tecnologie Digitali**, dallo studio delle interazioni tra individui tramite i Big Data e, appunto, dalla **Psicobiotica** che si dedica allo studio dell'asse **tra Cervello ed Intestino**.

L'interesse relativo al campo della **psicobiotica** è testimoniato dalle diverse centinaia di **trial clinici** pubblicati che si dedicano al lavoro di analisi delle diversità **dei vari microbiomi** in rapporto ai vari disturbi medici e psichiatrici, e su PubMed (la banca dati medico-scientifica) si contano quasi ***40.000 studi scientifici*** più generali.

Ma **come origina** dentro di noi questa massa di microorganismi? E come si evolve nel **corso della vita**?

Abbiamo evidenze incontrovertibili sul fatto che **il Microbiota origina durante il parto**, nel momento in cui il nascituro attraversa *il canale vaginale ed entra in contatto con il perineo della madre*, una zona ricca di batteri e microorganismi materni.

Anche i successivi contatti con il corpo materno contribuiranno a "**colonizzare**" il bambino e *a dar vita al suo microbiota*.

È anche importante sapere che, **durante la gravidanza**, lo stesso microbiota materno muta per favorire alcuni ceppi batterici che siano utili al nascituro: aumentano i **Proteobacteria**, gli *Actinobacteria* e diminuiscono i Faecalibacteria (475).

La conseguenza di ciò è un'aumento dell'**attività anti-infiammatoria** (protettiva per il feto) e dell'**insulinoresistenza** che promuoverà un accumulo di adipe nella madre.

Anche **il microbiota cutaneo della madre**, insieme all'allattamento al seno, sono ulteriori elementi di *colonizzazione* del canale intestinale del neonato.

Il **latte materno** fornisce alcuni nutrimenti essenziali allo sviluppo del microbiota tra cui il "**HMO**" ("*Human Milk Oligossaccharide*"), lipidi, proteine e lattosio (476).

In seguito, nei primi anni di vita, avremo una proliferazione maggiore di **Bifidobacterium** e di *enterococchi*, fondamentali per contrastare i ceppi infiammatori di derivazione *pylum* e per regolare il bilanciamento immunitario.

Quale sarà il microbiota della persona adulta?

Il microbiota tenderà a diventare "adulto" a partire dagli **8-10 anni**, e la sua composizione "media" presenterà **i seguenti *phyla* batterici**: 50-55% Bacteroidetes, 40-45% Firmicutes, 2-3% Proteobacteria, 0,8-1% Actinobacteria, 0,5% Verrucomicrobia e 0,01% Fusobacteria (477).

Un punto importante da comprendere è che **la "qualità" del microbiota** è determinata dalla varietà e dalla ricchezza dei microorganismi che lo compongono, ovvero dalla **biodiversità** del suo microbioma (*il codice genetico dei vari ceppi batterici e di altri organismi*).

In effetti al momento non abbiamo informazioni tali che ci indichino **quali siano i ceppi correlabili ai vari disturbi**

in cui il microbioma gioca un ruolo, di conseguenza potrebbe essere importante perseguire una integrazione che includa il maggior numero possibile di ceppi biocompatibili in relazione alla composizione considerata *"normale"*.
Questa **biodiversità del microbiota** deriverà da numerosi fattori: tipo di parto, allattamento, la genetica del soggetto, i vari fenomeni epigenetici, la dieta, l'attività fisica, altre patologie, utilizzo di antibiotici e di farmaci in generale, l'eccesso di igiene e l'ambiente in cui si cresce e si vive (478).
Il concetto di "**Disbiosi**", in rapporto o meno ad alcune patologie che da essa possono derivare, si riferisce ad **una condizione di "sofferenza" del microbiota** in cui è presente uno squilibrio nel rapporto dei microorganismi residenti nel lume intestinale, sulla cute e nelle vie aeree, con un declino di alcuni parametri di "salute" della persona: *livello di infiammazione cronica di basso grado, risposta immunologica e alterazioni neuroendocrine* (479).
Le principali cause di **disbiosi** sono le seguenti: **assunzione di alcol**, alimentazione sbilanciata con poche risorse **PreBiotiche** (ovvero fibre favorenti la biodiversità come l'*inulina*), disadattamento allo stress, antibiotici, infezioni, tossine ambientali, invecchiamento.
Per finire questa sezione introduttiva alla *Psicobiotica* di **psiq**, vorrei fornire alcune informazioni di base sull'**Asse Intestino-Cervello**.
Come vi ho accennato, prima l'interesse per *il sistema nervoso enterico* iniziò a manifestarsi intorno agli **anni '80** ad opera di **Michael D. Gershon**, un professore della Columbia University di New York, che sottolineò l'importanza di questo "**Secondo Cervello**" per il mantenimento della salute di tutto l'organismo (480).

Vediamo che il tratto intestinale presenta **due principali unità anatomiche di innervazione**: la prima che deriva dal **Sistema Autonomo** (*Simpatico e Parasimpatico*), mentre l'altra è "locale", ed è rappresentata da due plessi nervosi **che contano dai 200 ai 600 milioni di neuroni**, organizzati in gangli.

Abbiamo quindi un **Plesso Mioenterico**, all'interno della tonaca muscolare esterna (*dall'esofago all'ano*), ed un **Plesso Submucoso**, posto al di sotto dell'epitelio mucoso intestinale (*presente solamente nel tenue e nel colon*).

Questo "**Secondo Cervello**" intestinale agisce sia in autonomia che mediante un rapporto bi-direzionale con il **Sistema Nervoso Centrale** (tramite il *Nervo Vago* ma non solo), sostenendo una serie di funzioni realmente importanti:

- Gestisce i processi digestivi (peristalsi, assorbimento, trasformazione, assimilazione dei nutrienti e smaltimento delle componenti tossiche e dannose).
- Coordinamento della produzione di succhi gastrici e pancreatici.
- Controllo dei patogeni e dell'equilibrio della biodiversità dei microorganismi.
- Controllo dei processi infiammatori, della produzione di neuromediatori (inclusa la serotonina "periferica") e coordinamento con il sistema immunitario ed endocrino.

In realtà l'estensione di **questo sistema nervoso "aggiuntivo"** è tale da lasciar spazio a molte altre ipotesi circa l'utilità e la funzione di questo "*Secondo Cervello*".

Inoltre, in stretta correlazione con **questo conglomerato nervoso** abbiamo altri sistemi locali come le cellule enterocromaffini dell'epitelio intestinale che producono peptidi (come la "**Sostanza P**"), il *peptide intestinale vasoattivo* ("**VIP**") e, appunto, numerosi neuromediatori come la serotonina che sono tutti coinvolti nel processo di contenimento dei livelli infiammatori dell'organismo, con tutte **le conseguenze che possono avere sulla salute fisica e mentale**.

Una cosa merita di essere sottolineata: la **Psicobiotica** potrebbe avere il compito di scrivere un nuovo capitolo **sui rapporti tra la Mente ed il Corpo**, mettendo in relazione sistemi che prima erano stati valutati in maniera indipendente: *cervello, intestino, microbiota, sistema nervoso autonomo, sistema immunitario e sistema endocrino*.

Sono in molti a ritenere che questo capitolo della **Medicina** e delle **Neuroscienze** potrà avere la funzione di "**ponte**" tra aree della fisiopatologia che, tradizionalmente, erano state "**separate alla nascita**".

Tutto questo sostiene il punto di vista (...se ancora ce ne fosse bisogno....) che **non esiste il benessere del corpo separato da quello della mente**, esiste solamente *il Benessere*.

La "**rivoluzione del microbioma**" potrebbe inserirsi in questo *orizzonte di innovazione* in maniera realmente decisiva anche in **psichiatria**.

È innegabile che negli ultimi 10 anni questa emergente area delle **neuroscienze**, che si occupa della comunicazione tra il cervello ed il resto del corpo, abbia rappresentato **uno dei temi più affascinanti** per medici, ricercatori e media.

Chi avrebbe mai potuto ipotizzare che, durante gli **anni 2000**, dei ricercatori stessero cercando di modificare l'umore di un individuo **modificando il Microbiota** (481) oppure che fosse possibile immaginare di cambiare il carattere di un animale da esperimento da "introverso" ad "estroverso" semplicemente **trapiantando dei batteri** nel suo intestino (482)?

La crescente conoscenza di un sistema integrato **microbiota-sistema nervoso intestinale-cervello** e del suo stretto rapporto con la nostra alimentazione sta dando significato concreto all'espressione *"siamo quello che mangiamo"*.

Ormai è sempre più evidente che le interazioni tra cibo, ambiente e *stile di vita* possono renderci vulnerabili a molte patologie, mentali e fisiche, oppure favorire lo sviluppo di **un ottimale livello di benessere bio-psico-sociale**.

Di sicuro la vera rivoluzione alla quale assisteremo nei prossimi anni sarà quella di ottenere **una nuova comprensione del concetto di malattia e di salute**, della mente e del corpo intese come un tutt'uno; la **psicobiotica** potrebbe spostare l'attenzione dai distretti "nobili" del nostro corpo (come il cervello) ad altre aree in cui avviene **una relazione "segreta"** tra miliardi di microorganismi ospiti nelle nostre viscere con i restanti tessuti che compongono la nostra biologia, e con **il sistema nervoso centrale** in particolare.

Questa nuova comprensione potrebbe portarci **a pretendere ancora di più** dalla Medicina come oggi ancora la si intende.

Sarà infatti opportuno mettere la dovuta distanza dall'idea dominante, e completamente superata perlomeno a livello teorico, del **corpo come una "macchina" fatta di parti separate** per orientarci verso la prospettiva della complessità di un sistema ecologico altamente interconnesso, una **Visione Olistica** (483).

Quello che emerge dagli studi di coloro che si occupano a livello scientifico della **Psicobiotica** è che sembra essere giunto il momento di diventare dei fini conoscitori del nostro **ecosistema interno** e di abbattere l'idea che la nostra **identità biologica** ci appartenga completamente.

Il nostro funzionamento, ormai lo sappiamo, è **delocalizzato** e addirittura include componenti che stanno al di fuori dei limiti fisici della nostra superficie corporea, come **il Microbiota**.

In quest'ottica, al contempo *misteriosa ed affascinante*, i confini tra noi, il nostro mondo interno e l'**Universo** che ci circonda sono sempre più *labili e sfumati*.

Personalmente trovo questa prospettiva **molto rincuorante e piena di opportunità**.

6.0 Bibliografia

(1) Rehm J, Shield KD. **Global Burden of Disease and the Impact of Mental and Addictive Disorders.** Curr Psychiatry Rep. 2019 Feb 7;21(2):10. doi: 10.1007/s11920-019-0997-0. PMID: 30729322.

(2) Uebelacker LA. **Lifestyle Psychiatry.** J Psychiatr Pract. 2020 Jul 9;26(4):344-345. doi: 10.1097/PRA.0000000000000486. PMID: 34519286.

(3) Marx W, Jacka F, O'Neil A. **Lifestyle-based mental health care in psychiatry: Translating evidence into practice.** Aust N Z J Psychiatry. 2021 Jul;55(7):641-643. doi: 10.1177/00048674211011250. Epub 2021 May 12. PMID: 33977787.

(4) Franco Basaglia **Se l'Impossibile diventa Possibile**, Edizioni di Comunità, 2018

(5) Valerio Rosso **Lifestyle Psychiatry** - https://www.valeriorosso.com/lifestyle-psychiatry

(6) Lalley NA, Manger SH, Jacka F, Rocks T, Ruusunen A, Barron L. **The Mind-Body Well-being Initiative: a better lifestyle for people with severe mental illness.** Australas Psychiatry. 2021 Aug;29(4):434-438. doi: 10.1177/1039856220978864. Epub 2021 Jan 20. PMID: 33472384.Schulz P, Hede V. **Alternative and complementary approaches in psychiatry: beliefs versus evidence.** Dialogues Clin Neurosci. 2018

Sep;20(3):207-214. doi: 10.31887/DCNS.2018.20.3/pschulz. PMID: 30581290; PMCID: PMC6296392.
(7) Valerio Rosso **Raccontare la Salute sul Web: Strategie Digitali in Medicina e Benessere** -

(8) Valerio Rosso **"MedInfluencer", chi sono i nuovi Medici che fanno anche gli influencer?** -

(9) Evans EA, Sullivan MA. **Abuse and misuse of antidepressants.** Subst Abuse Rehabil. 2014 Aug 14;5:107-20. doi: 10.2147/SAR.S37917. PMID: 25187753; PMCID: PMC4140701.
(10) Votaw VR, Geyer R, Rieselbach MM, McHugh RK. **The epidemiology of benzodiazepine misuse: A systematic review.** Drug Alcohol Depend. 2019 Jul 1;200:95-114. doi: 10.1016/j.drugalcdep.2019.02.033. Epub 2019 May 7. PMID: 31121495; PMCID: PMC6639084.
(11) Berk M, Parker G. **The elephant on the couch: side-effects of psychotherapy.** Aust N Z J Psychiatry. 2009 Sep;43(9):787-94. doi: 10.1080/00048670903107559. PMID: 19670051.
(12) Russ MJ. **The Psychiatric Inpatient Multidisciplinary Team Meeting: A Model for Current Practice.** J Psychiatr Pract. 2021 Mar 5;27(2):101-108. doi: 10.1097/PRA.0000000000000532. PMID: 33656815.
(13) Albert N, Weibell MA. **The outcome of early intervention in first episode psychosis.** Int Rev Psychiatry. 2019 Aug-Sep;31(5-6):413-424. doi: 10.1080/09540261.2019.1643703. Epub 2019 Aug 28. PMID: 31456455.

(14) Lee TY, Kim M, Kwon JS. **Early Identification of Psychiatric Disorders.** Adv Exp Med Biol. 2019;1192:341-352. doi: 10.1007/978-981-32-9721-0_18. PMID: 31705504.

(15) G.O. Gabbard "**Trattamento dei Disturbi Psichiatrici**", Raffaello Cortina Editore, 2016.

(16) Greenberg J, Tesfazion AA, Robinson CS. **Screening, diagnosis, and treatment of depression.** Mil Med. 2012 Aug;177(8 Suppl):60-6. doi: 10.7205/milmed-d-12-00102. PMID: 22953442.

(17) "**Emil Kraepelin**" in W.F.Bynum e Helen Bynum (a cura di), *Dictionary of medical biography*, Westport-London 2007, Vol. 3, H-L, pp. 270–271

(18) Hermida AP, Glass OM, Shafi H, McDonald WM. **Electroconvulsive Therapy in Depression: Current Practice and Future Direction.** Psychiatr Clin North Am. 2018 Sep;41(3):341-353. doi: 10.1016/j.psc.2018.04.001. Epub 2018 Jun 15. PMID: 30098649.

(19) Perugi G, Hantouche E, Vannucchi G. **Diagnosis and Treatment of Cyclothymia: The "Primacy" of Temperament.** Curr Neuropharmacol. 2017 Apr;15(3):372-379. doi: 10.2174/1570159X14666160616120157. PMID: 28503108; PMCID: PMC5405616.

(20) Merikangas KR, Jin R, He JP, Kessler RC, Lee S, Sampson NA, Viana MC, Andrade LH, Hu C, Karam EG, Ladea M, Medina-Mora ME, Ono Y, Posada-Villa J, Sagar R, Wells JE, Zarkov Z. **Prevalence and correlates of bipolar spectrum disorder in the world mental health survey initiative.** Arch Gen Psychiatry. 2011 Mar;68(3):241-51. doi: 10.1001/archgenpsychiatry.2011.12. PMID: 21383262; PMCID: PMC3486639.

(21) Bayes A, Parker G, Paris J. **Differential Diagnosis of Bipolar II Disorder and Borderline Personality Disorder.** Curr Psychiatry Rep. 2019 Nov 20;21(12):125. doi: 10.1007/s11920-019-1120-2. PMID: 31749106.

(22) Perugi G, Hantouche E, Vannucchi G, Pinto O. **Cyclothymia reloaded: A reappraisal of the most misconceived affective disorder.** J Affect Disord. 2015 Sep 1;183:119-33. doi: 10.1016/j.jad.2015.05.004. Epub 2015 May 13. PMID: 26005206.

(23) Bayes A, Parker G, Paris J. **Differential Diagnosis of Bipolar II Disorder and Borderline Personality Disorder.** Curr Psychiatry Rep. 2019 Nov 20;21(12):125. doi: 10.1007/s11920-019-1120-2. PMID: 31749106.

(24) Saxena K, Kurian S, Saxena J, Goldberg A, Chen E, Simonetti A. **Mixed States in Early-Onset Bipolar Disorder.** Psychiatr Clin North Am. 2020 Mar;43(1):95-111. doi: 10.1016/j.psc.2019.10.009. Epub 2019 Nov 30. PMID: 32008691.

(25) Fagiolini A, Coluccia A, Maina G, Forgione RN, Goracci A, Cuomo A, Young AH. **Diagnosis, Epidemiology and Management of Mixed States in Bipolar Disorder.** CNS Drugs. 2015 Sep;29(9):725-40. doi: 10.1007/s40263-015-0275-6. PMID: 26369921.

(26) Grunze H, Vieta E, Goodwin GM, Bowden C, Licht RW, Azorin JM, Yatham L, Mosolov S, Möller HJ, Kasper S; Members of the WFSBP Task Force on Bipolar Affective Disorders Working on this topic. The World Federation of Societies of Biological Psychiatry (WFSBP) **Guidelines for the Biological Treatment of Bipolar Disorders: Acute and long-term treatment of mixed states in bipolar disorder.** World

J Biol Psychiatry. 2018 Feb;19(1):2-58. doi: 10.1080/15622975.2017.1384850. Epub 2017 Nov 3. PMID: 29098925.

(27) Won E, Kim YK. **An Oldie but Goodie: Lithium in the Treatment of Bipolar Disorder through Neuroprotective and Neurotrophic Mechanisms.** Int J Mol Sci. 2017 Dec 11;18(12):2679. doi: 10.3390/ijms18122679. PMID: 29232923; PMCID: PMC5751281.

(28) Licht RW. **Lithium: still a major option in the management of bipolar disorder.** CNS Neurosci Ther. 2012 Mar;18(3):219-26. doi: 10.1111/j.1755-5949.2011.00260.x. Epub 2011 Jun 23. PMID: 22070642; PMCID: PMC6493602.

(29) Kleindienst N, Greil W. **Lithium in the long-term treatment of bipolar disorders.** Eur Arch Psychiatry Clin Neurosci. 2003 Jun;253(3):120-5. doi: 10.1007/s00406-003-0429-2. PMID: 12904975.

(30) Rakofsky JJ, Lucido MJ, Dunlop BW. **Lithium in the treatment of acute bipolar depression: A systematic review and meta-analysis.** J Affect Disord. 2022 Jul 1;308:268-280. doi: 10.1016/j.jad.2022.04.058. Epub 2022 Apr 13. PMID: 35429528.

(31) Freeman TW, Clothier JL, Pazzaglia P, Lesem MD, Swann AC. **A double-blind comparison of valproate and lithium in the treatment of acute mania.** Am J Psychiatry. 1992 Jan;149(1):108-11. doi: 10.1176/ajp.149.1.108. PMID: 1728157.

(32) Ceron-Litvoc D, Soares BG, Geddes J, Litvoc J, de Lima MS. **Comparison of carbamazepine and lithium in treatment of bipolar disorder: a systematic review of randomized controlled trials.**

Hum Psychopharmacol. 2009 Jan;24(1):19-28. doi: 10.1002/hup.990. PMID: 19053079.

(33) Hashimoto Y, Kotake K, Watanabe N, Fujiwara T, Sakamoto S. **Lamotrigine in the maintenance treatment of bipolar disorder.** Cochrane Database Syst Rev. 2021 Sep 15;9(9):CD013575. doi: 10.1002/14651858.CD013575.pub2. PMID: 34523118; PMCID: PMC8440301.

(34) Bauer IE, Gálvez JF, Hamilton JE, Balanzá-Martínez V, Zunta-Soares GB, Soares JC, Meyer TD. **Lifestyle interventions targeting dietary habits and exercise in bipolar disorder: A systematic review.** J Psychiatr Res. 2016 Mar;74:1-7. doi: 10.1016/j.jpsychires.2015.12.006. Epub 2015 Dec 12. PMID: 26724541; PMCID: PMC4744495.

(35) Colom F, Vieta E, Martínez A, Jorquera A, Gastó C. **What is the role of psychotherapy in the treatment of bipolar disorder?** Psychother Psychosom. 1998;67(1):3-9. doi: 10.1159/000012252. PMID: 9491434.

(36) Newlin E, Weinstein B. **Personality disorders.** Continuum (Minneap Minn). 2015 Jun;21(3 Behavioral Neurology and Neuropsychiatry):806-17. doi: 10.1212/01.CON.0000466668.02477.0c. PMID: 26039856.

(37) Penders KAP, Peeters IGP, Metsemakers JFM, van Alphen SPJ. **Personality Disorders in Older Adults: a Review of Epidemiology, Assessment, and Treatment.** Curr Psychiatry Rep. 2020 Feb 6;22(3):14. doi: 10.1007/s11920-020-1133-x. PMID: 32025914; PMCID: PMC7002365.

(38) Hasin D, Delker E. **The National Epidemiologic Survey on Alcohol and Related Conditions**

(NESARC)--a huge resource for data and research findings.** Addiction. 2015 Mar;110(3):378-80. doi: 10.1111/add.12794. PMID: 25678283.

(39) Young M. **Treatment-Resistant Depression: The Importance of Identifying and Treating Co-occurring Personality Disorders.** Psychiatr Clin North Am. 2018 Jun;41(2):249-261. doi: 10.1016/j.psc.2018.01.003. Epub 2018 Mar 21. PMID: 29739524.

(40) Bui E, Rodgers R, Chabrol H, Birmes P, Schmitt L. **Is Anakin Skywalker suffering from borderline personality disorder?** Psychiatry Res. 2011 Jan 30;185(1-2):299. doi: 10.1016/j.psychres.2009.03.031. Epub 2010 May 26. PMID: 20537718.

(41) Ross DR, Favero M. **The experience of borderline phenomena through cinema: Guentin Tarantino's Reservoir dogs, true romance, and pulp fiction.** J Am Acad Psychoanal. 2002 Fall;30(3):489-507. doi: 10.1521/jaap.30.3.489.21967. PMID: 12389520.

(42) Angstman KB, Rasmussen NH. **Personality disorders: review and clinical application in daily practice.** Am Fam Physician. 2011 Dec 1;84(11):1253-60. PMID: 22150659.

(43) Simonsen S, Bateman A, Bohus M, Dalewijk HJ, Doering S, Kaera A, Moran P, Renneberg B, Ribaudi JS, Taubner S, Wilberg T, Mehlum L. **European guidelines for personality disorders: past, present and future.** Borderline Personal Disord Emot Dysregul. 2019 May 21;6:9. doi: 10.1186/s40479-019-0106-3. PMID: 31143448; PMCID: PMC6530178.

(44) Livesley, W.J., Dimaggio, G.D. & Clarkin, J.F. (2016). **Integrated Treatment for Personality Disorder: A Modular Approach.** New York: The Guildford Press.

(45) Griswold KS, Del Regno PA, Berger RC. **Recognition and Differential Diagnosis of Psychosis in Primary Care.** Am Fam Physician. 2015 Jun 15;91(12):856-63. PMID: 26131945.

(46) Chen CL, Hsu MH, Hung CH, Chiu PY, Liu CH. **Prevalence and Associated Factors of Visual Hallucinations in Patients with Vascular Cognitive Impairment.** Behav Neurol. 2021 Jan 9;2021:8866763. doi: 10.1155/2021/8866763. PMID: 33505534; PMCID: PMC7814946.

(47) Papageorgiou A, Loke YK, Fromage M. **Communication skills training for mental health professionals working with people with severe mental illness.** Cochrane Database Syst Rev. 2017 Jun 13;6(6):CD010006. doi: 10.1002/14651858.CD010006.pub2. PMID: 28613384; PMCID: PMC6481374.

(48) Capps D. **John Nash, game theory, and the schizophrenic brain.** J Relig Health. 2011 Mar;50(1):145-62. doi: 10.1007/s10943-009-9291-5. PMID: 19862621.

(49) Girgis RR. **The neurobiology of suicide in psychosis: A systematic review.** J Psychopharmacol. 2020 Aug;34(8):811-819. doi: 10.1177/0269881120936919. Epub 2020 Jul 8. PMID: 32638623.

(50) Jann MW. **Implications for atypical antipsychotics in the treatment of schizophrenia: neurocognition effects and a neuroprotective hypothesis.** Pharmacotherapy. 2004 Dec;24(12):1759-83. doi: 10.1592/phco.24.17.1759.52346. PMID: 15585443.

(51) Albert N, Weibell MA. **The outcome of early intervention in first episode psychosis.** Int Rev

Psychiatry. 2019 Aug-Sep;31(5-6):413-424. doi: 10.1080/09540261.2019.1643703. Epub 2019 Aug 28. PMID: 31456455.

(52) Albin K, Albin C, Jeffries CD, Perkins DO. **Clinician Recognition of First Episode Psychosis.** J Adolesc Health. 2021 Sep;69(3):457-464. doi: 10.1016/j.jadohealth.2020.12.138. Epub 2021 Apr 10. PMID: 33846053.

(53) Forbes M, Stefler D, Velakoulis D, Stuckey S, Trudel JF, Eyre H, Boyd M, Kisely S. **The clinical utility of structural neuroimaging in first-episode psychosis: A systematic review.** Aust N Z J Psychiatry. 2019 Nov;53(11):1093-1104. doi: 10.1177/0004867419848035. Epub 2019 May 22. PMID: 31113237.

(54) Häfner H, an der Heiden W. **Epidemiology of schizophrenia.** Can J Psychiatry. 1997 Mar;42(2):139-51. doi: 10.1177/070674379704200204. PMID: 9067063.

(55) Mueser KT, McGurk SR. **Schizophrenia.** Lancet. 2004 Jun 19;363(9426):2063-72. doi: 10.1016/S0140-6736(04)16458-1. PMID: 15207959.

(56) Sarris J, Nishi D, Xiang YT, Su KP, Bannatyne A, Oliver G, Kua EH, Ng CH. **Implementation of psychiatric-focused lifestyle medicine programs in Asia.** Asia Pac Psychiatry. 2015 Dec;7(4):345-54. doi: 10.1111/appy.12212. Epub 2015 Sep 25. PMID: 26403310.

(57) Stonerock GL, Blumenthal JA. **Role of Counseling to Promote Adherence in Healthy Lifestyle Medicine: Strategies to Improve Exercise Adherence and Enhance Physical Activity.** Prog Cardiovasc Dis. 2017 Mar-Apr;59(5):455-462. doi:

10.1016/j.pcad.2016.09.003. Epub 2016 Sep 14. PMID: 27640186; PMCID: PMC5350064.

(58) Steinberg H. **Einführung und Wandlung des psychiatrischen Terminus "Anankasmus". Von Gyula (Julius) Donáth über Kurt Schneider bis zur ICD-10** [Introduction and transformation of the psychiatric term "anancasm". From Gyula (Julius) Donáth via Kurt Schneider to ICD-10]. Nervenarzt. 2014 Sep;85(9):1171-4. German. doi: 10.1007/s00115-013-3841-5. PMID: 24036702.

(59) Rakofsky JJ, Dunlop BW. **Treating nonspecific anxiety and anxiety disorders in patients with bipolar disorder: a review.** J Clin Psychiatry. 2011 Jan;72(1):81-90. doi: 10.4088/JCP.09r05815gre. Epub 2010 Nov 16. PMID: 21208580.

(60) Reimherr FW, Marchant BK, Gift TE, Steans TA. **ADHD and Anxiety: Clinical Significance and Treatment Implications.** Curr Psychiatry Rep. 2017 Nov 20;19(12):109. doi: 10.1007/s11920-017-0859-6. PMID: 29152677.

(61) Anker JJ, Kushner MG. **Co-Occurring Alcohol Use Disorder and Anxiety: Bridging Psychiatric, Psychological, and Neurobiological Perspectives.** Alcohol Res. 2019 Dec 30;40(1):arcr.v40.1.03. doi: 10.35946/arcr.v40.1.03. PMID: 31886106; PMCID: PMC6927748.

(62) Jee HJ, Lee SG, Bormate KJ, Jung YS. **Effect of Caffeine Consumption on the Risk for Neurological and Psychiatric Disorders: Sex Differences in Human.** Nutrients. 2020 Oct 9;12(10):3080. doi: 10.3390/nu12103080. PMID: 33050315; PMCID: PMC7601837.

(63) Ferraguti G, Pascale E, Lucarelli M. **Alcohol addiction: a molecular biology perspective**. Curr Med Chem. 2015;22(6):670-84. doi: 10.2174/0929867321666141229103158. PMID: 25544474.

(64) Sinnema H, Terluin B, Volker D, Wensing M, van Balkom A. **Factors contributing to the recognition of anxiety and depression in general practice.** BMC Fam Pract. 2018 Jun 23;19(1):99. doi: 10.1186/s12875-018-0784-8. PMID: 29935537; PMCID: PMC6015659.

(65) Showraki M, Showraki T, Brown K. **Generalized Anxiety Disorder: Revisited.** Psychiatr Q. 2020 Sep;91(3):905-914. doi: 10.1007/s11126-020-09747-0. PMID: 32383134.

(66) Strawn JR, Geracioti L, Rajdev N, Clemenza K, Levine A. **Pharmacotherapy for generalized anxiety disorder in adult and pediatric patients: an evidence-based treatment review.** Expert Opin Pharmacother. 2018 Jul;19(10):1057-1070. doi: 10.1080/14656566.2018.1491966. PMID: 30056792; PMCID: PMC6340395.

(67) Carl Gustav Jung **"Gli Archetipi dell'Inconscio Collettivo"**, Ed. Bollati - Boringhieri, 1977.

(68) Chuck Palahniuk **"Fight Club"**, WW Norton Edition, Reprint, 2005.

(69) Mulder RT, Newton-Howes G, Crawford MJ, Tyrer PJ. **The central domains of personality pathology in psychiatric patients.** J Pers Disord. 2011 Jun;25(3):364-77. doi: 10.1521/pedi.2011.25.3.364. PMID: 21699397.

(70) Marincowitz C, Lochner C, Stein DJ. **The neurobiology of obsessive-compulsive personality

disorder: a systematic review. CNS Spectr. 2021 Aug 11:1-12. doi: 10.1017/S1092852921000754. Epub ahead of print. PMID: 34378500.

(71) Rost S, Kappel V, Salbach H, Schneider N, Pfeiffer E, Lehmkuhl U, Winter S, Sarrar L. **Psychiatric Disorders and Personality Styles in Mothers of Female Adolescent Patients with Eating Disorders.** Z Kinder Jugendpsychiatr Psychother. 2017 Sep;45(5):361-369. doi: 10.1024/1422-4917/a000495. Epub 2016 Nov 17. PMID: 27855559.

(72) Goodman WK, Grice DE, Lapidus KA, Coffey BJ. **Obsessive-compulsive disorder.** Psychiatr Clin North Am. 2014 Sep;37(3):257-67. doi: 10.1016/j.psc.2014.06.004. Epub 2014 Jul 23. PMID: 25150561.

(73) Enrico Morselli **La Psicoanalisi**, Fratelli Bocca Editori, 1944, Milano.

(74) Krzyszkowiak W, Kuleta-Krzyszkowiak M, Krzanowska E. **Treatment of obsessive-compulsive disorders (OCD) and obsessive-compulsive-related disorders (OCRD).** Psychiatr Pol. 2019 Aug 31;53(4):825-843. English, Polish. doi: 10.12740/PP/105130. Epub 2019 Aug 31. PMID: 31760412.

(75) Pietrabissa G, Manzoni GM, Gibson P, Boardman D, Gori A, Castelnuovo G. **Brief strategic therapy for obsessive-compulsive disorder: a clinical and research protocol of a one-group observational study.** BMJ Open. 2016 Mar 24;6(3):e009118. doi: 10.1136/bmjopen-2015-009118. PMID: 27013594; PMCID: PMC4809083.

(76) Proietti L, Aguglia A, Amerio A, Costanza A, Fesce F, Magnani L, Serafini G, Amore M. **The efficacy of brief strategic therapy in treating obsessive-compulsive disorder: a case series.** Acta Biomed.

2022 Sep 22;93(S1):e2022271. doi: 10.23750/abm.v93iS1.13064. PMID: 36134720.
(77) O'Donnell ML, Agathos JA, Metcalf O, Gibson K, Lau W. **Adjustment Disorder: Current Developments and Future Directions.** Int J Environ Res Public Health. 2019 Jul 16;16(14):2537. doi: 10.3390/ijerph16142537. PMID: 31315203; PMCID: PMC6678970.
(78) Casey P. **Adjustment disorder: epidemiology, diagnosis and treatment.** CNS Drugs. 2009 Nov;23(11):927-38. doi: 10.2165/11311000-000000000-00000. PMID: 19845414.
(79) Margaret Crastnopol **Micro-Trauma: A Psychoanalytic Understanding of Cumulative Psychic Injury,** Taylor & Francis Ltd, 2015
(80) Heuer B. **The words we work with that work on us: clinical paradigm and cumulative relational trauma.** J Anal Psychol. 2017 Nov;62(5):720-731. doi: 10.1111/1468-5922.12359. PMID: 28994476.
(81) Watson P. **PTSD as a Public Mental Health Priority.** Curr Psychiatry Rep. 2019 Jun 26;21(7):61. doi: 10.1007/s11920-019-1032-1. PMID: 31243637.
(82) Auxéméry Y. **Post-traumatic psychiatric disorders: PTSD is not the only diagnosis.** Presse Med. 2018 May;47(5):423-430. doi: 10.1016/j.lpm.2017.12.006. Epub 2018 Mar 24. PMID: 29580906.
(83) Bachem R, Casey P. **Adjustment disorder: A diagnosis whose time has come.** J Affect Disord. 2018 Feb;227:243-253. doi: 10.1016/j.jad.2017.10.034. Epub 2017 Oct 23. PMID: 29107817.
(84) O'Donnell ML, Agathos JA, Metcalf O, Gibson K, Lau W. **Adjustment Disorder: Current**

Developments and Future Directions. Int J Environ Res Public Health. 2019 Jul 16;16(14):2537. doi: 10.3390/ijerph16142537. PMID: 31315203; PMCID: PMC6678970.

(85) Casey P. **Adjustment disorder: epidemiology, diagnosis and treatment.** CNS Drugs. 2009 Nov;23(11):927-38. doi: 10.2165/11311000-000000000-00000. PMID: 19845414.

(86) Shalev A, Liberzon I, Marmar C. **Post-Traumatic Stress Disorder.** N Engl J Med. 2017 Jun 22;376(25):2459-2469. doi: 10.1056/NEJMra1612499. PMID: 28636846.

(87) Kirkpatrick HA, Heller GM. **Post-traumatic stress disorder: theory and treatment update.** Int J Psychiatry Med. 2014;47(4):337-46. doi: 10.2190/PM.47.4.h. PMID: 25084856.

(88) Hori H, Kim Y. **Inflammation and post-traumatic stress disorder.** Psychiatry Clin Neurosci. 2019 Apr;73(4):143-153. doi: 10.1111/pcn.12820. Epub 2019 Feb 21. PMID: 30653780.

(89) Hann J, Wu H, Gauri A, Dong K, Lam N, Bakal JA, Kirkham A. **Identification of emergency department patients for referral to rapid-access addiction services.** CJEM. 2020 Mar;22(2):170-177. doi: 10.1017/cem.2019.453. PMID: 32051043.

(90) Clarke DE, Gonzalez M, Pereira A, Boyce-Gaudreau K, Waldman C, Demczuk L. **The impact of knowledge on attitudes of emergency department staff towards patients with substance related presentations: a quantitative systematic review protocol.** JBI Database System Rev Implement Rep.

2015 Oct;13(10):133-45. doi: 10.11124/jbisrir-2015-2203. PMID: 26571289.

(91) Vink JM, Schellekens A. **Relating addiction and psychiatric disorders.** Science. 2018 Sep 28;361(6409):1323-1324. doi: 10.1126/science.aav3928. PMID: 30262491.

(92) Glackin SN, Roberts T, Krueger J. **Out of our heads: Addiction and psychiatric externalism.** Behav Brain Res. 2021 Feb 1;398:112936. doi: 10.1016/j.bbr.2020.112936. Epub 2020 Oct 14. PMID: 33065141.

(93) Hector Colon-Rivera, Elie Aoun, Leila M. Vaezazizi **Addiction Psychiatric Medicine**, Helsevier Health Europe, 2022, ISBN 9780323754866.

(94) Gardner EL. **Addiction and brain reward and antireward pathways.** Adv Psychosom Med. 2011;30:22-60. doi: 10.1159/000324065. Epub 2011 Apr 19. PMID: 21508625; PMCID: PMC4549070.

(95) Alexander BK, Beyerstein BL, Hadaway PF, Coambs RB. **Effect of early and later colony housing on oral ingestion of morphine in rats.** Pharmacol Biochem Behav. 1981 Oct;15(4):571-6. doi: 10.1016/0091-3057(81)90211-2. PMID: 7291261.

(96) Alexander BK, Coambs RB, Hadaway PF. **The effect of housing and gender on morphine self-administration in rats.** Psychopharmacology (Berl). 1978 Jul 6;58(2):175-9. doi: 10.1007/BF00426903. PMID: 98787.

(97) Peter Cohen **The Naked Empress. Modern neuroscience and the concept of addiction**, 2009,

(98) Valerio Rosso "**Il Mercato della Dopamina**",

(99) Stanton MD. **Drugs, Vietnam, and the Vietnam veteran: an overview.** Am J Drug Alcohol Abuse. 1976;3(4):557-70. doi: 10.3109/00952997609014295. PMID: 1032764.

(100) Angres DH, Bettinardi-Angres K. **The disease of addiction: origins, treatment, and recovery.** Dis Mon. 2008 Oct;54(10):696-721. doi: 10.1016/j.disamonth.2008.07.002. PMID: 18790142.

(101) Hadland SE, Yule AM, Levy SJ, Hallett E, Silverstein M, Bagley SM. **Evidence-Based Treatment of Young Adults With Substance Use Disorders.** Pediatrics. 2021 Jan;147(Suppl 2):S204-S214. doi: 10.1542/peds.2020-023523D. PMID: 33386323; PMCID: PMC7879425.

(102) Thapar A, Cooper M, Rutter M. **Neurodevelopmental disorders.** Lancet Psychiatry. 2017 Apr;4(4):339-346. doi: 10.1016/S2215-0366(16)30376-5. Epub 2016 Dec 13. PMID: 27979720.

(103) Singer J **What is Neurodiversity?** - https://neurodiversity2.blogspot.com/p/what.html

(104) Ballerini A, Barale F, Gallese V, Ucelli S **Autismo. L'Umanità nascosta.** Piccola Biblioteca Einaudi, 2020

(105) Chaste P, Leboyer M. **Autism risk factors: genes, environment, and gene-environment interactions.** Dialogues Clin Neurosci. 2012 Sep;14(3):281-92. doi: 10.31887/DCNS.2012.14.3/pchaste. PMID: 23226953; PMCID: PMC3513682.

(106) Wakefield AJ, Murch SH, Anthony A, Linnell J, Casson DM, Malik M, Berelowitz M, Dhillon AP, Thomson MA, Harvey P, Valentine A, Davies SE, Walker-Smith JA., **Ileal-lymphoid-nodular hyperplasia, non-specific colitis, and pervasive**

developmental disorder in children., in *Lancet.*, vol. 351, 1998, pp. 637-641.
(107) Zavagnini M. e De Beni R., **La mente che vaga**, in *Psicologia contemporanea*, maggio - giugno, 2016.
(108) Famitafreshi H, Karimian M. **Overview of the Recent Advances in Pathophysiology and Treatment for Autism.** CNS Neurol Disord Drug Targets. 2018;17(8):590-594. doi: 10.2174/1871527317666180706141654. PMID: 29984672.
(109) Zalsman G, Shilton T. Adult **ADHD: A new disease?** Int J Psychiatry Clin Pract. 2016;20(2):70-6. doi: 10.3109/13651501.2016.1149197. Epub 2016 Apr 7. PMID: 27052374.
(110) Camille Noe Pagán **Is ADHD real?** in https://www.webmd.com/add-adhd/childhood-adhd/features/adhd-critics
(111) Cortese S, Coghill D. **Twenty years of research on attention-deficit/hyperactivity disorder (ADHD): looking back, looking forward.** Evid Based Ment Health. 2018 Nov;21(4):173-176. doi: 10.1136/ebmental-2018-300050. Epub 2018 Oct 9. PMID: 30301823.
(112) Posner J, Polanczyk GV, Sonuga-Barke E. **Attention-deficit hyperactivity disorder.** Lancet. 2020 Feb 8;395(10222):450-462. doi: 10.1016/S0140-6736(19)33004-1. Epub 2020 Jan 23. PMID: 31982036; PMCID: PMC7880081.
(113) Ramos-Quiroga JA, Nasillo V, Richarte V, Corrales M, Palma F, Ibáñez P, Michelsen M, Van de Glind G, Casas M, Kooij JJS. **Criteria and Concurrent Validity of DIVA 2.0: A Semi-Structured Diagnostic Interview for Adult ADHD.** J Atten Disord. 2019

Aug;23(10):1126-1135. doi: 10.1177/1087054716646451. Epub.

(114) Salvi V, Ribuoli E, Servasi M, Orsolini L, Volpe U. **ADHD and Bipolar Disorder in Adulthood: Clinical and Treatment Implications.** Medicina (Kaunas). 2021 May 10;57(5):466. doi: 10.3390/medicina57050466. PMID: 34068605; PMCID: PMC8151516.

(115) Leffa DT, Caye A, Rohde LA. **ADHD in Children and Adults: Diagnosis and Prognosis.** Curr Top Behav Neurosci. 2022;57:1-18. doi: 10.1007/7854_2022_329. PMID: 35397064.

(116) Skogheim TS, Weyde KVF, Engel SM, Aase H, Surén P, Øie MG, Biele G, Reichborn-Kjennerud T, Caspersen IH, Hornig M, Haug LS, Villanger GD. **Metal and essential element concentrations during pregnancy and associations with autism spectrum disorder and attention-deficit/hyperactivity disorder in children.** Environ Int. 2021 Jul;152:106468. doi: 10.1016/j.envint.2021.106468. Epub 2021 Mar 22. PMID: 33765546.

(117) Caye A, Swanson JM, Coghill D, Rohde LA. **Treatment strategies for ADHD: an evidence-based guide to select optimal treatment.** Mol Psychiatry. 2019 Mar;24(3):390-408. doi: 10.1038/s41380-018-0116-3. Epub 2018 Jun 28. PMID: 29955166.

(118) Kim SC, Lee H, Lee HS, Kim G, Song JH. **Adjuvant Therapy for Attention in Children with ADHD Using Game-Type Digital Therapy.** Int J Environ Res Public Health. 2022 Nov 14;19(22):14982. doi: 10.3390/ijerph192214982. PMID: 36429699; PMCID: PMC9690113.

(119) Weibel S, Menard O, Ionita A, Boumendjel M, Cabelguen C, Kraemer C, Micoulaud-Franchi JA, Bioulac S, Perroud N, Sauvaget A, Carton L, Gachet M, Lopez R. **Practical considerations for the evaluation and management of Attention Deficit Hyperactivity Disorder (ADHD) in adults.** Encephale. 2020 Feb;46(1):30-40. doi: 10.1016/j.encep.2019.06.005. Epub 2019 Oct 11. PMID: 31610922.

(120) Ministero della Salute - **I Disturbi dell'Alimentazione** (aggiornamento del 14.03.2022) su

(121) Russell GF, Treasure J. **The modern history of anorexia nervosa. An interpretation of why the illness has changed.** Ann N Y Acad Sci. 1989;575:13-27; discussion 27-30. doi: 10.1111/j.1749-6632.1989.tb53228.x. PMID: 2699184.

(122) Hilde Bruch **The Golden Cage: The Enigma of Anorexia Nervosa**, Harvard University Press, Ed. 2001.

(123) Kaye W. **Neurobiology of anorexia and bulimia nervosa.** Physiol Behav. 2008 Apr 22;94(1):121-35. doi: 10.1016/j.physbeh.2007.11.037. Epub 2007 Nov 29. PMID: 18164737; PMCID: PMC2601682.

(124) Thomas KS, Birch RE, Jones CRG, Vanderwert RE. **Neural Correlates of Executive Functioning in Anorexia Nervosa and Obsessive-Compulsive Disorder.** Front Hum Neurosci. 2022 May 26;16:841633. doi: 10.3389/fnhum.2022.841633. PMID: 35693540; PMCID: PMC9179647.

(125) Marks A. **The evolution of our understanding and treatment of eating disorders over the past 50 years.**

J Clin Psychol. 2019 Aug;75(8):1380-1391. doi: 10.1002/jclp.22782. Epub 2019 Apr 20. PMID: 31004500.

(126) Tistarelli N, Fagnani C, Troianiello M, Stazi MA, Adriani W. **The nature and nurture of ADHD and its comorbidities: A narrative review on twin studies.** Neurosci Biobehav Rev. 2020 Feb;109:63-77. doi: 10.1016/j.neubiorev.2019.12.017. Epub 2019 Dec 12. PMID: 31838192.

(127) Hay PJ. **Understanding bulimia.** Aust Fam Physician. 2007 Sep;36(9):708-12, 731. PMID: 17885703.

(128) Espíndola CR, Blay SL. **Family perception of anorexia and bulimia: a systematic review.** Rev Saude Publica. 2009 Aug;43(4):707-16. English, Portuguese. doi: 10.1590/s0034-89102009005000035. Epub 2009 Jun 5. PMID: 19503976.

(129) Waller D. **Binge eating.** BMJ. 2001 Feb 10;322(7282):343. doi: 10.1136/bmj.322.7282.343. PMID: 11159659; PMCID: PMC1119577.

(130) Novelle MG, Diéguez C. **Food Addiction and Binge Eating: Lessons Learned from Animal Models.** Nutrients. 2018 Jan 11;10(1):71. doi: 10.3390/nu10010071. PMID: 29324652; PMCID: PMC5793299.

(131) Crow SJ. **Atypical anorexia nervosa: In need of further study.** Int J Eat Disord. 2022 Dec 30. doi: 10.1002/eat.23889. Epub ahead of print. PMID: 36584145.

(132) Bombard Y, Baker GR, Orlando E, Fancott C, Bhatia P, Casalino S, Onate K, Denis JL, Pomey MP. **Engaging patients to improve quality of care: a systematic review.** Implement Sci. 2018 Jul 26;13(1):98. doi: 10.1186/s13012-018-0784-z. PMID: 30045735; PMCID: PMC6060529.

(133) Telles Correia D. Different perspectives of validity in psychiatry. J Eval Clin Pract. 2017 Oct;23(5):988-993. doi: 10.1111/jep.12766. Epub 2017 May 17. Erratum in: J Eval Clin Pract. 2018 Aug;24(4):787. PMID: 28512760.

(134) Papadimitriou G. **The "Biopsychosocial Model": 40 years of application in Psychiatry.** Psychiatriki. 2017 Apr-Jun;28(2):107-110. Greek, Modern, English. doi: 10.22365/jpsych.2017.282.107. PMID: 28686557.

(135) Melvin CL, Jefferson MS, Rice LJ, Nemeth LS, Wessell AM, Nietert PJ, Hughes-Halbert C. **A systematic review of lifestyle counseling for diverse patients in primary care.** Prev Med. 2017 Jul;100:67-75. doi: 10.1016/j.ypmed.2017.03.020. Epub 2017 Mar 23. PMID: 28344120; PMCID: PMC6086607.

(136) Muscat SM, Barrientos RM. **Lifestyle modifications with anti-neuroinflammatory benefits in the aging population.** Exp Gerontol. 2020 Dec;142:111144. doi: 10.1016/j.exger.2020.111144. Epub 2020 Nov 2. PMID: 33152515; PMCID: PMC7704639.

(137) Bauer IE, Gálvez JF, Hamilton JE, Balanzá-Martínez V, Zunta-Soares GB, Soares JC, Meyer TD. **Lifestyle interventions targeting dietary habits and exercise in bipolar disorder: A systematic review.** J Psychiatr Res. 2016 Mar;74:1-7. doi: 10.1016/j.jpsychires.2015.12.006. Epub 2015 Dec 12. PMID: 26724541; PMCID: PMC4744495.

(138) Brenner R, Madhusoodanan S, Puttichanda S, Chandra P. **Primary prevention in psychiatry--adult populations.** Ann Clin Psychiatry. 2010 Nov;22(4):239-48. PMID: 21180655.

(139) Raphael B. **Prevention in psychiatry: Australian contributions.** Aust N Z J Psychiatry. 2000 Nov;34

Suppl:S6-13. doi: 10.1080/000486700216. PMID: 11129317.

(140) M. Fitzpatrick, **The tyranny of health. Doctors and the regulation of lifestyle**, London-New York 2001.

(141) S. Spinsanti, **Chi decide in medicina? Dal consenso informato alla decisione consensuale**, Roma 2002, 20042.

(142) Iorio S, Licata M, Ciliberti R, Gazzaniga V. **Cranial Trepanation: An Ancient Neurosurgical Therapy? Thoughts of a Follower of Positivist Medicine and Anthropology.** J Craniofac Surg. 2019 Sep;30(6):e570-e573. doi: 10.1097/SCS.0000000000005545. PMID: 30998593.

(143) Sparling A. **Paracelsus, a Transmutational Alchemist.** Ambix. 2020 Feb;67(1):62-87. doi: 10.1080/00026980.2020.1720358. PMID: 32118523.

(144) Carhart-Harris RL, Goodwin GM. **The Therapeutic Potential of Psychedelic Drugs: Past, Present, and Future.** Neuropsychopharmacology. 2017 Oct;42(11):2105-2113. doi: 10.1038/npp.2017.84. Epub 2017 Apr 26. PMID: 28443617; PMCID: PMC5603818.

(145) Singh YN. **Kava: an overview.** J Ethnopharmacol. 1992 Aug;37(1):13-45. doi: 10.1016/0378-8741(92)90003-a. PMID: 1453702.

(146) López-Muñoz F, Shen WW, D'Ocon P, Romero A, Álamo C. **A History of the Pharmacological Treatment of Bipolar Disorder.** Int J Mol Sci. 2018 Jul 23;19(7):2143. doi: 10.3390/ijms19072143. PMID: 30041458; PMCID: PMC6073684.

(147) Hunter AR. **Chlorpromazine.** Med Illus. 1956 Apr;10(4):217-21. PMID: 13321369.

(148) Awouters FH, Lewi PJ. **Forty years of antipsychotic Drug research--from haloperidol to

paliperidone--with Dr. Paul Janssen. Arzneimittelforschung. 2007;57(10):625-32. doi: 10.1055/s-0031-1296660. PMID: 18074755.

(149) Tueth MJ. **Schizophrenia: Emil Kraepelin, Adolph Meyer, and beyond.** J Emerg Med. 1995 Nov-Dec;13(6):805-9. doi: 10.1016/0736-4679(95)02022-5. PMID: 8747631.

(150) Jann MW, Grimsley SR, Gray EC, Chang WH. **Pharmacokinetics and pharmacodynamics of clozapine.** Clin Pharmacokinet. 1993 Feb;24(2):161-76. doi: 10.2165/00003088-199324020-00005. PMID: 8453823.

(151) St Dennis C, Synoground G. **Imipramine.** J Sch Nurs. 1995 Oct;11(3):8-10. PMID: 7580037.

(152) Buentello Y Villa E. **Enfermos mentales tratados con iproniazida** [Mental disorders treated with iproniazide]. Medicina (Mex). 1958 Aug 25;38(802):388-91. Spanish. PMID: 13589444.

(153) TIME, "**Pills for the Mind**", cover July 6, 1992 - https://content.time.com/time/covers/0,16641,19920706,00.html

(154) Turner EH, Cipriani A, Furukawa TA, Salanti G, de Vries YA. **Selective publication of antidepressant trials and its influence on apparent efficacy: Updated comparisons and meta-analyses of newer versus older trials.** PLoS Med. 2022 Jan 19;19(1):e1003886. doi: 10.1371/journal.pmed.1003886. PMID: 35045113; PMCID: PMC8769343.

(155) Stone MB, Yaseen ZS, Miller BJ, Richardville K, Kalaria SN, Kirsch I. **Response to acute monotherapy for major depressive disorder in randomized, placebo controlled trials submitted to the US Food and Drug Administration: individual**

participant data analysis. BMJ. 2022 Aug 2;378:e067606. doi: 10.1136/bmj-2021-067606. PMID: 35918097; PMCID: PMC9344377.

(156) Morgan MA, Kelber MS, Workman DE, Beech EH, Garvey Wilson AL, Edwards-Stewart A, Belsher BE, Evatt DP, Otto J, Skopp NA, Bush NE, Campbell M. **Adjustment disorders: A research gaps analysis.** Psychol Serv. 2022 May;19(2):283-293. doi: 10.1037/ser0000517. Epub 2021 Jan 28. PMID: 33507770.

(157) Soyka M. **Treatment of Benzodiazepine Dependence.** N Engl J Med. 2017 Mar 23;376(12):1147-1157. doi: 10.1056/NEJMra1611832. PMID: 28328330.

(158) Haller E, Watzke B, Blozik E, Rosemann T, Reich O, Huber CA, Wolf M. **Antidepressant prescription practice and related factors in Switzerland: a cross-sectional analysis of health claims data.** BMC Psychiatry. 2019 Jun 24;19(1):196. doi: 10.1186/s12888-019-2178-4. PMID: 31234895; PMCID: PMC6591836.

(159) Nucifora FC Jr, Mihaljevic M, Lee BJ, Sawa A. **Clozapine as a Model for Antipsychotic Development.** Neurotherapeutics. 2017 Jul;14(3):750-761. doi: 10.1007/s13311-017-0552-9. PMID: 28653280; PMCID: PMC5509641.

(160) Fountoulakis KN, Tohen M, Zarate CA Jr. **Lithium treatment of Bipolar disorder in adults: A systematic review of randomized trials and meta-analyses.** Eur Neuropsychopharmacol. 2022 Jan;54:100-115. doi: 10.1016/j.euroneuro.2021.10.003. PMID: 34980362; PMCID: PMC8808297.

(161) Del Matto L, Muscas M, Murru A, Verdolini N, Anmella G, Fico G, Corponi F, Carvalho AF, Samalin L,

Carpiniello B, Fagiolini A, Vieta E, Pacchiarotti I. **Lithium and suicide prevention in mood disorders and in the general population: A systematic review.** Neurosci Biobehav Rev. 2020 Sep;116:142-153. doi: 10.1016/j.neubiorev.2020.06.017. Epub 2020 Jun 16. PMID: 32561344.

(162) Llana ME, Crismon ML. **Methylphenidate: increased abuse or appropriate use?** J Am Pharm Assoc (Wash). 1999 Jul-Aug;39(4):526-30. doi: 10.1016/s1086-5802(16)30473-9. PMID: 10467818.

(163) Mechler K, Banaschewski T, Hohmann S, Häge A. **Evidence-based pharmacological treatment options for ADHD in children and adolescents.** Pharmacol Ther. 2022 Feb;230:107940. doi: 10.1016/j.pharmthera.2021.107940. Epub 2021 Jun 23. PMID: 34174276.

(164) Peet M, Stokes C. **Omega-3 fatty acids in the treatment of psychiatric disorders.** Drugs. 2005;65(8):1051-9. doi: 10.2165/00003495-200565080-00002. PMID: 15907142.

(165) Milte CM, Sinn N, Buckley JD, Coates AM, Young RM, Howe PR. Polyunsaturated fatty acids, cognition and literacy in children with ADHD with and without learning difficulties. J Child Health Care. 2011 Dec;15(4):299-311. doi: 10.1177/1367493511403953. Epub 2011 Aug 9. PMID: 21828168.

(166) Grosso G, Galvano F, Marventano S, Malaguarnera M, Bucolo C, Drago F, Caraci F. **Omega-3 fatty acids and depression: scientific evidence and biological mechanisms.** Oxid Med Cell Longev. 2014;2014:313570. doi: 10.1155/2014/313570. Epub 2014 Mar 18. PMID: 24757497; PMCID: PMC3976923.

(167) Agostoni C, Nobile M, Ciappolino V, Delvecchio G, Tesei A, Turolo S, Crippa A, Mazzocchi A, Altamura CA, Brambilla P. **The Role of Omega-3 Fatty Acids in Developmental Psychopathology: A Systematic Review on Early Psychosis, Autism, and ADHD.** Int J Mol Sci. 2017 Dec 4;18(12):2608. doi: 10.3390/ijms18122608. PMID: 29207548; PMCID: PMC5751211.

(168) Loughman A, Staudacher HM, Rocks T, Ruusunen A, Marx W, O Apos Neil A, Jacka FN. **Diet and Mental Health.** Mod Trends Psychiatry. 2021;32:100-112. doi: 10.1159/000510422. Epub 2021 May 6. PMID: 34032648.

(169) Pacchierotti C, Iapichino S, Bossini L, Pieraccini F, Castrogiovanni P. **Melatonin in psychiatric disorders: a review on the melatonin involvement in psychiatry.** Front Neuroendocrinol. 2001 Jan;22(1):18-32. doi: 10.1006/frne.2000.0202. PMID: 11141317.

(170) Claustrat B, Leston J. **Melatonin: Physiological effects in humans.** Neurochirurgie. 2015 Apr-Jun;61(2-3):77-84. doi: 10.1016/j.neuchi.2015.03.002. Epub 2015 Apr 20. PMID: 25908646.

(171) Andersen LP, Gögenur I, Rosenberg J, Reiter RJ. **The Safety of Melatonin in Humans.** Clin Drug Investig. 2016 Mar;36(3):169-75. doi: 10.1007/s40261-015-0368-5. PMID: 26692007.

(172) Romo-Nava F, Buijs RM, McElroy SL. **The use of melatonin to mitigate the adverse metabolic side effects of antipsychotics.** Handb Clin Neurol. 2021;179:371-382. doi: 10.1016/B978-0-12-819975-6.00024-8. PMID: 34225976.

(173) Yang C, Bosker FJ, Li J, Schoevers RA. **N-acetylcysteine as add-on to antidepressant medication in therapy refractory major depressive disorder patients with increased inflammatory activity: study protocol of a double-blind randomized placebo-controlled trial.** BMC Psychiatry. 2018 Sep 4;18(1):279. doi: 10.1186/s12888-018-1845-1. PMID: 30176835; PMCID: PMC6122706.

(174) Dome P, Tombor L, Lazary J, Gonda X, Rihmer Z. **Natural health products, dietary minerals and over-the-counter medications as add-on therapies to antidepressants in the treatment of major depressive disorder: a review.** Brain Res Bull. 2019 Mar;146:51-78. doi: 10.1016/j.brainresbull.2018.12.015. Epub 2018 Dec 30. PMID: 30599219.

(175) Ellegaard PK, Licht RW, Nielsen RE, Dean OM, Berk M, Poulsen HE, Mohebbi M, Nielsen CT. **The efficacy of adjunctive N-acetylcysteine in acute bipolar depression: A randomized placebo-controlled study.** J Affect Disord. 2019 Feb 15;245:1043-1051. doi: 10.1016/j.jad.2018.10.083. Epub 2018 Oct 6. PMID: 30699846.

(176) Dean O, Giorlando F, Berk M. **N-acetylcysteine in psychiatry: current therapeutic evidence and potential mechanisms of action.** J Psychiatry Neurosci. 2011 Mar;36(2):78-86. doi: 10.1503/jpn.100057. PMID: 21118657; PMCID: PMC3044191.

(177) Schneider B, Weber B, Frensch A, Stein J, Fritz J. **Vitamin D in schizophrenia, major depression and alcoholism.** J Neural Transm (Vienna). 2000;107(7):839-42. doi: 10.1007/s007020070063. PMID: 11005548.

(178) Menkes DB, Lancaster K, Grant M, Marsh RW, Dean P, du Toit SA. **Vitamin D status of psychiatric inpatients in New Zealand's Waikato region.** BMC Psychiatry. 2012 Jun 26;12:68. doi: 10.1186/1471-244X-12-68. PMID: 22734499; PMCID: PMC3407027.

(179) Jorde R, Sneve M, Figenschau Y, Svartberg J, Waterloo K. Effects of vitamin D supplementation on symptoms of depression in overweight and obese subjects: randomized double blind trial. J Intern Med. 2008 Dec;264(6):599-609. doi: 10.1111/j.1365-2796.2008.02008.x. Epub 2008 Sep 10. PMID: 18793245.

(180) Lavigne JE, Gibbons JB (2023) **The association between vitamin D serum levels, supplementation, and suicide attempts and intentional self-harm.** PLoS ONE 18(2): e0279166. https://doi.org/10.1371/journal.pone.0279166

(181) Järbrink-Sehgal E, Andreasson A. **The gut microbiota and mental health in adults.** Curr Opin Neurobiol. 2020 Jun;62:102-114. doi: 10.1016/j.conb.2020.01.016. Epub 2020 Mar 9. PMID: 32163822.

(182) Sharma H, Bajwa J. **Approach of probiotics in mental health as a psychobiotics.** Arch Microbiol. 2021 Dec 19;204(1):30. doi: 10.1007/s00203-021-02622-x. PMID: 34923592.

(183) Ansari F, Pourjafar H, Tabrizi A, Homayouni A. **The Effects of Probiotics and Prebiotics on Mental Disorders: A Review on Depression, Anxiety, Alzheimer, and Autism Spectrum Disorders.** Curr Pharm Biotechnol. 2020;21(7):555-565. doi:

10.2174/1389201021666200107113812. PMID: 31914909.
(184) Valerio Rosso "**Psicobiotica**", su Amazon.it, Medinfluencer Media Company 2018.
(185) Yang X, Chen X, Fu Y, Luo Q, Du L, Qiu H, Qiu T, Zhang L, Meng H. **Comparative efficacy and safety of *Crocus sativus* L. for treating mild to moderate major depressive disorder in adults: a meta-analysis of randomized controlled trials.** Neuropsychiatr Dis Treat. 2018 May 21;14:1297-1305. doi: 10.2147/NDT.S157550. PMID: 29849461; PMCID: PMC5967372.
(186) Talaei A, Hassanpour Moghadam M, Sajadi Tabassi SA, Mohajeri SA. **Crocin, the main active saffron constituent, as an adjunctive treatment in major depressive disorder: a randomized, double-blind, placebo-controlled, pilot clinical trial.** J Affect Disord. 2015 Mar 15;174:51-6. doi: 10.1016/j.jad.2014.11.035. Epub 2014 Nov 26. PMID: 25484177.
(187) Shafiee M, Arekhi S, Omranzadeh A, Sahebkar A. **Saffron in the treatment of depression, anxiety and other mental disorders: Current evidence and potential mechanisms of action.** J Affect Disord. 2018 Feb;227:330-337. doi: 10.1016/j.jad.2017.11.020. Epub 2017 Nov 7. PMID: 29136602.
(188) Lewis JE, Poles J, Shaw DP, Karhu E, Khan SA, Lyons AE, Sacco SB, McDaniel HR. **The effects of twenty-one nutrients and phytonutrients on cognitive function: A narrative review.** J Clin Transl Res. 2021 Aug 4;7(4):575-620. PMID: 34541370; PMCID: PMC8445631.
(189) López V, Nielsen B, Solas M, Ramírez MJ, Jäger AK. **Exploring Pharmacological Mechanisms of**

Lavender (*Lavandula angustifolia*) Essential Oil on Central Nervous System Targets. Front Pharmacol. 2017 May 19;8:280. doi: 10.3389/fphar.2017.00280. PMID: 28579958; PMCID: PMC5437114.

(190) Greenberg MJ, Slyer JT. **Effectiveness of Silexan oral lavender essential oil compared to inhaled lavender essential oil aromatherapy for sleep in adults: a systematic review.** JBI Database System Rev Implement Rep. 2018 Nov;16(11):2109-2117. doi: 10.11124/JBISRIR-2017-003823. PMID: 30439747.

(191) Malcolm BJ, Tallian K. **Essential oil of lavender in anxiety disorders: Ready for prime time?** Ment Health Clin. 2018 Mar 26;7(4):147-155. doi: 10.9740/mhc.2017.07.147. PMID: 29955514; PMCID: PMC6007527.

(192) Karan NB. **Influence of lavender oil inhalation on vital signs and anxiety: A randomized clinical trial.** Physiol Behav. 2019 Nov 1;211:112676. doi: 10.1016/j.physbeh.2019.112676. Epub 2019 Sep 7. PMID: 31505191.

(193) Cheah KL, Norhayati MN, Husniati Yaacob L, Abdul Rahman R. Effect of **Ashwagandha (Withania somnifera) extract on sleep: A systematic review and meta-analysis.** PLoS One. 2021 Sep 24;16(9):e0257843. doi: 10.1371/journal.pone.0257843. PMID: 34559859; PMCID: PMC8462692.

(194) Langade D, Kanchi S, Salve J, Debnath K, Ambegaokar D. **Efficacy and Safety of Ashwagandha (Withania somnifera) Root Extract in Insomnia and Anxiety: A Double-blind, Randomized, Placebo-controlled Study.** Cureus. 2019 Sep 28;11(9):e5797. doi: 10.7759/cureus.5797. PMID: 31728244; PMCID: PMC6827862.

(195) Lorca C, Mulet M, Arévalo-Caro C, Sanchez MÁ, Perez A, Perrino M, Bach-Faig A, Aguilar-Martínez A, Vilella E, Gallart-Palau X, Serra A. **Plant-derived nootropics and human cognition: A systematic review.** Crit Rev Food Sci Nutr. 2022 Jan 3:1-25. doi: 10.1080/10408398.2021.2021137. Epub ahead of print. PMID: 34978226.

(196) Miyasaka LS, Atallah AN, Soares BG. **Passiflora for anxiety disorder.** Cochrane Database Syst Rev. 2007 Jan 24;(1):CD004518. doi: 10.1002/14651858.CD004518.pub2. PMID: 17253512.

(197) Sarris J. **Herbal medicines in the treatment of psychiatric disorders: 10-year updated review.** Phytother Res. 2018 Jul;32(7):1147-1162. doi: 10.1002/ptr.6055. Epub 2018 Mar 25. PMID: 29575228.

(198) Kim M, Lim HS, Lee HH, Kim TH. **Role Identification of *Passiflora Incarnata Linnaeus*: A Mini Review.** J Menopausal Med. 2017 Dec;23(3):156-159. doi: 10.6118/jmm.2017.23.3.156. Epub 2017 Dec 29. PMID: 29354614; PMCID: PMC5770524.

(199) Zirak N, Shafiee M, Soltani G, Mirzaei M, Sahebkar A. **Hypericum perforatum in the treatment of psychiatric and neurodegenerative disorders: Current evidence and potential mechanisms of action.** J Cell Physiol. 2019 Jun;234(6):8496-8508. doi: 10.1002/jcp.27781. Epub 2018 Nov 21. PMID: 30461013.

(200) Barnes J, Anderson LA, Phillipson JD. **St John's wort (Hypericum perforatum L.): a review of its chemistry, pharmacology and clinical properties.** J Pharm Pharmacol. 2001 May;53(5):583-600. doi: 10.1211/0022357011775910. PMID: 11370698.

(201) Eatemadnia A, Ansari S, Abedi P, Najar S. **The effect of Hypericum perforatum on postmenopausal symptoms and depression: A randomized controlled trial.** Complement Ther Med. 2019 Aug;45:109-113. doi: 10.1016/j.ctim.2019.05.028. Epub 2019 May 31. PMID: 31331546.

(202) Arnold M. Ludwig, "**Principi di Clinica Psichiatrica**", Ed. USES 1985.

(203) Strauss, B., Gawlytta, R., Schleu, A., & Frenzl, D. (2021). **Negative effects of psychotherapy: Estimating the prevalence in a random national sample.** *BJPsych Open,* 7(6), E186. doi:10.1192/bjo.2021.1025

(204) Gerin, Dazord *et al.* (*Institut National de la Santé et de la Recherche Médicale* [**INSERM**], Lione, Francia): studi naturalistici su psicoterapie in vari tipi di setting, 2004.

(205) Fonagy P. **The effectiveness of psychodynamic psychotherapies: An update.** World Psychiatry. 2015 Jun;14(2):137-50. doi: 10.1002/wps.20235. PMID: 26043322; PMCID: PMC4471961.

(206) Jean-Michel e Monique Thurin, **Valutare le psicoterapie: metodi e pratiche**, Dunod, 2007.

(207) Hofmann SG, Asnaani A, Vonk IJ, Sawyer AT, Fang A. **The Efficacy of Cognitive Behavioral Therapy: A Review of Meta-analyses.** Cognit Ther Res. 2012 Oct 1;36(5):427-440. doi: 10.1007/s10608-012-9476-1. Epub 2012 Jul 31. PMID: 23459093; PMCID: PMC3584580.

(208) Wielgosz J, Goldberg SB, Kral TRA, Dunne JD, Davidson RJ. **Mindfulness Meditation and Psychopathology.** Annu Rev Clin Psychol. 2019 May 7;15:285-316. doi: 10.1146/annurev-clinpsy-021815-093423. Epub 2018 Dec 10. PMID: 30525995; PMCID: PMC6597263.

(209) Lovas DA, Schuman-Olivier Z. **Mindfulness-based cognitive therapy for bipolar disorder: A systematic review.** J Affect Disord. 2018 Nov;240:247-261. doi: 10.1016/j.jad.2018.06.017. Epub 2018 Jul 6. PMID: 30086469; PMCID: PMC7448295.

(210) Külz AK, Landmann S, Cludius B, Rose N, Heidenreich T, Jelinek L, Alsleben H, Wahl K, Philipsen A, Voderholzer U, Maier JG, Moritz S. **Mindfulness-based cognitive therapy (MBCT) in patients with obsessive-compulsive disorder (OCD) and residual symptoms after cognitive behavioral therapy (CBT): a randomized controlled trial.** Eur Arch Psychiatry Clin Neurosci. 2019 Mar;269(2):223-233. doi: 10.1007/s00406-018-0957-4. Epub 2018 Nov 16. PMID: 30446822.

(211) Frost H, Campbell P, Maxwell M, O'Carroll RE, Dombrowski SU, Williams B, Cheyne H, Coles E, Pollock A. **Effectiveness of Motivational Interviewing on adult behaviour change in health and social care settings: A systematic review of reviews.** PLoS One. 2018 Oct 18;13(10):e0204890. doi: 10.1371/journal.pone.0204890. PMID: 30335780; PMCID: PMC6193639.

(212) Michalopoulou M, Ferrey AE, Harmer G, Goddard L, Kebbe M, Theodoulou A, Jebb SA, Aveyard P. **Effectiveness of Motivational Interviewing in Managing Overweight and Obesity : A Systematic Review and Meta-analysis.** Ann Intern Med. 2022 Jun;175(6):838-850. doi: 10.7326/M21-3128. Epub 2022 Mar 29. PMID: 35344379.

(213) Rebora P, Spedale V, Occhino G, Luciani M, Alvaro R, Vellone E, Riegel B, Ausili D. **Effectiveness of motivational interviewing on anxiety, depression,**

sleep quality and quality of life in heart failure patients: secondary analysis of the MOTIVATE-HF randomized controlled trial. Qual Life Res. 2021 Jul;30(7):1939-1949. doi: 10.1007/s11136-021-02788-3. Epub 2021 Feb 22. PMID: 33616815; PMCID: PMC8233269.

(214) Paul Watzlawick, Giorgio Nardone "**Terapia Breve Strategica**", Raffaello-Cortina Editore, 1997.

(215) Iengo A. **Brief Strategic Therapy in Panic Disorder Treatment.** Psychiatr Danub. 2020 Sep;32(Suppl 1):75-78. PMID: 32890367.

(216) Horigian VE, Anderson AR, Szapocznik J. **Taking Brief Strategic Family Therapy from Bench to Trench: Evidence Generation Across Translational Phases.** Fam Process. 2016 Sep;55(3):529-42. doi: 10.1111/famp.12233. Epub 2016 Jul 14. PMID: 27412949; PMCID: PMC6878974.

(217) Paul Watzlawick, Giorgio Nardone "**L'Arte del Cambiamento**", TEA Libri, 1990.

(218) Rabelo JL, Cruz BF, Ferreira JDR, Viana BM, Barbosa IG. **Psychoeducation in bipolar disorder: A systematic review.** World J Psychiatry. 2021 Dec 19;11(12):1407-1424. doi: 10.5498/wjp.v11.i12.1407. PMID: 35070785; PMCID: PMC8717031.

(219) Pekkala E, Merinder L. **Psychoeducation for schizophrenia.** Cochrane Database Syst Rev. 2002; (2):CD002831. doi: 10.1002/14651858.CD002831. Update in: Cochrane Database Syst Rev. 2011; (6):CD002831. PMID: 12076455.

(220) Hafstad E, Leiknes KA. **Psychoeducation for Adults with Attention Deficit Hyperactivity Disorder (ADHD): Rapid Review [Internet].** Oslo, Norway: Knowledge Centre for the Health Services at

The Norwegian Institute of Public Health (NIPH); 2016 Dec 22. Report from the Norwegian Institute of Public Health No. 2016-26. PMID: 29553661.

(221) Tursi MF, Baes Cv, Camacho FR, Tofoli SM, Juruena MF. **Effectiveness of psychoeducation for depression: a systematic review.** Aust N Z J Psychiatry. 2013 Nov;47(11):1019-31. doi: 10.1177/0004867413491154. Epub 2013 Jun 5. PMID: 23739312.

(222) Davidson L. **Emerging Practices in Psychiatric Rehabilitation.** Psychiatry. 2018 Spring;81(1):2. doi: 10.1080/00332747.2018.1440115. PMID: 29799363.

(223) Vita A, Barlati S. **Recovery from schizophrenia: is it possible?** Curr Opin Psychiatry. 2018 May;31(3):246-255. doi: 10.1097/YCO.0000000000000407. PMID: 29474266.

(224) Bond GR, Drake RE. **New directions for psychiatric rehabilitation in the USA.** Epidemiol Psychiatr Sci. 2017 Jun;26(3):223-227. doi: 10.1017/S2045796016000834. Epub 2016 Nov 21. PMID: 27866508; PMCID: PMC6998636.

(225) Glen O. Gabbard "**Trattamento dei Disturbi Psichiatrici**", Raffaello Cortina Editore, 2016.

(226) Rohrer JE, Pierce JR Jr, Blackburn C. **Lifestyle and mental health.** Prev Med. 2005 Apr;40(4):438-43. doi: 10.1016/j.ypmed.2004.07.003. PMID: 15530596.

(227) Yeh BI, Kong ID. **The Advent of Lifestyle Medicine.** J Lifestyle Med. 2013 Mar;3(1):1-8. Epub 2013 Mar 31. PMID: 26064831; PMCID: PMC4390753.

(228) Katz DL. **Lifestyle is medicine.** Virtual Mentor. 2013 Apr 1;15(4):286-92. doi: 10.1001/virtualmentor.2013.15.4.ecas1-1304. PMID: 23566776.

(229) Graham S, Depp C, Lee EE, Nebeker C, Tu X, Kim HC, Jeste DV. **Artificial Intelligence for Mental Health and Mental Illnesses: an Overview.** Curr Psychiatry Rep. 2019 Nov 7;21(11):116. doi: 10.1007/s11920-019-1094-0. PMID: 31701320; PMCID: PMC7274446.

(230) Akbarian S, Nestler EJ. **Epigenetic mechanisms in psychiatry.** Neuropsychopharmacology. 2013 Jan;38(1):1-2. doi: 10.1038/npp.2012.185. PMID: 23147478; PMCID: PMC3521986.

(231) Frost H, Campbell P, Maxwell M, O'Carroll RE, Dombrowski SU, Williams B, Cheyne H, Coles E, Pollock A. **Effectiveness of Motivational Interviewing on adult behaviour change in health and social care settings: A systematic review of reviews.** PLoS One. 2018 Oct 18;13(10):e0204890. doi: 10.1371/journal.pone.0204890. PMID: 30335780; PMCID: PMC6193639.

(232) Peixoto P, Cartron PF, Serandour AA, Hervouet E. **From 1957 to Nowadays: A Brief History of Epigenetics.** Int J Mol Sci. 2020 Oct 14;21(20):7571. doi: 10.3390/ijms21207571. PMID: 33066397; PMCID: PMC7588895.

(233) Gayon J. **From Mendel to epigenetics: History of genetics.** C R Biol. 2016 Jul-Aug;339(7-8):225-30. doi: 10.1016/j.crvi.2016.05.009. Epub 2016 Jun 2. PMID: 27263362.

(234) Basso M, Sleiman S, Ratan RR. **Looking above but not beyond the genome for therapeutics in neurology and psychiatry: epigenetic proteins and RNAs find a new focus.** Neurotherapeutics 2013; 10: 551-5.

(235) Stahl SM. **Psychotherapy as an epigenetic "drug": psychiatric therapeutics target symptoms linked to malfunctioning brain circuits with psychotherapy as well as with drugs.** J Clin Pharm Ther 2012; 37: 249-53.

(236) Sen ZD, Danyeli LV, Woelfer M, Lamers F, Wagner G, Sobanski T, Walter M. **Linking atypical depression and insulin resistance-related disorders via low-grade chronic inflammation: Integrating the phenotypic, molecular and neuroanatomical dimensions.** Brain Behav Immun. 2021 Mar;93:335-352. doi: 10.1016/j.bbi.2020.12.020. Epub 2020 Dec 23. PMID: 33359233.

(237) Cheng LH, Liu YW, Wu CC, Wang S, Tsai YC. **Psychobiotics in mental health, neurodegenerative and neurodevelopmental disorders.** J Food Drug Anal. 2019 Jul;27(3):632-648. doi: 10.1016/j.jfda.2019.01.002. Epub 2019 Feb 10. PMID: 31324280; PMCID: PMC9307042.

(238) Valerio Rosso "**Psicobiotica**", Amazon Direct Publishing, 2018.

(239) Parkin DM, Boyd L, Walker LC. 16. **The fraction of cancer attributable to lifestyle and environmental factors in the UK in 2010.** Br J Cancer. 2011 Dec 6;105 Suppl 2(Suppl 2):S77-81. doi: 10.1038/bjc.2011.489. PMID: 22158327; PMCID: PMC3252065.

(240) Kruk J, Aboul-Enein BH, Bernstein J, Gronostaj M. **Psychological Stress and Cellular Aging in Cancer: A Meta-Analysis.** Oxid Med Cell Longev. 2019 Nov 13;2019:1270397. doi: 10.1155/2019/1270397. PMID: 31814865; PMCID: PMC6877941.

(241) Thaker PH, Han LY, Kamat AA, Arevalo JM, Takahashi R, Lu C, Jennings NB, Armaiz-Pena G,

Bankson JA, Ravoori M, Merritt WM, Lin YG, Mangala LS, Kim TJ, Coleman RL, Landen CN, Li Y, Felix E, Sanguino AM, Newman RA, Lloyd M, Gershenson DM, Kundra V, Lopez-Berestein G, Lutgendorf SK, Cole SW, Sood AK. **Chronic stress promotes tumor growth and angiogenesis in a mouse model of ovarian carcinoma.** Nat Med. 2006 Aug;12(8):939-44. doi: 10.1038/nm1447. Epub 2006 Jul 23. Erratum in: Nat Med. 2021 Dec;27(12):2246. PMID: 16862152.

(242) Dai S, Mo Y, Wang Y, Xiang B, Liao Q, Zhou M, Li X, Li Y, Xiong W, Li G, Guo C, Zeng Z. **Chronic Stress Promotes Cancer Development.** Front Oncol. 2020 Aug 19;10:1492. doi: 10.3389/fonc.2020.01492. PMID: 32974180; PMCID: PMC7466429.

(243) Cui B, Peng F, Lu J, He B, Su Q, Luo H, Deng Z, Jiang T, Su K, Huang Y, Ud Din Z, Lam EW, Kelley KW, Liu Q. **Cancer and stress: NextGen strategies.** Brain Behav Immun. 2021 Mar;93:368-383. doi: 10.1016/j.bbi.2020.11.005. Epub 2020 Nov 5. PMID: 33160090.

(244) Satin JR, Linden W, Phillips MJ. Depression as a predictor of disease progression and mortality in cancer patients: a meta-analysis. Cancer. 2009 Nov 15;115(22):5349-61. doi: 10.1002/cncr.24561. PMID: 19753617.

(245) Pinquart M, Duberstein PR. **Associations of social networks with cancer mortality: a meta-analysis.** Crit Rev Oncol Hematol. 2010 Aug;75(2):122-37. doi: 10.1016/j.critrevonc.2009.06.003. Epub 2009 Jul 14. PMID: 19604706; PMCID: PMC2910231.

(246) Spiegel D. **Minding the body: psychotherapy and cancer survival.** Br J Health Psychol. 2014

Sep;19(3):465-85. doi: 10.1111/bjhp.12061. Epub 2013 Aug 26. PMID: 23980690.

(247) Fawzy FI, Fawzy NW, Hyun CS, Elashoff R, Guthrie D, Fahey JL, Morton DL. **Malignant melanoma. Effects of an early structured psychiatric intervention, coping, and affective state on recurrence and survival 6 years later.** Arch Gen Psychiatry. 1993 Sep;50(9):681-9. doi: 10.1001/archpsyc.1993.01820210015002. PMID: 8357293.

(248) Fawzy FI, Fawzy NW, Hyun CS, Elashoff R, Guthrie D, Fahey JL, Morton DL. Malignant melanoma. Effects of an early structured psychiatric intervention, coping, and affective state on recurrence and survival 6 years later. Arch Gen Psychiatry. 1993 Sep;50(9):681-9. doi: 10.1001/archpsyc.1993.01820210015002. PMID: 8357293.

(249) Gruebner O, Rapp MA, Adli M, Kluge U, Galea S, Heinz A. **Cities and Mental Health.** Dtsch Arztebl Int. 2017 Feb 24;114(8):121-127. doi: 10.3238/arztebl.2017.0121. PMID: 28302261; PMCID: PMC5374256.

(250) Denham J. Exercise and epigenetic inheritance of disease risk. Acta Physiol (Oxf). 2018 Jan;222(1). doi: 10.1111/apha.12881. Epub 2017 Apr 19. PMID: 28371392.

(251) Johnson R, Robertson W, Towey M, Stewart-Brown S, Clarke A. **Changes over time in mental well-being, fruit and vegetable consumption and physical activity in a community-based lifestyle intervention: a before and after study.** Public Health. 2017 May;146:118-125. doi: 10.1016/j.puhe.2017.01.012. Epub 2017 Feb 16. PMID: 28404463.

(252) Substance Abuse and Mental Health Services Administration: **Key Substance Use and Mental Health Indicators in the United States: Results From the 2017 National Survey on Drug Use and Health Factors** (HHS Publ No SMA 18-5068, NSDUH Series H-53). Rockville, MD, Center for Behavioral Health Statistics and Quality, Substance Abuse and Mental Health Services Administration, 2018. Available at: www.samhsa.gov/data

(253) Diamantis DV, Karatzi K, Kantaras P, Liatis S, Iotova V, Bazdraska Y, Tankova T, Cardon G, Wikström K, Rurik I, Antal E, Ayala-Marín AM, Legarre NG, Makrilakis K, Manios Y. **Prevalence and Socioeconomic Correlates of Adult Obesity in Europe: The Feel4Diabetes Study.** Int J Environ Res Public Health. 2022 Oct 1;19(19):12572. doi: 10.3390/ijerph191912572. PMID: 36231871; PMCID: PMC9566241.

(254) Small L, Aplasca A. **Child Obesity and Mental Health: A Complex Interaction.** Child Adolesc Psychiatr Clin N Am. 2016 Apr;25(2):269-82. doi: 10.1016/j.chc.2015.11.008. Epub 2016 Jan 22. PMID: 26980129.

(255) Seabrook LT, Borgland SL. **The orbitofrontal cortex, food intake and obesity.** J Psychiatry Neurosci. 2020 Sep 1;45(5):304-312. doi: 10.1503/jpn.190163. PMID: 32167268; PMCID: PMC7850155.

(256) Franco Giberti Romolo Rossi "**Manuale di Psichiatria, VI Edizione**", Piccin Editore, 2009.

(257) Petroff OA. **GABA and glutamate in the human brain.** Neuroscientist. 2002 Dec;8(6):562-73. doi: 10.1177/1073858402238515. PMID: 12467378.

(258) Zacharopoulos G, Sella F, Cohen Kadosh K, Hartwright C, Emir U, Cohen Kadosh R. Predicting learning and achievement using GABA and glutamate concentrations in human development. PLoS Biol. 2021 Jul 22;19(7):e3001325. doi: 10.1371/journal.pbio.3001325. PMID: 34292934; PMCID: PMC8297926.

(259) Matta Mello Portugal E, Cevada T, Sobral Monteiro-Junior R, Teixeira Guimarães T, da Cruz Rubini E, Lattari E, Blois C, Camaz Deslandes A. **Neuroscience of exercise: from neurobiology mechanisms to mental health.** Neuropsychobiology. 2013;68(1):1-14. doi: 10.1159/000350946. Epub 2013 Jun 15. PMID: 23774826.

(260) Ribeiro D, Petrigna L, Pereira FC, Muscella A, Bianco A, Tavares P. **The Impact of Physical Exercise on the Circulating Levels of BDNF and NT 4/5: A Review.** Int J Mol Sci. 2021 Aug 16;22(16):8814. doi: 10.3390/ijms22168814. PMID: 34445512; PMCID: PMC8396229.

(261) Murawska-Ciałowicz E, Wiatr M, Ciałowicz M, Gomes de Assis G, Borowicz W, Rocha-Rodrigues S, Paprocka-Borowicz M, Marques A. **BDNF Impact on Biological Markers of Depression-Role of Physical Exercise and Training.** Int J Environ Res Public Health. 2021 Jul 15;18(14):7553. doi: 10.3390/ijerph18147553. PMID: 34300001; PMCID: PMC8307197.

(262) Walsh JJ, Tschakovsky ME. **Exercise and circulating BDNF: Mechanisms of release and implications for the design of exercise interventions.** Appl Physiol Nutr Metab. 2018

Nov;43(11):1095-1104. doi: 10.1139/apnm-2018-0192. Epub 2018 May 18. PMID: 29775542.
(263) SOUIRE L.R. BERG D. BLOOM F.E. et al. **"Fundamental neuroscience"**, IV edition (2013),Academic Press, Oxford.
(264) Desai S, Borg B, Cuttler C, Crombie KM, Rabinak CA, Hill MN, Marusak HA. **A Systematic Review and Meta-Analysis on the Effects of Exercise on the Endocannabinoid System.** Cannabis Cannabinoid Res. 2022 Aug;7(4):388-408. doi: 10.1089/can.2021.0113. Epub 2021 Dec 3. PMID: 34870469; PMCID: PMC9418357.
(265) Kraemer WJ, Ratamess NA, Nindl BC. **Recovery responses of testosterone, growth hormone, and IGF-1 after resistance exercise.** J Appl Physiol (1985). 2017 Mar 1;122(3):549-558. doi: 10.1152/japplphysiol.00599.2016. Epub 2016 Nov 17. PMID: 27856715.
(266) Heijnen S, Hommel B, Kibele A, Colzato LS. **Neuromodulation of Aerobic Exercise-A Review.** Front Psychol. 2016 Jan 7;6:1890. doi: 10.3389/fpsyg.2015.01890. PMID: 26779053; PMCID: PMC4703784.
(267) Mahalakshmi B, Maurya N, Lee SD, Bharath Kumar V. **Possible Neuroprotective Mechanisms of Physical Exercise in Neurodegeneration.** Int J Mol Sci. 2020 Aug 16;21(16):5895. doi: 10.3390/ijms21165895. PMID: 32824367; PMCID: PMC7460620.
(268) Meyer WJ 3rd, Richards GE, Cavallo A, Holt KG, Hejazi MS, Wigg C, Rose RM. **Depression and growth hormone.** J Am Acad Child Adolesc Psychiatry. 1991

Mar;30(2):335. doi: 10.1097/00004583-199103000-00035. PMID: 2016243.

(269) McHenry J, Carrier N, Hull E, Kabbaj M. **Sex differences in anxiety and depression: role of testosterone.** Front Neuroendocrinol. 2014 Jan;35(1):42-57. doi: 10.1016/j.yfrne.2013.09.001. Epub 2013 Sep 24. PMID: 24076484; PMCID: PMC3946856.

(270) Maharjan DT, Syed AAS, Lin GN, Ying W. **Testosterone in Female Depression: A Meta-Analysis and Mendelian Randomization Study.** Biomolecules. 2021 Mar 10;11(3):409. doi: 10.3390/biom11030409. PMID: 33802106; PMCID: PMC7999217.

(271) OECD/WHO (2023), **Step Up! Tackling the Burden of Insufficient Physical Activity in Europe**, OECD Publishing, Paris, https://doi.org/10.1787/500a9601-en.

(272) Raichlen DA, Polk JD. **Linking brains and brawn: exercise and the evolution of human neurobiology.** Proc Biol Sci. 2013 Jan 7;280(1750):20122250. doi: 10.1098/rspb.2012.2250. PMID: 23173208; PMCID: PMC3574441.

(273) Mattson MP. **Evolutionary aspects of human exercise--born to run purposefully.** Ageing Res Rev. 2012 Jul;11(3):347-52. doi: 10.1016/j.arr.2012.01.007. Epub 2012 Feb 23. PMID: 22394472; PMCID: PMC3356485.

(274) Lieberman DE. **Is Exercise Really Medicine? An Evolutionary Perspective.** Curr Sports Med Rep. 2015 Jul-Aug;14(4):313-9. doi: 10.1249/JSR.0000000000000168. PMID: 26166056.

(275) Firth J, Rosenbaum S, Stubbs B, Gorczynski P, Yung AR, Vancampfort D. **Motivating factors and barriers**

towards exercise in severe mental illness: a systematic review and meta-analysis. Psychol Med. 2016 Oct;46(14):2869-2881. doi: 10.1017/S0033291716001732. Epub 2016 Aug 9. PMID: 27502153; PMCID: PMC5080671.

(276) Cassilhas RC, Lee KS, Fernandes J, Oliveira MG, Tufik S, Meeusen R, de Mello MT. **Spatial memory is improved by aerobic and resistance exercise through divergent molecular mechanisms.** Neuroscience. 2012 Jan 27;202:309-17. doi: 10.1016/j.neuroscience.2011.11.029. Epub 2011 Dec 2. PMID: 22155655.

(277) Brunoni AR, Tadini L, Fregni F. **Changes in clinical trials methodology over time: a systematic review of six decades of research in psychopharmacology.** PLoS One. 2010 Mar 3;5(3):e9479. doi: 10.1371/journal.pone.0009479. PMID: 20209133; PMCID: PMC2831060.

(278) Gold I. **Reduction in psychiatry.** Can J Psychiatry. 2009 Aug;54(8):506-12. doi: 10.1177/070674370905400802. PMID: 19726002.

(279) Prasad C. **Improving mental health through nutrition: the future.** Nutr Neurosci. 2001;4(4):251-72. doi: 10.1080/1028415x.2001.11747367. PMID: 11842893.

(280) Hallahan B, Garland MR. **Essential fatty acids and mental health.** Br J Psychiatry. 2005 Apr;186:275-7. doi: 10.1192/bjp.186.4.275. PMID: 15802681.

(281) Whalley LJ, Starr JM, Deary IJ. **Diet and dementia.** J Br Menopause Soc. 2004 Sep;10(3):113-7. doi: 10.1258/1362180043654575. PMID: 15494103.

(282) Bodnar LM, Wisner KL. **Nutrition and depression: implications for improving mental health among**

childbearing-aged women. Biol Psychiatry. 2005 Nov 1;58(9):679-85. doi: 10.1016/j.biopsych.2005.05.009. Epub 2005 Jul 25. PMID: 16040007; PMCID: PMC4288963.

(283) Yen PK. **Depression--the diet connection.** Geriatr Nurs. 2005 May-Jun;26(3):143-4. doi: 10.1016/j.gerinurse.2005.03.013. PMID: 15973339.

(284) Simopoulos AP. **Omega-3 fatty acids in inflammation and autoimmune diseases.** J Am Coll Nutr. 2002 Dec;21(6):495-505. doi: 10.1080/07315724.2002.10719248. PMID: 12480795.

(285) Lakhan SE, Vieira KF. **Nutritional therapies for mental disorders.** Nutr J. 2008 Jan 21;7:2. doi: 10.1186/1475-2891-7-2. PMID: 18208598; PMCID: PMC2248201.

(286) Lee DM, Tajar A, O'Neill TW, O'Connor DB, Bartfai G, Boonen S, Bouillon R, Casanueva FF, Finn JD, Forti G, Giwercman A, Han TS, Huhtaniemi IT, Kula K, Lean ME, Punab M, Silman AJ, Vanderschueren D, Wu FC, Pendleton N; **EMAS study group. Lower vitamin D levels are associated with depression among community-dwelling European men.** J Psychopharmacol. 2011 Oct;25(10):1320-8. doi: 10.1177/0269881110379287. Epub 2010 Sep 7. PMID: 20823081.

(287) Bender A, Hagan KE, Kingston N. **The association of folate and depression: A meta-analysis.** J Psychiatr Res. 2017 Dec;95:9-18. doi: 10.1016/j.jpsychires.2017.07.019. Epub 2017 Jul 22. PMID: 28759846.

(288) "**Huangdi Neijing Sunwen, Le domande semplici dell'Imperatore Giallo**", a cura di Elisabeth

Rochat De La Valléè e Claude Larre - Jaca Book, 1994, Milano.

(289) **"On Ancient Medicine"**, Wikimedia,

(290) Foote FO, Bulger RJ, Frampton SB, Pellegrino ED. **Holistic Care in the US Military I-The Epidaurus Project: An Initiative in Holistic Medicine for the Military Health System, 2001-2012.** Glob Adv Health Med. 2012 May;1(2):46-54. doi: 10.7453/gahmj.2012.1.2.010. PMID: 24278818; PMCID: PMC3833492.

(291) Minihane AM, Vinoy S, Russell WR, Baka A, Roche HM, Tuohy KM, Teeling JL, Blaak EE, Fenech M, Vauzour D, McArdle HJ, Kremer BH, Sterkman L, Vafeiadou K, Benedetti MM, Williams CM, Calder PC. **Low-grade inflammation, diet composition and health: current research evidence and its translation.** Br J Nutr. 2015 Oct 14;114(7):999-1012. doi: 10.1017/S0007114515002093. Epub 2015 Jul 31. PMID: 26228057; PMCID: PMC4579563.

(292) Zefferino R, Di Gioia S, Conese M. **Molecular links between endocrine, nervous and immune system during chronic stress.** Brain Behav. 2021 Feb;11(2):e01960. doi: 10.1002/brb3.1960. Epub 2020 Dec 8. PMID: 33295155; PMCID: PMC7882157.

(293) West NP, Hughes L, Ramsey R, Zhang P, Martoni CJ, Leyer GJ, Cripps AW, Cox AJ. **Probiotics, Anticipation Stress, and the Acute Immune Response to Night Shift.** Front Immunol. 2021 Jan 28;11:599547. doi: 10.3389/fimmu.2020.599547. Erratum in: Front Immunol. 2021 Jun 21;12:713237. PMID: 33584665; PMCID: PMC7877220.

(294) Xu C, Lee SK, Zhang D, Frenette PS. **The Gut Microbiome Regulates Psychological-Stress-Induced Inflammation.** Immunity. 2020 Aug 18;53(2):417-428.e4. doi: 10.1016/j.immuni.2020.06.025. Epub 2020 Jul 30. PMID: 32735844; PMCID: PMC7461158.

(295) Howren MB, Lamkin DM, Suls J. **Associations of depression with C-reactive protein, IL-1, and IL-6: a meta-analysis.** Psychosom Med. 2009 Feb;71(2):171-86. doi: 10.1097/PSY.0b013e3181907c1b. Epub 2009 Feb 2. PMID: 19188531.

(296) Bhatt S, Nagappa AN, Patil CR. **Role of oxidative stress in depression.** Drug Discov Today. 2020 Jul;25(7):1270-1276. doi: 10.1016/j.drudis.2020.05.001. Epub 2020 May 8. PMID: 32404275.

(297) Wang J, Um P, Dickerman BA, Liu J. **Zinc, Magnesium, Selenium and Depression: A Review of the Evidence, Potential Mechanisms and Implications.** Nutrients. 2018 May 9;10(5):584. doi: 10.3390/nu10050584. PMID: 29747386; PMCID: PMC5986464.

(298) Rink L, Gabriel P. **Zinc and the immune system.** Proc Nutr Soc. 2000 Nov;59(4):541-52. doi: 10.1017/s0029665100000781. PMID: 11115789.

(299) Simopoulos AP. **Omega-3 fatty acids in inflammation and autoimmune diseases.** J Am Coll Nutr. 2002 Dec;21(6):495-505. doi: 10.1080/07315724.2002. 10719248. PMID: 12480795.

(300) Patrick RP, Ames BN. **Vitamin D and the omega-3 fatty acids control serotonin synthesis and action, part 2: relevance for ADHD, bipolar disorder, schizophrenia, and impulsive behavior.** FASEB J.

2015 Jun;29(6):2207-22. doi: 10.1096/fj.14-268342. Epub 2015 Feb 24. PMID: 25713056.

(301) Zhao X, Cao F, Liu Q, Li X, Xu G, Liu G, Zhang Y, Yang X, Yi S, Xu F, Fan K, Ma J. **Behavioral, inflammatory and neurochemical disturbances in LPS and UCMS-induced mouse models of depression.** Behav Brain Res. 2019 May 17;364:494-502. doi: 10.1016/j.bbr.2017.05.064. Epub 2017 May 29. PMID: 28572058.

(302) Hoyo-Becerra C, Schlaak JF, Hermann DM. **Insights from interferon-α-related depression for the pathogenesis of depression associated with inflammation.** Brain Behav Immun. 2014 Nov;42:222-31. doi: 10.1016/j.bbi.2014.06.200. Epub 2014 Jul 24. PMID: 25066466.

(303) Liu JJ, Wei YB, Strawbridge R, Bao Y, Chang S, Shi L, Que J, Gadad BS, Trivedi MH, Kelsoe JR, Lu L. Peripheral cytokine levels and response to antidepressant treatment in depression: a systematic review and meta-analysis. Mol Psychiatry. 2020 Feb;25(2):339-350. doi: 10.1038/s41380-019-0474-5. Epub 2019 Aug 19. PMID: 31427752.

(304) Sanna L, Stuart AL, Pasco JA, Jacka FN, Berk M, Maes M, O'Neil A, Girardi P, Williams LJ. **Atopic disorders and depression: findings from a large, population-based study.** J Affect Disord. 2014 Feb;155:261-5. doi: 10.1016/j.jad.2013.11.009. Epub 2013 Nov 19. PMID: 24308896.

(305) Bremner JD, Moazzami K, Wittbrodt MT, Nye JA, Lima BB, Gillespie CF, Rapaport MH, Pearce BD, Shah AJ, Vaccarino V. **Diet, Stress and Mental Health.** Nutrients. 2020 Aug 13;12(8):2428. doi: 10.3390/nu12082428. PMID: 32823562; PMCID: PMC7468813.

(306) Marx W, Moseley G, Berk M, Jacka F. **Nutritional psychiatry: the present state of the evidence.** Proc Nutr Soc. 2017 Nov;76(4):427-436. doi: 10.1017/S0029665117002026. Epub 2017 Sep 25. PMID: 28942748.

(307) Colditz, G., Hankinson, S. **The Nurses' Health Study: lifestyle and health among women.** *Nat Rev Cancer* 5, 388–396 (2005). https://doi.org/10.1038/nrc1608

(308) Knight A, Bryan J, Wilson C, Hodgson J, Murphy K. **A randomised controlled intervention trial evaluating the efficacy of a Mediterranean dietary pattern on cognitive function and psychological wellbeing in healthy older adults: the MedLey study.** BMC Geriatr. 2015 Apr 28;15:55. doi: 10.1186/s12877-015-0054-8. PMID: 25928696; PMCID: PMC4506625.

(309) Bonaccio M, Cerletti C, Iacoviello L, de Gaetano G. **Mediterranean diet and low-grade subclinical inflammation: the Moli-sani study.** Endocr Metab Immune Disord Drug Targets. 2015;15(1):18-24. doi: 10.2174/1871530314666141020112146. PMID: 25329200.

(310) McGrattan AM, McGuinness B, McKinley MC, Kee F, Passmore P, Woodside JV, McEvoy CT. **Diet and Inflammation in Cognitive Ageing and Alzheimer's Disease.** Curr Nutr Rep. 2019 Jun;8(2):53-65. doi: 10.1007/s13668-019-0271-4. PMID: 30949921; PMCID: PMC6486891.

(311) Ventriglio A, Sancassiani F, Contu MP, Latorre M, Di Slavatore M, Fornaro M, Bhugra D. **Mediterranean Diet and its Benefits on Health and Mental Health: A Literature Review.** Clin Pract Epidemiol Ment

Health. 2020 Jul 30;16(Suppl-1):156-164. doi: 10.2174/1745017902016010156. PMID: 33029192; PMCID: PMC7536728.

(312) Charisis S, Ntanasi E, Yannakoulia M, Anastasiou CA, Kosmidis MH, Dardiotis E, Gargalionis AN, Patas K, Chatzipanagiotou S, Mourtzinos I, Tzima K, Hadjigeorgiou G, Sakka P, Kapogiannis D, Scarmeas N. **Diet Inflammatory Index and Dementia Incidence: A Population-Based Study.** Neurology. 2021 Dec 14;97(24):e2381-e2391. doi: 10.1212/WNL.0000000000012973. Epub 2021 Nov 10. PMID: 34759053; PMCID: PMC8673721.

(313) Akramiene D, Kondrotas A, Didziapetriene J, Kevelaitis E. **Effects of beta-glucans on the immune system.** Medicina (Kaunas). 2007;43(8):597-606. PMID: 17895634.

(314) Slavin J, Jacobs D, Marquart L. **Whole-grain consumption and chronic disease: protective mechanisms.** Nutr Cancer. 1997;27(1):14-21. doi: 10.1080/01635589709514495. PMID: 8970176.

(315) Wei X, Yang W, Wang J, Zhang Y, Wang Y, Long Y, Tan B, Wan X. **Health Effects of Whole Grains: A Bibliometric Analysis.** Foods. 2022 Dec 18;11(24):4094. doi: 10.3390/foods11244094. PMID: 36553836; PMCID: PMC9777732.

(316) Remely M, Lovrecic L, de la Garza AL, Migliore L, Peterlin B, Milagro FI, Martinez AJ, Haslberger AG. **Therapeutic perspectives of epigenetically active nutrients.** Br J Pharmacol. 2015 Jun;172(11):2756-68. doi: 10.1111/bph.12854. Epub 2014 Dec 15. PMID: 25046997; PMCID: PMC4439873.

(317) Szarc vel Szic K, Declerck K, Vidaković M, Vanden Berghe W. **From inflammaging to healthy aging by

dietary lifestyle choices: is epigenetics the key to personalized nutrition? Clin Epigenetics. 2015 Mar 25;7(1):33. doi: 10.1186/s13148-015-0068-2. PMID: 25861393; PMCID: PMC4389409.

(318) "**Psicobiotica**", "**Microbioma**" e "**Microbiota**" su

(319) Sarkar A, Lehto SM, Harty S, Dinan TG, Cryan JF, Burnet PWJ. **Psychobiotics and the Manipulation of Bacteria-Gut-Brain Signals.** Trends Neurosci. 2016 Nov;39(11):763-781. doi: 10.1016/j.tins.2016.09.002. Epub 2016 Oct 25. PMID: 27793434; PMCID: PMC5102282.

(320) Margolis KG, Cryan JF, Mayer EA. **The Microbiota-Gut-Brain Axis: From Motility to Mood.** Gastroenterology. 2021 Apr;160(5):1486-1501. doi: 10.1053/j.gastro.2020.10.066. Epub 2021 Jan 22. PMID: 33493503; PMCID: PMC8634751.

(321) Agirman G, Yu KB, Hsiao EY. **Signaling inflammation across the gut-brain axis.** Science. 2021 Nov 26;374(6571):1087-1092. doi: 10.1126/science.abi6087. Epub 2021 Nov 25. PMID: 34822299.

(322) Nelson KL, Davis JE, Corbett CF. **Sleep quality: An evolutionary concept analysis.** Nurs Forum. 2022 Jan;57(1):144-151. doi: 10.1111/nuf.12659. Epub 2021 Oct 5. PMID: 34610163.

(323) Scott AJ, Webb TL, Martyn-St James M, Rowse G, Weich S. **Improving sleep quality leads to better mental health: A meta-analysis of randomised controlled trials.** Sleep Med Rev. 2021 Dec;60:101556. doi: 10.1016/j.smrv.2021.101556. Epub 2021 Sep 23. PMID: 34607184; PMCID: PMC8651630.

(324) Geoffroy PA, Palagini L. **Biological rhythms and chronotherapeutics in depression.** Prog

Neuropsychopharmacol Biol Psychiatry. 2021 Mar 2;106:110158. doi: 10.1016/j.pnpbp.2020.110158. Epub 2020 Nov 3. PMID: 33152388.

(325) Rumble ME, White KH, Benca RM. **Sleep Disturbances in Mood Disorders.** Psychiatr Clin North Am. 2015 Dec;38(4):743-59. doi: 10.1016/j.psc.2015.07.006. PMID: 26600106.

(326) Wang N, Sun Y, Zhang H, Wang B, Chen C, Wang Y, Chen J, Tan X, Zhang J, Xia F, Qi L, Lu Y. **Long-term night shift work is associated with the risk of atrial fibrillation and coronary heart disease.** Eur Heart J. 2021 Oct 21;42(40):4180-4188. doi: 10.1093/eurheartj/ehab505. PMID: 34374755.

(327) Torquati L, Mielke GI, Brown WJ, Burton NW, Kolbe-Alexander TL. **Shift Work and Poor Mental Health: A Meta-Analysis of Longitudinal Studies.** Am J Public Health. 2019 Nov;109(11):e13-e20. doi: 10.2105/AJPH.2019.305278. Epub 2019 Sep 19. PMID: 31536404; PMCID: PMC6775929.

(328) Ferri P, Guadi M, Marcheselli L, Balduzzi S, Magnani D, Di Lorenzo R. **The impact of shift work on the psychological and physical health of nurses in a general hospital: a comparison between rotating night shifts and day shifts.** Risk Manag Healthc Policy. 2016 Sep 14;9:203-211. doi: 10.2147/RMHP.S115326. PMID: 27695372; PMCID: PMC5028173.

(329) Castelnovo A, Ferri R, Punjabi NM, Castronovo V, Garbazza C, Zucconi M, Ferini-Strambi L, Manconi M. **The paradox of paradoxical insomnia: A theoretical review towards a unifying evidence-based definition.** Sleep Med Rev. 2019 Apr;44:70-82. doi:

10.1016/j.smrv.2018.12.007. Epub 2018 Dec 25. PMID: 30731262.

(330) Ho FY, Chung KF, Yeung WF, Ng TH, Kwan KS, Yung KP, Cheng SK. **Self-help cognitive-behavioral therapy for insomnia: a meta-analysis of randomized controlled trials.** Sleep Med Rev. 2015 Feb;19:17-28. doi: 10.1016/j.smrv.2014.06.010. Epub 2014 Jul 9. PMID: 25104471.

(331) Ekholm B, Spulber S, Adler M. A randomized controlled study of weighted chain blankets for insomnia in psychiatric disorders. J Clin Sleep Med. 2020 Sep 15;16(9):1567-1577. doi: 10.5664/jcsm.8636. PMID: 32536366; PMCID: PMC7970589.

(332) Li J, Zhang YY, Cong XY, Ren SR, Tu XM, Wu JF. **5-min mindfulness audio induction alleviates psychological distress and sleep disorders in patients with COVID-19.** World J Clin Cases. 2022 Jan 14;10(2):576-584. doi: 10.12998/wjcc.v10.i2.576. PMID: 35097083; PMCID: PMC8771375.

(333) Nutt DJ, King LA, Phillips LD; Independent Scientific Committee on Drugs. **Drug harms in the UK: a multicriteria decision analysis.** Lancet. 2010 Nov 6;376(9752):1558-65. doi: 10.1016/S0140-6736(10)61462-6. Epub 2010 Oct 29. PMID: 21036393.

(334) **"Global Status Report on Alcohol"**, WHO, 2018.

(335) Costardi JV, Nampo RA, Silva GL, Ribeiro MA, Stella HJ, Stella MB, Malheiros SV. **A review on alcohol: from the central action mechanism to chemical dependency.** Rev Assoc Med Bras (1992). 2015 Aug;61(4):381-7. doi: 10.1590/1806-9282.61.04.381. PMID: 26466222.

(336) Heath AC, Madden PA, Bucholz KK, Dinwiddie SH, Slutske WS, Bierut LJ, Rohrbaugh JW, Statham DJ, Dunne MP, Whitfield JB, Martin NG. **Genetic differences in alcohol sensitivity and the inheritance of alcoholism risk.** Psychol Med. 1999 Sep;29(5):1069-81. doi: 10.1017/s0033291799008909. PMID: 10576299.

(337) Kuntsche E, Kuntsche S, Thrul J, Gmel G. **Binge drinking: Health impact, prevalence, correlates and interventions.** Psychol Health. 2017 Aug;32(8):976-1017. doi: 10.1080/08870446.2017.1325889. Epub 2017 May 17. PMID: 28513195.

(338) Gearhardt AN, Grilo CM, DiLeone RJ, Brownell KD, Potenza MN. **Can food be addictive? Public health and policy implications.** Addiction. 2011 Jul;106(7):1208-12. doi: 10.1111/j.1360-0443.2010.03301.x. Epub 2011 Feb 14. PMID: 21635588; PMCID: PMC3171738.

(339) Hall KD, Ayuketah A, Brychta R, Cai H, Cassimatis T, Chen KY, Chung ST, Costa E, Courville A, Darcey V, Fletcher LA, Forde CG, Gharib AM, Guo J, Howard R, Joseph PV, McGehee S, Ouwerkerk R, Raisinger K, Rozga I, Stagliano M, Walter M, Walter PJ, Yang S, Zhou M. **Ultra-Processed Diets Cause Excess Calorie Intake and Weight Gain: An Inpatient Randomized Controlled Trial of Ad Libitum Food Intake.** Cell Metab. 2019 Jul 2;30(1):67-77.e3. doi: 10.1016/j.cmet.2019.05.008. Epub 2019 May 16. Erratum in: Cell Metab. 2019 Jul 2;30(1):226. Erratum in: Cell Metab. 2020 Oct 6;32(4):690. PMID: 31105044; PMCID: PMC7946062.

(340) Jensen ML, Schwartz MB. **Junk food consumption trends point to the need for retail policies.** Am J Clin Nutr. 2021 Sep 1;114(3):837-838. doi: 10.1093/ajcn/nqab189. PMID: 34236389.

(341) Bodden C, Hannan AJ, Reichelt AC. **Of 'junk food' and 'brain food': how parental diet influences offspring neurobiology and behaviour.** Trends Endocrinol Metab. 2021 Aug;32(8):566-578. doi: 10.1016/j.tem.2021.04.001. Epub 2021 Apr 30. PMID: 33941448.

(342) Wiles NJ, Northstone K, Emmett P, Lewis G. **'Junk food' diet and childhood behavioural problems: results from the ALSPAC cohort.** Eur J Clin Nutr. 2009 Apr;63(4):491-8. doi: 10.1038/sj.ejcn.1602967. Epub 2007 Dec 5. PMID: 18059416; PMCID: PMC2664919.

(343) Nicolaidis S. **Environment and obesity.** Metabolism. 2019 Nov;100S:153942. doi: 10.1016/j.metabol.2019.07.006. PMID: 31610854.

(344) Hauck C, Cook B, Ellrott T. **Food addiction, eating addiction and eating disorders.** Proc Nutr Soc. 2020 Feb;79(1):103-112. doi: 10.1017/S0029665119001162. Epub 2019 Nov 20. PMID: 31744566.

(345) Lindgren E, Gray K, Miller G, Tyler R, Wiers CE, Volkow ND, Wang GJ. **Food addiction: A common neurobiological mechanism with drug abuse.** Front Biosci (Landmark Ed). 2018 Jan 1;23(5):811-836. doi: 10.2741/4618. PMID: 28930574.

(346) Drozdz D, Alvarez-Pitti J, Wójcik M, Borghi C, Gabbianelli R, Mazur A, Herceg-Čavrak V, Lopez-Valcarcel BG, Brzeziński M, Lurbe E, Wühl E. **Obesity and Cardiometabolic Risk Factors: From Childhood to Adulthood.** Nutrients. 2021 Nov

22;13(11):4176. doi: 10.3390/nu13114176. PMID: 34836431; PMCID: PMC8624977.

(347) Gilbert RM. **Caffeine consumption.** In: Spiller G.A., editor. The Methylxanthine Beverages and Foods: Chemistry, Consumption, and Health Effects. New York: Alan R. Liss, Inc.; 1984. pp. 185–213.

(348) Faudone G, Arifi S, Merk D. **The Medicinal Chemistry of Caffeine.** J Med Chem. 2021 Jun 10;64(11):7156-7178. doi: 10.1021/acs.jmedchem.1c00261. Epub 2021 May 21. PMID: 34019396.

(349) Derry CJ, Derry S, Moore RA. **Caffeine as an analgesic adjuvant for acute pain in adults.** Cochrane Database Syst Rev. 2014 Dec 11;2014(12):CD009281. doi: 10.1002/14651858.CD009281.pub3. PMID: 25502052; PMCID: PMC6485702.

(350) Kolahdouzan M, Hamadeh MJ. **The neuroprotective effects of caffeine in neurodegenerative diseases.** CNS Neurosci Ther. 2017 Apr;23(4):272-290. doi: 10.1111/cns.12684. PMID: 28317317; PMCID: PMC6492672.

(351) Anderson BL. Juliano LM. **Behavior, sleep, and problematic caffeine consumption in a college-aged sample.** *J Caffeine Res.* 2012;2:38–44.

(352) West O. Roderique-Davies G. **Development and initial validation of a caffeine craving questionnaire.** *J Psychopharmacol.* 2008;22:80–91.

(353) Retirement Dash "**Coca-Cola's Stability is Something Investors Should Consider**" -

(354) Garrett BE. Griffiths RR. **Physical dependence increases the relative reinforcing effects of caffeine versus placebo.** *Psychopharmacology (Berl)* 1998;139:195–202.

(355) Schuh KJ. Griffiths RR. **Caffeine reinforcement: the role of withdrawal.** *Psychopharmacology (Berl)* 1997;130:320–326.

(356) Sajadi-Ernazarova KR, Anderson J, Dhakal A, Hamilton RJ. **Caffeine Withdrawal.** 2022 Sep 18. In: StatPearls [Internet]. Treasure Island (FL): StatPearls Publishing; 2022 Jan–. PMID: 28613541.

(357) Griffiths RR. Mumford GK. **Caffeine—a drug of abuse?** In: Bloom F.E., editor; Kupfer D.J., editor. *Psychopharmacology: The Fourth Generation of Progress.* New York: Raven Press; 1995. pp. 1699–1713.

(358) Juliano LM. Evatt DP. Richards BD. Griffiths RR. **Characterization of individuals seeking treatment for caffeine dependence.** *Psychol Addict Behav.* 2012;26:948–954.

(359) Juliano LM. Griffiths RR. **A critical review of caffeine withdrawal: empirical validation of symptoms and signs, incidence, severity, and associated features.** *Psychopharmacology (Berl)* 2004;176:1–29.

(360) Juliano LM. Griffiths RR. **A critical review of caffeine withdrawal: empirical validation of symptoms and signs, incidence, severity, and associated features.** *Psychopharmacology (Berl)* 2004;176:1–29.

(361) Meredith SE, Juliano LM, Hughes JR, Griffiths RR. **Caffeine Use Disorder: A Comprehensive Review and Research Agenda.** J Caffeine Res. 2013

Sep;3(3):114-130. doi: 10.1089/jcr.2013.0016. PMID: 24761279; PMCID: PMC3777290.

(362) Klevebrant L, Frick A. **Effects of caffeine on anxiety and panic attacks in patients with panic disorder: A systematic review and meta-analysis.** Gen Hosp Psychiatry. 2022 Jan-Feb;74:22-31. doi: 10.1016/j.genhosppsych.2021.11.005. Epub 2021 Dec 2. PMID: 34871964.

(363) Rusconi AC, Valeriani G, Carluccio GM, Majorana M, Carlone C, Raimondo P, Ripà S, Marino P, Coccanari de Fornari MA, Biondi M. **Consumo di caffè nei disturbi depressivi: non c'è una dose giusta. [Coffee consumption in depressive disorders: it's not one size fits all].** Riv Psichiatr. 2014 Jul-Aug;49(4):164-71. Italian. doi: 10.1708/1600.17452. PMID: 25174692.

(364) Williams JM, Gandhi KK. **Use of caffeine and nicotine in people with schizophrenia.** Curr Drug Abuse Rev. 2008 Jun;1(2):155-61. doi: 10.2174/1874473710801020155. PMID: 19630714.

(365) Frigerio S, Strawbridge R, Young AH. **The impact of caffeine consumption on clinical symptoms in patients with bipolar disorder: A systematic review.** Bipolar Disord. 2021 May;23(3):241-251. doi: 10.1111/bdi.12990. Epub 2020 Sep 28. PMID: 32949106.

(366) Striegel-Moore RH, Franko DL, Thompson D, Barton B, Schreiber GB, Daniels SR. **Caffeine intake in eating disorders.** Int J Eat Disord. 2006 Mar;39(2):162-5. doi: 10.1002/eat.20216. PMID: 16231346.

(367) Kennedy DO, Haskell CF. **Cerebral blood flow and behavioural effects of caffeine in habitual and non-habitual consumers of caffeine: a near infrared spectroscopy study.** Biol Psychol. 2011

Mar;86(3):298-306. doi: 10.1016/ j.biopsycho.2010.12.010. Epub 2011 Jan 22. PMID: 21262317.

(368) Agritelley MS, Goldberger JJ. Caffeine supplementation in the hospital: Potential role for the treatment of caffeine withdrawal. Food Chem Toxicol. 2021 Jul;153:112228. doi: 10.1016/j.fct.2021.112228. Epub 2021 Apr 28. PMID: 33932520.

(369) Turnbull D, Rodricks JV, Mariano GF. **Neurobehavioral hazard identification and characterization for caffeine.** Regul Toxicol Pharmacol. 2016 Feb;74:81-92. doi: 10.1016/ j.yrtph.2015.12.002. Epub 2015 Dec 15. PMID: 26702789.

(370) Fowler CD, Turner JR, Imad Damaj M. **Molecular Mechanisms Associated with Nicotine Pharmacology and Dependence.** Handb Exp Pharmacol. 2020;258:373-393. doi: 10.1007/164_2019_252. PMID: 31267166.

(371) Taylor MR, Carrasco K, Carrasco A, Basu A. **Tobacco and ADHD: A Role of MAO-Inhibition in Nicotine Dependence and Alleviation of ADHD Symptoms.** Front Neurosci. 2022 Apr 12;16:845646. doi: 10.3389/fnins.2022.845646. PMID: 35495050; PMCID: PMC9039335.

(372) Valentine G, Sofuoglu M. **Cognitive Effects of Nicotine: Recent Progress.** Curr Neuropharmacol. 2018;16(4):403-414. doi: 10.2174/1570159X15666171103152136. PMID: 29110618; PMCID: PMC6018192.

(373) Chellian R, Behnood-Rod A, Bruijnzeel DM, Wilson R, Pandy V, Bruijnzeel AW. **Rodent models for nicotine withdrawal.** J Psychopharmacol. 2021

Oct;35(10):1169-1187. doi: 10.1177/02698811211005629. Epub 2021 Apr 22. PMID: 33888006; PMCID: PMC8526373.

(374) Nguyen C, Mondoloni S, Le Borgne T, Centeno I, Come M, Jehl J, Solié C, Reynolds LM, Durand-de Cuttoli R, Tolu S, Valverde S, Didienne S, Hannesse B, Fiancette JF, Pons S, Maskos U, Deroche-Gamonet V, Dalkara D, Hardelin JP, Mourot A, Marti F, Faure P. **Nicotine inhibits the VTA-to-amygdala dopamine pathway to promote anxiety.** Neuron. 2021 Aug 18;109(16):2604-2615.e9. doi: 10.1016/j.neuron.2021.06.013. Epub 2021 Jul 8. PMID: 34242565.

(375) Leyro TM, Zvolensky MJ. **The interaction of nicotine withdrawal and panic disorder in the prediction of panic-relevant responding to a biological challenge.** Psychol Addict Behav. 2013 Mar;27(1):90-101. doi: 10.1037/a0029423. Epub 2012 Aug 6. PMID: 22867297; PMCID: PMC3663295.

(376) Laviolette SR. **Molecular and neuronal mechanisms underlying the effects of adolescent nicotine exposure on anxiety and mood disorders.** Neuropharmacology. 2021 Feb 15;184:108411. doi: 10.1016/j.neuropharm.2020.108411. Epub 2020 Nov 24. PMID: 33245960.

(377) Fluharty M, Taylor AE, Grabski M, Munafò MR. **The Association of Cigarette Smoking With Depression and Anxiety: A Systematic Review.** Nicotine Tob Res. 2017 Jan;19(1):3-13. doi: 10.1093/ntr/ntw140. Epub 2016 May 19. PMID: 27199385; PMCID: PMC5157710.

(378) Mineur YS, Picciotto MR. **Nicotine receptors and depression: revisiting and revising the cholinergic**

hypothesis. Trends Pharmacol Sci. 2010 Dec;31(12):580-6. doi: 10.1016/j.tips.2010.09.004. Epub 2010 Oct 19. PMID: 20965579; PMCID: PMC2991594.

(379) Derevensky JL, Hayman V, Lynette Gilbeau. **Behavioral Addictions: Excessive Gambling, Gaming, Internet, and Smartphone Use Among Children and Adolescents.** Pediatr Clin North Am. 2019 Dec;66(6):1163-1182. doi: 10.1016/j.pcl.2019.08.008. PMID: 31679605.

(380) Valerio Rosso *"Disturbo da Diffusione Patologica dell'Attenzione"* (**"DDPA"**) - https://www.valeriorosso.com/2018/06/12/ansia-e-rimuginazione-disturbo-da-diffusione-patologica-dellattenzione/

(381) Grossmann I, Ellsworth PC, Hong YY. **Culture, attention, and emotion.** J Exp Psychol Gen. 2012 Feb;141(1):31-6. doi: 10.1037/a0023817. Epub 2011 May 30. PMID: 21639670.

(382) Allard ES, Yaroslavsky I. **Attentional Disengagement Deficits Predict Brooding, but Not Reflection, Over a One-Year Period.** Front Psychol. 2019 Oct 14;10:2282. doi: 10.3389/fpsyg.2019.02282. PMID: 31681088; PMCID: PMC6802600.

(383) Delfabbro P, King D, Williams J, Georgiou N. **Cryptocurrency trading, gambling and problem gambling.** Addict Behav. 2021 Nov;122:107021. doi: 10.1016/j.addbeh.2021.107021. Epub 2021 Jun 16. PMID: 34171583.

(384) Oksanen A, Mantere E, Vuorinen I, Savolainen I. **Gambling and online trading: emerging risks of real-time stock and cryptocurrency trading platforms.** Public Health. 2022 Apr;205:72-78. doi:

10.1016/j.puhe.2022.01.027. Epub 2022 Mar 2. PMID: 35247862.

(385) Sussman CJ, Harper JM, Stahl JL, Weigle P. **Internet and Video Game Addictions: Diagnosis, Epidemiology, and Neurobiology.** Child Adolesc Psychiatr Clin N Am. 2018 Apr;27(2):307-326. doi: 10.1016/j.chc.2017.11.015. Epub 2018 Feb 1. PMID: 29502753.

(386) Berger JH, Kehoe JE, Doan AP, Crain DS, Klam WP, Marshall MT, Christman MS. **Survey of Sexual Function and Pornography.** Mil Med. 2019 Dec 1;184(11-12):731-737. doi: 10.1093/milmed/usz079. PMID: 31132108.

(387) Love T, Laier C, Brand M, Hatch L, Hajela R. **Neuroscience of Internet Pornography Addiction: A Review and Update.** Behav Sci (Basel). 2015 Sep 18;5(3):388-433. doi: 10.3390/bs5030388. PMID: 26393658; PMCID: PMC4600144.

(388) Blasco-Fontecilla H, Baca-García E, Courtet P, García Nieto R, de Leon J. **Horror Vacui: Emptiness Might Distinguish between Major Suicide Repeaters and Nonmajor Suicide Repeaters: A Pilot Study.** Psychother Psychosom. 2015;84(2):117-119. doi: 10.1159/000369937. Epub 2015 Feb 21. PMID: 25720355.

(389) Waag Society, "**History of Biohacking**", https://biohackacademy.github.io/bha4/class/1/pdf/1%20-%20History%20of%20Biohacking.pdf

(390) "**Harrison's Principles of Internal Medicine**", 21st Edition (Vol.1 & Vol.2), McGraw Hill/Medical, 2022.

(391) Hua Z, Ma D, Xia X. **Emotional Dysregulation and Time Structure Mediate the Link between**

Perceived Stress and Insomnia among Unemployed Young People in China: A Cross-Sectional Study. Int J Environ Res Public Health. 2022 Sep 20;19(19):11883. doi: 10.3390/ijerph191911883. PMID: 36231183; PMCID: PMC9564838.

(392) Stephen Porges, "**La Teoria Polivagale. Fondamenti neurofisiologici delle emozioni, dell'attaccamento, della comunicazione e dell'autoregolazione**", 2014, Giovanni Fioriti Editore.

(393) Mason AE, Adler JM, Puterman E, Lakmazaheri A, Brucker M, Aschbacher K, Epel ES. **Stress resilience: Narrative identity may buffer the longitudinal effects of chronic caregiving stress on mental health and telomere shortening.** Brain Behav Immun. 2019 Mar;77:101-109. doi: 10.1016/j.bbi.2018.12.010. Epub 2018 Dec 20. PMID: 30579939; PMCID: PMC6399055.

(394) Adam EK, Quinn ME, Tavernier R, McQuillan MT, Dahlke KA, Gilbert KE. **Diurnal cortisol slopes and mental and physical health outcomes: A systematic review and meta-analysis.**
Psychoneuroendocrinology. 2017 Sep;83:25-41. doi: 10.1016/j.psyneuen.2017.05.018. Epub 2017 May 24. PMID: 28578301; PMCID: PMC5568897.

(395) Codeluppi SA, Chatterjee D, Prevot TD, Bansal Y, Misquitta KA, Sibille E, Banasr M. **Chronic Stress Alters Astrocyte Morphology in Mouse Prefrontal Cortex.** Int J Neuropsychopharmacol. 2021 Oct 23;24(10):842-853. doi: 10.1093/ijnp/pyab052. PMID: 34346493; PMCID: PMC8538896.

(396) Hussenoeder FS, Conrad I, Pabst A, Luppa M, Stein J, Engel C, Zachariae S, Zeynalova S, Yahiaoui-Doktor M, Glaesmer H, Hinz A, Witte V, Wichmann G, Kirsten

T, Löffler M, Villringer A, Riedel-Heller SG. **Different Areas of Chronic Stress and Their Associations with Depression.** Int J Environ Res Public Health. 2022 Jul 19;19(14):8773. doi: 10.3390/ijerph19148773. PMID: 35886625; PMCID: PMC9315834.

(397) M. Biondi, P. Pancheri, "**Stress**", in *Trattato italiano di psichiatria*, a cura di G.B. Cassano, P. Pancheri, 1° vol., Milano, Masson, 1993, pp. 297-330.

(398) P. Pancheri, "**Trattato di psicosomatica**", Firenze, USES, 1984.

(399) McEwen BS. Protective and damaging effects of stress mediators: central role of the brain. Dialogues Clin Neurosci. 2006;8(4):367-81. doi: 10.31887/DCNS.2006.8.4/bmcewen. PMID: 17290796; PMCID: PMC3181832.

(400) Guidi J, Lucente M, Sonino N, Fava GA. **Allostatic Load and Its Impact on Health: A Systematic Review.** Psychother Psychosom. 2021;90(1):11-27. doi: 10.1159/000510696. Epub 2020 Aug 14. PMID: 32799204.

(401) Robert M. Sapolsky "**Why Zebras don't get Ulcers**", reprint 2004, Henry Holt & Co.

(402) Landfield PW, McEwan BS, Sapolsky RM, Meaney MJ. **Hippocampal cell death.** Science. 1996 May 31;272(5266):1249-51. PMID: 8650531.

(403) Eric Kandell, John D. Köester, Sarah H. Mack, Steven Siegelbaum "**Principles of Neural Science**", Sixth Edition (6th Ed.), 2021, McGraw Hill/Medical.

(404) Glaser R, Kiecolt-Glaser JK. **Stress-induced immune dysfunction: implications for health.** Nat Rev Immunol. 2005 Mar;5(3):243-51. doi: 10.1038/nri1571. PMID: 15738954.

(405) Gabor Maté **"When the Body says No: The cost of Hidden Stress"**, 2019, Vermillion Edition.

(406) Goines L, Hagler L. **Noise pollution: a modem plague.** South Med J. 2007 Mar;100(3):287-94. doi: 10.1097/smj.0b013e3180318be5. PMID: 17396733.

(407) Guha M. **Noise pollution and mental health.** J Ment Health. 2022 Oct;31(5):605-606. doi: 10.1080/09638237.2022.2118694. PMID: 36226331.

(408) Gupta A, Gupta A, Jain K, Gupta S. **Noise Pollution and Impact on Children Health.** Indian J Pediatr. 2018 Apr;85(4):300-306. doi: 10.1007/s12098-017-2579-7. Epub 2018 Jan 9. PMID: 29313308.

(409) Kabir ER, Rahman MS, Rahman I. A review on endocrine disruptors and their possible impacts on human health. Environ Toxicol Pharmacol. 2015 Jul;40(1):241-58. doi: 10.1016/j.etap.2015.06.009. Epub 2015 Jun 9. PMID: 26164742.

(410) Dickerson AS, Wu AC, Liew Z, Weisskopf M. A **Scoping Review of Non-Occupational Exposures to Environmental Pollutants and Adult Depression, Anxiety, and Suicide.** Curr Environ Health Rep. 2020 Sep;7(3):256-271. doi: 10.1007/s40572-020-00280-7. PMID: 32533365; PMCID: PMC7483936.

(411) Landrigan PJ, Stegeman JJ, Fleming LE, Allemand D, Anderson DM, Backer LC, Brucker-Davis F, Chevalier N, Corra L, Czerucka D, Bottein MD, Demeneix B, Depledge M, Deheyn DD, Dorman CJ, Fénichel P, Fisher S, Gaill F, Galgani F, Gaze WH, Giuliano L, Grandjean P, Hahn ME, Hamdoun A, Hess P, Judson B, Laborde A, McGlade J, Mu J, Mustapha A, Neira M, Noble RT, Pedrotti ML, Reddy C, Rocklöv J, Scharler UM, Shanmugam H, Taghian G, van de Water JAJM, Vezzulli L, Weihe P, Zeka A, Raps H, Rampal P.

Human Health and Ocean Pollution. Ann Glob Health. 2020 Dec 3;86(1):151. doi: 10.5334/aogh.2831. PMID: 33354517; PMCID: PMC7731724.

(412) Maslach C, Schaufeli WB, Leiter MP. **Job burnout.** Annu Rev Psychol. 2001;52:397-422. doi: 10.1146/annurev.psych.52.1.397. PMID: 11148311.

(413) Aronsson G, Theorell T, Grape T, Hammarström A, Hogstedt C, Marteinsdottir I, Skoog I, Träskman-Bendz L, Hall C. **A systematic review including meta-analysis of work environment and burnout symptoms.** BMC Public Health. 2017 Mar 16;17(1):264. doi: 10.1186/s12889-017-4153-7. PMID: 28302088; PMCID: PMC5356239.

(414) Shih JH, Barstead MG, Dianno N. **Interpersonal predictors of stress generation: Is there a super factor?** Br J Psychol. 2018 Aug;109(3):466-486. doi: 10.1111/bjop.12278. Epub 2017 Dec 10. PMID: 29226316.

(415) Owens SA, Helms SW, Rudolph KD, Hastings PD, Nock MK, Prinstein MJ. **Interpersonal Stress Severity Longitudinally Predicts Adolescent Girls' Depressive Symptoms: the Moderating Role of Subjective and HPA Axis Stress Responses.** J Abnorm Child Psychol. 2019 May;47(5):895-905. doi: 10.1007/s10802-018-0483-x. PMID: 30298267; PMCID: PMC6541026.

(416) Müller H, Sibelius U, Stingl M, Berthold D. Trauer in der beschleunigten Gesellschaft. Eine zeitanalytische Perspektive [**Grieving in high-speed society. An acceleration-focused temporal perspective**]. Z Psychosom Med Psychother. 2022 Mar;68(1):87-96. German. doi: 10.13109/zptm.2022.68.1.87. PMID: 35311499.

(417) Matt Haig "**Notes on a Nervous Planet**", Cannongate, 2018.

(418) "**Winchester**", The Spierig Brothers, Lionsgate, 2018.

(419) The Lancet Psychiatry. **COVID-19 and mental health.** Lancet Psychiatry. 2021 Feb;8(2):87. doi: 10.1016/S2215-0366(21)00005-5. PMID: 33485416; PMCID: PMC7825966.

(420) GBD 2019 Mental Disorders Collaborators. **Global, regional, and national burden of 12 mental disorders in 204 countries and territories, 1990-2019: a systematic analysis for the Global Burden of Disease Study 2019.** Lancet Psychiatry. 2022 Feb;9(2):137-150. doi: 10.1016/S2215-0366(21)00395-3. Epub 2022 Jan 10. PMID: 35026139; PMCID: PMC8776563.

(421) Peter C. Gotzsche "**Deadly Medicines and Organised Crime: How Big Pharma has corrupted healtcare**", 2013, Taylor & Francis Ltd.

(422) **Psychiatry's identity crisis.** Lancet. 2012 Apr 7;379(9823):1274. doi: 10.1016/S0140-6736(12)60540-6. PMID: 22483019.

(423) Michels R, Markowitz JC. **The future of psychiatry.** J Med Philos. 1990 Feb;15(1):5-19. doi: 10.1093/jmp/15.1.5. PMID: 2187044.

(424) Steven C. Hayes, Stefan G. Hofmann "**Beyond the DSM: toward a Process-Based Alternative for Diagnosis and Mental Health Treatment**", 2020, Context Press.

(425) Steffen, Will; Broadgate, Wendy; Deutsch, Lisa; Gaffney, Owen; Ludwig, Cornelia (2015). "**The trajectory of the Anthropocene: The Great

Acceleration" (PDF). The Anthropocene Review. 2: 81–98. doi:10.1177/2053019614564785.
(426) https://www.valeriorosso.com/psichiatria-digitale
(427) DIGITAL 2019: **GLOBAL DIGITAL OVERVIEW** on Data Reportal 2019 https://datareportal.com/reports/digital-2019-global-digital-overview
(428) Tang S, Helmeste D. **Digital psychiatry.** Psychiatry Clin Neurosci. 2000 Feb;54(1):1-10. Review. PubMed PMID: 15558872
(429) Alami H, Gagnon MP, Fortin JP. **Digital health and the challenge of health systems transformation.** Mhealth. 2017 Aug 8;3:31. doi: 10.21037/mhealth.2017.07.02. eCollection 2017. PubMed PMID: 28894741; PubMed Central PMCID: PMC5583041.
(430) Parish MB, Fazio S, Chan S, Yellowlees PM. **Managing psychiatrist-patient relationships in the digital age: a summary review of the impact of technology-enabled care on clinical processes and rapport.** Curr Psychiatry Rep 2017;19:90.
(431) Lavallee DC, Lee JR, Austin E, Bloch R, Lawrence SO, McCall D, Munson SA, Nery-Hurwit MB, Amtmann D. **mHealth and patient generated health data: stakeholder perspectives on opportunities and barriers for transforming healthcare.** Mhealth. 2020 Jan 5;6:8. doi: 10.21037/mhealth.2019.09.17. eCollection 2020. PubMed PMID:32190619; PubMed Central PMCID: PMC7063266.
(432) Kothari M, Moolani S. **Reliability of "Google" for obtaining medical information.** Indian J Ophthalmol. 2015 Mar;63(3):267-9. doi: 10.4103/0301-4738.156934. PubMed PMID: 25971176; PubMed Central PMCID: PMC4448244.

(433) Kuhn S, Jungmann F. **Medicine in the digital age : Telemedicine in medical school education.** Radiologe. 2018 Mar;58(3):236-240. doi: 10.1007/s00117-017-0351-7. Review. German. PubMed PMID: 29318348.

(434) Evans RS. **Electronic Health Records: Then, Now, and in the Future.** Yearb Med Inform. 2016 May 20;Suppl 1:S48-61. doi: 10.15265/IYS-2016-s006. Review. PubMed PMID: 27199197; PubMed Central PMCID: PMC5171496.

(435) Salaschek M, Bonfadelli H. [**Digital health communication and factors of influence**]. Bundesgesundheitsblatt Gesundheitsforschung Gesundheitsschutz. 2020 Feb;63(2):160-165. doi: 10.1007/s00103-019-03086-7. Review. German. PubMed PMID: 31938838.

(436) Bucci S, Schwannauer M, Berry N. **The digital revolution and its impact on mental health care**. Psychol Psychother. 2019 Jun;92(2):277-297. doi: 10.1111/papt.12222. Epub 2019 Mar 28. Review. PubMed PMID: 30924316.

(437) Jutel A. **"Dr. Google" and his predecessors.** Diagnosis (Berl). 2017 Jun 27;4(2):87-91. doi: 10.1515/dx-2016-0045. PubMed PMID: 29536917.

(438) Premuda M. [**Topics and method of medical and scientific divulgation to the general public**]. Minerva Med. 1953 Oct 17;44(83):Varia, 478-80. PubMed PMID: 13119478.

(439) Chaet D, Clearfield R, Sabin JE, Skimming K; **Council on Ethical and Judicial Affairs American Medical Association.** Ethical practice in Telehealth and Telemedicine. J Gen Intern Med. 2017 Oct;32(10):1136-1140. doi: 10.1007 s11606-017-4082-2.

Epub 2017 Jun 26. Review. PubMed PMID: 28653233; PubMed Central PMCID: PMC5602756.

(440) Calton B, Abedini N, Fratkin M. **Telemedicine in the Time of Coronavirus.** J Pain Symptom Manage. 2020 Mar 31. pii: S0885-3924(20)30170-6. doi: 10.1016/j.jpainsymman.2020.03.019. [Epub ahead of print] PubMed PMID: 32240756.

(441) Ohannessian R, Duong TA, Odone A. **Global Telemedicine Implementation and Integration Within Health Systems to Fight the COVID-19 Pandemic: A Call to Action.** JMIR Public Health Surveill. 2020 Apr 2;6(2):e18810. doi: 10.2196/18810. PubMed PMID: 32238336.

(442) Hemingway H, Asselbergs FW, Danesh J, Dobson R, Maniadakis N, Maggioni A, van Thiel GJM, Cronin M, Brobert G, Vardas P, Anker SD, Grobbee DE, Denaxas S; **Innovative Medicines Initiative 2nd programme, Big Data for Better Outcomes, BigData@Heart Consortium of 20 academic and industry partners including ESC. Big data from electronic health records for early and late translational cardiovascular research: challenges and potential.** Eur Heart J. 2018 Apr 21;39(16):1481-1495. doi: 10.1093/eurheartj/ehx487. Review. PubMed PMID:29370377; PubMed Central PMCID: PMC6019015.

(443) Kyriazis D, Autexier S, Boniface M, Engen V, Jimenez-Peris R, Jordan B, Jurak G, Kiourtis A, Kosmidis T, Lustrek M, Maglogiannis I, Mantas J, Martinez A, Mavrogiorgou A, Menychtas A, Montandon L, Nechifor CS, Nifakos S, Papageorgiou A, Patino-Martinez M, Perez M, Plagianakos V, Stanimirovic D, Starc G, Tomson T, Torelli F, Traver-

Salcedo V, Vassilacopoulos G, Magdalinou A, Wajid U. **The CrowdHEALTH project and the Hollistic Health Records: Collective Wisdom Driving Public Health Policies.** Acta Inform Med. 2019 Dec;27(5):369-373. doi: 10.5455/aim.2019.27.369-373. Review. PubMed PMID: 32210506; PubMed Central PMCID:PMC7085312.

(444) Tai AMY, Albuquerque A, Carmona NE, et al. **Machine learning and big data: Implications for disease modeling and therapeutic discovery in psychiatry.** Artif Intell Med. 2019;99:101704. doi:10.1016/j.artmed.2019.101704

(445) https://emerj.com/ai-sector-overview/machine-learning-in-pharma-medicine

(446) https://www.mckinsey.com/industries/pharmaceuticals-and-medical-products/our-insights/how-big-data-can-revolutionize-pharmaceutical-r-and-r

(447) Jiang F, Jiang Y, Zhi H, et al. **Artificial intelligence in healthcare: past, present and future.** Stroke Vasc Neurol. 2017;2(4):230–243. Published 2017 Jun 21. doi:10.1136/svn-2017-000101

(448) Insel TR. **Digital phenotyping: a global tool for psychiatry.** World Psychiatry. 2018;17(3):276–277. doi:10.1002/wps.20550

(449) Lydon-Staley DM, Barnett I, Satterthwaite TD, Bassett DS. **Digital phenotyping for psychiatry: Accommodating data and theory with network science methodologies.** Curr Opin Biomed Eng. 2019;9:8–13. doi:10.1016/j.cobme.2018.12.003

(450) Natanson E. **Digital therapeutics: the future of health care will be app- based.** Forbes, 2017.

(451) Kohl SE, Van Tilburg C, Flaherty GT. **Changing landscape of digital communication in travel**

medicine. J Travel Med. 2019 Jan 1;26(1). doi:10.1093/jtm/tay145. PubMed PMID: 30535106.

(452) https://www.psichiatriadigitale.it

(453) Jeste DV. **Positive psychiatry comes of age.** Int Psychogeriatr. 2018;30(12):1735–1738. doi:10.1017/S1041610218002211

(454) Freeman, D. (2008). **Studying and treating schizophrenia using virtual reality (vr): a new paradigm.** Schizophrenia Bulletin, 34, 605-610

(455) Martens, M., Antley, A., Freeman, D., Slater, M., Harrison, P., Tunbridge, E. (2019). **It feels real: physiological responses to a stressful virtual reality environment and its impact on working memory.** Journal of Psychopharmacology.

(456) Park MJ, Kim DJ, Lee U, Na EJ, Jeon HJ. **A Literature Overview of Virtual Reality (VR) in Treatment of Psychiatric Disorders: Recent Advances and Limitations.** Front Psychiatry. 2019;10:505. Published 2019 Jul 19. doi:10.3389/fpsyt.2019.00505

(457) Chia AZR, Zhang MWB. **Digital phenotyping in psychiatry: A scoping review.** Technol Health Care. 2022;30(6):1331-1342. doi: 10.3233/THC-213648. PMID: 35661034.

(458) Chen IM, Chen YY, Liao SC, Lin YH. **Development of Digital Biomarkers of Mental Illness via Mobile Apps for Personalized Treatment and Diagnosis.** J Pers Med. 2022 Jun 6;12(6):936. doi: 10.3390/jpm12060936. PMID: 35743722; PMCID: PMC9225607.

(459) Hong JS, Wasden C, Han DH. **Introduction of digital therapeutics.** Comput Methods Programs Biomed. 2021 Sep;209:106319. doi: 10.1016/

j.cmpb.2021.106319. Epub 2021 Jul 29. PMID: 34364181.

(460) Carl JR, Jones DJ, Lindhiem OJ, Doss BD, Weingardt KR, Timmons AC, Comer JS. **Regulating digital therapeutics for mental health: Opportunities, challenges, and the essential role of psychologists.** Br J Clin Psychol. 2022 Jan;61 Suppl 1:130-135. doi: 10.1111/bjc.12286. Epub 2021 Mar 1. PMID: 33650131.

(461) Dwyer DB, Falkai P, Koutsouleris N. **Machine Learning Approaches for Clinical Psychology and Psychiatry.** Annu Rev Clin Psychol. 2018 May 7;14:91-118. doi: 10.1146/annurev-clinpsy-032816-045037. Epub 2018 Jan 29. PMID: 29401044.

(462) Bahji A, Vazquez GH, Zarate CA Jr. **Comparative efficacy of racemic ketamine and esketamine for depression: A systematic review and meta-analysis.** J Affect Disord. 2021 Jan 1;278:542-555. doi: 10.1016/j.jad.2020.09.071. Epub 2020 Sep 23. Erratum in: J Affect Disord. 2020 Nov 20;: PMID: 33022440; PMCID: PMC7704936.

(463) Carhart-Harris R, Giribaldi B, Watts R, Baker-Jones M, Murphy-Beiner A, Murphy R, Martell J, Blemings A, Erritzoe D, Nutt DJ. **Trial of Psilocybin versus Escitalopram for Depression.** N Engl J Med. 2021 Apr 15;384(15):1402-1411. doi: 10.1056/NEJMoa2032994. PMID: 33852780.

(464) Rucker JJH, Iliff J, Nutt DJ. **Psychiatry & the psychedelic drugs. Past, present & future.** Neuropharmacology. 2018 Nov;142:200-218. doi: 10.1016/j.neuropharm.2017.12.040. Epub 2017 Dec 25. PMID: 29284138.

(465) Hendrie CA. **The funding crisis in psychopharmacology: an historical perspective.** J Psychopharmacol. 2010 Mar;24(3):439-40. doi: 10.1177/0269881108100253. Epub 2008 Dec 12. PMID: 19074542.

(466) https://media.nature.com/original/magazine-assets/d41586-021-00187-9/d41586-021-00187-9.pdf

(467) Winkelman M. **Psychedelics as medicines for substance abuse rehabilitation: evaluating treatments with LSD, Peyote, Ibogaine and Ayahuasca.** Curr Drug Abuse Rev. 2014;7(2):101-16. doi: 10.2174/1874473708666150107120011. PMID: 25563446.

(468) Lowe H, Toyang N, Steele B, Valentine H, Grant J, Ali A, Ngwa W, Gordon L. **The Therapeutic Potential of Psilocybin.** Molecules. 2021 May 15;26(10):2948. doi: 10.3390/molecules26102948. PMID: 34063505; PMCID: PMC8156539.

(469) Hamill J, Hallak J, Dursun SM, Baker G. **Ayahuasca: Psychological and Physiologic Effects, Pharmacology and Potential Uses in Addiction and Mental Illness.** Curr Neuropharmacol. 2019;17(2):108-128. doi: 10.2174/1570159X16666180125095902. PMID: 29366418; PMCID: PMC6343205.

(470) Johnson MW, Garcia-Romeu A, Cosimano MP, Griffiths RR. Pilot study of the 5-HT2AR agonist psilocybin in the treatment of tobacco addiction. J Psychopharmacol. 2014 Nov;28(11):983-92. doi: 10.1177/0269881114548296. Epub 2014 Sep 11. PMID: 25213996; PMCID: PMC4286320.

(471) https://it.wikipedia.org/wiki/Psicobiotica

(472) Furness JB. **The enteric nervous system and neurogastroenterology.** Nat Rev Gastroenterol Hepatol. 2012 Mar 6;9(5):286-94. doi: 10.1038/nrgastro.2012.32. PMID: 22392290.

(473) Procaccini C, Pucino V, De Rosa V, Marone G, Matarese G. **Neuro-endocrine networks controlling immune system in health and disease.** Front Immunol. 2014 Apr 7;5:143. doi: 10.3389/fimmu.2014.00143. PMID: 24778633; PMCID: PMC3985001.

(474) Blalock JE. **A molecular basis for bidirectional communication between the immune and neuroendocrine systems.** Physiol Rev. 1989 Jan;69(1):1-32. doi: 10.1152/physrev.1989.69.1.1. PMID: 2536183.

(475) Edwards SM, Cunningham SA, Dunlop AL, Corwin EJ. **The Maternal Gut Microbiome During Pregnancy.** MCN Am J Matern Child Nurs. 2017 Nov/Dec;42(6):310-317. doi: 10.1097/NMC.0000000000000372. PMID: 28787280; PMCID: PMC5648614.

(476) Granger CL, Embleton ND, Palmer JM, Lamb CA, Berrington JE, Stewart CJ. **Maternal breastmilk, infant gut microbiome and the impact on preterm infant health.** Acta Paediatr. 2021 Feb;110(2):450-457. doi: 10.1111/apa.15534. Epub 2020 Sep 16. PMID: 33245565.

(477) Lloyd-Price J, Abu-Ali G, Huttenhower C. **The healthy human microbiome.** Genome Med. 2016 Apr 27;8(1):51. doi: 10.1186/s13073-016-0307-y. PMID: 27122046; PMCID: PMC4848870.

(478) Davenport ER, Sanders JG, Song SJ, Amato KR, Clark AG, Knight R. **The human microbiome in**

evolution. BMC Biol. 2017 Dec 27;15(1):127. doi: 10.1186/s12915-017-0454-7. PMID: 29282061; PMCID: PMC5744394.

(479) Hou K, Wu ZX, Chen XY, Wang JQ, Zhang D, Xiao C, Zhu D, Koya JB, Wei L, Li J, Chen ZS. **Microbiota in health and diseases.** Signal Transduct Target Ther. 2022 Apr 23;7(1):135. doi: 10.1038/s41392-022-00974-4. PMID: 35461318; PMCID: PMC9034083.

(480) Cryan JF, O'Riordan KJ, Cowan CSM, Sandhu KV, Bastiaanssen TFS, Boehme M, Codagnone MG, Cussotto S, Fulling C, Golubeva AV, Guzzetta KE, Jaggar M, Long-Smith CM, Lyte JM, Martin JA, Molinero-Perez A, Moloney G, Morelli E, Morillas E, O'Connor R, Cruz-Pereira JS, Peterson VL, Rea K, Ritz NL, Sherwin E, Spichak S, Teichman EM, van de Wouw M, Ventura-Silva AP, Wallace-Fitzsimons SE, Hyland N, Clarke G, Dinan TG. **The Microbiota-Gut-Brain Axis.** Physiol Rev. 2019 Oct 1;99(4):1877-2013. doi: 10.1152/physrev.00018.2018. PMID: 31460832.

(481) Butler MI, Mörkl S, Sandhu KV, Cryan JF, Dinan TG. **The Gut Microbiome and Mental Health: What Should We Tell Our Patients?**: *Le microbiote Intestinal et la Santé Mentale : que Devrions-Nous dire à nos Patients?* Can J Psychiatry. 2019 Nov;64(11):747-760. doi: 10.1177/0706743719874168. Epub 2019 Sep 17. PMID: 31530002; PMCID: PMC6882070.

(482) Li N, Wang Q, Wang Y, Sun A, Lin Y, Jin Y, Li X. **Fecal microbiota transplantation from chronic unpredictable mild stress mice donors affects anxiety-like and depression-like behavior in recipient mice via the gut microbiota-**

inflammation-brain axis. Stress. 2019 Sep;22(5):592-602. doi: 10.1080/10253890.2019.1617267. Epub 2019 May 24. PMID: 31124390.

(483) Kutschera U. **Systems biology of eukaryotic superorganisms and the holobiont concept.** Theory Biosci. 2018 Nov;137(2):117-131. doi: 10.1007/s12064-018-0265-6. Epub 2018 Jun 14. PMID: 29948922.

psiq EXTRA

Per accedere a contenuti aggiuntivi riservati ai lettori di **psiq**, puntare il **QRcode** con la camera del vostro smartphone.

Ti consiglio di visitare, di tanto in tanto, la pagina **"psiq"** - **Extra** dato che ho intenzione di fornire aggiornamenti, risorse e contenuti aggiuntivi nel corso del tempo.

Dr. Valerio Rosso

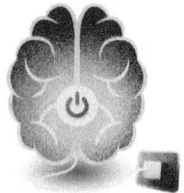

Brain Restart

Se vuoi mettere in pratica alcuni dei concetti di questo libro, io e il Dr. Gennaro Romagnoli abbiamo creato **Brain Restart**, un percorso di percorso di 30 giorni basato su un approccio innovativo che integra mente e corpo, psicologia e modifiche strategiche dello stile di vita. Attraverso **Brain Restart** potrai raggiungere uno stato di maggiore calma, concentrazione e motivazione.

Per farti raggiungere questi obiettivi di benessere il percorso si focalizza su 5 aree:
- Pensieri
- Emozioni
- Stress
- Focus
- Energia

Puoi dare un'occhiata a **Brain Restart** usando il codice QR che trovi qui sotto, ti basta puntare la fotocamera del cellulare e cliccare sul link che apparirà in sovraimpressione.

In alternativa puoi andare sul sito **PsiNel.com**, e troverai Brain Restart nella sezione Percorsi.

I ♥ MaryLú

www.ingramcontent.com/pod-product-compliance
Lightning Source LLC
Chambersburg PA
CBHW031602210526
45464CB00004B/1392